身体活動・座位行動の科学
～疫学・分子生物学から探る健康～

● 編集

九州大学基幹教育院，大学院人間環境学府，
健康・運動疫学研究室教授
熊谷　秋三（代表）

国立研究開発法人 医薬基盤・健康・栄養研究所
国立健康・栄養研究所 基礎栄養研究部・部長
田中　茂穂

首都大学東京人間健康科学研究科
ヘルスプロモーションサイエンス学域運動分子生物学研究室教授
藤井　宣晴

株式会社 杏林書院

執筆者一覧（執筆順）

内藤　義彦	武庫川女子大学生活環境学部食物栄養学科教授
中田　由夫	筑波大学医学医療系准教授
田中　茂穂	国立研究開発法人 医薬基盤・健康・栄養研究所 国立健康・栄養研究所 基礎栄養研究部・部長
笹井　浩行	筑波大学医学医療系，日本学術振興会特別研究員PD
長野　真弓	福岡女子大学国際文理学部教授
田中　千晶	桜美林大学総合科学系専任准教授
難波　秀行	日本大学理工学部体育研究室准教授
岸本　裕歩	九州大学大学院医学研究院衛生・公衆衛生学分野特任助教
清原　裕	公益財団法人久山生活習慣病研究所代表理事
鈴木　秀鷹	武蔵野赤十字病院救命救急センター医師
渡辺　重行	筑波大学附属病院水戸地域医療教育センターセンター長，水戸協同病院循環器内科教授・副院長
原田亜紀子	中央大学理工学部人間総合理工学科助教
澤田　亨	国立研究開発法人 医薬基盤・健康・栄養研究所健康増進研究部身体活動評価研究室室長
本田　貴紀	九州大学大学院人間環境学府博士課程，日本学術振興会特別研究員
熊谷　秋三	九州大学基幹教育院，大学院人間環境学府，健康・運動疫学研究室教授
堀田　亮	国立長寿医療研究センター老年学・社会科学研究センター予防老年学研究部健康増進研究室流動研究員
島田　裕之	国立長寿医療研究センター老年学・社会科学研究センター予防老年学研究部部長
金　憲経	東京都健康長寿医療センター研究所自立促進と介護予防研究チーム研究部長
山田　実	筑波大学人間系准教授
新開　省二	東京都健康長寿医療センター研究所副所長
小田切優子	東京医科大学公衆衛生学分野講師
陳　三妹	九州大学大学院人間環境学府博士後期課程，健康・運動疫学研究室
田中喜代次	筑波大学体育系教授
根本みゆき	筑波大学医学医療系，日本学術振興会特別研究員PD
岡　檀	和歌山県立医科大学保健看護学部講師
小熊　祐子	慶應義塾大学スポーツ医学研究センター・大学院健康マネジメント研究科准教授
藤井　宣晴	首都大学東京人間健康科学研究科ヘルスプロモーションサイエンス学域運動分子生物学研究室教授
佐久間邦弘	東京工業大学リベラルアーツ研究教育院，大学院環境・社会理工学院教授
小宮　佑介	九州大学大学院生物資源環境科学府博士後期課程，日本学術振興会特別研究員
水野谷　航	九州大学大学院農学研究院資源生物科学部門動物・海洋生物科学講座畜産化学研究室助教
古市　泰郎	首都大学東京人間健康科学研究科ヘルスプロモーションサイエンス学域助教
眞鍋　康子	首都大学東京人間健康科学研究科ヘルスプロモーションサイエンス学域准教授
石井　直方	東京大学大学院総合文化研究科教授
江島　弘晃	順天堂大学大学院代謝内分泌内科学・スポートロジーセンター博士研究員，日本学術振興会特別研究員PD
田村　好史	順天堂大学大学院代謝内分泌内科学・スポートロジーセンター准教授
永富　良一	東北大学大学院医工学研究科健康維持増進医工学分野教授
島　孟留	筑波大学大学院人間総合科学研究科博士後期課程
征矢　英昭	筑波大学体育系教授
能勢　博	信州大学大学院医学系研究科スポーツ医科学講座教授
森川真悠子	信州大学大学院医学系研究科スポーツ医科学講座助教
増木　静江	信州大学大学院医学系研究科スポーツ医科学講座准教授
渡邊　裕也	同志社大学スポーツ健康科学部助教
大藏　倫博	筑波大学体育系准教授
栖﨑　兼司	福岡工業大学社会環境学部社会環境学科准教授
山田　陽介	国立研究開発法人 医薬基盤・健康・栄養研究所 国立健康・栄養研究所基礎栄養研究部エネルギー代謝研究室研究員
清野　諭	東京都健康長寿医療センター研究所社会参加と地域保健研究チーム研究員

推薦の言葉

　身体活動が肥満関連疾患の予防あるいは高齢者の介護予防に重要であることは，社会的にも認知されるようになってきた．しかし，科学的根拠に基づく正しい情報としては必ずしも伝達されていない．このような社会状況のなかで本書が出版されることは時機を得たものである．身体活動と健康に関する疫学研究から分子機構の研究成果が包括的，かつ系統的に記述されている．

　本書は，健康科学，保健学，医歯薬学の学部学生と大学院学生にとっては指導書であり，研究者や科学ジャーナリストにとっては貴重な参考書になり，運動の実践指導者にとっては座右の書になることを確信する．特に，高齢者の介護予防に向けた運動の具体的方法に関する記述は，運動の実践指導を担う者にとっては必読の章である．さらに，身体活動のみならず，最近注目されている身体不活動の影響に関する生理学・分子生物学的知見が様々な角度から紹介されている．その点では，身体活動に関する基礎研究に携わる研究者や学生にも有益であろう．

　体を動かすことが体によいことは貝原益軒も養生訓のなかで言及しているが，疫学研究としては1953年にMorrisらが報告したロンドン・バスの車掌と運転手の比較研究が最初である．2階建てバスの車掌はほぼ毎日階段を昇り降りしており，座りづくめの運転手よりもはるかに身体活動量の多い職種であった．車掌の冠動脈疾患死亡率は運転手の冠動脈疾患死亡率の半分以下であった．Paffenbargerらが行ったサンフランシスコ港湾作業者の研究（1970年）はその後の代表的な疫学研究である．これらの研究では同一職業の異なる職種で死亡率を比較している点が注目される．いずれも身体活動量の職種による違いに着目した研究であった．身体活動の疫学研究は，余暇の運動へと広がり，冠動脈疾患以外の多くの病気に対して予防的であることがわかってきた．一部のがんと認知症に対しても予防的であることの社会的意義はきわめて大きい．冠動脈疾患に対する予防効果については善玉コレステロールの増加がよく知られているが，身体活動の健康増進効果の分子生物学的研究が急速に進展している．さらに最近は，座位行動の危険性やそのメカニズムが新たに注目されている．

　本書が幅広い読者に利用され，講演会あるいは解説記事の執筆に活用されれば，身体活動を高める環境づくりにも役立つであろう．

　2016年7月

古野　純典（この　すみのり）
国立研究開発法人 医薬基盤・健康・栄養研究所
国立健康・栄養研究所　所長

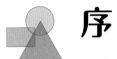

序

　日本人の寿命のみならず健康寿命も男女ともに世界第一であることが報告された（Lancet, 2015）．しかし，今後40年以上にわたる高齢化率の増加を踏まえると，生活習慣病による死亡の増加に加え，いわゆる健康長寿の規定要因であるサルコペニア，フレイル，うつ病および認知症発症への身体不活動，とりわけ座位行動の健康への悪影響が強く懸念されているところである．例えば，身体不活動は総死亡に及ぼす19個の危険因子の中で第4位であること（WHO, 2010），わが国においては，運動不足は第3位の死亡の危険因子であるとの報告がある（PLOS One, 2012）．さらに身体不活動は，今後の急増が懸念されている認知症発症の危険因子としては，何と第1位（Lancet Neurol, 2011；2014）であるとの報告もある．これらの事実は，運動のみならず身体活動それ自体の促進や座位行動を含む身体不活動の抑制への取り組みによって，今後の増加が危惧されている生活習慣病関連の死亡および認知症の発症を抑制できる社会の構築が不可能ではないことを示唆している．

　近年，身体的不活動や座位行動は，多くの慢性疾患や障害の共通因子であることがNature（2008）誌にも紹介され，その分子レベルでの機構に関して大胆かつ魅力的な仮説が提唱されているが，未だその全容解明には至っていない．一方，継続的な運動実施は，生活習慣病や要介護状態のみならずQOLをも改善しうることが期待されている（熊谷秋三編：「健康と運動の疫学入門」2008）．しかし，これらの因果関係の確定や機構解明に関する科学的証拠は，まだまだ不足している．

　現代社会は，人類が作りあげた便利で効率的な社会環境により，不運にも運動不足や身体活動それ自体の不足に起因した疾病や障害の急増に遭遇している．このような時代状況にあって，身体活動疫学研究の証拠に基づいた健康支援の展開に大きな期待が寄せられているものの，その科学的証拠水準は質・量ともに必ずしも十分ではない．かかる社会的・学問的背景を基盤に，本書では，主に生活習慣病や介護予防の観点から，座位行動や身体不活動の科学の構築を含めた身体活動の科学の新たなアカデミアの再構築に期待が寄せられており，本書発行の目的・動機は正にそこにある．

　本書の構成は，まずヒトの身体活動や座位行動を規定している因子を明らかにすると共に，身体活動・運動の実施に伴う健康恩恵に加え，座位行動の健康不利益をも含めた身体活動疫学研究へのパラダイムシフトの必要性を解説すると共に，身体活動疫学の定義やその内容および方法論に関して解説し（第1章），身体活動・座位行動の規定要因を明らかにし（第2章），疫学研究の成果から得られた各種（生活習慣病，要介護状態および自殺を含むメンタルヘルス関連）のヘルスアウトカムとの因果関係を要約した（第3－5章）．第6章では，運動生理学から身体不活動の生理・分子生物学へのパラダイムシフトに加え，身体不活動・座位行動の生理・分子生物学のコンセプトおよび方法論に関しても解説を加えた．その後，疫学研究で解明された因果関係に基づいた内分泌・代謝，筋骨格系，脂肪組織，免疫機能，脳機能への身体運動に伴う生体機能適応を支える分子機構を解説した．第8章では運動による全国民の健康化（ポピュレーションアプローチ）に向け，日本人の健康づくりに適した運動習慣化プログラムを紹介した．最終章（第9章）では，日本人の身体活動と体力の実態およ

び加齢変化に関して，標準的なデータの提示やその利用価値などに関して要約した．

　本書の読者としては，体育・スポーツ科学分野の大学院生および研究者および指導者のみならず，生活習慣病・介護予防に関わる医学・福祉・健康関連分野の全ての研究者や専門的技術者の皆様に対して，生活習慣病や介護予防分野における必須の情報を提供するものである．本書が，今後のわが国における身体活動や運動を通してのヘルスプロモーション展開の糸口となれば，全著者にとって望外の喜びである．最後に，この企画に参画していただき，執筆の労を取っていただいた全ての著者の皆様にこの場を借りてお礼を申しあげるとともに，最後まで粘り強く編集作業をしていただいた杏林書院の佐藤直樹氏に執筆者および編著者を代表してお礼を申しあげたい．

九州大学筑紫キャンパス研究室にて

2016年5月31日

編著者代表
熊谷　秋三（くまがい　しゅうぞう）
九州大学基幹教育院，大学院人間環境学府
健康・運動疫学研究室教授

Contents

第1章 身体活動疫学とは 1

1-1 運動疫学研究から身体活動疫学研究への変遷 1
1. 身体活動疫学研究の歴史 1
2. 身体活動疫学で用いられる用語と指標 5
3. 身体活動と身体活動量 5
4. 運動（exercise） 6
5. 体力（physical fitness） 6

1-2 身体活動疫学研究の概念とその方法論 8
1. 身体活動疫学研究の概念 8
2. 身体活動疫学研究の方法論 9

1-3 身体活動量，座位行動評価の基準化と標準値策定 14
1. 身体活動・運動の定義と構成要素 14
2. 総エネルギー消費量の構成要素と身体活動量の個人間差 15
3. 総エネルギー消費量の測定法 16
4. 主観的な方法と客観的な方法 18
5. 活動量計を用いた身体活動・座位行動の評価における注意点 18
6. 歩数計の有用性と注意点 20

1-4 世界の身体活動疫学研究コホートとそのマネジメント 22
1. はじめに 22
2. 米国の主要な身体活動疫学コホート 22
3. コホートコンソーシアムの形成 23
4. 身体活動疫学コホートのマネジメント 24
5. データ共有の3つの形 24
6. 入口付きアクセスモデルにおけるデータ共有プロセス 26
7. Ancillary 研究の受け入れ 26
8. まとめ 27

第2章 身体活動・座位行動の規定要因 29

2-1 身体活動の規定要因 29
1. はじめに 29
2. 身体活動量の規定要因の研究方法論 29
3. 身体活動の規定要因に関する研究成果の現況 31
4. まとめと今後の課題 34

2-2 座位行動の規定要因 35
1. はじめに 35
2. 座位行動の定義および評価法 36
3. 座位行動の現状 36

        4. 座位行動の関連要因 ··· 38
        5. 座位行動を減らすことを目的とした介入研究 ··························· 39
        6. まとめと展望 ··· 41
    2-3 身体活動とICT ·· 43
        1. ICTを活用した健康支援システム ·· 43
        2. ICTを活用した身体活動測定の妥当性 ·································· 44
        3. ICTを用いた身体活動促進の取り組みと課題 ·························· 46
        4. まとめと展望 ··· 49

第3章 生活習慣病・慢性疾患の身体活動疫学 ·· 51

    3-1 総・死因別死亡 ·· 51
        1. はじめに ·· 51
        2. 身体活動と総死亡リスクとの関連 ·· 51
        3. 身体活動と循環器疾患死亡リスクとの関連 ··························· 52
        4. 身体活動と脳卒中死亡リスクとの関連 ·································· 54
        5. 身体活動と虚血性心疾患死亡リスクとの関連 ························ 54
        6. 身体活動と悪性腫瘍死亡リスクとの関連 ······························ 55
        7. まとめと展望 ··· 56
    3-2 心疾患 ·· 57
        1. はじめに ·· 57
        2. 身体活動と心疾患 ·· 57
        3. 運動と心疾患 ··· 59
        4. 体力と心疾患 ··· 62
        5. 座位時間と心疾患 ·· 62
        6. まとめと展望 ··· 64
    3-3 脳血管疾患 ··· 65
        1. 脳卒中の疫学 ··· 65
        2. 脳卒中のリスクファクターとしての身体活動（身体不活動） ······ 66
        3. 脳卒中発症と身体活動・座位行動 ·· 67
        4. まとめと展望－脳卒中と身体活動：機序からみた今後の研究の方向性－ ······ 70
    3-4 がん ·· 71
        1. わが国のがんの現状および対策 ··· 71
        2. 身体活動とがん予防に関する指針 ·· 71
        3. 身体活動とがんに関するコホート研究 ·································· 72
        4. 身体活動が「がん」を予防するメカニズム ··························· 75
        5. まとめと展望 ··· 76
    3-5 座位行動と生活習慣病リスク ··· 78
        1. はじめに ·· 78
        2. 座位行動とは ··· 78
        3. 座位行動の測定指標とその測定方法 ···································· 78
        4. 座位行動の実態 ··· 79
        5. 座位行動の疫学 ··· 79
        6. まとめと展望 ··· 81

第4章 要介護状態の身体活動疫学 … 83

4-1 認知症 … 83
1. はじめに … 83
2. 認知症への対処法 … 83
3. 認知症に対する身体活動疫学のエビデンス … 84
4. 運動が認知症を予防するメカニズム … 86
5. まとめと展望 … 88

4-2 サルコペニア … 90
1. はじめに … 90
2. サルコペニアの定義および有症率 … 90
3. サルコペニアの危険因子 … 91
4. サルコペニア予防に対する運動の考え方 … 93
5. サルコペニア予防への運動介入効果 … 96
6. まとめと課題 … 98

4-3 フレイルティ … 100
1. フレイルとは … 100
2. フレイルの影響 … 100
3. フレイルに対する介入の考え方 … 101
4. サルコペニア・サルコペニア肥満への対策 … 102
5. フレイルに対するトレーニングの実際 … 103
6. まとめと展望 … 104

4-4 介護認定状況 … 106
1. はじめに … 106
2. 高齢期の生活機能の加齢変化 … 106
3. 早発性障害と遅発性障害の原因 … 107
4. 要介護に着目する意義 … 107
5. 介護認定の意味 … 108
6. 身体活動,運動,体力と介護認定との関係 … 109
7. 地域介入研究 … 110
8. まとめと今後の展望 … 111

第5章 メンタルヘルスの身体活動疫学 … 114

5-1 うつ病 … 114
1. はじめに … 114
2. 身体活動・運動のうつ症状予防効果 … 114
3. 身体不活動と抑うつの関係 … 116
4. 身体活動・運動のうつ症状改善効果 … 116
5. うつ病を合併しやすい対象者における身体活動の効果 … 118
6. おわりに … 119

5-2 認知機能低下 … 120
1. はじめに … 120
2. 認知機能低下とは … 120

3. 認知機能低下の身体活動疫学 122
　　　4. まとめと展望 126
　5-3 QoL・心理的健康 127
　　　1. はじめに 127
　　　2. 身体活動, QoL・心理的健康の定義, 疫学 127
　　　3. 身体活動に関する曝露指標とQoLとの関係 129
　　　4. まとめと展望 133
　5-4 自　殺 135
　　　1. 自殺の危険因子・保護因子 135
　　　2. 身体活動（運動・スポーツ）と自殺の関連〜横断研究〜 135
　　　3. 身体活動と自殺の関連〜前向きコホート研究〜 135
　　　4. 居住環境の影響に着目して 136
　　　5. 座位行動と自殺の関連〜前向きコホート研究〜 137
　　　6. まとめと展望 138

第6章　身体活動・座位行動の生理・分子生物学とは　140

　6-1 運動生理学から身体不活動の生理・分子生物学へ 140
　　　1. 運動から身体不活動への研究対象の移行 140
　　　2. 活動的な者の細胞内で生じていることといないこと 141
　　　3. 不活動な者の細胞内で生じていることといないこと 142
　　　4. 身体不活動の分子細胞生物学 144
　6-2 身体不活動・座位行動の生理・分子生物学のコンセプト 146
　　　1. はじめに 146
　　　2. エネルギー代謝における骨格筋の役割 146
　　　3. 筋形態維持による基礎代謝の亢進 148
　　　4. 骨格筋の内分泌器官としての作用 151
　　　5. まとめと展望 153
　6-3 身体不活動・座位行動の生理・分子生物学の方法論 154
　　　1. はじめに 154
　　　2. 身体不活動についての疫学的アプローチ 155
　　　3. 身体不活動の動物モデル 156
　　　4. 細胞レベル 160
　　　5. まとめと展望 161

第7章　身体運動に伴う生体機能適応を支える分子機構　163

　7-1 内分泌・代謝 163
　　　1. はじめに 163
　　　2. 運動が糖・脂質代謝に与える影響 163
　　　3. 身体活動が内分泌系に与える効果 166
　7-2 骨格筋系 170
　　　1. はじめに 170
　　　2. 骨格筋による熱産生と代謝恒常性 170
　　　3. UCPとサルコリピンによる熱産生のメカニズム 171

		4. 骨格筋が分泌する生理活性物質：マイオカイン………………………… 172
		5. 骨格筋と他器官との相互作用………………………………………… 173
		6. トレーニングによる骨格筋肥大のメカニズム………………………… 174
		7. トレーニング方法との関連性…………………………………………… 176
	7-3 脂肪組織および異所性脂肪…………………………………………………… 178
		1. はじめに…………………………………………………………………… 178
		2. 肥満とインスリン抵抗性………………………………………………… 178
		3. 生体における脂肪組織の役割ならびに特徴…………………………… 179
		4. アディポサイトカイン…………………………………………………… 180
		5. 異所性脂肪蓄積とインスリン抵抗性…………………………………… 181
		6. まとめと展望……………………………………………………………… 183
	7-4 免疫機能………………………………………………………………………… 184
		1. はじめに…………………………………………………………………… 184
		2. 免疫応答の概要…………………………………………………………… 184
		3. 非免疫細胞が分泌するサイトカイン…………………………………… 186
		4. 身体活動と免疫系関連指標のエビデンス……………………………… 188
		5. まとめと課題……………………………………………………………… 190
	7-5 脳機能…………………………………………………………………………… 191
		1. はじめに…………………………………………………………………… 191
		2. 海馬が担う記憶・学習機能……………………………………………… 192
		3. 運動で高まる認知機能…………………………………………………… 194
		4. 認知機能を高める運動条件と分子メカニズム………………………… 195
		5. 加齢や疾患で低下する認知機能と運動効果…………………………… 197
		6. おわりに…………………………………………………………………… 198

第8章 生活習慣病・介護予防のための運動メニュー …………………………… 201

	8-1 インターバル速歩トレーニング
		－生活習慣病・介護予防のための運動処方システム－………………… 201
		1. はじめに…………………………………………………………………… 201
		2. 本トレーニングの開発に至った背景…………………………………… 201
		3. インターバル速歩トレーニングの内容………………………………… 202
		4. インターバル速歩の効果………………………………………………… 203
		5. インターバル速歩トレーニング効果の背景と展望…………………… 206
	8-2 スロートレーニング…………………………………………………………… 208
		1. はじめに…………………………………………………………………… 208
		2. 筋発揮張力維持スロー法の動作様式…………………………………… 209
		3. 血中乳酸ならびにホルモン応答………………………………………… 210
		4. トレーニングによる筋肥大・筋力増強効果…………………………… 211
		5. LST法が筋肥大をもたらすメカニズム………………………………… 212
		6. 循環器系への影響………………………………………………………… 214
		7. 筋活動パターンへの影響………………………………………………… 214
		8. スロートレーニング（LST法）を応用したプログラム……………… 214
		9. まとめと展望……………………………………………………………… 216

8-3 スクエアステップエクササイズ··· 217
 1. はじめに·· 217
 2. スクエアステップエクササイズとは································· 218
 3. SSEの開発の経緯·· 218
 4. SSEの実施方法·· 219
 5. SSEの特長·· 221
 6. SSEの効果·· 223
 7. 介護保険制度改正後を見据えたSSEの普及 ················· 224
 8. SSEリーダーが地域にもたらす効果······························· 225

第9章 日本人の身体活動と体力の実態および加齢変化 ········· 226

9-1 日本人の身体活動量の実態と加齢変化······························ 226
 1. はじめに·· 226
 2. 身体活動に関する社会的背景および動向······················· 226
 3. 「国民健康・栄養調査」の歩数データから見る日本人の身体活動量 ··· 228
 4. 三軸加速度センサー内蔵活動量計により得られたデータからみる
  日本人の身体活動量·· 229
 5. まとめと今後の課題··· 231

9-2 体力の定義・分類と測定方法の基本的な考え方············ 233
 1. はじめに·· 233

9-3 日本人の体力の実態と加齢変化·· 236
 1. はじめに·· 236
 2. 体力と健康：生涯を通した健康・体力づくり（ライフコースアプローチ）の重要性
  ·· 236
 3. 日本人の各世代における体力の変遷······························· 237
 4. 日本人の体力の加齢変化··· 240
 5. まとめと展望··· 244

9-4 高齢者の身体活動と体力との関連·· 245
 1. 日本人高齢者の客観的な身体活動マーカーと体力との関連（横断研究） ··· 245
 2. 日本人高齢者の客観的な身体活動マーカーと認知機能障害············· 246
 3. 高齢者の体力と外出の機会（閉じこもり）との関連（横断研究）·········· 247
 4. 縦断研究による高齢者の身体活動と体力との関連····························· 247
 5. 高齢者における身体活動・運動・トレーニングの介入と体力改善········ 248
 6. まとめと展望··· 249

索引 ··· 252

第1章　身体活動疫学とは

1-1　運動疫学研究から身体活動疫学研究への変遷

1．身体活動疫学研究の歴史

本稿では，過去から現在に至る歴史の中で，身体活動（運動も含む）と健康事象との関連に関する経験知（見識）の変遷について，現代の身体活動疫学研究に至るまでの系譜を辿って，現在の身体活動疫学の概要を示すとともにその意義について論じる．人間における健康事象の因果関係を科学的に追究するのが疫学の重要な役割とすれば，身体活動（physical activity）と健康との関連に関する科学的知見がきちんと得られるようになったのは20世紀になってからである．

身体活動疫学研究の歴史は，1950年代の英国の疫学研究者であるMorrisら（1953）のロンドンバスの運転手（driver）と車掌（conductor）の虚血性心疾患の死亡率に関するコホート研究から始まったとされる．この研究では，個々人の普段の身体活動量の多寡を主に職種により評価しようとしたものである（当時の一般的な勤労者では，仕事上の身体活動量の方が余暇時間の身体活動量より全体の身体活動量への寄与が圧倒的に大きかったと考えられる）．分析の結果，座位行動（sedentary behavior）が主体の運転手における心疾患の死亡率は，二階建てバス内を動き回る車掌の死亡率の約2倍に相当していた（表1-1-1，年齢調整もしている）．Morris（2009）は，郵便配達人（postman）と電話交換手（telephonist）との比較も行い，同様の結果を得ている．疫学の研究方法に基づいた対象集団やエンドポイントの設定を行い，日常的な身体活動量の差が顕著と思わ

表1-1-1　職種別にみた虚血性心疾患の死亡率の比較

	年齢調整死亡率（対1,000人/年）	
	初発作が突然死※	初発作から3カ月以内の死亡
35〜64歳，男性		
車掌	0.5	0.3
運転手	1.1	0.5
35〜59歳，男性		
郵便配達人	0.4	0.3
電話交換手	0.8	0.6

観察期間：1949〜1952年
※：統計処理上は死亡に先立つ狭心症や心筋梗塞による病気欠勤がない死亡として定義・把握された．その多くは検死報告によるものだった．なお，初発作から3カ月経ってからの死亡例も含まれる．
対象はロンドン交通局バス職員，英国郵便局員，政府内電話交換手
（Morris et al., 1953より作表）

れる2つの集団間で死亡率を比較したこれらの研究の科学的証拠の説得力は大変大きなものであった．先駆者としてこれらの成果を上げたことから，Morrisは身体活動疫学における一方のパイオニア（父）として讃えられている（Paffenbarger RS Jr et al., 2001）．なお，これらの研究に触発され，全米の鉄道従業員（U.S. Railroad Workers）の研究（Taylor et al., 1970）やフィンランドのきこり（lumberjack：木材伐採人）の研究（Karvonen, 1962）など，特定の職種に注目した同様の疫学研究が数多く行われた．日本でも，日本国有鉄道の職員や地域および職域の多様な職種間の循環器疾患の罹患率を比較した研究がある（福田，1983；嶋本ほか，2007）．

なお，この時代は，世界中でコホート研究が盛んに行われるようになった時代であり，より一般的な知見を得るため地域全体を代表する住民を対象としたコホート研究が開始された．その典型が，The Framingham Heart Studyで，米国のボストン郊外にあるフラミンガム市在住の30〜62歳の

男女から無作為抽出された5,209名の住民を対象としたコホート研究が1948（昭和23）年に米国国立衛生研究所（NIH）の主導により開始された（Dawber et al., 1959）．第二次世界大戦後の米国において感染症に代わって増加しつつある虚血性心疾患の原因を探るため，コホートの対象者には2年ごとの健康診断を受けてもらい，血圧や血液検査，尿検査，心電図検査など，さまざまな容疑要因の調査が行われた．運動・身体活動も容疑因子の1つとして採用された．1960年代初頭には喫煙や高脂血症，高血圧が虚血性心疾患のリスクファクターとして世界で初めてコホート研究により確認され，その後，身体活動が虚血性心疾患のリスクを下げることを確認した（Kannel, 1967）．このコホート研究はサンプルサイズとしては中規模であるが，全米国民の代表として位置付けられ，医学界のみならず幅広く一般社会にインパクトを与え，子や孫の世代を研究対象にしながら遺伝要因など新しいテーマを導入した研究が現在も続けられている．その他，1957（昭和32）年にTecumseh Community Health Studyが開始され（Francis, 1961），身体活動量やフィットネスの評価が加えられた（Montoye, 1974）．1965（昭和40）年に開始したAlameda County Studyでは7つの健康習慣が死亡に関連するという結果が得られ，運動習慣はその1つであった（Berkman et al., 1983）．

以上のような住民対象のコホート研究では，身体活動量はどちらかというと多くの容疑要因の1つとしての位置付けであり，身体活動量の評価も比較的簡便で定量性に乏しいものが多かった．そこで，身体活動量の定量的評価に注力した疫学研究が登場した．

それをリードしたのが，Paffenbarger RS Jrであり，彼は1960年代にハーバード大学の男子卒業生約17,000人を対象とした，The Harvard Alumni Health Study（Paffenbarger RS Jr et al., 1966）を開始し，身体活動と全死亡をはじめ循環器疾患発症との関係について詳細に検討し，多

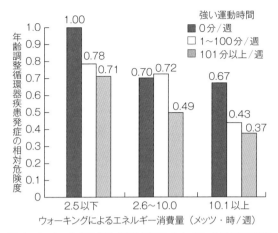

図1-1-1　歩行と強い運動の組み合わせによる循環器疾患発症のリスク
（Manson et al., 2002より引用改変）

くの成果を公表した．1週間の身体活動量と虚血性心疾患の死亡率の関連について，身体活動量を500kcal毎に区分して検討した結果，身体活動量が1週間当たり500kcal未満の死亡率が一番高く，段階的に減少し週2,000kcal以上の身体活動量では死亡率が横ばいになる結果を認めた．今日の身体活動に関する推奨ガイドラインの原点はPaffenbargerらの研究成果に遡ることができ，その功績からMorrisとともに，もう一人の身体活動疫学の父として讃えられている．

その他，世界中でさまざまな身体活動に関するコホート研究が開始されるとともに，既存の名の知れたコホート研究にも身体活動に関する新しい知見の報告がみられるようになった．数多くある最近のコホート研究の中でも特筆すべきコホート研究としては，The Nurses' Health Studyがある．これは1970年代後半から続く最も長い女性を対象としたコホート研究であり，約24万人の大規模集団であり，医療職であることから調査に協力的で調査項目も詳細かつ多方面にわたり，多くの興味深い新しい知見が得られている．図1-1-1は身体活動に関する研究の一例であり（Manson et al., 2002），高強度の身体活動を推奨する米国における最新の身体活動ガイドライン（PAGAC, 2008）の根拠となる成績である．医療職を対象と

した同様の研究に，男性版のHealth Professional Studyがあり，これは50,000人規模のコホート研究である（Harvard School of Public Health；Tanasesc et al., 2002）．

身体活動（physical activity）の量ではなく，フィジカルフィットネス（physical fitness）に注目したコホート研究も注目すべき研究である．Aerobics Center Longitudinal Studyは，1970年代以来，DallasにあるCooper Clinicに受診した80,000人以上の患者の最大酸素摂取量をトレッドミルにより評価し，この指標とさまざまな疾患発症（死亡）との関連を検討している（Blair et al., 1989）．

以上のように，身体活動疫学研究の多くはコホート研究である．もっとも，希少疾患の研究には症例・対照研究が適しており，歴史的には部位別の悪性新生物と身体活動量との関連の研究は症例・対照研究が多かったが，最近は大規模コホート研究が多くなっている（Schmid et al., 2014）．

1980年代に入ると，多くの観察研究で認められた身体活動の疾病予防効果の可能性を介入研究によって確かめる動きが活発化してきた．その際，死亡や罹患をアウトカムとした研究は，統計学的な有意差を検出するためにはサンプルサイズが大きくなること，時間・費用がかかること，倫理的問題をはらんでいること，同じ内容の介入を長期間継続することが困難であること，ドロップアウトが多くなる可能性が高いことなどにより，長期の介入研究を遂行するのは困難である．そこで，頸部エコー検査や脈波伝播速度などによる動脈硬化性疾患の代替指標（surrogate marker）を設定した研究が行われている（Ashor et al., 2014）．また，HDL-コレステロールや血圧などの既存の循環器疾患のリスクファクターの改善効果や糖尿病・メタボリックシンドロームなどの発症予防・改善効果を検討するため，ランダム化比較試験（Randomized Controlled Trial：RCT）が実施されている（Pattyn et al., 2013）．これらの介入研究は，比較的小規模なものが多く，また介入研究に応募した対象の選択バイアスがあるおそれがあり，その結果をそのまま一般化することには慎重であるべきと考えられる．また，運動・身体活動の介入の場合，盲検化は無理であり，参加者は自分が介入群か対照群かは承知しているので，日常生活のさまざまな行動面に変化が生じ結果に影響するおそれがある．もっとも，このことは，食事や喫煙など，生活習慣の介入研究全般に共通する問題である．コミュニティにおける介入試験は地域介入試験と呼ばれる．たとえば，介入コミュニティでは，歩こうキャンペーンなどを広報などで呼びかけ，コントロールコミュニティでは特別な働きかけはしない．そして，どの範囲に介入が到達し，行動にどう影響したかというデータを収集する（プロセス評価）．また，個人レベルでも行動と健康度の変化を評価する（個人評価）．さらに環境の変化（コミュニティレベルの指標評価）などを評価する．コミュニティ単位の介入としてクラスターランダム化比較試験（cluster Randomized Controlled Trial：cRCT）という方法を用いた研究が最近盛んになっている（Lord et al., 2003）．この方法ではランダム割付けの単位が個人ではなく地域や職域，施設など，クラスター単位で行われる．

1990年代に入ると，それまでの症例対照研究およびコホート研究の観察研究やRCTの研究成果の蓄積を踏まえ，より質の高い結論を得るためにメタアナリシスが行われるようになった．

また，1980年代以降，それまでのコホート研究により運動・身体活動と循環器疾患との関連が明らかにされたことを受け，運動習慣を獲得・継続するための健康づくりプログラムの開発に関する研究が実施されるようになった．その流れで，1990年代以降，通常のやり方では運動習慣の定着が困難なことから，行動科学理論を取り入れて運動指導の有効性に関する介入研究が行われた（Marcus et al., 1992）．これに対して，個人や小グループを対象とした運動指導には長期的な効果や効率の問題点が指摘され，それに代わるも

のとして環境アプローチの有効性が提案され，その実証研究が行われるようになった（Kahn et al., 2002）．現在では多くの人々が健康づくりを実施しやすい環境づくりやシステムづくりを中心とした地域全体の健康づくり（健康的なまちづくり）についての研究が行政と一緒になって行われつつある（Giles-Corti et al., 2013）．

それが，一地域に止まらず，国民全体への勧告というかたちで疫学研究の成果が還元されるようになった．1995（平成7）年のACSM/CDCガイドラインにおいて「1週間のほとんどの日に1日合計30分の中強度の身体活動を行うこと」が推奨された（Pate et al., 1995）．これは，それまでの疫学研究の成果を国民向けに発信したともいえる画期的なもので，これ以降，さまざまな国でこれにならってガイドラインが策定されるようになった．なお，わが国では，身体活動疫学の成果を踏まえて2006（平成18）年に「健康づくりのための運動基準2006」（厚生労働省，2006）が，2013（平成25）年に「健康づくりのための身体活動基準2013」が策定された（厚生労働省，2013）．

このことは，もはや特定の国や地域固有の問題ではなく，近年における地球レベルの身体不活動の蔓延による非感染性疾患（Non-communicable Disease：NCD）罹患者あるいは要介護者の増加は，社会保障システム全体への影響が懸念され，その問題意識は身体活動疫学研究者の共通認識となってきた（Kohl et al., 2012）．そこで，身体活動疫学研究者と公衆衛生関係者が2010（平成22）年にカナダのトロントで集結しトロント憲章を共同宣言として公表し，今後の活動方針を示した（井上ほか，2011；岡ほか，2013）．今や，身体活動の問題は国境を越え，地球規模の健康課題であること，政策に結びつく必要があること，協働することが大事であることなどが求められた．

以上，身体活動疫学研究の枠組み（研究デザイン）の最近までの変遷を概説した．なお，各疫学研究デザインのポイントについては後述される．

1）研究内容

今度は研究内容の観点から身体活動疫学研究の歩みを概観する．当初は身体活動量の多寡と疾患の関連を検討する研究が多かった．

一方，身体活動研究の本体ともいえる身体活動の評価に関連して，近年，新しい研究の流れが出てきている．その1つとして，身体活動（physical activity）とともに身体不活動（physical inactivity）を評価しようとする動きである（Pate et al., 2008）．これまでの身体活動疫学のリスクファクターとして，これまでは身体活動の量（身体をいかに多く動かすか）の多寡に着目してきたが，不活動度（身体をいかに多く動かさないか）も注目すべきという考え方である．具体例としては，平日は自家用車通勤，職場ではデスクワーク，土日だけ朝からまとまった時間ジムで汗を流すライフスタイルと，平日は電車通勤，職場では見回り仕事，土日は家でゆっくりする時間が長いライフスタイルを比べた場合，週全体の身体活動量の差はあまり無いとしても，不活動時間は前者の方が長いということになる．このことに伴い，座位行動（sedentary behavior）（1.5メッツ以下），座位時間に関する研究が進んでいる（de Rezende et al., 2014）．現代人のライフスタイルは座位行動が多くなっているので注目されるべき観点と考えられる．

また，低強度の身体活動も注目されてきた（Pate et al., 2008）．低強度の身体活動は，普段はあまり意識されない場合が多いので，主観に基づく質問紙ではうまく把握できないと考えられる．そこで，客観的評価方法の利用が望ましいと考えられる．近年のICT（Information and Communication Technology）の発達により，さまざまな種類の生体情報の解析が進んできている．身体活動量に関しては歩数計から1軸加速度計さらに3軸加速度計へと高機能化が進み，より詳しい情報が得られるようになってきた（熊谷ほか，2015）．さらに，心拍情報やGPSを利用した行動分析などが登場してきた．これらは後述される．

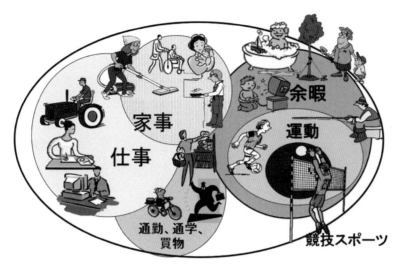

図1-1-2　身体活動の内訳

2. 身体活動疫学で用いられる用語と指標

身体活動疫学研究においては，健康事象を結果因子（outcome）とし，それに関連する因子（曝露因子，容疑要因）として身体活動に関する指標が用いられる．身体的活動に関連する用語としては，身体活動（physical activity），運動（exercise），体力（physical fitness）が主に用いられている．これらの用語の意味するところはそれぞれ異なることから，それぞれの用語を区別して使用することが必要となる．

3. 身体活動と身体活動量

Caspersenら（1985）は身体活動（physical activity）を「安静時よりも多くのエネルギー消費を生じる骨格筋の収縮活動によってもたらされる全ての身体的な動き」と定義している．また，その程度を示す指標が身体活動量であり，同じくphysical activityが用いられる．この定義に従えば，1日当たり総エネルギー消費量は，基礎代謝とともに知的活動などによる身体活動以外のエネルギー消費も含んでいることから，厳密にいうと1日の身体活動量そのものの指標とはいえない．しかしながら，骨格筋だけの消費エネルギー量を実測するのは現時点ではできないこと，身体活動量の差が総消費エネルギー量の差に相当する可能性が高いことから，総消費エネルギー量を身体活動量の代表とする場合が多いと考えられる．実測する場合のゴールドスタンダードとしては呼気分析による推定値が用いられてきたが，調査の利便性（費用はかかるが）を考慮し，二重標識水法（Doubly Labeled Water：DLW）がよく用いられている．

次に，身体活動は，座位でのデスクワークから重労働，激しい運動やスポーツまで，多種類かつさまざまな強度の活動が混在する概念といえる（図1-1-2）．このようなさまざまな活動はいくつかに類型化されて活動の種類（Domainという用語が用いられる）とされる．古くは，労働に伴う身体活動（work-related physical activity：仕事上の身体活動）と余暇時における身体活動（leisure-time physical activity：余暇の身体活動）とに分類されることが多かった．Morrisらの時代には仕事上の身体活動量が日常的な身体活動量の大部分を決定していたと考えられる．しかし，労働環境の機械化により，仕事時のエネルギー消費量が次第に減少し，総エネルギー消費量に占める割合が小さくなりつつある．このような時代的背景を踏まえて，最近の身体活動疫学研究では労働活動に関する指標はあまり用いられていない．一

方，余暇活動は運動，スポーツ，趣味・学習活動，ボランティア活動といった本来の余暇時の活動から，家事，庭仕事，洗車，通勤，買物などの日常生活に関連した活動までを含むものである．このような余暇活動は日常生活の多くの部分を占めるようになり，身体活動疫学研究の主要な指標となっている．なお家事を主婦（必ずしも女性だけではないが）の労働として捉える考え方もある．

4．運動（exercise）

運動は身体活動の一部であり，「健康や体力の維持増進のために，予め用意された内容を計画的に繰り返して行う身体的な動き」として定義されている（Caspersen et al., 1985）．身体活動疫学研究においては疾病の予防と老化予防が重要な課題であることから，一般的には肥満，高血圧，高脂血症，糖尿病といった動脈硬化性疾患の危険因子に対する予防・改善を目的とした歩行（速歩），ジョギング，エアロビクス，サイクリング，水泳といった有酸素運動と高齢者の生活動作能力の維持改善を目的としたストレッチ体操，レジスタンス運動（筋力強化運動）などが主な運動となる．

なお，多くの人が夢中になるスポーツ（sport）について，運動との関係を考えてみたい．スポーツは運動の一部を成す概念（スポーツ⊂運動⊂身体活動）であり，「ルールに則り実践される組織的な運動であり，本来勝敗を伴うもの」という定義がある．元来，スポーツの語源はラテン語のdisportare, deportareで，「向こうへ運ぶ」，「義務や苦役が免除されて娯楽になる」，「緊張からくつろぐ」，余興などの意味を持ち，娯楽という概念が含まれる．つまり，スポーツは本来穏やかなものであったが，その後Athletics（ギリシャ語Athleinから派生，競技を意味）の競い合う意味が加わった．近代スポーツの源流は，19世紀ごろの英国の富裕階級の余暇時間の活動にたどることができ，規則（ルール）に基づく非暴力化された競争としてスポーツが成立したという（多木，1995）．

健康のための運動を考える場合，スポーツには，競争性があること，運動強度のコントロールが難しいこと，一人でできないことなどが問題になりうる．ただし，スポーツへの参加は自己実現を求める欲求とも関係しており，要はスポーツの経験や運動の好みと，現在の健康状態との間でスポーツをするかどうか最終判断することになろう．

5．体力（physical fitness）

Caspersen（1985）は身体活動疫学における体力を，「身体活動を行うための能力に関連した一連の身体的特性であり，人々が生来備えている部分と生後獲得した部分とからなるもの」と定義している．体力はその目的により，技能関連フィットネス（skill-related fitness）と健康関連フィットネス（health-related fitness）に大別される．国民向けには後者が重視され，健康に関連する体力に関するエビデンスが多く示されている．その中では，心肺持久力つまり有酸素運動能力に関するデータが豊富で，最大酸素摂取量が有意義な検査とされている（虚血性心疾患をはじめさまざまな慢性疾患死亡のリスクと関連あり）．一方，従来，日本では行動体力と防衛体力に二分されて広く用いられてきた．この中で，行動体力は「身体運動に対する適応性」といわれ，防衛体力は「環境に対する適応性」といわれる．前者は技能関連フィットネスに近い概念であり，後者は健康関連フィットネスに近い意味合いを含んでいる．

「健康づくりのための身体活動基準2013」において，最大酸素摂取量の基準値が示されているが，測定に手間や費用がかかるため必ずしも測定は一般化していない．

文　献

Ashor AW, Lara J, Siervo M et al.（2014）Effects of exercise modalities on arterial stiffness and wave reflection: a systematic review and meta-analysis of randomized controlled trials. PLoS One, 9: e110034.

Berkman LF and Breslow L（1983）Health and Ways of

Living: the alameda county study. Oxford University Press.

Blair SN, Kohl HW 3rd, Paffenbarger RS Jr et al.（1989）Physical fitness and all-cause mortality. A prospective study of healthy men and women. JAMA, 262: 2395-2401.

Caspersen CJ, Powell KE, Christenson GM（1985）Physical activity, exercise, and physical fitness: definitions and distinctions for health-related research. Public Health Rep, 100: 126-131.

Dawber TR, Meadors GF, Moore FE Jr（1951）Epidemiological approaches to heart disease: the Framingham Study. Am J Public Health Nations Health, 41: 279-286.

de Rezende LF, Rey-López JP, Matsudo VK et al.（2014）Sedentary behavior and health outcomes among older adults: a systematic review. BMC Public Health, 14: 333.

Francis T Jr（1961）Aspects of the Tecumseh study. Public Health Rep, 76: 963-965.

Giles-Corti B, Bull F, Knuiman M et al.（2013）The influence of urban design on neighbourhood walking following residential relocation: longitudinal results from the RESIDE study. Soc Sci Med, 77: 20-30.

Harvard School of Public Health: Health Professional Study. https://www.hsph.harvard.edu/hpfs/index.html（2016年3月7日現在）

Kahn EB, Ramsey LT, Brownson RC et al.（2002）The effectiveness of interventions to increase physical activity. A systematic review. Am J Prev Med, 22（4 Suppl）: 73-107.

Kannel WB（1967）Habitual level of physical activity and risk of coronary heart disease: the Framingham study. Can Med Assoc J, 96: 811-812.

Karvonen MJ（1962）Arteriosclerosis: clinical surveys in Finland. Proc R Soc Med, 55: 271-274.

Kohl HW 3rd, Craig CL, Lambert EV et al.（2012）The pandemic of physical inactivity: global action for public health. Lancet, 380: 294-305.

Lord SR, Castell S, Corcoran J et al.（2003）The effect of group exercise on physical functioning and falls in frail older people living in retirement villages: a randomized, controlled trial. J Am Geriatr Soc, 51: 1685-1692.

Manson JE, Greenland P, LaCroix AZ et al.（2002）Walking compared with vigorous exercise for the prevention of cardiovascular events in women. N Engl J Med, 347: 716-725.

Marcus BH, Rossi JS, Selby VC et al.（1992）The stages and processes of exercise adoption and maintenance in a worksite sample. Health Psychol, 11: 386-395.

Montoye HJ（1974）Physical Activity and Health: An Epidemiologic Study of an Entire Community. Prentice Hall.

Morris JN, Heady JA, Raffle PA（1953）Coronary heart disease and physical activity of work. Lancet, 265: 1111-1120, 1053-1057.

Morris JN（2009）Physical activity versus heart attack: A modern epidemic-personal observations. In: Lee IM ed., Epidemiologic Methods in Physical Activity Studies, pp3-12, Oxford University Press.

Paffenbarger RS Jr, Blair SN, Lee IM（2001）A history of physical activity, cardiovascular health and longevity: the scientific contributions of Jeremy N Morris, DSc, DPH, FRCP. Int J Epidemiol, 30: 1184-1192.

Paffenbarger RS Jr, Wolf PA, Notkin J et al.（1966）Chronic disease in former college students. I. Early precursors of fatal coronary heart disease. Am J Epidemiol, 83: 314-328.

Pate RR, O'Neill JR, Lobelo F（2008）The evolving definition of "sedentary". Exerc Sport Sci Rev, 36: 173-178.

Pate RR, Pratt M, Blair SN et al.（1995）Physical activity and public health. A recommendation from the Centers for Disease Control and Prevention and the American College of Sports Medicine. JAMA, 273: 402-407.

Pattyn N, Cornelissen VA, Eshghi SR et al.（2013）The effect of exercise on the cardiovascular risk factors constituting the metabolic syndrome: a meta-analysis of controlled trials. Sports Med, 43: 121-133.

Physical Activity Guidelines Advisory Committee（2008）. Physical Activity Guidelines Advisory Committee report. U.S. Department of Health and Human Services.

Schmid D, Steindorf K, Leitzmann MF（2014）Epidemiologic studies of physical activity and primary prevention of cancer. Dtsch Z Sport med, 65: 5-10.

Tanasescu M, Leitzmann MF, Rimm EB et al.（2002）Exercise type and intensity in relation to coronary heart disease in men. JAMA, 288: 1994-2000.

Taylor HL, Blackburn H, Keys A et al.（1970）Coronary heart disease in seven countries. IV. Five-year follow-up of employees of selected U.S. railroad companies. Circulation, 41（4 Suppl）: I20-39.

The Nurses' Health Study http://www.channing.harvard.edu/nhs/（2016年3月7日現在）

井上茂，岡浩一朗，柴田愛ほか訳（2011）身体活動のトロント憲章日本語版：世界規模での行動の呼びかけ［含 英語文］．運動疫学研究，13：18-29.

岡浩一朗，井上茂，柴田愛ほか（2013）「非感染性疾患予防：身体活動への有効な投資」日本語版の紹介．運動疫学研究，15：17-30.

熊谷秋三，田中茂穂，岸本裕歩ほか（2015）三軸加速度センサー内蔵活動量計を用いた身体活動量，座位行動の調査と身体活動疫学研究への応用．運動疫学研究，17：90-103.

厚生労働省（2006）運動所要量・運動指針の策定検討会 健康づくりのための運動基準2006〜身体活動・運動・体力〜報告書. http://www.mhlw.go.jp/bunya/kenkou/undou02/pdf/data.pdf（2016年3月8日現在）

厚生労働省（2013）運動基準・運動指針の改定に関する検討会報告書. http://www.mhlw.go.jp/stf/houdou/2r9852000002xple-att/2r9852000002xpqt.pdf（2016年3月8日現在）

多木浩二（1995）スポーツを考える. 筑摩書房.

嶋本喬, 飯田稔編（2007）地域における循環器疾患の疫学研究と予防対策の発展：秋田・大阪における40年の歩み. pp135-140. 日本公衆衛生協会.

福田安平（1983）発症の危険因子－活動量, その他, 福田安平編, 循環器管理ハンドブック. p107, 医歯薬出版.

（内藤義彦）

1-2 身体活動疫学研究の概念とその方法論

1. 身体活動疫学研究の概念

疫学とは「人間集団における健康状態とそれに関連する要因の分布を明らかにする学問」である（中村, 2006a）. この定義に基づけば, 身体活動疫学は,「人間集団における健康状態と身体活動の分布を明らかにする」ための学問であるし, 時には,「人間集団における身体活動とそれに関連する要因の分布を明らかにする」ことが目的になることもあろう. また, 疫学は通常, 公衆衛生学の1分野と考えられ, 公衆衛生学の目的である, ①疾病の予防, ②寿命の延長, ③生活の質の向上, の3点が目的として考えられる（中村, 2006a）. 身体活動疫学についても, 上記の①〜③に資するための研究と定義されるであろう.

身体活動（physical activity）が健康利益をもたらすという考え方自体は新しくはないが, そのことを疫学的手法によって証明しようとする取り組みは近年になって活発化している. WHO（2009）の推計によれば, 死亡に対する各危険因子の集団寄与危険割合の中で, 身体不活動は第4位であり, 高血圧, 喫煙, 高血糖に次いでいる. 同様の検討を行ったわが国の推計では, 喫煙, 高血圧に次いで, 身体不活動は第3位となっている（Ikeda et al., 2011）. 2012（平成24）年にはLancet誌上で身体活動に関する特集が組まれ, Leeら（2012）によって, 身体不活動の集団寄与危険割合は, 循環器疾患の6%, 2型糖尿病の7%, 乳癌の10%, 大腸癌の10%と推計された. また, 身体不活動は死亡の9%に寄与しており, 身体不活動を10%減らすことができれば, 毎年の死亡を533,000人減らすことができ, 身体不活動を25%減らすことができれば, 毎年の死亡を130万人減らすことができると推計された. なお, 集団寄与危険割合とは, 一般集団の疾病頻度の中で真に曝露によって増加した部分の割合であり, 曝露を完全になくせば, この分だけ一般集団の疾病頻度を減らすことができると考えられる（中村, 2006b）. また, 身体活動とは, WHOによる身体活動ガイドラインで示されている, 中強度の身体活動時間が週あたり150分以上であるか, 高強度の身体活動時間が週あたり75分以上であるか, 両者を組み合わせて基準を超えているかを判断するものであり, それぞれの身体活動時間は10分間以上の継続を条件としている（WHO, 2010）.

このように, 人間集団における健康状態と身体活動との関連に関する知見は蓄積されつつある. 前述した死亡率や疾病頻度以外にも数多くの健康指標がアウトカムとして用いられ, また曝露情報としての身体活動についても, 前述した二値変数としての身体活動/不活動のみならず, 連続変数としての身体活動量を質問紙や加速度計を用いて評価したり, 強度別あるいは場面別に評価したり, 座位行動を評価したりすることで, さまざまな側面から身体活動の重要性に関する知見が蓄積されている. さらには, 身体活動量をアウトカムとし, 身体活動量を増やす要因に関する検討が進むことで, 身体活動介入に向けた知見が蓄積され, 介入研究による検証が進んでいくことが期待される.

2．身体活動疫学研究の方法論

身体活動疫学研究の多くは，健康状態を「結果」，身体活動を「原因」として，両者の因果関係を明らかにすることを目指している．一方，運動生理学など，基礎研究が目指している方向性はメカニズムの解明である．例えば，「身体活動が健康に良い」ことのメカニズムを解明するために，身体活動の刺激が生体内でどのように伝わり，何を活性化させて，健康につながるのかを探索し，身体活動⇒A⇒B⇒健康という筋道を明らかにすることを目指している．しかしながら，身体活動⇒A，A⇒B，B⇒健康という筋道が明らかにされたとしても，身体活動⇒健康が常に成り立つとは限らない．なぜならば，メカニズムを解明する研究の多くは，統制された実験条件下で行われた研究結果である．人間集団における実際の身体活動は，個々人がさまざまな条件下で行うものであり，統制された実験条件下での研究結果が必ずしも当てはまるとは限らない．そこで，身体活動⇒健康の因果関係を直接的に証明しようとする研究が身体活動疫学研究である．

疫学研究の特徴の1つでもあるが，原因⇒A⇒B⇒結果という筋道が仮に一切わからなかったとしても，原因⇒結果を証明することが可能である．実際，疫学の祖，ジョン・スノウは，コレラ菌が発見される30年前に，「汚染された水⇒コレラ」という仮説を立て，その仮説に基づいて防疫活動をすることで，コレラの蔓延を防いでいる．原因⇒A⇒B⇒結果というメカニズムに基づいて，原因⇒結果が証明されることが理想であるかもしれないが，メカニズムが不明のままでも因果関係の証明が可能となることが，疫学研究の利点の1つである．

1）研究デザインによる分類

疫学研究にはいくつかの研究デザインがある．ここでは，身体活動疫学研究でよく用いられる研究デザインを図1-2-1のように分類した．ま

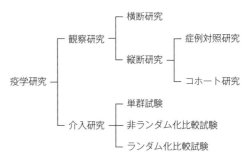

図1-2-1　研究デザインによる分類

ず，研究者が人間集団を観察するだけであれば「観察研究」であり，研究者が人間集団に何らかの働きかけを行えば「介入研究」となる．観察研究において，原因と考えられる因子と結果と考えられる因子を同時に調査すれば「横断研究」であり，時間経過を伴えば「縦断研究」となる．縦断的な観察研究には「症例対照研究」と「コホート研究」がある．介入研究は，「単群試験」，「非ランダム化比較試験」，「ランダム化比較試験」に分けられる．それぞれの詳細については後述するが，ここであげていない研究デザインとしては，「記述疫学研究」や「生態学的研究」がある．また，介入研究を「個人割付介入研究」と「集団割付（クラスター）介入研究」に分類することもできる．疫学研究よりも実験研究で比較的よくみかけるデザインであるが，「クロスオーバー試験」も介入研究に含められる．

2）エビデンスレベル

研究デザインによる分類は，「エビデンスレベル」とも密接に関連する．「エビデンス」の意味は「科学的証拠」であるが，医学分野においては「根拠に基づく医療（Evidence-Based Medicine：EBM）」の文脈において理解されることが多い．EBMとは，目の前の患者に医療を提供する際，「最良の根拠」と「患者の価値観」を統合し，より良い医療に向けた意思決定を行う手法である．エビデンスがなくても医療行為は行えるが，いま得られる最良のエビデンスを利用することで，より良い医療行為に向けた意思決定が行えるという

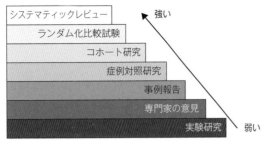

図1-2-2 エビデンスレベル

考え方である．健康支援分野においても同様に，「根拠に基づく健康支援（evidence-based health promotion）」という考え方を持つことは重要である．健康支援に関わる実践者は，エビデンスレベルの高い研究がどのような研究であるかを知り，エビデンスレベルの高い情報を取捨選択できるようになるべきである．また，健康支援に関わる研究者は，エビデンスレベルの高い研究成果を社会に対して発信していくことが求められる．

エビデンスレベルにはいくつかの定義があるが，概ね図1-2-2のように示される．実験研究が下位にあるのは，前述の通り，メカニズムが証明されたとしてもすぐに判断基準としては用いられないからであり，同様の考え方から，「専門家の意見」のエビデンスレベルも低い．観察研究である症例対照研究やコホート研究よりはランダム化比較試験（RCT）のエビデンスレベルが高く，1つのRCTでは，時に誤った結論が得られることもあることから，多くのRCTを統合したシステマティックレビューが最上位となる．

3）横断研究

観察研究の中で，最も簡単に実施できる研究デザインは横断研究である．横断研究では，原因と考えられる項目と結果と考えられる項目を同時に調査し，両者の関連性を検討する．この研究は，1回の調査で済むことから，実施可能性が高いことが長所である一方，「因果の逆転」の問題点を解決できないことが最大の短所である．

たとえば，身体活動量と肥満の関連を検討した場合，低い身体活動量（原因）⇒肥満（結果）という因果関係が想定される．しかしながら，調査前に肥満であることを指摘されていた人が，減量のために身体活動量を増やしているが，測定時点においてはその効果が表れていない場合，肥満（原因）⇒高い身体活動量（結果）となるし，肥満であることが原因で膝痛などの痛みが生じ，身体活動量が低下してしまっていた場合には，肥満（原因）⇒低い身体活動量（結果）となる．これらが「因果の逆転」と呼ばれる現象であり，横断研究では常に生じる可能性のある問題点である．

このように，横断研究だけでは因果関係を証明することはできない．しかしながら，原因と結果の横断的な関連性を明らかにすることは，特に新規性の高いテーマでは重要であることから，横断研究は因果関係を究明するためのファーストステップとして位置づけられるであろう．

4）症例対照研究

症例対照研究は，英語ではcase-control studyと呼ばれ，症例群（case）と対照群（control）という結果が異なる2群の原因を，過去に遡って探っていく研究デザインである．横断研究とは異なり，時間経過を伴うことから「因果の逆転」が生じにくいという長所がある．また，時間経過を伴うといっても，後述するコホート研究とは異なり，過去に遡って原因となる因子の情報を得ることから，観察期間分の時間を節約することができる．たとえば，30年前の学生時代に行った体力測定の記録が残っていて，現在の2型糖尿病の罹患状況がわかっている場合，30年前の体力（原因）⇒現在までの糖尿病罹患（結果）という因果関係を検証することができる．この際，時間経過を伴うことから，糖尿病罹患⇒30年前の低い体力という方向性は混入しない．さらに，30年間という観察期間を待たずして，原因⇒結果の因果関係を検討できるという点が大きな長所である．短所としては，原因と結果に少なからず影響する他の因子（交絡因子）の情報が得られなかったり，過

去の記憶に頼ることによるデータの偏り（思い出しバイアス）が生じたりすることがあげられる．たとえば，過去の運動習慣は当時の体力と現在までの糖尿病罹患の両方に影響する可能性があるが，当時の記録が残っていなければ交絡因子として調整ができないし，過去の運動習慣を聞き取った場合には思い出しバイアスが生じる可能性がある．また，糖尿病の罹患群と非罹患群の集め方は任意であることから，そこで何らかの偏り（選択バイアス）が混入する可能性がある．

このように，症例対照研究にもいくつかの問題点があるが，時間を節約して因果関係の証明に迫ることができる点は魅力的である．また，稀な疾患などで症例群の数に限りがある場合には，非常に有用な研究デザインとなる．仮に過去の情報が残っていて，現在の健康指標と関連付けられる場合には，症例対照研究の実施を検討すると良いであろう．

5）コホート研究

コホート研究は，ある集団（コホート）に着目して，一定期間前向きに観察し，ベースライン時に評価した原因と観察期間終了時までに発生した結果との関連性を，交絡因子の影響を考慮した上で検証する研究デザインである．症例対照研究とは異なり，前向きに原因⇒結果の関連を検討することから，交絡因子となる情報を確実に入手することができ，思い出しバイアスも生じない．観察期間分の時間を要するが，定期的に結果となる情報を入手することで，経時的な分析も可能となる．

たとえば，運動習慣とがん罹患との関連を検討する場合，食習慣や教育歴，社会環境などの考えられる交絡因子をすべて入手することができる．得られた情報を活用することによって，運動習慣とがん罹患との関連を，観察研究の中では最も高いレベルで示すことができる．しかしながら，がん罹患者が増えてくるまで観察を継続する必要があり，実施可能性が高い研究デザインではない．また，運動習慣者は，食習慣や教育歴，社会環境以外にも，健康づくりの意識の高さなどのように，評価しづらい因子が交絡となっていたり，未知の因子が交絡となっていたりする可能性が否定できない．

コホート研究は結果が得られるまでに長い時間を要する研究デザインであり，ひとたび研究が開始されれば，ベースライン時の情報を取り直すことはできない．これまでの身体活動疫学では，運動習慣や身体活動量が主に質問紙によって評価されてきた．近年，開始されたコホート研究では，加速度計を用いて身体活動量を評価したり，強度別あるいは場面別に評価したり，座位行動を評価したりしている研究もある．今後，さまざまな側面から身体活動の重要性に関する知見が報告されるであろう．しかしながら，コホート研究では，原因となる因子を保有する背景に何らかの偏り（選択バイアス）がある可能性が否定できないことから，観察研究の中では最もエビデンスレベルの高い研究デザインではあるが，因果関係の証明には至らない．

6）単群試験

観察研究とは異なり，原因と考えられる因子を研究者側が提供し，結果と考えられる因子を調査する手法が介入研究である．単群試験は，介入研究の中で，最も簡単に実施できる研究デザインである．1つの集団に対して原因と考えられる因子を研究者側が提供し，結果と考えられる因子の変化を観察する．

たとえば，週3回の運動指導を3カ月間行い，体重を評価する．運動指導（原因）⇒体重減少（結果）という因果関係が想定されるが，単群試験では介入効果を示したことにはならない．なぜならば，介入とは別の影響が混入している可能性があるためである．たとえば，体重を減らしたいとの思いから，研究参加者が自分で食事量を減らしてしまうかもしれない．春から夏にかけての3カ月間であれば，季節変化の影響で体重が減ってしまう参加者が含まれるかもしれない．運動指導内容

がストレッチやヨガのように低強度であった場合，大きな体重減少は期待されないが，参加者が「この運動には減量効果がある」という思い込みを持っていた場合に，「プラセボ効果」として体重減少が認められるかもしれない．どのような運動指導であれ，3カ月間，研究者に観察されるという状況下においては，注目されていることを意識して頑張ってしまう「ホーソン効果」が認められることも多い．評価項目が体力測定などのように，繰り返し練習することで評価結果が向上する場合には，3カ月間の運動指導の前後で，実際には体力向上の効果がなかったとしても，「学習効果」として，体力測定値が向上する可能性がある．さらに，評価項目が血圧などのように変動しやすい項目の場合，たまたま高い値を示した研究参加者は特に運動効果がなかったとしても，3カ月後にはより低い値を示すことになる．これは「平均への回帰」と呼ばれる現象である．

このように，単群試験には多くの問題点があることから，介入効果を示すことはできない．真の介入効果を示すためには，比較対象となる集団（対照群）を置く必要がある．とはいえ，後述するRCTをいきなり実施するのは困難であり，まずは安全かつ有効に介入が実施できるかどうか「実行可能性（feasibility）」を確認しなければならない．このことは，特に介入手段が新しい場合や，対象集団が新しい場合に，その必要性が高まる．また，どのような評価項目で大きな効果が認められるのか，探索的に検討するような場合にも，単群試験は有用である．

7）対照群の設定

前述のように，真の介入効果を示すためには，「介入の有無」以外の条件をそろえた対照群と比較する必要がある．たとえば，介入群，対照群ともに食事バランスを整えるアドバイスを伝えれば，等しく食事の影響が観察されるため，両群間における食事の影響は除外できる．両群とも同時期に介入と評価を行えば，季節変化の影響も除外できる．両群ともに効果を期待させる何かを提供し，同じ回数の介入や評価を行えば，プラセボ効果やホーソン効果，学習効果，平均への回帰が等しく観察されるため，両群間の差に影響を及ぼさない．したがって，介入を受ける介入群と，介入を受けない対照群の設定が望まれる．

ところが，「介入を受けない対照群」の設定については，倫理的な問題をはらむ．ヘルシンキ宣言第33条（日本医師会，2013）には，下記のように記述されている．

新しい治療の利益，リスク，負担および有効性は，以下の場合を除き，最善と証明されている治療と比較考量されなければならない：
証明された治療が存在しない場合，プラセボの使用または無治療が認められる；あるいは，
説得力があり科学的に健全な方法論的理由に基づき，最善と証明されたものより効果が劣る治療，プラセボの使用または無治療が，その治療の有効性あるいは安全性を決定するために必要な場合，そして，最善と証明されたものより効果が劣る治療，プラセボの使用または無治療の患者が，最善と証明された治療を受けなかった結果として重篤または回復不能な損害の付加的リスクを被ることがないと予想される場合．
この選択肢の乱用を避けるため徹底した配慮がなされなければならない．

上記のヘルシンキ宣言に基づくと，たとえば，新しい運動介入プログラムによる減量効果を証明したい場合には，「最善と証明されている」方法を対照群に提供すべきである．たとえば，ウォーキングや筋力トレーニングを用いた運動指導がそれに該当するであろう．仮に「何もさせない対照群」を設けるのであれば，「最善と証明されている」方法を対照群に提供しないリスクを最低限に抑えなければならない．研究対象者が健常者であることや，研究期間が短期間であることなどが，その条件になるかもしれない．いずれにしても，説得力があり科学的に健全な方法論的理由に基づく説明が必要であり，倫理委員会によって対照群の設

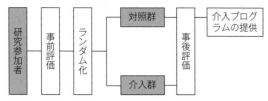

図1-2-3　Wait list control group の設定

定の必要性が理解され承認されなければならない．

　対照群の設定が承認された場合，次に考慮しなければならないことは，研究参加者に対する倫理的配慮である．運動による減量効果を検討する介入研究において，研究参加者を募集しておきながら，「何もさせない対照群」に割り付けた場合，研究参加者は落胆するかもしれない．この点に配慮した対照群の設定方法として，「wait list control group」という対照群の設定方法がある（図1-2-3）．すなわち，研究参加者を2つの群に分け，一方には先に運動教室に参加してもらい，他方には事前・事後の評価だけを受けてもらい，その後，運動教室に参加してもらう．この方法は介入期間が比較的短期間であれば許容されやすく，身体活動疫学分野ではよく用いられている．

8）ランダム化比較試験（RCT）と非ランダム化比較試験（non-RCT）

　対照群と介入群の2群に割り付ける方法には，ランダム割付と非ランダム割付がある．ランダム割付による介入研究は，ランダム化比較試験（Randomized Controlled Trial：RCT）と呼ばれ，単一の研究としては最もエビデンスレベルが高い．非ランダム割付による介入研究は，非ランダム化比較試験（non-RCT）と呼ばれ，RCTよりもエビデンスレベルは劣るが，実施可能性の高い介入研究である．

　たとえば，ウォーキング教室とヨガ教室の参加者をそれぞれ募集し，ウォーキング教室参加者を介入群，ヨガ教室参加者を対照群として扱ったとする．この研究はnon-RCTに分類されるが，ここでの大きな問題点は，介入群にはウォーキング愛好家が集まりやすく，対照群にはヨガ愛好家が集まりやすい，という選択バイアスが生じやすいことである．一方，運動教室参加者を募集し，コンピューターによって発生させた乱数表に基づき，ウォーキング教室に参加する介入群とヨガ教室に参加する対照群とを，ランダムに決定した場合，この研究はRCTに分類される．確率論的に，年齢や性別などのさまざまなベースライン因子が均等に割り付けられることから，選択バイアスの影響を排除することができる．選択バイアスの排除はRCTによってのみ可能なことから，RCTが最もエビデンスレベルの高い研究に位置づけられている．

　RCTが実施不可能な場合として，対照群の設定が非倫理的であったり，困難であったりする場合がある．当然のことながら，肺癌に対する喫煙の影響を検討するために，非喫煙者を喫煙群と非喫煙群に割り付けることは，倫理的に不可能である．また，公園を新たに設置した地域における身体活動量の変化を検討する場合も，RCTでの対照群の設定は不可能である．しかしながらnon-RCTであれば，公園を設置する地域と人口規模や地域特性の似た比較可能性の高い地域を設定し，その地域住民を対照群として扱うことができる．したがって，このような研究ではnon-RCTが，利用可能な最良のエビデンスを提供することになる．

9）RCT偏重の問題点

　RCTは理論上，選択バイアスを排除できる唯一の研究デザインであるが，問題点もある．たとえば，サンプルサイズの小さい（研究参加者が少ない）RCTでは得てしてベースライン因子は均等にならない．また，RCTの研究参加者は，何らかの手段を用いて募集されることが多く，日本国民を代表する集団として扱えることは稀である（ランダムサンプリングではない）．したがって，RCTで得られた結果が，そのまま他の集団に当てはまるとは考えにくい（外的妥当性が必ずしも高くない）．外的妥当性を高めるためには，より

一般化しやすい条件下で研究を行う必要がある．また，ここでは，紙面の都合上説明を省くが，社会的インパクトを検証するために，RE-AIMモデル（鎌田，2013）を利用することも有用であろう．

文献

Ikeda N, Saito E, Kondo N et al.（2011）What has made the population of Japan healthy? Lancet, 378: 1094-1105.

Lee IM, Shiroma EJ, Lobelo F et al.（2012）Effect of physical inactivity on major non-communicable diseases worldwide: an analysis of burden of disease and life expectancy. Lancet, 380: 219-229.

WHO（2009）Global health risks: mortality and burden of disease attributable to selected major risks. pp9-12, World Health Organization.

WHO（2010）Global recommendations on physical activity for health. pp7-8, World Health Organization.

鎌田真光（2013）身体活動を促進するポピュレーション戦略のエビデンスをいかに作るか？-ポピュレーション介入研究に関わる理論と枠組み-．運動疫学研究，15：61-70.

中村好一（2006a）基礎から学ぶ楽しい疫学 第2版．pp1-7，医学書院．

中村好一（2006b）基礎から学ぶ楽しい疫学 第2版．pp25-33，医学書院．

日本医師会（2013）ヘルシンキ宣言．http://www.med.or.jp/wma/helsinki.html（2016年3月9日 現在）

（中田由夫）

1-3 身体活動量，座位行動評価の基準化と標準値策定

1．身体活動・運動の定義と構成要素

1）身体活動・運動および座位行動の定義

身体活動（physical activity）や運動，体力は，表1-3-1のように定義され，区別される（Caspersen et al., 1985）．最近になって，座位行動（sedentary behavior）についても新たな定義がされている（Sedentary Behaviour Research Network, 2012）．それとあわせて，これまでsedentaryと同様の意味で用いられてきた不活動（inactive）という用語は，「中高強度活動（Moderate-to-Vigorous Physical Activity：MVPA）時間が不十分な人＝ガイドラインに示されたMVPA時間の目標値（例：150分/週）を満たさない人」と定義され，座位行動とは区別される．図1-3-1に，身体活動疫学における曝露指標（身体活動，座位行動，運動，スポーツ）についてまとめてみた．

2）身体活動の構成要素

身体活動・運動の構成を考える上での要素として，①種類（例：ウォーキング，そうじ…），②強度，③持続時間，④頻度，がある．身体活動量は強度×時間×頻度で計算することができ，メッツ・時/週（あるいはメッツ・分/日），kcal/日（あるいはkcal/体重（kg）/日）などで表される．ただし，エネルギー消費量（kcal）は体格に依存する．たとえば，同じ活動をしていても，体重の大きい人ではエネルギー消費量が大きくなるので，必要に応じてこれらを使い分けることになる．

身体活動が行われる場面として，仕事，移動，家庭，余暇といった「ドメイン」に分類することがある．また，身体活動について，一般には活動の主体（「誰が」）は明確なので，「誰が」を「誰と」に置き換えた5W1Hを考えることができる（「いつ」「どこで」「誰と」「何を」「なぜ（例：通勤のため，楽しみとして…）」「どのように」（例：全力で，軽く汗をかくくらい，5メッツで…）．

3）身体活動の強度や姿勢による分類

1995（平成7）年のACSM・NIHによるガイドライン（Pate et al., 1995）で，3メッツ未満がlight，3～6メッツがmoderate，それより強いとhard/vigorousとされた．また，質問紙法などによる数多くの疫学研究で，曝露指標としてのおおよそ3メッツ以上の中高強度身体活動の有益性が確認され，特に，安全で取り組みやすく，一定の効果が期待できる中強度の身体活動が推奨されるようになった．

表 1-3-1　身体活動の疫学に用いられる曝露指標

1. 身体活動(Physical Activity)
   エネルギー消費をきたす，骨格筋によるすべての身体の動き
   1) 運動(Exercise＝Training)
      身体活動の一部で，行動体力の維持・向上を目指して行う計画的，構造的，反復的な目的のある身体活動
      例）レジスタンス運動（ダンベル運動），有酸素運動（ジョギング，エアロビクス等）
   2) 生活活動(Non Exercise Activity Thermogenesis: NEAT)
      身体活動のうち，運動以外のものをいい，仕事や家事活動を含む
      例）買い物，洗濯物を干す，掃除，通勤，荷物運搬，仕事中の作業など
2. 体力(Physical Fitness)
   ヒトが持っている身体活動を行う能力
      例）全身持久力，筋力，敏捷性，柔軟性，巧緻性等
3. 身体不活動(Physical Inactivity, Lack of Exercise)
   1日30分（あるいは60分）以上の中・高強度身体活動を満たしていないこと ⎫
4. 座位行動(Sedentary Behavior)   ⎬ 身体不活動の指標
   日常生活における覚醒時の座位生活の時間   ⎭
      例）総時間，余暇時間でのテレビ視聴時間，連続した座位行動（bout）や中断（break）

（Caspersen et al., 1985より引用改変）

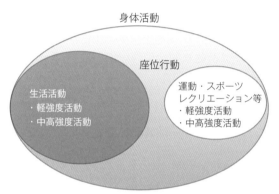

図1-3-1　身体活動疫学における曝露指標：睡眠時以外（覚醒時）の身体活動，座位行動（時間），運動，スポーツの概念
（熊谷秋三，田中茂穂，未発表資料）

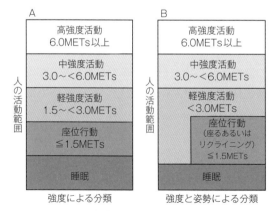

図1-3-2　座位行動・身体活動強度の分類法
（Gibbs et al., 2015）

さらに，近年，座位行動はMVPAとは独立して，肥満や生活習慣病などとの関連が指摘されている．座位行動については，「座位および臥位（reclining）における，エネルギー消費量が1.5メッツ以下の全ての覚醒行動」という定義が提案されている（Sedentary Behaviour Research Network, 2012）．最近は，図1-3-2の左側（A）のように，活動強度で座位行動（sedentary behaviour），軽強度（light），中強度（moderate），高強度（vigorous）と分類することが一般的である．3.0メッツ以上の活動をまとめて，中高強度活動（Moderate-to-Vigorous Physical Activity：MVPA）と呼称されている．ただし，座位行動の定義には，覚醒状態という条件のもと，強度に加えて姿勢も含まれており（図1-3-2の右側（B）），方法論上の問題となっている．

2．総エネルギー消費量の構成要素と身体活動量の個人間差

総エネルギー消費量＝基礎代謝量＋食事誘発性体熱産生＋身体活動であり，身体活動は運動とそれ以外の生活活動にわけられる．

NEAT（Non-Exercise Activity Thermogenesis）という用語も使われているが，これは生活活動とほぼ同じ意味合いである．なお，一般にNEATは，

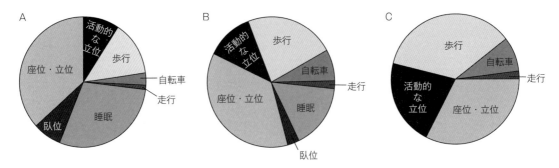

図1-3-3 標準的なオランダ人における身体活動の1日に占める構成割合（A：時間に占める割合，B：総エネルギー消費量に占める割合，C：身体活動によるエネルギーに占める割合）（Westerterp, 2009）

NEAT＝総エネルギー消費量－基礎代謝量－食事誘発性体熱産生－運動

と計算されるが，その場合は，座位や立位といった姿勢の保持に要するエネルギー消費量も含まれる．それに対し，座位安静時代謝量の倍数で表されるメッツ（Metabolic Equivalent：MET）で考える場合は，座位という姿勢を維持するためのエネルギー消費量は含まれないとして区別するのが適切と考えられる．

身体活動量のバラツキは大きく，標準的な体格の日本人でも，身体活動レベル（＝総エネルギー消費量÷基礎代謝量）が少なくとも1.4～2.2程度の範囲にわたる（日本人の食事摂取基準（2015年版））．成人女性の基礎代謝量は平均1,200kcal/日程度，男性では1,500kcal/日程度なので，身体活動に要するエネルギーは，同じ基礎代謝量でも1,000kcal/日程度かそれ以上の個人差があると考えられる．一日の中で占める時間の割合が大きいのは座位行動で平均10時間/日近くに及び，軽強度の活動時間と相補的であると考えられる（Dunstan et al., 2012）．それに対しMVPAは，一般に数十分/日程度であり，時間はもちろんエネルギーに占める割合はそれほど大きくない．意図的に行う「運動」については，毎日30分の速歩を週5回実施したとしても数十kcalにしかならない上に，毎日実施する人の方が少ない．そのため，多くの個々人において運動は，総エネルギー消費量（成人男性の平均は約2,500kcal，女性は約2,000kcal）の3%未満，身体活動によるエネルギー消費量（総エネルギー消費量の平均30%）の10%未満であり，一日の身体活動の大部分は生活活動（NEAT）と考えられる．身体活動の構成要素別の標準的な割合について，図1-3-3に示した．

3．総エネルギー消費量の測定法

身体活動や運動の量の妥当基準となるのは，エネルギー（kJまたはkcal）である．一日全体の総エネルギー消費量の評価法を，以下に示す．

1）二重標識水（Doubly Labeled Water：DLW）法

DLW法は，水素（H）と酸素（O）の安定同位体を用いてエネルギー消費量を測定する方法で，現時点では，日常生活におけるエネルギー消費量の測定方法のうち最も正確であるとされており，基礎代謝量と組み合わせれば，一日のあらゆる身体活動量を求めることができる．DLW法では，測定される対象者はDLWを摂取し尿または唾液などのサンプルを採るのみで，活動の制約がまったくないため，乳幼児や妊産婦，高齢者など幅広い対象への適用が可能である．一方で，以下のような制約・限界がある．

① ^{18}O の価格が高く，同位体比質量分析計を用いた分析が簡単ではないため，対象者数の多い疫学調査や保健指導などの現場での測定などに用い

るのは，現実的に難しい．

②（1〜）2週間の平均の総エネルギー消費量（Total Energy Expenditure：TEE）を測定する方法であり，単位時間（例：時間，日）における活動強度などの情報は一切得られない．

③ヒューマンカロリメーターを基準とした場合の総エネルギー消費量の推定誤差は，一般に平均値の差が±5％程度以内で，その標準偏差も5％程度である．

2）心拍数法

心拍数は，中〜高強度の活動において，エネルギー消費量と正の相関がみられる．そこで，小型の心拍計モニターを使って1日以上にわたって心拍数を測定し，エネルギー消費量と心拍数との関係式を用いて，TEEを推定することができる．しかし，運動時間の推定であれば有用であるが，身体活動の総量をみるには，以下のような問題がある．

①その関係式には大きな個人差があるため，エネルギー消費量をあらかじめ個人毎に実測しておかないと推定誤差が大きくなる．

②日常生活の大部分を占める低強度の活動時においては，エネルギー消費量と心拍数の相関がほとんどみられない．

3）加速度計法

身体活動に伴う加速度の大きさはエネルギー消費量と比較的強い相関があることを利用して，エネルギー消費量を推定する方法である（Bonomi et al., 2012；Chen et al., 2012；熊谷ほか，2015；笹井，2015；笹井ほか，2015；田中ほか，2014）．多くの場合，重心の移動を反映する腰部か胸部，あるいは装着しやすい手首などに装着する．2010（平成22）年頃までは，上下方向だけ（1軸）の加速度センサーが主であったが，最近は3軸の加速度センサーが利用されるようになるとともに，センサー自体も高度化，多様化してきた．以上の利点を生かして，加速度情報を活かしたさまざまな推定法が検討され，自由生活下の単位時間における身体活動の強度を最も正確に推定できる方法となってきた．

ただし，睡眠時以外にも，着替えや入浴・水中運動などにより，装着ができない時間がある．また，自転車に乗ってこいでいる時，坂道や階段を昇り降りする場合（Yamazaki et al., 2009），重い物を持ってじっと立っている場合などにおいては，加速度の大きさや加速度の振動の速さは，必ずしもエネルギー消費量と対応しないことがある．そのため，加速度計の種類によって推定の方法，ひいては推定精度に大きな違いが生じる（田中ほか，2014；熊谷ほか，2015）．たとえば，1日当たりの総エネルギー消費量については，500kcal／日前後かそれ以上の差がみられることがある（Murakami et al., 2016）．また，一般にTEEを過小評価する傾向にある．そのため，どのような活動をどの程度正確にとらえることができるのかを確認した上で使用する必要がある．

最近は，活動強度だけでなく，活動の種類を細かく判別する方法や，それらを利用して一日の中での所要時間を評価した報告もみられる．図1-3-3に示した一日の身体活動の構成割合も，その結果の一例である．

4）生活活動記録法

活動内容を本人または観察者が記録し，それぞれの活動時のエネルギー消費量を，強度の指標（メッツなど）を用いて推定し，それらを加算することによって，長時間におけるエネルギー消費量を推定する方法である．生活内容に関する情報さえあれば利用できることから，エネルギー消費量・必要量の推定などに幅広く利用されてきた．ただし，観察者や対象者にとっての負担が大きい点に加え，記録の正確さの限界や，各活動に一律の強度を当てはめることにより個人差を考慮できないことなどから，個人における推定誤差は大きいことに留意する必要がある．

5）質問紙法

対象者の年齢や職業など，および調査・研究目的によって，さまざまな質問紙が国内外で使用されてきた．そのうち，2000（平成 12）年頃以降，国際的に最も利用されてきたのは，International Physical Activity Questionnaire（IPAQ）である．1996（平成 8）年から 2000（平成 12）年にかけて WHO により作成され，IPAQ-short（9 項目）と IPAQ-long（31 項目）の 2 種類がある．ただし，前者は，仕事，移動，余暇などの場面別での評価ができず，後者は，場面別の評価は可能だが質問項目が多く負担が大きいという課題があった．そこで，両方の長所を生かして作成されたのが Global Physical Activity Questionnaire（GPAQ）である．これは，WHO の非感染症の危険因子のサーベイランス（STEPS）で使用されている．

ただし，質問紙の場合，対象者（および，場合によっては，調査実施者）の主観や記憶に影響される．また，質問紙によって，対象とする身体活動が異なる．たとえば，IPAQ や GPAQ の場合，10 分以上継続する身体活動（MVPA）を扱っており，すべての身体活動をとらえているわけではない．

4．主観的な方法と客観的な方法

比較的最近まで，疫学研究における身体活動量の評価は，質問紙あるいは活動記録といった主観的な方法に依存していた．これらの方法では，以下のような問題が指摘されている．

①対象者の認知情報に基づくため，活動時間や行動内容に関する記憶・記述の曖昧さ・不正確さ（例：スポーツ活動中の休憩や準備運動を考慮するか？）や，行動の種類や強度に関する個人による認識の違い（例：ゆっくりした散歩を運動ととらえるか？）などによって，必ずしも正確な情報が得られるとは限らない．

②記述した活動内容からメッツなどの活動強度に対応させる場合に，同じ活動でも強度に個人差が生じる．

③たとえば，健康に不安のある人あるいは意識の高い人の方が，身体活動量を過大に申告するなど，評価における誤差とアウトカムとの間に関連が生じる可能性がある．

最近の活動量計による客観的な評価法を用いると，疫学調査などにおいて，検討したい群間差や相関などを，より少ない対象者数で検出することができる（Atienza et al., 2011）．ただし，現時点では，活動の目的や場面（ドメイン，例：余暇，仕事…）などは捉えられないため，研究目的に応じてそれらを併用する必要がある．

5．活動量計を用いた身体活動・座位行動の評価における注意点

1）加速度計による活動強度評価の妥当性に影響する要因

加速度センサーのレンジ，および，それと bit 数で決定される感度は，エネルギー消費量の推定にとって重要である．歩行など日常生活でみられる活動の多くは，±2G（重力加速度；$1G = 9.8 m/s^2$）以内であるが，ランニングなどでは瞬間的に±10G を超えることもあり得る．一方，歩行以外の日常生活の場合は，多くが数十 mG かそれ以下，座位行動の場合は 20mG 程度以下なので，座位行動を含む低強度の活動強度を評価するにあたっては，低強度での分解能が要求される．

また，日常生活で高頻度に観察される動作のうち，歩・走行とそれ以外の活動では，両者の関係式が大きく異なっている（Ohkawara et al., 2011a）．日常生活においては，総エネルギー消費量の中で歩・走行以外の活動が大きな割合を占めるため（Ohkawara et al., 2011b），これらの活動を判別し，異なる推定式を当てはめることができるかどうかが，日常生活のさまざまな活動の強度を推定する上では，重要な条件となる（田中ほか，2014；熊谷ほか，2015）．3 方向の加速度は互いに強い相関がみられるため，3 軸の加速度計

で1軸より推定精度が大きく改善されるわけではない．

2）活動量計を用いる際の注意点

　活動量計を用いた報告を解釈するにあたって，同じ活動量計（例：ActiGraph）でも，用いる推定式やカットオフ値が違うと結果が大きく異なる点に留意する必要がある．さらに，用いる強度推定のアルゴリズムの他に，①装着/非装着の判定法，②採用日における最低の装着時間，③採用日数の下限，④MVPAのboutの考慮，⑤データ分析の最小単位時間（epoch length）などによって，得られる結果に大きな違いがもたらされる．

（1）装着/非装着の判定法

　装着しているかどうかを，対象者本人による記録に基づいて判断する方法と，加速度計の値から判断する方法，の大きく2種類が用いられている．前者の場合，対象者にとって手間がかかることに加え，対象者によって正確性に問題が生じ得る．そのため，特に欧米における原著論文の多くでは，加速度信号が得られない時間が一定時間（例：60分以上）以上連続した場合に非装着と判定する方法がよく用いられている（Troiano et al., 2008; Choi et al., 2011）．

　なお，加速度信号が得られた時間＝装着時間として表示する活動量計がいくつか存在する．しかし，装着していてもじっとしていると加速度信号が得られない．そのため，じっとしている時間が長い日の場合，たとえ真の装着時間が長くても装着時間が短いと判定され，加速度信号が得られた時間＝装着時間とすると，この日のデータとして採用されないことがあり得る．したがって，このような装着・非装着の判定法には大きな問題がある．

（2）採用日における最低の装着時間

　ある一定時間以上の装着がみられた場合に，その日のデータを採用する．一般に10時間，あるいは8時間，500分といった下限値が用いられてきた．休日に長めの睡眠（例：12時間）をしていた場合，入浴や着替え，起床や就寝前後におけるやむを得ない非装着時間を考慮すると，装着時間は10時間強となる．ただし，子どもの場合，たとえば6時間といったより短い閾値が用いられることもある．MVPAを評価したい場合は，日中を中心とした短めの時間でもおおよそ十分であるが，座位行動時間は装着時間に大きく影響を受ける．そのため，装着時間の採用基準を長めにしたり，装着時間で統計的に補正する必要性がある．

（3）採用日数の下限

　採用日数が長いほど，偶発的に活動量が多い日あるいは少ない日の値に左右されにくくなり，より正確な「日常の習慣的な身体活動量」の評価が可能となる．採用日数の下限を検討したレビューによると，成人では3〜5日以上，子どもでは4〜9日以上のデータが得られた対象者のデータを用いることが推奨されている（Trost et al., 2005）．ただし，そうすることによって，コンプライアンスのよい対象者に偏ってしまう恐れも生じる．そのため，たとえば集団の平均値を評価したい場合など，採用できる日が1日しかない対象者のデータも利用するという考え方も存在する．

（4）MVPAのbout（一般に10分間以上の
　　連続時間）の考慮

　欧米における身体活動のガイドラインにおいては，（8〜）10分間以上連続することが求められてきた．そのため，質問紙や活動量計を用いた場合でも，成人を対象とした欧米での報告では，MVPAの総時間ではなく，10分間以上連続したMVPAの時間を採用することが多い．ただし，10分間以上とする場合，一般に2分以内の例外を認める．boutを考慮するかどうかで，結果は大きく異なることが指摘されている（Troiano et al., 2008）．

（5）データの分析最小単位時間
　　（epoch length）

　成人では，1分間単位でメッツ値などを評価する場合が多いが，活動が断続的な子どもにおいては，10・15・30秒といった，より短い

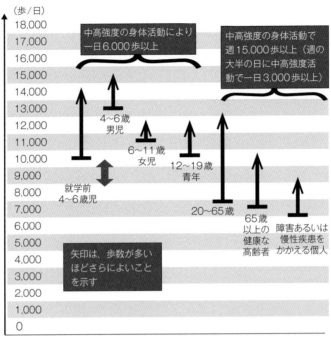

図1-3-4 Tudor-Lockeらによる歩数の目標値
(Tudor-Locke et al., 2011a, b, cより引用改変)

epoch lengthが用いられることが多くなってきた．epoch lengthが異なると，たとえ同じデータであっても，各活動時間の推定結果に影響を及ぼす．対象によってその程度は異なるが，たとえば，epoch lengthを10秒とした場合，60秒の場合と比べ，歩・走行のMVPAは若干多くなる程度であるが，一般的に断続的な歩・走行以外のMVPAの時間は，20分程度かそれ以上多くなる（中田ほか，2012；田中ほか，2013）．異なるepoch lengthでも得られる所要時間どうしの相関は強いので，個人間の大小関係を評価したい場合には問題ない．ただし，集団や個人の特性の把握や，活動量計の結果に基づいて身体活動ガイドラインの目標値の達成状況をみる場合などは注意を要する．

6．歩数計の有用性と注意点

歩数は中強度活動のよい指標である（Tanaka et al., 2009；Tudor-Locke et al., 2011a, b, c）．そのため，これまで多くの調査・研究に歩数計がよく用いられ，国際的な歩数の目標値も提案されている（図1-3-4）．ただし，低～軽強度の活動はほとんど反映せず，高強度活動との相関も中強度活動よりは劣る．歩数計は，比較的安価で疫学研究にも導入しやすいが，機種によっては20%かそれ以上の機種間差が存在する（Schneider et al., 2004）ので，異なる機種間での値の比較は原則として避けるか，適切な比較に基づいた換算式を用いる必要がある．

歩数計機能付きの加速度計（活動量計）であれば，装着時間を確認することができるため，それによってデータの採用日・不採用日を判定できる．そうでない場合は，対象者本人が記録した装着記録に基づくか，日常生活では得られにくい歩数（例：1,000歩未満および30,000歩以上）が得られた場合に欠損値とする（Rowe et al., 2004）ことが望ましい．

文　献

Atienza AA, Moser RP, Perna F et al.（2011）Self-reported and objectively measured activity related to biomarkers using NHANES. Med Sci Sports Exerc, 43: 815-821.

Bonomi AG and Westerterp KR（2012）Advances in physical activity monitoring and lifestyle interventions in obesity: a review. Int J Obes（Lond）, 36: 167-177.

Caspersen CJ, Powell KE, Christenson GM（1985）Physical activity, exercise, and physical fitness: definitions and distinctions for health-related research. Public Health Rep, 100: 126-131.

Chen KY, Janz KF, Zhu W et al.（2012）Redefining the roles of sensors in objective physical activity monitoring. Med Sci Sports Exerc, 44（1 Suppl 1）: S13-S23.

Choi L, Liu Z, Matthews CE et al.（2011）Validation of accelerometer wear and nonwear time classification algorithm. Med Sci Sports Exerc, 43: 357-364.

Dunstan DW, Howard B, Healy GN et al.（2012）Too much sitting-a health hazard. Diabetes Res Clin Pract, 97: 368-376.

Gibbs BB, Hergenroeder AL, Katzmarzyk PT et al.（2015）Definition, measurement, and health risks associated with sedentary behavior. Med Sci Sports Exerc, 47: 1295-1300.

Murakami H, Kawakami R, Nakae S et al.（2016）Accuracy of wearable devices for estimating total energy expenditure: comparison with metabolic chamber and doubly labeled water method. JAMA Intern Med, 176: 702-703.

Ohkawara K, Ishikawa-Takata K, Park JH et al.（2011b）How much locomotive activity is needed for an active physical activity level: analysis of total step counts. BMC Res Notes, 4: 512.

Ohkawara K, Oshima Y, Hikihara Y et al.（2011a）Real-time estimation of daily physical activity intensity by a triaxial accelerometer and a gravity-removal classification algorithm. Br J Nutr, 105: 1681-1691.

Pate RR, Pratt M, Blair SN et al.（1995）Physical activity and public health. A recommendation from the Centers for Disease Control and Prevention and the American College of Sports Medicine. JAMA, 273: 402-407.

Rowe DA, Mahar MT, Raedeke TD et al.（2004）Measuring physical activity in children with pedometers: reliability, reactivity, and replacement of missing data. Pediatr Exerc Sci, 16: 1-12.

Schneider PL, Crouter SE, Bassett DR（2004）Pedometer measures of free-living physical activity: comparison of 13 models. Med Sci Sports Exerc, 36: 331-335.

Sedentary Behaviour Research Network（2012）Letter to the editor: standardized use of the terms "sedentary" and "sedentary behaviours". Appl Physiol Nutr Metab, 37: 540-542.

Tanaka C and Tanaka S（2009）Daily physical activity in japanese preschool children evaluated by triaxial accelerometry: the relationship between period of engagement in moderate-to-vigorous physical activity and daily step counts. J Physiol Anthropol, 28: 283-288.

Troiano RP, Berrigan D, Dodd KW et al.（2008）Physical activity in the United States measured by accelerometer. Med Sci Sports Exerc, 40: 181-188.

Trost SG, McIver KL, Pate RR（2005）Conducting accelerometer-based activity assessments in field-based research. Med Sci Sports Exerc, 37（11 Suppl）: S531-S543.

Tudor-Locke C, Craig CL, Beets MW et al.（2011a）How many steps/day are enough? for children and adolescents. Int J Behav Nutr Phys Act, 8: 78.

Tudor-Locke C, Craig CL, Brown WJ et al.（2011b）How many steps/day are enough? For adults. Int J Behav Nutr Phys Act, 8: 79.

Tudor-Locke C, Craig CL, Aoyagi Y et al.（2011c）How many steps/day are enough? For older adults and special populations. Int J Behav Nutr Phys Act, 8: 80.

Westerterp KR（2009）Assessment of physical activity: a critical appraisal. Eur J Appl Physiol, 105: 823-828.

Yamazaki T, Gen-No H, Kamijo Y et al.（2009）A new device to estimate VO2 during incline walking by accelerometry and barometry. Med Sci Sports Exerc, 41: 2213-2219.

熊谷秋三，田中茂穂，岸本裕歩ほか（2015）三軸加速度センサー内蔵活動量計を用いた身体活動量，座位行動の調査と身体活動疫学研究への応用．運動疫学研究．17：90-103.

笹井浩行，引原有輝，岡﨑勘造ほか（2015）加速度計による活動量評価と身体活動増進介入への活用．運動疫学研究．17：6-18.

笹井浩行（2015）座位行動の評価．体育の科学，65：550-555.

中田由夫，大河原一憲，大島秀武ほか（2012）3軸加速度計 Active Style Pro を用いた身体活動量評価において epoch length が解析結果に及ぼす影響．運動疫学研究, 14：143-150.

田中千晶，田中茂穂（2013）3次元加速度計で評価する身体活動量における epoch length の役割，および肥満との関係．体力科学，62：71-78.

田中茂穂，安藤貴史（2014）活動量計による身体活動のモニタリング．体育の科学，64：534-540.

〔田中茂穂〕

1-4 世界の身体活動疫学研究コホートとそのマネジメント

1. はじめに

身体活動（physical activity）や体力と健康との因果関係を明らかにする身体活動疫学において，コホート研究は最重要の研究デザインといえる．一般に，RCTがより証拠水準の高いデザインとして知られているが，必ずしも実施可能性や一般化可能性が高いとはいえず，真のアウトカムを設定しにくいなど，欠点も少なくない．その点コホート研究では，時間や膨大な研究資金が必要ではあるものの，さまざまな疾患や障害，死亡などと身体活動や体力の関係を直接的に検証できる点で有用である．これまでに，国内においてもいくつかの身体活動疫学コホートが構築されている（Sawada et al., 2003；Inoue et al., 2008）ものの，その歴史は必ずしも深くない．その一方で，海外においてはMorrisら（1953）のロンドンバス研究やPaffenbargerら（1978）のHarvard Alumni Studyなど，長期にわたり膨大な知見を創出してきたコホート研究が数多く存在する．筆者は，2010（平成22）年4月から4年間，米国国立衛生研究所（National Institutes of Health：NIH）にて，身体活動疫学研究に携わる機会を得た．本稿ではその経験を踏まえ，米国の主な身体活動疫学コホートを紹介し，わが国とのマネジメント上の違いについて触れながら，特にデータ共有について概説する．

2. 米国の主要な身体活動疫学コホート

表1-4-1に，米国の主要な身体活動疫学コホートについてまとめた．コホート選定の基準は，①身体活動，運動，体力，座位行動などを曝露要因として調査している，②臨床医学，疫学，予防医学，スポーツ科学系の主要な学術専門誌に知見が掲載されている，③2015（平成27）年現在も継続して論文が発表されている，とした．

Framingham Heart Studyは，1948（昭和23）年に開始された冠状動脈疾患の危険因子を同定することを目的とした，世界的に著名なコホート研究である．マサチューセッツ州Framinghamにおいて成人を対象に，現在に至るまで三世代にわたって実施されている．この研究からは，身体活動が多いほど冠状動脈疾患の発症が少ないことが明らかにされている（Kannel, 1967）．

Cooper Center Longitudinal Studyは，「エアロビクス」の父と呼ばれるKenneth Cooper医師が，Cooper Clinicの患者データを1970（昭和45）年から蓄積し始めたデータベースに基づく研究である．約25万レコード，約10万人からなるデータベースであり，トレッドミル上の呼気ガス分析により測定した全身持久性体力やその他の体力，身体活動のデータが収集されている．この研究から，全身持久性体力が高いほど総死亡リスクが低いことが報告されている（Blair et al., 1989）．最近では，中年期において全身持久性体力が高いほど高齢期における認知症発症リスクが低いことが示されている（Defina et al., 2013）．

Coronary Artery Risk Development in Young Adults（CARDIA）Studyは，18～30歳の若年成人約5,000人を対象とし，主に心疾患の危険因子を探索するコホート研究で1985（昭和60）年に開始され，これまで25年以上の追跡が続けられている．CARDIA Studyからは，身体活動を高く保つことで20年間の追跡期間中の体重増加が少ないことを報告している（Hankinson et al., 2010）．最近では，若年期にテレビ視聴時間が長く，身体活動が少ないほどその後の認知機能の低下が著しいことが示されている（Hoang et al., 2016）．

NIH-American Association for Retired Persons（AARP）Diet and Health Studyは，50～71歳のAARPメンバー約55万人を対象とした，単独では世界最大規模のコホート研究である．NIH-

表1-4-1　米国の主な身体活動疫学コホートとその成果

コホート名	国	開始年	対象者特性	コホートの主な目的	主な知見
Framingham Heart Study	米国（マサチューセッツ州）	1948	初期コホート：30～62歳 男女5,209人 第二世代コホート：初期対象者の成人した子どもとその配偶者5,124人	循環器系疾患危険因子の探索	身体活動が高いと冠状動脈疾患の発症が低い（Kannel, 1967）
Cooper Center Longitudinal Study (Aerobics Center Longitudinal Study)	米国（テキサス州）	1970	成人男女 約100,000人	体力と健康	全身持久性体力が高いと総死亡リスクが低い（Blair et al., 1989） 中年期に全身持久性体力が高いと認知症発症リスクが低い（Defina et al., 2013）
Coronary Artery Risk Development in Young Adults (CARDIA) Study	米国（4州）	1985	18～30歳 男女5,115人	若年時からの循環器系疾患危険因子の探索	若年時から身体活動を高く保つことで体重増加を予防できる（Hankinson et al., 2010） 若年期にテレビ視聴が長く，身体活動が少ないと後の認知機能の低下が著しい（Hoang et al., 2016）
NIH-AARP Diet and Health Study	米国（6州）	1995	50～71歳 男女566,407人	栄養とがん罹患	座位時間が長いほど総死亡リスクが高い（Matthews et al., 2012） 中年期の身体活動が多いほどパーキンソン病罹患リスクが低い（Xu et al., 2010）
Health, Aging, and Body Composition (Health ABC) Study	米国（2州）	1997	70～79歳 男女3,075人	身体組成と身体機能制限	歩行速度が速いほど総死亡リスクが低い（Studenski et al., 2011） 総エネルギー消費量が多いほど，除脂肪組織量が多い（Manini et al., 2009a）

AARP Studyでは，栄養摂取および身体活動とがん罹患やその他の健康アウトカムとの関連を検証することを目的としている．このコホートからは，座位時間が長いほど総死亡リスクが高いこと（Matthews et al., 2012）や中年期の身体活動が多いほどパーキンソン病罹患リスクが低いこと（Xu et al., 2010）などが報告されている．その他にも，身体活動と種々のがん罹患との関連について数多く報告されている．

Health, Aging, and Body Composition（Health ABC）Studyは，米国MemphisとPittsburghに在住する高齢男女約3,000人を対象に，身体機能低下の要因を探索することを目的としたコホート研究である．この研究では，歩行速度や身体組成を客観的に測定している点が特徴である．Health ABC Studyからは，歩行速度が速いほど総死亡リスクが低いこと（Studenski et al., 2011）や，総エネルギー消費量が多いほど，除脂肪組織量が多いこと（Manini et al., 2009a）が報告されている．

これまでに世界中で数多くのコホート研究が行われているが，身体活動や体力を主要な曝露要因として測定しているものは稀であり，あくまで候補となるさまざまな危険因子・保護因子の一部として測定されているのが現状である．また，そのほとんどで，身体活動は質問紙で定量されており，客観的に身体活動や座位行動を測定したコホートは極めて少ない．今後は既存コホートに新たに加速度計による身体活動や座位行動の測定を追加するなどして，新たな知見が発表されてくると考えられる．

3．コホートコンソーシアムの形成

最近では，疫学他分野と同様に身体活動疫学においてもコホートデータの統合（コホートコンソーシアム）によるプール解析の試みがなされている．コホートコンソーシアムを形成する利点は，希少疾患と身体活動や体力との関連性や，細かな

サブグループによる解析，身体活動や体力の細かな分類による，疾患との関連に関する必要最小量や上限量の判定など，単一のコホートでは検証困難な課題に取り組むことができることである．

代表的なコホートコンソーシアムとして，米国国立がん研究所コホートコンソーシアム（National Cancer Institute Cohort Consortium：NCICC）があげられる．NCICCにおいては，「身体活動とがん罹患」と「余暇身体活動と死亡リスク」の2つの身体活動疫学プロジェクトが提案されている．後者については，すでに論文が出版されており，米国の推奨される身体活動水準（中強度身体活動時間が週150分または高強度身体活動時間が週75分）の3～5倍まで死亡リスクの低減がみられ，それ以上増加しても追加効果は認められず，また有害な効果も認められないことを明らかにしている（Arem et al., 2015）．なお，NCICCへの参加基準は，概ね1万人以上を対象としたコホートで，がん罹患が正確に測定されていることとされている．わが国からは唯一，広島および長崎の原爆コホートがNCICCに参加している．

わが国を含む世界各国の身体活動指針では，その策定に際して，既存の関連文献のシステマティックレビューとそのメタ解析によるデータが用いられている．しかし今後は，上述したようなコホートコンソーシアムによるプール解析に基づく，より細かな知見を基盤として，身体活動指針などが決められていくかもしれない．

4．身体活動疫学コホートのマネジメント

海外の疫学コホートの運営組織については，わが国のそれと大差ないと思われる．主な委員会構成としては，運営委員会，エンドポイント評価委員会，外部評価委員会，加えて，コホートの特色によって，遺伝，画像読影委員会などがあげられる．わが国との顕著な違いは，コホートデータの共有が活発であることである．

データを積極的に共有する目的は，コホートデータの科学的価値を最大化することに尽きる．英国を代表するコホート研究であるWhitehall Studyでは，データ共有の目的として「We are committed to maximizing the use of Whitehall II data to advance scientific knowledge（科学的知識の発展のためにWhitehall研究のデータを最大活用することに努める）」とある．また，Health ABC Studyの出版ガイドラインの目的には「To encourage high quality publications and presentations produced in a timely fashion（時期を逸することなく質の高い論文および学会発表を行うことを推奨する）」とある．いずれも，コホートデータの科学的価値を最大限に高めようとする姿勢の表れといえよう．

なぜ，欧米ではデータ共有が盛んに行われているのだろうか．その理由の1つとして，分業の徹底に伴うデータの帰属意識の希薄さがあげられる．欧米の大規模コホートにおいては，意思決定を担う主任研究者や分担研究者がフィールドに出て，データを収集することは稀である．彼らの主な仕事は，研究計画の立案，資金獲得，維持管理，出版促進などが中心である．つまり，意思決定を担う研究者が，現場で汗をかく機会は多くない．そのため，データが個人や研究グループに帰属しているという意識は少ない．むしろ収集したデータの科学的価値を最大化するべく，論文出版を重視している．このことが，積極的なデータ共有につながっていると思われる．

5．データ共有の3つの形

英国のWhitehall Studyのウェブサイトによると，疫学データの共有に関して，主に3つのモデルにわけられるという．データ共有に関して厳格なモデルから順に，アクセス制限モデル（restricted access model），入口付きアクセスモデル（gated-access model），オープンアクセスモデル（open access model）と呼ばれている

表1-4-2　疫学コホートにおけるデータ共有に関する3モデル

モデル名	説明	長所	短所	主なコホート
アクセス制限 (restricted access model)	研究分担者やその関係者（指導する大学院生やポスドクなど）のみがデータにアクセスを許される.	研究分担者の責任において出版物の質管理ができる.	データを十二分に活用できず，出版が滞ることがある.	Aus Diab Study Cooper Center Longitudinal Study
入口付アクセス (gated-access model)	出版履歴や解析計画などの審査を経て，認められればデータが提供される．その際，研究分担者による承認（sponsor）が必要な場合と不要な場合とがある.	出版管理委員会の責任のもと出版物の質を管理できる．解析や出版に多くの研究者が参画でき，生産性の向上が期待できる.	解析許可が得られるまで時間がかかることがある.	Whitehall Study Framingham Heart Study Health ABC Study NIH-AARP Study CARDIA Study
オープンアクセス (open access model)	匿名化されたデータを，専用ウェブサイトから誰もが自由にダウンロードできる.	データ公開から出版までが迅速である．コホートデータの価値を最大化できる.	解析や出版が重複するリスクがある.	米国国民健康栄養調査 Health and Retirement Survey

（表1-4-2）．各々のモデルで長所や短所がある．

最もデータ共有に厳しいモデルであるアクセス制限モデルでは，基本的に外部研究者にデータの共有を認めていない．共有が認められるのは，研究代表者や分担者本人や，その近しい関係者（指導する若手教員，研究員，大学院生など）のみである．このモデルの長所は，研究代表者や分担者の研究指導が行き届く範囲内での共有となるため，成果物の質を担保しやすいことである．その一方で，担当できる研究者が限られるために，成果の公表に遅れが生じやすく，重要な研究課題であっても手が付けられないこともある．

最もデータ共有に柔軟なモデルであるオープンアクセスモデルでは，専用のウェブサイトから匿名化されたデータファイルを誰もが自由にダウンロードすることができる．米国のNational Health and Nutrition Examination Surveyがその代表格であり，調査から2～3年後には匿名化された一次データが米国疾病予防管理センターのウェブサイトにアップロードされる．その他では，ミシガン大学が行うHealth and Retirement Surveyも一部データを自由に活用できる．このモデルの利点は，データ共有の円滑性が極めて高く，データ公開から出版までの時間が短いことから，データから得られる科学的知見をいち早く公開できる．また，量的な意味での生産性は最も高まると考えられ，当該コホートデータが持つ科学的な価値を最大限に高められる．その一方で，同一の解析や原稿執筆が別グループにより並行して行われていることを管理する仕組みがないため，重複出版などのリスクが少なからず存在する．また，不適切な解析や解釈により間違った結論が導かれ，科学の信頼性を損ねるリスクも存在する．

入口付きアクセスモデルは，端的に言えば，アクセス制限モデルとオープンアクセスモデルの良いところを取ったモデルである．このモデルでは，外部の研究者（研究代表者や分担者，その関連研究者以外）にもデータの共有を積極的に認めている．しかし，オープンアクセスモデルのように自由にデータを使用できるわけではない．多くの場合，解析計画を提出し，その科学的な妥当性や倫理性，同コホートからの他論文との重複などを審査され，申請した変数に限ってデータ利用が許される．すなわち，アクセス制限モデルのように質を担保しつつ，オープンアクセスモデルのように幅広く外部研究者を受け入れることでコホートデータの科学的価値を最大限に高めようとしている．また，重複解析や重複出版については解析計画を審査することでリスクヘッジしている．そ

の一方で，コホート側，利用側の双方にとって手続きが煩雑となることや，データ利用許可が下りるまでに少なからず時間がかかり，迅速な成果公表には向いていないことは短所といえる．なお，Framingham Heart Study，Cardiovascular Health Study，Nurses' Health Study，Health Professionals Follow-up Study など，米国の著名なコホート研究の多くがこの入口付きアクセスモデルを採用している．

この分類によると，わが国のコホートの多くは，アクセス制限モデルに属すると思われる．入口付きアクセスモデルに基づき，解析計画の受け入れを公表しているコホートは極めて少ない．日本老年学的評価研究や島根大学生活習慣病コホートなどが，その限られた事例である．また，オープンアクセスモデルについては，ほぼ皆無であると思われる．

6. 入口付きアクセスモデルにおけるデータ共有プロセス

入口付きアクセスモデルを採用する欧米の多くのコホートでは，データ共有の流れが高度に仕組み化されている（図1-4-1）．以下に，Health ABC Study を例にその仕組みを説明する．Health ABC Study では，解析計画の投稿や審査状況の確認ができる専用ウェブサイトが完備されている．そのウェブサイトを通じてデータ利用を申請する解析計画を投稿する．解析計画とは，背景，目的，曝露変数，結果変数，交絡変数，予想される図表，投稿までのタイムラインなどを数ページにまとめた書類である．投稿された解析計画は，出版管理委員会を構成する複数の研究者により査読を受ける．その際，同コホートからの論文との重複の確認，科学的妥当性や倫理性の検証がなされる．なお，Health ABC Study の場合，解析計画の査読期間は通常2～4週間程度である．もし，不備や修正すべき箇所があれば，投稿論文の査読プロセスのごとくコメント付きで解析計画が申請者に戻

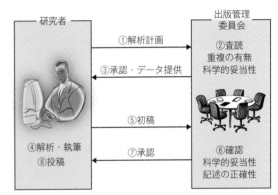

図1-4-1 入口付きアクセスモデルにおける論文投稿プロセスの一例

される．申請者はそのコメントに従い解析計画を修正し，出版管理委員会に再提出する．最終的にデータ利用許可の承認が得られれば，解析計画に記載した曝露変数，結果変数，交絡変数をデータセットから切り出し，申請者に送付される．切り取られたデータセットを受け取った申請者は，解析および原稿執筆を行う．初稿が完成後は，共同研究者のフィードバックを反映させた後に原稿を出版管理委員会に提出する．出版管理委員会は，投稿前の最終確認を行い，投稿許可を申請者に出す．そして，申請者は学術雑誌に投稿する．なお，学会発表にあたっての抄録提出についても基本的に同様のプロセスを経ることになっている．

なお，このようなデータ利用から投稿までの審査過程の厳格さは，コホートによって大きく異なる．データ重複や倫理面，科学論文としての妥当性の簡単なチェックのみで解析計画の査読を済ませるコホートもある．その一方で，Health Professionals Follow-up Study のように，SAS，R，STATA など統計解析ソフトで各申請者が記述したコードを提出させ，それをコホート側の生物統計家が検証し，データ解析の正確性を担保しようとするコホートも存在する．

7. Ancillary 研究の受け入れ

海外のコホートではデータ共有に加え，データ

収集機会の共有にも積極的である．既存コホートの参加者（の一部）を対象に，新規のデータ収集や保存検体，画像，医療記録などの分析をすることで新たな知見を得ようとする研究をAncillary研究と呼ぶ．Ancillary研究の提案側のメリットには，対象者募集の手間が省けること，既存データの一部活用による経費節減，アウトカムの評価体系の確立が不要であることなどがあげられる．逆にコホート側のメリットには，外部資金の確保や研究成果の生産性向上などがある．このことは，研究資金提供側へのアピールとなり，莫大な資金がかかるコホートの存続を促すものと期待される．前述したデータ共有と同様に，欧米の多くのコホートでこのようなAncillary研究の受け入れを仕組み化している．

身体活動疫学分野におけるAncillary研究の典型例として，Health ABC Studyでの事例を紹介する．Health ABC Studyでは，10年目測定において対象者の一部に，二重標識水法による総エネルギー消費量測定を追加している．二重標識水法は日常生活下におけるエネルギー消費量測定の妥当基準とされているが，その測定は極めて高価であり，コホート研究での活用は皆無に等しかった．このAncillary研究から，総エネルギー消費量が高いほど総死亡リスク（Manini et al., 2006）や移動制限の発生リスク（Manini et al., 2009b），認知機能低下リスク（Middleton et al., 2011）がそれぞれ有意に低くなることが報告されている．このように，Ancillary研究の利点を大いに活用し，良質の研究報告を効率的に行っていることがうかがわれる．

8．まとめ

本稿では，米国における代表的な運動疫学コホートやその主な知見について概説し，身体活動や運動，体力，座位行動とさまざまな健康アウトカムとの関係について紹介した．また，最近では，健康利益を得るための身体活動の必要量や上限量，体力の基準値の検証を目的としたコンソーシアムが形成されていることに触れた．さらに，コホートのマネジメントについて概説し，海外ではデータ共有やAncillary研究が活発であることを解説した．これらの情報を有効活用することで，わが国の身体活動疫学研究のさらなる発展に寄与できると考える．

文　献

Arem H, Moore SC, Patel A et al.（2015）Leisure time physical activity and mortality: a detailed pooled analysis of the dose-response relationship. JAMA Intern Med, 175: 959-967.

Blair SN, Kohl HW 3rd, Paffenbarger RS Jr et al.（1989）Physical fitness and all-cause mortality. A prospective study of healthy men and women. JAMA, 262: 2395-2401.

Defina LF, Willis BL, Radford NB et al.（2013）The association between midlife cardiorespiratory fitness levels and later-life dementia: a cohort study. Ann Intern Med, 158: 162-168.

Hankinson AL, Daviglus ML, Bouchard C et al.（2010）Maintaining a high physical activity level over 20 years and weight gain. JAMA, 304: 2603-2610.

Hoang TD, Reis J, Zhu N et al.（2016）Effect of early adult patterns of physical activity and television viewing on midlife cognitive function. JAMA Psychiatry, 73: 73-79.

Inoue M, Iso H, Yamamoto S et al.（2008）Daily total physical activity level and premature death in men and women: results from a large-scale population-based cohort study in Japan（JPHC study）. Ann Epidemiol, 18: 522-530.

Kannel WB（1967）Habitual level of physical activity and risk of coronary heart disease: the Framingham study. Can Med Assoc J, 96: 811-812.

Manini TM, Everhart JE, Patel KV et al.（2006）Daily activity energy expenditure and mortality among older adults. JAMA, 296: 171-179.

Manini TM, Everhart JE, Anton SD et al.（2009a）Activity energy expenditure and change in body composition in late life. Am J Clin Nutr, 90: 1336-1342.

Manini TM, Everhart JE, Patel KV et al.（2009b）Activity energy expenditure and mobility limitation in older adults: differential associations by sex. Am J Epidemiol, 169: 1507-1516.

Matthews CE, George SM, Moore SC et al.（2012）Amount of time spent in sedentary behaviors and cause-specific mortality in US adults. Am J Clin Nutr, 95: 437-445.

Middleton LE, Manini TM, Simonsick EM et al.（2011）

Activity energy expenditure and incident cognitive impairment in older adults. Arch Intern Med, 171: 1251–1257.

Morris JN, Heady JA, Raffle PA et al.（1953）Coronary heart-disease and physical activity of work. Lancet, 265: 1053–1057.

Paffenbarger RS Jr, Wing AL, Hyde RT（1978）Physical activity as an index of heart attack risk in college alumni. Am J Epidemiol, 108: 161–175.

Sawada SS, Muto T, Tanaka H et al.（2003）Cardiorespiratory fitness and cancer mortality in Japanese men: a prospective study. Med Sci Sports Exerc, 35: 1546–1550.

Studenski S, Perera S, Patel K et al.（2011）Gait speed and survival in older adults. JAMA, 305: 50–58.

Xu Q, Park Y, Huang X et al.（2010）Physical activities and future risk of Parkinson disease. Neurology, 75: 341–348.

〔笹井浩行〕

第2章　身体活動・座位行動の規定要因

2-1　身体活動の規定要因

1．はじめに

1950年代半ば，Morrisら（1953）によって，ロンドンの2階建てバスの運転手における冠動脈心疾患発症とその後の死亡率が車掌より高いという研究成果が発表された．職業特性の1つとしての身体活動（physical activity）に着眼し，疾病発症との関連を初めて立証したこの研究は，余暇活動に意図的に行う「運動」・「スポーツ」に留まらず，「日常生活もしくは職業における身体活動」も健康を左右する要因になりうるという気づきをもたらし，身体活動と健康との関わりを考究する新たな研究領域，つまり「身体活動の疫学」の確立を予感させるものとなった．さらに当該研究は，個人内の生物学的特性のみならず，「職業」という社会的要因が身体活動を規定する可能性を初めて示唆したという点でも，本稿のテーマに通ずる画期的知見を発信したといえる．

しかしながら今日，人類は，推奨される中・高強度の身体活動量を満たしていない「身体不活動の蔓延（Lee et al., 2012）」に伴うさまざまな健康問題に直面している．そこでWHO（2012）は「健康のための身体活動に関する国際勧告」を刊行し，「身体不活動の蔓延」の抑止に向け，個人内要因に働きかける従来の活動に頼らず，身体活動量を規定する個人外のさまざまな要因の改善に向けた国レベルの取り組みを強く推奨している．この背景には，個人教育に偏りがちであった健康づくり活動を，社会環境の整備と個人教育の両方を重視する戦略に転換した1989（平成元）年のオタワ憲章以降，目覚ましい発展を遂げた「健康の社会的決定要因」に関する研究成果（WHO，2003）がある．かかる潮流のもと，今後の身体活動を介した疾病予防・健康増進に貢献する研究と戦略も，個人への身体運動教育という狭義の活動から脱却し，個人を取り巻く社会的要因や環境要因までも包括した広義の活動を展開する新たなステージに入っている．今まさに，多様な分野・機関・業種の連携のもと，ポピュレーションレベルでの身体活動の規定要因を特定し，その成果に基づく複合的なアプローチによる介入が強く求められている．

2．身体活動量の規定要因の研究方法論

ポピュレーションレベルでの身体活動促進および身体不活動の抑制を実現するには，身体活動に変化をもたらす要因，つまり「身体活動の規定要因」を質の高い方法論に基づき特定する必要がある．Baumanら（2002）は，膨大な量の研究成果を統合し，身体活動量の規定要因について一貫した結論を得るためには，ある一時点における身体活動量との「関連因子（correlates）」と，身体活動量に変化をもたらす「規定要因（determinant）」を，研究デザインによって明確に区別する必要があると述べている．前者はある一時点における横断研究によって抽出される因子であるため，身体活動との因果関係を語ることはできない．一方，後者は，前向き研究，介入研究，準実験的研究，ランダム化比較試験（Randomized Controlled Trial：RCT）により明らかにされた身体活動の変化を予測する因子である．これまで，多数の横断研究がさまざまな関連因子を報告しているが，縦

表 2-1-1 身体活動の規定要因を検討する研究の質的基準

参加率・追跡率と追跡期間
　1) ベースライン調査の参加率が少なくとも80%以上あること
　2) 1回目の追跡調査の回答率が80%以上，もしくはベースラインでサンプルとして選択されなかった者，または非回答者の調査が1回目の追跡調査までに行われていること[a]
　3) 追跡期間が少なくとも1年以上あること

規定要因の調査
　4) 身体活動または座位行動の規定要因が，信頼性の高い手法[b]で調査されていること
　5) 身体活動または座位行動の規定要因が，妥当性が確認された手法[c]で調査されていること

アウトカム指標の調査
　6) 身体活動または座位行動が，信頼性の高い手法[d]で調査されていること
　7) 身体活動または座位行動が，妥当性の高い手法[e]で調査されていること

データ解析
　8) 結果が一点推定と測定変動（標準偏差，信頼区間，あるいは標準誤差）で示されていること
　9) 統計解析に考えられ得る交絡因子が含まれていること
　10) 例数が独立変数の数の少なくとも10倍以上あること

a：脱落者と参加者間でデータの代表性が確認され，かつ両者間に有意差がなければ高評価．
b：再検査（test-retest）の相関係数が0.80以上，もしくは級内相関係数（レビュアーの評価の一致度）が0.70以上であれば高評価．生物学的，生態学的指標については，標準化されたプロトコルに沿い，熟練した研究者が規定要因を調査していれば高評価．
c：他の類似した手法による評価との相関係数が0.80以上，もしくは級内相関係数（レビュアーの評価の一致度）が0.70以上であれば高評価．行動指標（過去の身体活動量および座位行動）については，客観的測定器（加速度計/歩数計）で調査されていれば高評価．生物学的，生態学的指標については，標準化されたプロトコルに沿い，熟練した研究者が規定要因を調査していれば高評価．
d：身体活動量もしくは座位行動が，客観的計測機（加速度計/歩数計）で調査されていること，または質問紙の再現性の相関係数が0.80以上，もしくは級内相関係数（レビュアーの評価の一致度）が0.70以上であれば高評価．
e：身体活動量もしくは座位行動が，客観的計測機（加速度計/歩数計）で調査されていること，または質問紙の妥当性の相関係数が0.80以上，もしくは級内相関係数（レビュアーの評価の一致度）が0.70以上であること，あるいは加速度計/歩数計と質問紙が併用されていれば高評価．
(Uijtdewilligen et al., 2011より引用改変)

断的研究のエビデンスは不足している．そこでSallisら（2006）およびBaumanら（2012）は，身体活動の関連因子を人の生活場面に即して個人内要因・心理社会的要因・環境要因などに分類した生態学的モデルに基づき，前向き研究や介入研究の仮説設定（採用する変数と解析スキーム）に活用するよう推奨している．これにより，目的・研究デザイン，解析スキームを同じくする複数の研究成果を統合する際に生じる離齬を抑制する効果が期待できる．

さらに，1990年代から一定の質的基準のもとに厳選された研究成果を複数のレビュアーが個別に批判的吟味を行い，結果を統合して一貫した結論を導き出すシステマティックレビューが導入されるようになり，そのエビデンスレベルは，疫学研究デザインの中でもRCTと並んで高い位置にある．近年では，前向き研究，介入研究およびRCTのみを採用し，身体活動の規定要因を検討した質の高いシステマティックレビューが公表されている．しかしながら，それらのレビュアーらは，設定した質的基準を満たす研究の不足により規定要因の特定が困難との指摘を共通して述べており，現時点で明確に規定要因と結論できる因子は限定されている．参考までに，前向き研究のみを対象として身体活動の規定要因を検討したシステマティックレビュー（Uijtdewilligen et al., 2011）における，研究の質的評価基準を表2-1-1に示す．なお，特に重要な身体活動量のアウトカム指標に関しては，精度の高い三軸加速度計，および国際的に標準化された身体活動質問票（村瀬ほか，2002）の開発によって，グローバルな主観的・客観的評価法が概ね確立されている．一研究の質の向上に留まらず，異なる国や地域における研究成果が統合できるよう，積極的な活用が望まれる．

表2-1-2 幼少年期および青年期における身体活動の規定要因の要約

	子ども期		思春期	
	Craggsら（2011）	Uijtdewilligenら（2011）	Craggsら（2011）	Uijtdewilligenら（2011）
研究の概要				
対象集団の年齢	4～9歳　　10～13歳	4～12歳	14～18歳	13～18歳
参考文献の発行年	～2010年	2004～2010年	～2010年	2004～2010年
採用した論文数	46編[a]	30編[b]	46編[a]	30編[b]
評価した身体活動指標	余暇，学校，通学，在宅時の身体活動量の変化	座位活動量，総身体活動量	余暇，学校，通学，在宅時の身体活動量の変化	座位活動量，総身体活動量
個人内（人口統計学的，生物学的）要因				
性別（男）	○	△	△	△	△
人種（白人）	△	△	—	×	○
親の婚姻状態	△	×	—	—	—
BMIまたは他の形態学的指標	△	×	—	△	△
心理社会的要因				
有能感	△	△	—	×	—
自己効力感	—	○	—	○	—
態度	△	△	—	×	—
行動統制感	—	△	△	○	—
健康・容姿・学業のための身体活動の重視	—	×	—	—	—
身体活動への障害（バリア）	—	×	—	△	—
行動要因				
過去の身体活動	—	○	△	△	○
喫煙	—	×	—	—	—
社会文化的要因				
親のロールモデル	—	×	—	—	—
親の活動	△	×	△	△	△
身体活動に関する一般的な支援	—	—	—	○	—
身体活動に関する親・家族からの支援	△	×	—	△	—

a：46編中，15編が身体活動を客観的に評価
b：30編中，12編がアウトカム評価の信頼性および妥当性で高評価
○：規定する，×：規定しない，△：一貫性なし，—：報告なし
（Bauman et al., 2012より引用改変）

3．身体活動の規定要因に関する研究成果の現況

　ここでは，身体活動量の規定要因について，システマティックレビューの成果に基づき，子ども期・思春期（表2-1-2）と成人期（表2-1-3）に分けて現況を概説する．なお，成人期に関して，アウトカムを運動行動・身体活動量とし，複数の要因を検討したシステマティックレビューは，55歳以上の対象で検討したKoenemanら（2011）の1編しかない．他の2編は，身体活動量ではなく，「身体活動の開始および維持」をアウトカムとし，それぞれの定義が異なっていること，さらには対象の年齢層にも違いがあることから，結果の解釈には留意されたい（表2-1-3注釈を参照）．なお，環境要因については，表示したレビューとは別に，環境要因に特化したシステマティックレビューを参照する．

1）個人内要因

　子ども期・思春期を対象としたCraggsら（2011）のシステマティックレビューでは，4～9歳の男子において，年齢増加に伴う身体活動量の減少が女子よりも少ないことが報告されているが，それより高い年齢層では性を規定要因とする一貫した結果は得られていない．年齢増加は，複数のシステマティックレビュー（Craggs et al., 2011；Dumith et al., 2011），および加速度計を

表 2-1-3　成人期における身体活動の規定要因に関するシステマティックレビューの要約

	Van Stralenら（2009）	Koenemanら（2011）	Amireaultら（2013）
研究の概要			
対象集団の年齢	40歳以上（平均50歳）	55歳以上	20～64歳（中央値41歳）
参考文献の発行年	1990～2008年	1990～2010年	1980～2010年
採用した論文数	59編[a]	34編[b]	34編[c]
身体活動のアウトカム	身体活動の開始と維持[d]	運動，総身体活動量	身体活動の維持[e]
個人内（人口統計学的，生物学的）要因			
年齢	×	×	×
教育	×	―	○
性別（男）	×	△	×
所得と社会経済的地位	×	―	○
婚姻状態	開始：×，維持：△	―	×
人種（白人）	×	×	―
健康状態または主観的体力	開始：△，維持：○	×	○
過体重または肥満	開始：△，維持：×	△	○
心理社会的要因			
態度	開始：△，維持：×	―	○
運動の実行意志	開始：○，維持：△	―	○
行動計画	開始：○，維持：―	―	―
自己効力感	開始：○，維持：△	△	○
行動変容ステージ	○	―	―
ストレス	開始：―，維持：○	―	×（うつ症状）
身体活動特性と努力の認識	開始：―，維持：×	―	―
身体活動の効果の実感	開始：―，維持：○	―	○
疾病リスクの低減に関する健康信念	―	―	×
行動要因			
運動参加歴	○	△	×
喫煙	―	―	○
社会文化的要因			
友人・仲間からの社会的支援	開始：△，維持：×	―	×
社会的規範	開始：―，維持：×	―	×

○：規定する，×：規定しない，△：一貫性なし，―：報告なし
a：前向き観察研究9編，介入研究32編，ランダム化比較試験18編．そのうち身体活動量の客観的評価（質問紙と併用）は3編．
b：前向き観察研究12編，介入研究14編，ランダム化比較試験8編．そのうち身体活動量の客観的評価は3編，客観的評価と質問紙との併用は9編．
c：前向き観察研究20編，ランダム化比較試験14編．身体活動アウトカムの評価方法の内訳は不明（「ほとんどが自己申告」との記載あり）．
d：身体活動の開始：ベースラインから6カ月以内の身体活動の変化，身体活動の維持：変化した身体活動がベースラインから6カ月以上維持．
e：身体活動の維持：介入により変化した身体活動が介入後も維持，もしくは自発的に変化した身体活動が6カ月以上維持．
（Bauman et al., 2012より引用抜粋・加筆改変）

用いた報告（Ortega et al., 2013；Collings et al., 2015）から，身体活動量，特に中・高強度活動の負の規定要因と結論されている．その他の要因については，結果の一致をみていない．

比較的高い年齢層の成人を対象としたKoenemanら（2011）のレビューでは，規定要因との結論に至った個人内要因を認めていない．しかしながら，加速度計を用いたごく最近の前向き研究が，年齢に伴う高強度身体活動量の減少と座位行動の増加を報告しており（Smith et al., 2015），若年層と同様，年齢が身体活動量の負の規定要因である可能性は高い．ただし，表2-1-3をみる限り，身体活動の開始・維持を年齢が規定するわけではなさそうである．「身体活動の維持」の規定要因として結論の一致をみた因子は，個人内要因の「健康状態または主観的体力」であった（Van Stralen et al., 2009；Amireault et al., 2013）．

表2-1-3に示した要因以外で，近年，規定要因として有力視されている因子に，遺伝的素因

と肥満がある．Stubbeら（2006）は，オーストラリアおよび欧州6カ国の37,051組の双子において，最低4メッツ以上で週あたり60分の運動の参加の有無への遺伝的影響を検討し，1つの国の男性を除いて，48〜71%の遺伝率で運動参加が説明されるという結果を認めた．肥満に関しても，子ども期および思春期の対象において，ベースラインの身体活動量を客観的に評価し，肥満指標をアウトカムとした前向き研究および介入研究14編を集約したシステマティックレビュー（Wilks et al., 2011）では，ベースラインの身体不活動とフォローアップ後の肥満との関連を認めず，「身体活動量が少ないから肥満になる」という従来の常識が否定される結果となった．一方，202名を7歳から3年間追跡した前向き研究も，加速度計で評価した身体不活動が肥満の原因ではなく，肥満が3年後の身体不活動を予測すると報告している（Metcalf et al., 2011）．加えて，BMIが高くなる遺伝子素因を有する子どもは，加速度計で評価した身体活動量が低くなる傾向を有していたことをRichmondら（2014）が報告しており，今後の研究の進展を注視したい．

2）心理社会的要因

子ども期および思春期で唯一，表2-1-2のシステマティックレビューで一貫して規定要因と報告されたのは，心理的要因に属する因子であった．思春期（10〜18歳）における「必要な行動をうまく遂行できる」という可能性の認知，いわば自己への信頼感と有能感を表す「自己効力感（self-efficacy）」，および「過去の身体活動」が規定要因と結論された．同年齢層においては，自己効力感を構成要素の1つとし，行動遂行に伴う容易さの程度を示す「行動統制感（Perceived Behavioral Control）」，および社会文化的要因である身体活動に関する支援も，身体活動量を規定することが示されている．なお，成人においては，身体活動の開始・維持を「自己効力感」および「身体活動の効果の実感」が規定すると述べられている．

表示されていない因子に関して，Engbergら（2012）は，1992〜2012年に公表された後ろ向き研究7編，前向き観察研究25編，およびRCT 2編（いずれも身体活動量の客観的評価なし，対象の年齢17〜70歳）を集約したシステマティックレビューで，ライフイベントが余暇時間の身体活動量を強く規定する可能性を報告している．それによれば，男女ともに，大学への進学，子どもを持つこと，再婚および都市型災害が余暇活動量を減少させていた．ライフイベントの影響は，特に女性で顕著であり，すべての世代で多様なライフイベントの影響を受けていた．加えて，男女とも，複数のライフイベントを同時に経験することが余暇活動を減少させていた．つまり，同じ環境下にあっても，個々人に生じるライフイベントが身体活動量に影響をもたらしている可能性は高く，今後ポピュレーションレベルでの介入効果を検討する際，この要因をいかに考慮するか検討する必要がある．

3）環境要因

環境要因についても，縦断的研究および準実験的研究のエビデンスが少なく，情報のほとんどを横断研究の成果に頼らざるを得ない状況である．

子ども期および思春期の身体活動量と関連する環境要因に関しては，1993〜2009年までに公表された99編の横断研究および4編の縦断的研究を集約したDingら（2011）のレビューの成果を参照する．この報告には，環境関連因子および身体活動量の評価に，それぞれ25編および18編の客観的評価を用いた研究が含まれ，客観的評価と主観的評価の両方を行った研究も，それぞれ20編と8編ある．結果として，子ども期で最も身体活動との関連が一致した因子は，歩きやすさ，交通スピードおよび交通量，レクリエーション施設へのアクセスの良さ，もしくはそれに近接していること，混合土地利用および居住密度であった．加えて思春期では，混合土地利用と住宅密度が最も支持された因子であった．さらに，採用論

文28編中，身体活動量を加速度計で評価した12編および縦断的研究4編を含む最近のシステマティックレビュー（Oliveira et al., 2014）においても，レクリエーション施設への近接と利便性，公園・運動場への近接，および歩道と自転車レーンが整備されていることと子どもの身体活動量との関連が報告されている．

成人においては，前出のVan Stralenら（2009）のシステマティックレビューがレクリエーション施設，交通環境および社会環境と身体活動との関連を認めているが，関連因子ごとの先行研究が1～2編と少ない上に，相反する結果が出ている因子もあり，規定要因としての結論を出すにはエビデンスが不十分である．よって，客観的に評価した近隣の建築特性と，質問紙による身体活動アウトカムとの関連を検討したMcCormack（2011）のシステマティックレビューから，準実験的研究13編の成果を付け加えたい．この研究では，山道，自転車レーン，乗り換え地点および道路照明の整備や公園の改修などを含む近隣環境の変化が身体活動の変化に及ぼす影響を検討している．結果として，相反する結果を認めた因子が少なくないが，身体活動の増加のみと関連し，減少には関連を認めなかった因子は，居住地と勤務地とを適度に混合する混合土地利用，乗り継ぎの良さ，山道・小道・自転車用通路の整備，歩道の整備，歩行者および自転車利用者用の施設の設置であった．

これらの成果から，世代を問わず身体活動には環境が関連することは明らかであるが，より厳密に，「環境の変化」がポピュレーションレベルでの「身体活動の変化」をもたらすのか，準実験研究などによって引き続き検証する必要がある．

4．まとめと今後の課題

以上を総括すると，すべての対象において身体活動量を増加させる一貫した規定要因は，現時点で年齢と自己効力感に留まっており，ポピュレーションアプローチに効力を発揮する身体活動の規定要因の探索は，初期段階にあるという表現が適切かもしれない．ごく最近コクランライブラリーに公表されたBakerら（2015）のレビューをみても，クラスター無作為化比較試験（cRCT）もしくは時期をずらして複数の試験群に介入を適用するステップウェッジデザインを用い，複合的なアプローチによってコミュニティレベルでの身体活動量の増進を試みた質の高い介入研究が徐々に増えているものの，現段階ではコミュニティレベルでの身体活動量の改善効果は支持されていない．同レビューは，前出のシステマティックレビューと同じく，膨大な量の研究報告があるにもかかわらず結果の一致をみない原因として，方法論上の問題を指摘している．今後一層，身体活動のアウトカム指標を信頼性・妥当性の高い方法で評価した前向き観察研究，介入研究，RCTならびにcRCTが必要である．加えて，要因別のエビデンス量の偏りを改善し，新たな規定要因を探索するなど，介入効果の混濁を極力減らす必要もあろう．

最後に，本稿で紹介したシステマティックレビューの採用論文のほとんどが国外のものであり，質的基準をクリアする国内の研究が特に不足している．欧米とは異なる文化圏に属し，地理的・社会的環境，さらには人の性質も異なるわが国でポピュレーションレベルの介入効果を創出するには，多地域，多施設および多機関の専門家が連携して統一したプロトコルの調査研究を推進し，成果を速やかに複合的アプローチに活用するしくみの構築が望まれる．

文 献

Amireault S, Godin G, Vézina-Im LA (2013) Determinants of physical activity maintenance: a systematic review and meta-analysis. Health Psychology Review, 7: 55-91.

Baker PR, Francis DP, Soares J et al. (2015) Community wide interventions for increasing physical activity. Cochrane Database Syst Rev, 1: CD008366.

Bauman AE, Sallis JF, Dzewaltowski DA et al. (2002) Toward a better understanding of the influences on physical activity: the role of determinants, correlates, causal variables, mediators, moderators, and

confounders. Am J Prev Med, 23（2 Suppl）: 5-14.
Bauman AE, Reis RS, Sallis JF et al.（2012）Correlates of physical activity: why are some people physically active and others not? Lancet, 380: 258-271.
Collings PJ, Wijndaele K, Corder K et al.（2015）Magnitude and determinants of change in objectively-measured physical activity, sedentary time and sleep duration from ages 15 to 17.5y in UK adolescents: the ROOTS study. Int J Behav Nutr Phys Act, 12: 61.
Craggs C, Corder K, van Sluijs EM et al.（2011）Determinants of change in physical activity in children and adolescents: a systematic review. Am J Prev Med, 40: 645-658.
Ding D, Sallis JF, Kerr J et al.（2011）Neighborhood environment and physical activity among youth: a review. Am J Prev Med, 41: 442-455.
Dumith SC, Gigante DP, Domingues MR et al.（2011）Physical activity change during adolescence: a systematic review and a pooled analysis. Int J Epidemiol, 40: 685-698.
Engberg E, Alen M, Kukkonen-Harjula K et al.（2012）Life events and change in leisure time physical activity: a systematic review. Sports Med, 42: 433-447.
Koeneman MA, Verheijden MW, Chinapaw MJ et al.（2011）Determinants of physical activity and exercise in healthy older adults: a systematic review. Int J Behav Nutr Phys Act, 8: 142.
Lee IM, Shiroma EJ, Lobelo F et al.（2012）Effect of physical inactivity on major non-communicable diseases worldwide: an analysis of burden of disease and life expectancy. Lancet, 380: 219-229.
McCormack GR and Shiell A（2011）In search of causality: a systematic review of the relationship between the built environment and physical activity among adults. Int J Behav Nutr Phys Act, 8: 125.
Metcalf BS, Hosking J, Jeffery AN et al.（2011）Fatness leads to inactivity, but inactivity does not lead to fatness: a longitudinal study in children（EarlyBird 45）. Arch Dis Child, 96: 942-947.
Morris JN, Heady JA, Raffle PAB et al.（1953）Coronary heart-disease and physical activity of work. Lancet, 265: 1111-1120.
Oliveira AF, Moreira C, Abreu S et al.（2014）Environmental determinants of physical activity in children: A systematic review. Arch Exerc Health Dis, 4: 254-261.
Ortega FB, Konstabel K, Pasquali E et al.（2013）Objectively measured physical activity and sedentary time during childhood, adolescence and young adulthood: a cohort study. PLoS One, 8: e60871.
Richmond RC, Davey Smith G, Ness AR et al.（2014）Assessing causality in the association between child adiposity and physical activity levels: a Mendelian randomization analysis. PLoS Med, 11: e1001618.
Sallis JF, Cervero RB, Ascher W et al.（2006）An ecological approach to creating active living communities. Annu Rev Public Health, 27: 297-322.
Smith L, Gardner B, Fisher A et al.（2015）Patterns and correlates of physical activity behaviour over 10 years in older adults: prospective analyses from the English Longitudinal Study of Ageing. BMJ Open, 5: e007423.
Stubbe JH, Boomsma DI, Vink JM et al.（2006）Genetic influences on exercise participation in 37,051 twin pairs from seven countries. PLoS One, 1: e22.
Uijtdewilligen L, Nauta J, Singh AS et al.（2011）Determinants of physical activity and sedentary behaviour in young people: a review and quality synthesis of prospective studies. Br J Sports Med, 45: 896-905.
Van Stralen MM, De Vries H, Mudde AN et al.（2009）Determinants of initiation and maintenance of physical activity among older adults: a literature review. Health Psychology Review, 3: 147-207.
Wilks DC, Besson H, Lindroos AK et al.（2011）Objectively measured physical activity and obesity prevention in children, adolescents and adults: a systematic review of prospective studies. Obes Rev, 12: e119-e129.
World Health Organization（2012）Global recommendations on physical activity for health. WHO.
World Health Organization Regional Office for Europe（2003）Social determinants of health: The solid facts 2nd ed.
村瀬訓生，勝村俊仁，上田千穂子ほか（2002）身体活動量の国際標準化―IPAQ 日本語版の信頼性，妥当性の評価―．厚生の指標，49：1-9.

〔長野真弓〕

2-2　座位行動の規定要因

1．はじめに

　余暇時間における，テレビ/DVD の視聴，コンピューターの使用，インターネットサービスを用いたソーシャルメディアの利用などの座位行動に費やす時間や，生活や仕事環境の機械化・自動化は，移動手段の自動化や，職場，学校や自宅での座位行動の増加を引き起こす．座位行動と健康関連指標との関係について複数のレビューが報

告されており，子ども（LeBlanc et al., 2012；de Rezende et al., 2014a）では，座位行動と肥満，体力，心理的・社会的側面および学業成績など，成人や高齢者（de Rezende et al., 2014a・2014b；Biswas et al., 2015）では，座位行動と死亡率および生活習慣病などとの間に，有意な関係がみられる．日常の身体活動量が高くても，その他の時間の活動が低い人達がみられることから，座位行動に関するガイドラインを身体活動量とは別に策定する国がみられる．そこで，本稿では，座位行動の個人，社会および環境などの観点から概説する．さらに，座位行動抑制のための地域・職域・学校などにおける具体的アプローチを紹介する．

2．座位行動の定義および評価法

座位行動とは，「座位および横臥位またはリクライニングにおけるエネルギー消費量が1.5メッツ以下のすべての覚醒行動」と定義されており，身体活動量の不足（例：中高強度の身体活動の推奨値を充足していない）とは区別されている（Sedentary Behaviour Research Network, 2012）．

座位行動の評価法として，最も簡便で広く用いられているのは，本人あるいは，子どもの保護者などによる代理申告による質問紙や活動記録である（スクリーンタイム：テレビ，ビデオ，DVDの視聴時間，テレビゲーム／コンピューターゲーム／携帯型ゲーム，パソコン／インターネットの使用時間など）．加速度計は，座位行動の内容を明らかにすることができないものの，座位行動を客観的に評価することができる．また，姿勢計では，座位／仰臥位時間や，座位から立位あるいは立位から座位といった姿勢変化の回数の検討も可能である．

3．座位行動の現状

1）質問紙により主観的に調査した座位行動

テレビ視聴が4時間以上であった日本人の割合は，18カ月で29.4%，30カ月で24.5%であった（Cheng et al., 2010）．文部科学省の調査（2013）によると，小学5年生と中学2年生の1日のテレビなどの視聴時間（テレビゲームを含む）は，約50～60%が2時間以上であった（図2-2-1）．米国における11～16歳の座位行動の8年間の傾向を調べた報告では，テレビの視聴時間は減少していたが，ビデオゲームやコンピューター使用の総時間には増加がみられた（Iannotti and Wang, 2013）．このように，テレビやテレビゲーム以外に，コンピューター，携帯電話やスマートフォンなど，さまざまな電子機材の利用が広がっており，テレビ視聴行動にも影響が出ていると考えられる．特に，余暇時間におけるテレビ視聴をはじめとするスクリーン時間は，エネルギー密度の高い食品の間食といったような他の不健康な行動とともに起こる肥満と関係し，身体活動の低下および不十分な睡眠に強い影響を及ぼすことが指摘されている（Biddle et al., 2014）．

成人については，20カ国における平日の総座位時間の中央値は約300分であった．日本はサウジアラビアと並んで420分と最長であった（Bauman et al., 2011）．一方，高齢者を対象としたレビューによると，日本を含む7カ国の60歳以上のおよそ60%が，4時間/日以上座っていた．そして，65%が，3時間/日以上，スクリーンの前に座っており，55%以上がテレビを2時間以上視聴していた（Harvey et al., 2013）．

2）加速度計による客観的な座位行動

幼児を対象としたレビューによると，加速度計による座位行動時間は34%/日～94%/日であった（Hnatiuk et al., 2014）．6～18歳未満の縦断研究のレビューによると，座位行動時間は一歳あたり約30分/日増加していた（Tanaka et al., 2014）（図2-2-2）．日本人の成人では，覚醒時の54.5%/日（7.5 ± 2.0時間/日）であり，80歳以上の群は，65～69歳，70～74歳および75～79歳の群に比較して座位行動時間が有意に長かった（Chen et al.,

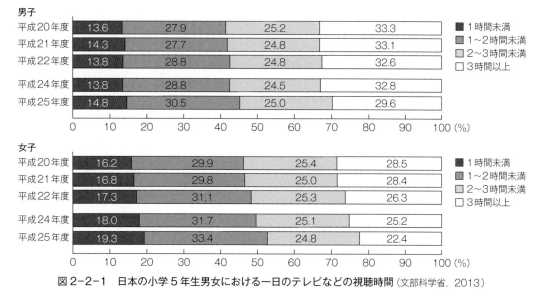

図2-2-1　日本の小学5年生男女における一日のテレビなどの視聴時間（文部科学省，2013）

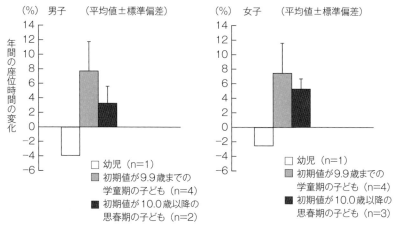

図2-2-2　加速度計を用いた縦断的研究による子どもの座位時間の経年変化（Tanaka et al., 2014より引用改変）

2015）．また，米国，オーストラリアおよびベルギーの成人では，覚醒時間の55～60%/日であった（Dunstan et al., 2012）．高齢者を対象としたレビューでは，覚醒時間の5.3～9.4時間/日（65～80%/日）であった（Harvey et al., 2015）．そして加齢に伴い座位時間は長くなり，女性より男性において，座位時間は長かった．なお自己申告による座位行動時間の平均値は5.8時間/日であり，実際の座位行動を大きく過小評価していた．

ライフステージ別に座位行動を比較した報告によると，ベルギーでは，幼児で覚醒時の50%/日，小学生で53%/日，中学生で59%/日を占めており，中学生では，成人の57%/日とほぼ同様であった（Spittaels et al., 2012）．一方，アメリカでも座位行動は加齢に伴って増加し，16～19歳では8時間/日に達していた（Matthews et al., 2008）．成人や高齢者と比較すると，最も座位行動時間が長かったのは，後期思春期（16～19歳）と60歳以上の高齢者であり，覚醒時の約60%/日を費やしていた．また，30歳までは女性の座位行動時間が男性より有意に長かったが，60歳でその時間は逆を示した．さらに，Martinら（2014）は，20歳以上のアメリカ人を対象に，時間帯毎の座位行動を性別・年齢層別に検討した結果，高齢者の日

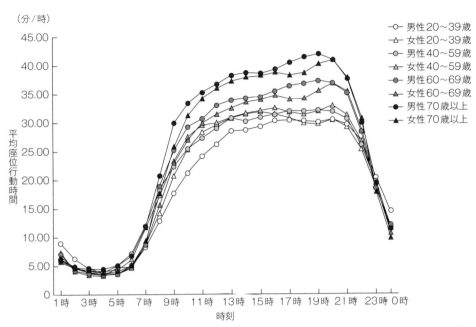

図2-2-3 米国の成人および高齢者男女における座位行動時間（NHANES 2003-2004および2005-2006のデータ）（Martin et al., 2014より引用改変）

中の座位行動時間は，高齢女性に比較して男性において長かった（図2-2-3）．

4．座位行動の関連要因

Owenら（2011）が示した座位行動のエコロジカルモデルによると，成人の座位行動の関連要因において，環境的要因や政策的要因が重要であることが示されている．本稿では環境的要因を中心に，子どもから高齢者までの関連要因を概観する．

活動的な移動手段と座位行動との関連について，5～18歳を対象としたレビューでは，西欧諸国の総スクリーンタイムと活動的な移動（歩行およびサイクリング）の間には有意な関係がみられなかった（Hutchinson et al., 2015）．客観的に評価した座位行動は，活動的な移動と負の関係が1編でみられたが，公共輸送機関使用との関係を検討した1編では有意な関係がみられなかった．

家庭環境と座位行動については，日本人幼児（3.79±1.17歳）の30%が，自分自身のビデオゲーム機を所持しており，ビデオゲームを毎日行う幼児は，毎日行わない幼児に比較して，就寝および起床時刻が有意に遅く，より夜型であった（Krejci et al., 2011）．また，ビデオゲームを18～21時に行っていた幼児は，より夜型であり，早い時刻にビデオゲームを行っていた幼児より，起床時間が遅かった．経済状況の異なるヨーロッパ6カ国の4～6歳の幼児では，コンピューターとアクティブゲーム使用は，テレビ視聴と比較してより頻度が少なく，気象状況と自宅での親のスクリーン視聴習慣が，幼児のスクリーン時間に影響している最も重要な要因であった（De Decker et al., 2012）．8～14歳を対象としたレビューでは，子どもの寝室のメディア装置は，座位行動と明らかに関係していた．また，家庭での身体活動を行うための用具の数は，先行研究の半数で，座位行動と負の関係がみられた（Maitland et al., 2013）．以上のように，幼児期および学齢期において，社会的環境（特に親の役割）が重要であるといえる．

成人における職場での座位行動のレビューでは，加速度計で評価した座位行動時間は，1.8～6時間/日であった．質問紙では，＞3時間/日で

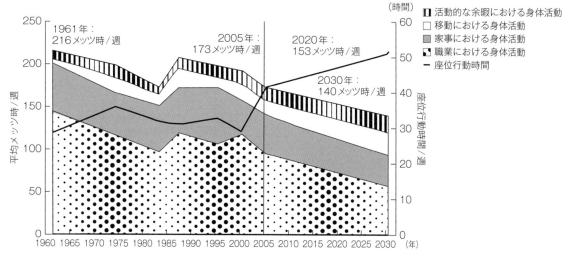

図2-2-4 英国における成人の身体活動全般の週当たりのメッツ時間および座位行動時間：1961-2005年の実測値と2006-2030年の推定値（Ng et al., 2012より引用改変）

あり，特にホワイトカラーにおいて，職場での高いレベルの座位行動がみられた（Castillo-Retamal et al., 2011）．各国の成人におけるテレビ視聴などの座位行動は，米国で1965年に26.4時間/週，2030年に42時間/週，英国で1961年に28.4時間/週，2030年に51時間/週，中国で1991年に15.1時間/週，2009年に20時間/週，2020年に23時間/週，2030年に25時間/週に増加すると予想されている（図2-2-4）（Ng et al., 2012）．

成人（高齢者を含む）において，活動的な移動手段と座位行動との関連について検討したレビューでは，西欧諸国における総スクリーンタイムは，活動的な移動（歩行およびサイクリング）との間に有意な関係はみられなかった（Hutchinson et al., 2015）．一方，読書やコンピューター使用およびテレビ視聴に区分した研究では，テレビ視聴時間は，活動的な移動と負の関係がみられた．また，ある研究によると，座業従事と職場へのサイクリングとは有意な関係がみられなかったが，別の2つの研究によると，座業従事者は，より活動的な職業に従事している人より活動的な移動が少なかった．近隣環境と座位行動との関連についてのレビューでは，質問紙で評価された座位行動は（テレビ視聴や移動中の座位時間）は，地方に比較して都市の居住者において低かった．他の環境との関係性は混在していたが，その関係性はあまり大きくなかった（Koohsari et al., 2015）．

5．座位行動を減らすことを目的とした介入研究

子どもを対象とした介入研究は，さまざまなセッティングで実施されている．たとえば，学校での介入では，立位で机を使用するスタンディングワークステーション（写真2-2-1）が用いられている（Hinckson et al., 2013）．介入群はコントロール群に比較して，姿勢計で評価した座位時間が短く（8.27±1.45，9.00±0.80時間/日），立位時間は長かった（3.75±0.88，2.85±0.30時間/日）．また，Biddleら（2014）によるレビューでは，さまざまなセッティング（家族/家，コミュニティ，学校，プライマリケア，クリニック，研究センター）で行われた18歳以下の介入において，小さいながら，座位時間の有意な減少を示した．6歳未満の方が効果が大きく，効果的な介入方法は，家族の参加，行動に関する介入および電子テレビ監視装置の利用を含んでいた．

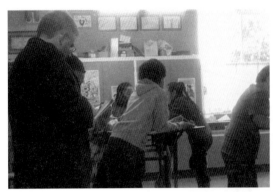

写真2-2-1　Hincksonら（2013）の介入研究で用いられた机

子どもの座位行動を減らすための家族ベースの介入研究のレビューによると（Marsh et al., 2014），家庭でのテレビとコンピューターの使用時間を減少させる装置，自転車エルゴメーターを漕ぐとテレビを視聴できる装置，アクティブなビデオゲーム（ダンスダンスレボリューション）の導入がなされていた．地域では，2時間のワークショップと隔月のニュースレターの配布や，3カ月間の食事，行動および運動の複合プログラムなどが実施されていた．さらに，学校では，身体活動プログラム，栄養，メディア使用および睡眠の授業，そして幼稚園の構築された環境への適応などが実施されていた．そして，各々の研究において保護者が，テレビやゲームの時間をモニタリングするなど，家族の関与を検討した．その結果，座位行動時間を減らすための介入への家族の関与は，セッティングそのものよりもむしろ，子どもの適切な長期間のスクリーンベースの習慣の促進にとって，重要な決定要因であるかもしれないことが明らかとされた．また，対象年齢は，介入結果の決定要因として特定化され，幼児を対象としたすべての研究において，座位行動時間の有意な減少を示した．さらに，テレビ視聴は，身体活動よりむしろエネルギー摂取量の変化と関連がみられた．

Martinら（2015）は，成人を対象に座位行動の減少を一次アウトカムとした介入研究について，メタアナリシスを行った結果，介入群で22分/日座位時間が減少した．生活習慣の介入では，24分/日減少し，座位行動に焦点をあてた介入では，42分/日減少した．一方，身体活動あるいは身体活動および座位行動の両方の介入の効果は，座位時間が減少するというエビデンスはみられなかった．介入方法に関する同様の結果が，学生，有職者，主婦，糖尿病患者，高齢者の研究のレビューでも報告されている（Prince et al., 2014）．

成人では，職場環境に着目したレビューが行われている（Neuhaus et al., 2014）．動きやすいワークステーション（Activity-Permissive Workstations）を用いた介入の結果，勤務日における座位行動時間が8時間あたり77分減少していたが，ほとんどの健康指標および仕事の成果に関する指標に有意な変化はみられなかった．

介入の際に用いる机のタイプのレビューでは（MacEwen et al., 2015），トレッドミルデスクは，有意な食後の血糖値，HDLコレステロールおよび形態を含む生理学的な改善がみられた．一方，立位での机は，生理学的な変化はほとんどみられなかった．これら立位およびトレッドミルデスクの両方は，仕事上の成果へのインパクトはほとんどないが，心理的健康の改善にはつながった．そのため，座位時間の中断に加え，もしかすると健康のいくつかの構成要素については，立位およびトレッドミルデスクは多少の有用性を示した．しかし，座位行動時間を減らすことによって健康利益を高めるための各タイプの机の有用性を包括的に評価するには，エビデンスにかなりのギャップがみられる．

高齢者を対象とした介入研究は少ない．Gardinerら（2011）は，オーストラリアの60歳以上の高齢者を対象に，個人面談と個人仕様の手紙を各1回，組み合わせたプログラム（Stand Up For Your Health）により，加速度計で評価した総座位時間が有意に減少する（-3.2%/日）とともに，座位行動中断回数の有意な増加（4.0回/日）がみられたことを報告している．また，10時以降

に座位行動の有意な減少がみられ，19〜21時に座位行動の中断回数の有意な増加を伴っていた．また，Fitzsimonsら（2013）は，スコットランドの60歳以上の高齢者を対象に，個人面談を行った．姿勢計（activPAL™）により介入前後で比較した結果，総座位／仰臥位時間が有意に減少した（−2.2％／日）．また，質問紙による自己申告のデータから，テレビ視聴時間および／もしくは乗物乗車の時間の減少による行動の変化がみられた．

6．まとめと展望

従来の研究の多くが，座位行動の評価に質問紙法を用いていた．最近では，加速度計で評価した総座位行動時間の検討に加え，座位行動の中断頻度やバウト数（連続した座位行動相当の強度における単位時間当たりの回数）にも着目がなされている（Bankoski A et al., 2011；Cliff et al., 2014；Saunders et al., 2013）．今後，同様のエビデンスが客観的な評価を用いても得られるか否かの検討が必要である．そして，特に，前向きコホート研究，RCTにより座位行動と健康関連指標との因果関係を明らかにすることが求められる．それらの成果を活かしつつ，より大規模な長期間のフォローアップデータ，かつ，特に幼児や高齢者の介入プログラムの効果や座位行動の改善に関わる媒介変数について検討することがあげられる．これらの点に着目することが，異なる対象や戦略に対して，座位行動を効果的に改善するための一助となるかもしれない．同時に，座位行動が健康障害を引き起こすメカニズムを解明するための実験研究が，さらに推進される必要がある．諸外国とは異なる生活環境のわが国において，妥当性を確認した評価法を用いて，座位行動の記述疫学研究やその関連要因を検討することで，日本独自の対策が可能となるであろう．

文 献

Bankoski A, Harris TB, McClain JJ et al.（2011）Sedentary activity associated with metabolic syndrome independent of physical activity. Diabetes Care, 34: 497−503.

Bauman A, Ainsworth BE, Sallis JF et al.（2011）The descriptive epidemiology of sitting. A 20-country comparison using the International Physical Activity Questionnaire（IPAQ）. Am J Prev Med, 41: 228−235.

Biddle SJ, Petrolini I, Pearson N（2014）Interventions designed to reduce sedentary behaviours in young people: a review of reviews. Br J Sports Med, 48: 182−186.

Biswas A, Oh PI, Faulkner GE et al.（2015）Sedentary time and its association with risk for disease incidence, mortality, and hospitalization in adults: a systematic review and meta-analysis. Ann Intern Med, 162: 123−132.

Castillo-Retamal M and Hinckson EA（2011）Measuring physical activity and sedentary behaviour at work: a review. Work, 40: 345−357.

Cheng S, Maeda T, Yoichi S et al.（2010）Early television exposure and children's behavioral and social outcomes at age 30 months. J Epidemiol, 20（Suppl 2）: S482−S489.

Chen T, Narazaki K, Honda T et al.（2015）Tri-Axial Accelerometer-Determined Daily Physical Activity and Sedentary Behavior of Suburban Community-Dwelling Older Japanese Adults. J Sports Sci Med, 14: 507−514.

Cliff DP, Jones RA, Burrows TL et al.（2014）Volumes and bouts of sedentary behavior and physical activity: associations with cardiometabolic health in obese children. Obesity（Silver Spring）, 22: E112−E118.

De Decker E, De Craemer M, De Bourdeaudhuij I et al.（2012）Influencing factors of screen time in preschool children: an exploration of parents' perceptions through focus groups in six European countries. Obes Rev, 13（Suppl 1）: 75−84.

de Rezende LF, Rodrigues Lopes M, Rey-López JP et al.（2014a）Sedentary behavior and health outcomes: an overview of systematic reviews. PLoS One, 9: e105620.

de Rezende LF, Rey-López JP, Matsudo VK et al.（2014b）Sedentary behavior and health outcomes among older adults: a systematic review. BMC Public Health, 14: 333.

Dunstan DW, Howard B, Healy GN et al.（2012）Too much sitting--a health hazard. Diabetes Res Clin Pract, 97: 368−376.

Fitzsimons CF, Kirk A, Baker G et al.（2013）Using an individualised consultation and activPAL™ feedback to reduce sedentary time in older Scottish adults: results of a feasibility and pilot study. Prev Med, 57: 718−720.

Gardiner PA, Eakin EG, Healy GN et al.（2011）

Feasibility of reducing older adults' sedentary time. Am J Prev Med, 41: 174-177.

Harvey JA, Chastin SF, Skelton DA (2013) Prevalence of sedentary behavior in older adults: a systematic review. Int J Environ Res Public Health, 10: 6645-6661.

Harvey JA, Chastin SF, Skelton DA (2015) How Sedentary are Older People? A Systematic Review of the Amount of Sedentary Behavior. J Aging Phys Act, 23: 471-487.

Hinckson EA, Aminian S, Ikeda E et al. (2013) Acceptability of standing workstations in elementary schools: a pilot study. Prev Med, 56: 82-85.

Hnatiuk JA, Salmon J, Hinkley T et al. (2014) A review of preschool children's physical activity and sedentary time using objective measures. Am J Prev Med, 47: 487-497.

Hutchinson J, Prady SL, Smith MA et al. (2015) A Scoping Review of Observational Studies Examining Relationships between Environmental Behaviors and Health Behaviors. Int J Environ Res Public Health, 12: 4833-4858.

Iannotti RJ and Wang J (2013) Trends in physical activity, sedentary behavior, diet, and BMI among US adolescents, 2001-2009. Pediatrics, 132: 606-614.

Koohsari MJ, Sugiyama T, Sahlqvist S et al. (2015) Neighborhood environmental attributes and adults' sedentary behaviors: Review and research agenda. Prev Med, 77: 141-149.

Krejci M, Wada K, Nakade M et al. (2011) Effects of video game playing on the circadian typology and mental health of young Czech and Japanese children. Psychology, 2: 674-680.

LeBlanc AG, Spence JC, Carson V et al. (2012) Systematic review of sedentary behaviour and health indicators in the early years (aged 0-4 years). Appl Physiol Nutr Metab, 37: 753-772.

MacEwen BT, MacDonald DJ, Burr JF (2015) A systematic review of standing and treadmill desks in the workplace. Prev Med, 70: 50-58.

Maitland C, Stratton G, Foster S et al. (2013) A place for play? The influence of the home physical environment on children's physical activity and sedentary behaviour. Int J Behav Nutr Phys Act, 10: 99.

Marsh S, Foley LS, Wilks DC et al. (2014) Family-based interventions for reducing sedentary time in youth: a systematic review of randomized controlled trials. Obes Rev, 15: 117-133.

Martin KR, Koster A, Murphy RA et al. (2014) Changes in daily activity patterns with age in U.S. men and women: National Health and Nutrition Examination Survey 2003-04 and 2005-06. J Am Geriatr Soc, 62: 1263-1271.

Martin A, Fitzsimons C, Jepson R et al. (2015) Interventions with potential to reduce sedentary time in adults: systematic review and meta-analysis. Br J Sports Med, 49: 1056-1063.

Matthews CE, Chen KY, Freedson PS et al. (2008) Amount of time spent in sedentary behaviors in the United States, 2003-2004. Am J Epidemiol, 167: 875-881.

Neuhaus M, Eakin EG, Straker L et al. (2014) Reducing occupational sedentary time: a systematic review and meta-analysis of evidence on activity-permissive workstations. Obes Rev, 15: 822-838.

Ng SW and Popkin BM (2012) Time use and physical activity: a shift away from movement across the globe. Obes Rev, 13: 659-680.

Owen N, Sugiyama T, Eakin EE et al. (2011) Adults' sedentary behavior determinants and interventions. Am J Prev Med, 41: 189-196.

Prince SA, Saunders TJ, Gresty K et al. (2014) A comparison of the effectiveness of physical activity and sedentary behaviour interventions in reducing sedentary time in adults: a systematic review and meta-analysis of controlled trials. Obes Rev, 15: 905-919.

Saunders TJ, Tremblay MS, Mathieu MÈ et al. (2013) Associations of sedentary behavior, sedentary bouts and breaks in sedentary time with cardiometabolic risk in children with a family history of obesity. PLoS One, 8: e79143.

Sedentary Behaviour Research Network (2012) Letter to the editor: standardized use of the terms "sedentary" and "sedentary behaviours". Appl Physiol Nutr Metab, 37: 540-542.

Spittaels H, Van Cauwenberghe E, Verbestel V et al. (2012) Objectively measured sedentary time and physical activity time across the lifespan: a cross-sectional study in four age groups. Int J Behav Nutr Phys Act, 9: 149.

Tanaka C, Reilly JJ, Huang WY (2014) Longitudinal changes in objectively measured sedentary behaviour and their relationship with adiposity in children and adolescents: systematic review and evidence appraisal. Obes Rev, 15: 791-803.

文部科学省（2013）平成25年度全国体力・運動能力，運動習慣等調査報告書．http://www.recreation.or.jp/kodomo/handbook/e-book/h25/_SWF_Window.html.（2016年2月10日現在）

（田中千晶）

2-3 身体活動とICT

1. ICTを活用した健康支援システム

インターネットの人口普及率は，2013（平成25）年末時点で82.8%（前年差3.3ポイント増）となり，端末別インターネット利用状況をみると，「自宅のパソコン」が58.4%と最も多く，次いで「スマートフォン」（42.4%），「自宅以外のパソコン」（27.9%）となっている（総務省, 2014）．世代別インターネット利用率は，13歳～59歳までは9割を超えているのに対し，60歳以上は大きく下落しており，利用頻度でみると，家庭内および家庭外ともに7割以上が「毎日少なくとも1回」利用している（総務省, 2014）．したがって団塊世代が高齢期を迎える今後，40～74歳を対象とする特定保健指導においてもインターネットの活用環境が整いつつあるといえる．情報通信技術（Information and Communication Technology：ICT）を利用した健康の維持・増進システムは，e-healthと呼ばれ，新健康フロンティア戦略（内閣府, 2007）のメタボリックシンドローム対策においてその必要性が示され，厚生労働省が示した「標準的な健診・保健指導プログラム」にはe-mailの活用が盛り込まれており，遠隔による健康支援は今や不可欠なものとなっている．

e-healthの特徴や課題についてEysenbach（2001）は，①効率的である，②支援の質の改善が可能である，③科学的根拠に基づく必要性がある，④利用者に自信をつけさせる，⑤専門家と利用者の結びつきを強める，⑥ヘルスリテラシーを高める教育効果がある，⑦最新の情報提供が可能である，⑧従来の境界を越えたサービスが可能である，⑨個人情報の扱い方の倫理的課題がある，⑩ICTの利用環境の平等性を担保する必要がある，以上の10項目をあげている．また，ICTを用いたe-healthの優位性について，Atkinsonら

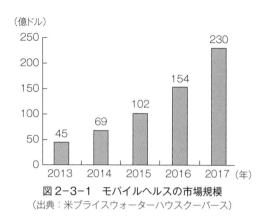

図2-3-1　モバイルヘルスの市場規模
（出典：米プライスウォーターハウスクーパース）

（2002）は以下の5項目をあげている．①個別または集団の固有のニーズに応じた個別の情報を多人数に送ることができる，②利用者ごとの介入の特徴や学習スタイルに応じてさまざまなメディアを組み合わせることができる，③慎重に扱うべき健康問題について同じ悩みをもつ人や専門家からの情報提供やサポートを得ることができる，④利用者の要求に対して情報やサポートを提供することができる，⑤ごく最近の科学的知見について最新情報を反映させることができる．これらのことから，従来のツールであった紙と鉛筆，電話，ラジオ，FAXと比較してe-healthによる健康支援には大きな可能性があると考えられる．インターネットや携帯電話を用いた手法は，健康支援にかかわる疫学研究においても従来の質問紙に比べて，同時一斉に低コストでデータを収集できるというメリットがあり注目されている（Ekman et al., 2007）．

近年，スマートフォンの普及に伴いモバイルヘルス（m-health）の市場規模が急速に発展している（図2-3-1）．携帯電話事業者とその関連企業などで構成する業界団体「GSMA」と米プライスウォーターハウスクーパース（PwC）によると，モバイルヘルス市場は2013（平成25）年から急成長し2017年に230億ドル（約2兆2,600億円）規模に拡大すると報告されている．スマートフォンやタブレット端末などの携帯電話端末を健康支援や医療活動に利用することの注目度が高まって

いる．ネットワークの高速化によって大容量データをやり取りできるようになり，クラウドサービスの進展なども後押ししている．スマートフォンアプリケーションでは，セルフモニタリング，フィードバック，目標設定，ソーシャルサポートなどの要素を含み，行動変容理論（Prochaska and DiClemente, 1983）や社会的認知理論（Bandura, 1986）などの行動科学に基づく身体活動（physical activity）促進の機能を付加していることがあげられる．

2．ICTを活用した身体活動測定の妥当性

これまで，身体活動量の評価には質問紙によるものや加速度計を用いたもの，最近では全地球測位システム（Global Positioning System：GPS）を用いたものなど，利用目的に応じて開発が進められてきた．しかしながら，数万人規模の多くの住民に対して，身体活動量の促進に対するエビデンスがあまり示されていない．その要因として，加速度計はコスト面から多人数に対しての配布が難しいこと，セルフレポートは妥当性が低く介入の効果を縦断的に評価する上で課題があることがあげられる．従来の質問紙による身体活動量測定法は多人数を対象にできるメリットがあるが，測定精度には限界があり，総エネルギー消費量（Total Energy Expenditure：TEE）のゴールドスタンダード測定法の二重標識水法（Doubly-Labelled Water：DLW）と比較しても相関係数は0.3〜0.6程度（Neilson et al., 2008）である．

WEBや携帯電話を用いた自己申告による身体活動測定法の妥当性についていくつか報告されている．Bexeliusら（2010）は，22人の女性を対象とし携帯電話を用いて日中の活動として，①大半が座位，②座位／立位／歩行，③大半が立位／歩行，④重労働，の4段階，夜の余暇時間について，①大半が座位，②軽い活動／30分歩行，③中程度の活動／自転車30分以上，④スポーツ／自転車60分以上，の4段階のシンプルな回答によ

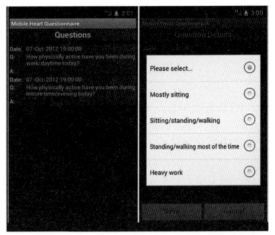

図2-3-2　スマートフォンを用いた身体活動の自己申告システム（Pfaeffli et al., 2013）

る身体活動レベルに基づく活動エネルギー消費量（Activity Energy Expenditure：AEE）とDLW法によるAEEには有意な相関が認められなかったことを示している．Bonnら（2012）は，Active-Qという仕事，交通，余暇，スポーツの4つのカテゴリーから，それぞれの活動強度を選択する方式のWEBを用いた質問表を開発し，一般成人37人を対象としてDLW法により妥当性を検証しており，TEEにおいて$r = 0.52$（$p < 0.001$）の有意な関連を報告している．Pfaeffliら（2013）は，循環器系の疾患がある男女30人を対象に，スマートフォンを用いたシステムにより日中と夜間の活動レベルを自己申告させ，加速度計により妥当性を検証しており，身体活動レベルにおいて$r = 0.45$（$p < 0.05$）の関連を報告している（図2-3-2）．これらのWEBや携帯電話を用いた自己申告による身体活動測定は，同時一斉に多人数の身体活動を評価できる点では優れているが，測定精度は従来の質問紙と同程度であり質問内容にも工夫が行われていない．一方，紙を使った24時間振り返り法を用いた身体活動量測定法は，DLW法によるTEEと高い相関（0.88）が認められた研究（Koebnick et al., 2005）が発表されている．この測定法によるTEEの評価に関する妥当性は，DLW法を基準とした場合，加速度計の精度を上

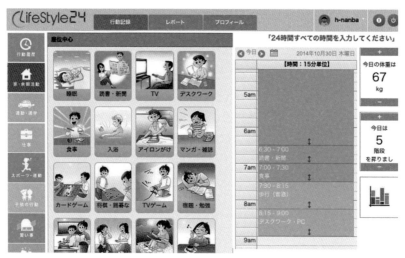

図2-3-3　24時間行動振り返り法による身体活動測定システム（難波ほか，2015）

回る．紙ベースではインタラクティブな応答ができないこと，記憶想起をしにくいことが課題であり，数十万規模の多人数には利用しにくい．Nambaら（2012）は，24時間振り返り法に基づくIT端末を用いた身体活動システムを開発し，その妥当性についてDLW法によるTEEとの間にr＝0.874（p＜0.001）の相関関係を示し，AEEとの間にr＝0.679（p＜0.001）の相関関係を認め，TEEの推定において3軸の加速度計と同程度の測定精度があることを報告している．このシステムを改良し，イラストを用いて視覚的に行動を選択することで身体活動分析が可能な身体活動分析ツール"lifestyle24.jp"を開発して，女子大学生75人を対象として3軸加速度計を妥当性の基準とした場合，活動強度の判別には若干課題があったが，1週間のTEEとr＝0.875（p＜0.01），AEEとr＝0.773（p＜0.01）の高い関連を認めている（難波ほか，2015）．活動強度ごとの時間について，1.5メッツ以下の座位時間は11時間39分（71％）で，1.6～2.9メッツの低強度は2時間05分（13％），3.0～3.9メッツの中強度は2時間08分（13％），4.0メッツ以上の中高強度は32分（3％）を示している．このシステムを用いて，約3,000人の子ども〜成人のデータを収集し，都市規模毎の身体活動量の比較（Namba et al., 2015），交通行動の分析

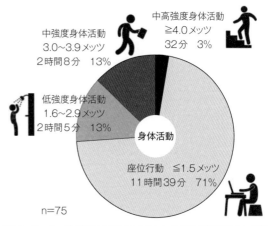

図2-3-4　身体活動測定システムによる活動強度別の時間
（難波ほか，2015）

（難波，2013），あるいは親子間の身体活動の関係について報告している（難波ほか，2014）．このシステムの特徴は，同時一斉に多人数の身体活動を行動内容と合わせて低コストに比較的精度よく調査できることがあげられる（図2-3-3，図2-3-4）．

歩数，心拍数，位置情報，睡眠状態などの生体情報をウェアラブル端末（身につけて持ち歩く情報端末）で測定し，健康管理に生かすシステムは近年著しい進歩を遂げている．その代表的なものとして加速度計，心拍計，GPSなどを内蔵した腕時計型のものが普及しており，スマートフォン

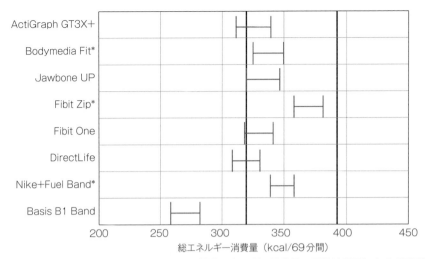

図2-3-5 呼吸代謝装置と全モニター機器による推定エネルギー消費量の同等性評価による95%誤差区間
(Lee et al., 2014)
横軸は69分間の総エネルギー消費量（kcal）．黒線は平均±10%の等量域を示し，灰色の棒グラフは推定エネルギー消費量の90%信頼区間を示している．＊：最適比範囲内

表2-3-1 呼吸代謝装置と活動モニター機器による推定エネルギー消費量の相関係数

	ActiGraph GT3X+	BodyMedia Core	Fitbit Flex	Jawbone Up24	Misfit Shine	Nike Fuelband SE
Oxycon Mobile	0.73**	0.90**	0.78**	0.77**	0.71**	0.74**
ActiGraph GT3X+[a]	1	0.71**	0.55**	0.58**	0.60**	0.47**
BodyMedia Core		1	0.85**	0.87**	0.80**	0.76**
Fitbit Flex			1	0.87**	0.79**	0.73**
Jawbone Up24				1	0.89**	0.76**
Misfit Shine					1	0.72**
Nike Fuelband SE[a]						1

a：推定安静時代謝を加えている．TheoremとFreedsonの98種の回帰モデル活動エネルギーがActiGraph GT3X+の活動エネルギー消費量の推定に用いられた．
＊＊：0.01未満の有意な相関
(Bai et al., 2016)

と連動し日々のデータを蓄積し視覚的に健康情報をフィードバックできるものが各社から販売されている（Lyons et al., 2014）．これらのような携帯端末を利用すると，これまでよりずっと多くの人々に対して，身体活動を行うように働きかけられることが期待されている（Pratt et al., 2012）．

呼吸代謝測定機器による酸素消費量を妥当基準にして，ウェアラブル端末を装着して歩行やジョギングなどをした場合，機器によっては過大評価，過小評価，系統誤差が確認されており（Lee et al., 2014）（図2-3-5，表2-3-1），筋力トレーニングのような身体の動きが小さいが力発揮が大きい動作では誤差が大きくなることが示されているが，従来の3軸加速度計と同等の妥当性があることが示されている（Bai et al., 2015）．

3．ICTを用いた身体活動促進の取り組みと課題

パソコンやモバイルを使った介入は，従来の対面式の指導に比較して人手やコスト面で優位性が高いと考えられ，欧州・北米を中心に飛躍的に発展し，一定の効果があるとしたシステマティックレビューが報告されている（Webb et al.,

2010；Stephens et al., 2013)．携帯型の端末が身体活動の促進にどの程度の効果があるのかについての2000(平成12)～2012(平成24)年の論文のメタアナリシスによると，モバイルを使った介入は，歩数の増加には有効であったが（g＝1.05，95％CI＝0.75～1.35，p＜0.01)，中高強度の身体活動の増加には有効でなかった（g＝0.20，95％CI＝−0.19～0.60，p＜0.31）と結論づけられている（Fanning et al., 2012)．この結果から，スポーツの実施，自転車通勤などの実行には，より強力な介入が必要と推察される．一方では，ウェアラブルコンピューターを使った結果，自己管理能力が低下することの危険性，不安と混乱を誘発する多くのメッセージによるストレス，負の感情，気分障害，さらには，プライバシーの侵害など負の側面が指摘されている（Jadad et al., 2015)．このように，ウェアラブル端末による身体活動への介入研究は始まったばかりで，その使用による効果や健康状態への影響，さらには使用の是非については明らかになっていない．その一方，スマートフォンのアプリケーション，加速度センサー，GPS，腕時計型の心拍センサーなどの技術は日進月歩で，既に市場に多くの製品が販売され普及している現状がある．

ICTを用いた健康支援システムに関するフィールド研究が近年国内外において盛んに行われており，その一部を紹介する．田嶋ら（2005）は，男女64人（平均54.0±7.4歳）を対象にカメラ付携帯電話を用いた健康支援プログラムの効果を検討している．ランダムに「従来の保健指導」「介入を強化した保健指導」「IT機器（カメラ付携帯）を用いた保健指導」の3群に分けて3カ月の介入の効果を検討した結果，IT機器の使用群においては，BMIが他の群と比較して有意な低下が認められ，総コレステロールおよび収縮期血圧においてもIT介入群では有意に改善したことを示している．能勢（2007）は，男女912名（平均56歳）を対象に携帯型カロリー計を用いた個別運動プログラムを提供できるICTを用いた仕組みを開発

し，体重，体脂肪率，BMI，収縮期および拡張期血圧，空腹時血糖，HbA1cが改善したことを示し，インターネットを介した健康支援システムの有効性を報告している．プログラムのウォーキングにICT機器を活用した間欠的な速歩を取り入れることによって，ベースラインの$\dot{V}O_2peak$が高かった集団においても$\dot{V}O_2peak$の向上がみられたことを報告している（Nose, 2014)．Hurlingら（2007）は，健常成人77人（平均年齢40.4±7.6歳，平均BMI 26.3±3.4 kg/m^2）を対象に，無作為に抽出した介入群47人はインターネットと携帯電話による身体活動プログラムに3カ月間参加し，コントロール群30人はいずれのサポートも受けないようにして比較対照試験を行った結果，介入群の身体活動量はコントロール群よりも有意に増加し（p＜0.001)，介入群の体脂肪率はコントロール群よりも有意に減少した（介入群の変化は−2.18±0.59％，コントロール群の変化は−0.81±0.81％）ことを報告し，完全に自動化されたインターネットと携帯電話に基づく動機づけと行動サポートシステムは，健康な成人の身体活動量を維持増加させたことを示している．限られた人的資源の中で，多忙で広範な対象者に対して質の高い保健指導を継続的に提供するために，岩澤ら（2007）はe-healthによる保健指導が不可欠とし，791の事業所が加入する総合健康保険組合において，特定保健指導の対象となる40～74歳（72,568人）に対して，インターネットの利用状況などを調査し，ASP（インターネット回線を通じてアプリケーションソフトを提供する方式）による保健指導システムの開発を試みている．この研究では，被扶養者の女性40～60歳代では，インターネット利用率および電子メールの利用率が低かったことから，ICTの利用状況に応じたサービスの提供が必要であることを考察している．岡崎ら（2010）は，大学生81人を対象にICTを用いた遠隔双方向型の身体活動促進プログラムの効果を検証し，介入群において有意な身体活動の増加がみられたことを報告した．目標設定やスケジュール機能が

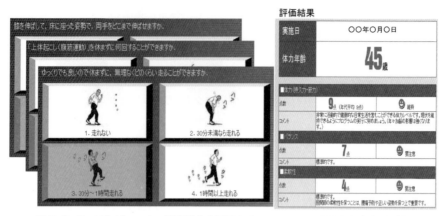

図2-3-6　コンピューター適応型体力テスト（Namba et al., 2008 より引用改変）

身体活動を促進させた要因であったことを示している．

久野（2003）は，運動に基づく健康づくりシステムを構築するための基本概念として，1,000名以上の住民が継続的な運動を実施できる支援体制を構築するために，e-health システムの研究開発の必要性を示している．これらの考えに基づき活動量計や体組成計を連動させて開発した e-wellness システムを用いて，個別健康支援プログラムを提供し体力年齢の改善などの効果を示し，地域で健康政策立案を支援する自治体共有型健康クラウドサービスを進めている（久野，2014）．多人数を対象とした WEB を活用した e-health システムにおいて，家庭でも実施できる内容で利用可能な体力評価法を開発することが有効と考えられる．Nambaら（2008）は，コンピューター適応型体力テストを開発し，数多くの質問から回答結果に応じて少数の質問で評価できる仕組みにより，実際のフィールドテストを用いて妥当性を検証し，r＝0.60（p＜0.05）の中程度の相関を報告している（図2-3-6）．ICTを用いたシステムでは，遠隔による利用が想定されるため，身体活動や体力の自己評価法は重要なポイントとなるが妥当性が確かめられていることが重要と考えられる．

Slootmakerら（2005）は，WEBと連動した活動量計は，多人数に対し行動変容の動機づけとなる可能性を持つことからRCTを検討している．この報告では実験デザインの報告に留まっているが，身体活動量がディスプレイを通じて個別にフィードバックできること，さらにWEBサイトを通じたパーソナルコーチによるアドバイスが対話方式でなされることにより，日常生活における身体活動量の増加が期待されている．Vandelanotteら（2007）は，WEBによって配信されるプログラムは，低コストで多人数を健康行動へ導くことができる可能性があるので，システマティックレビューによって，WEBサイト，およびe-mailによって配信される身体活動への介入による効果，介入内容，および行動変容の関係について報告している．15編の文献について詳細を検討した結果，身体活動の改善が認められたのは8編であり，介入回数が5回以上であった場合には，より優れた改善がみられたことを報告している．フォローアップ期間が，3カ月以内の場合には60%の改善（10編中6編）がみられ，3〜6カ月の場合には50%の改善（8編中4編）がみられ，6カ月以上の場合には40%の改善（5編中2編）がみられ，介入回数と介入期間が身体活動量の促進に対して影響していることを示している．このシステマティックレビュー研究では，介入期間が短いことが研究の限界点としてあげられている．山津ら（2010）はICTを活用した身体活動介入プログラムに関する総説で，2000（平成12）年

から2009（平成21）年までに53編の身体活動介入研究があったことを報告し，介入効果を高めるためには，①介入期間，②接触回数，③行動変容技法，④対面要素の導入，⑤食行動との同時介入，⑥対象者の特性の考慮，以上の6つをあげている．

4．まとめと展望

これらの国内外における先行研究より，ICTを用いた健康支援システムの利点として即時通信機能によって時間的・地理的制約を受けずに支援の提供ができること，多人数双方向通信機能を利用した集団支援ができるため人手がかからないこと，書類よりも手軽によりビジュアルな形で情報を得られることが効果的であったと考えられる．一方，多種多様な背景や地域，ニーズ，複雑な意思決定ルートを持つ複数の事業所の理解と協力体制が必要で，医師，保健師，管理栄養士，健康運動指導士，システムエンジニア，医療保険者などがチームとなりシステム開発を行うことが有効となると考えられる．地域や組織体においてICTを使う目的を具体的に明確化することによって，それを提供する側と利用する側の双方にとって，システムを活用できる体制を整えることが重要であると考えられる．

最後に，ICT環境を用いた身体活動を増加させるための提案として，①個々人の行動分析に基づく，変えられる要素へのアプローチ，②PC・スマートフォンなどの利用増加に伴う健康障害（睡眠障害，肩こりなど）を予防する取り組み，③ICTを活用した介入の頻度を各人が選択でき，可能な限り対面とICTの混在型にする，④オートメーション化されたメッセージは，気持ち悪くない程度，飽きない程度のさじ加減が必要，以上の4点をあげてまとめとする．

文　献

Atkinson NL and Gold RS (2002) The promise and challenge of eHealth interventions. Am J Health Behav, 26: 494-503.

Bai Y, Welk GJ, Nam YH et al. (2015) Comparison of Consumer and Research Monitors under Semistructured Settings. Med Sci Sports Exerc, 48: 151-158.

Bai Y, Welk GJ, Nam YH et al. (2016) Comparison of Consumer and Research Monitors under Semistructured Settings. Med Sci Sports Exerc, 48: 151-158.

Bandura A (1986) Social Foundations of Thought and Action: a social cognitive theory. p617, Prentice-Hall.

Bexelius C, Löf M, Sandin S et al. (2010) Measures of physical activity using cell phones: validation using criterion methods. J Med Internet Res, 12: e2.

Bonn SE, Trolle Lagerros Y, Christensen SE et al. (2012) Active-Q: validation of the web-based physical activity questionnaire using doubly labeled water. J Med Internet Res, 14: e29.

Ekman A and Litton JE (2007) New times, new needs; e-epidemiology. Eur J Epidemiol, 22: 285-292.

Eysenbach G (2001) What is e-health? J Med Internet Res, 3: E20.

Fanning J, Mullen SP, McAuley E (2012) Increasing physical activity with mobile devices: a meta-analysis. J Med Internet Res, 14: e161.

Hurling R, Catt M, Boni MD et al. (2007) Using internet and mobile phone technology to deliver an automated physical activity program: randomized controlled trial. J Med Internet Res, 9: e7.

Jadad AR, Fandiño M, Lennox R (2015) Intelligent glasses, watches and vests…oh my! Rethinking the meaning of "harm" in the age of wearable technologies. JMIR Mhealth Uhealth, 3: e6.

Koebnick C, Wagner K, Thielecke F et al. (2005) Validation of a simplified physical activity record by doubly labeled water technique. Int J Obes (Lond), 29: 302-309.

Lee JM, Kim Y, Welk GJ (2014) Validity of consumer-based physical activity monitors. Med Sci Sports Exerc, 46: 1840-1848.

Lyons EJ, Lewis ZH, Mayrsohn BG et al. (2014) Behavior change techniques implemented in electronic lifestyle activity monitors: a systematic content analysis. J Med Internet Res, 16: e192.

Namba H, Nakano T, Fukuda K et al. (2008) Development of a physical fitness estimation method for middle- aged and elderly persons using computerized adaptive testing. Int J of Sport and Health Sci, 6: 238-250.

Namba H, Yamaguchi Y, Yamada Y et al. (2012) Validation of Web-based physical activity measurement systems using doubly labeled water. J Med Internet Res, 14: e123.

Namba H, Yamada Y, Ishida M et al. (2015) Use of a Web-Based Physical Activity Record System to Analyze Behavior in a Large Population. J Med

Internet Res, 17: e74.

Neilson HK, Robson PJ, Friedenreich CM et al. (2008) Estimating activity energy expenditure: how valid are physical activity questionnaires? Am J Clin Nutr, 87: 279-291.

Nose H (2014) Interval walking training for middle-aged and older people: methods and evidence. Ieice Trans commun, E97-B: 534-539.

Pfaeffli L, Maddison R, Jiang Y et al. (2013) Measuring physical activity in a cardiac rehabilitation population using a smartphone-based questionnaire. J Med Internet Res, 15: e61.

Pratt M, Sarmiento OL, Montes F et al. (2012) The implications of megatrends in information and communication technology and transportation for changes in global physical activity. Lancet, 380: 282-293.

Prochaska JO and DiClemente CC (1983) Stages and processes of self-change of smoking: toward an integrative model of change. J Consult Clin Psychol, 51: 390-395.

Slootmaker SM, Chin A, Paw MJ et al. (2005) Promoting physical activity using an activity monitor and a tailored web-based advice: design of a randomized controlled trial. BMC Public Health, 5: 134.

Stephens J and Allen J (2013) Mobile phone interventions to increase physical activity and reduce weight: a systematic review. J Cardiovasc Nurs, 28: 320-329.

Vandelanotte C, Spathonis KM, Eakin EG et al. (2007) Website-delivered physical activity interventions a review of the literature. Am J Prev Med, 33: 54-64.

Webb TL, Joseph J, Yardley L et al. (2010) Using the internet to promote health behavior change: a systematic review and meta-analysis of the impact of theoretical basis, use of behavior change techniques, and mode of delivery on efficacy. J Med Internet Res, 12: e4.

岩澤由子，酒巻哲夫（2007）ソーシャル・マーケティングを活用した保健指導システムの開発・導入準備－総合健康保険組合におけるe-healthへの取り組み事例－．日本遠隔医療学会雑誌，3：183-185.

岡崎勘造，岡野慎二，羽賀慎一郎ほか（2010）大学生対象のICTを用いた遠隔双方向型の身体活動促進プログラムの開発と評価．日本教育工学会論文誌，33：363-372.

久野譜也（2003）地域における健康政策の現状と課題．体力科学，52（Supple）：1-8.

久野譜也，福田佳奈子（2014）第4章 生体情報モニタリングデバイスの開発・計測技術と応用展開：第9節 個別健康支援プログラム提供システム－e-wellnessシステム－．次世代ヘルスケア機器の新製品開発．pp321-326，技術情報協会．http://www.twr.jp/img/201405_jisedai.pdf（2016年2月16日現在）

総務省（2014）平成26年度版 情報通信白書．http://www.soumu.go.jp/johotsusintokei/whitepaper/ja/h26/html/nc253120.html（2015年10月25日現在）

田嶋佐和子，同道正行，武本妥賀世ほか（2005）国保ヘルスアップモデル事業 ITを用いた健康支援プログラムの効果：ランダム化比較試験．肥満と糖尿病，4（別紙）：61-66.

内閣府（2007）新健康フロンティア戦略－健康国家への挑戦－ http://www.kantei.go.jp/jp/singi/kenkou/dai3/honbun.pdf（2015年10月25日現在）

難波秀行（2013）IT端末を用いた身体活動量測定システムによる交通行動と身体活動分析．健康医科学研究助成論文集，28：101-110.

難波秀行，山田陽介，木村みさか（2014）ICTを用いた身体活動分析システムによる青少年のスポーツ活動と身体活動分析．SSFスポーツ政策研究，3：212-219.

難波秀行，黒坂裕香，湊久美子ら（2015）WEBを用いた身体活動測定システムの3軸加速度計による妥当性．運動疫学研究，17：19-28.

能勢博（2007）Eヘルスプロモーションとは？ 肥満と糖尿病，6：497-499.

山津幸司，熊谷秋三（2010）Information Communication Technologyを活用した身体活動介入プログラムに関する研究．健康科学，32：31-38.

（難波秀行）

第3章　生活習慣病・慢性疾患の身体活動疫学

3-1　総・死因別死亡

1．はじめに

わが国では，第2次世界大戦後の経済成長によって生活水準が向上するとともに医療技術が発展し，国民の主要死因は，結核をはじめとする感染性疾患から循環器疾患や悪性腫瘍などの非感染性疾患（Non-communicable Diseases：NCD）へと大きく変貌を遂げた．最近では，高齢人口の急速な増加と生活様式の欧米化がNCDの患者数増加に拍車をかけている．NCDを予防・是正する上で，その危険因子を管理するとともに，防御因子を積極的に国民の生活習慣に定着させる必要がある．中でも身体活動（physical activity）は古くからNCDの防御因子として注目されている．本稿では国内外の前向き追跡研究，あるいは介入試験の成績をまとめた最近のメタ解析のデータを中心に，身体活動が総死亡および死因別死亡（循環器疾患，脳卒中，虚血性心疾患，悪性腫瘍）に与える影響を検証する．

2．身体活動と総死亡リスクとの関連

表3-1-1は，身体活動のさまざまな指標と総死亡リスクとの関連を検討した過去の前向き追跡研究とランダム化比較試験（Randomized Controlled Trial：RCT）に基づく10のメタ解析の成績をまとめたものである（Charansonney et al., 2014）．これらのメタ解析には，2000年から2013年の間に報告された健常者や一般住民を対象とした198の前向き追跡研究と，慢性疾患患者を対象とした12のRCTの成績が集約されている．総死亡リスクについては，他の危険因子を調整した多変量解析の結果が示されている．そのうち，日常生活，余暇時間，スポーツ参加時における身体活動量の影響を検討したそれぞれ3つのメタ解析では，身体活動量レベルの最も高い群における総死亡のリスク比は，最も低い群に比べ0.65～0.76と有意に低かった．トレッドミルや自転車エルゴメーターを用いた運動負荷試験で評価した全身持久力と総死亡リスクとの関連をみた2つの

表3-1-1　身体活動のさまざまな指標と総死亡リスクの関連をみた前向き追跡研究のメタ解析

著者名，発表年	身体活動の指標	対象人数（人）	年齢（歳）	追跡期間（年）	多変量調整リスク比[a]
Samitzら，2011	身体活動量	844,026	平均56	中央10.7	0.65*
Woodcockら，2010	身体活動量	977,925	38～72	5～25	0.76*
Noconら，2008	身体活動量	883,372	記載なし	4～20	0.71*
Noconら，2008	全身持久力	883,372	記載なし	4～20	0.59*
Kodamaら，2009	全身持久力運動機能テスト	102,980	37～57	1～26	0.59*
Hamerら，2008	歩行時間・距離	147,063	20～93	平均11.3	0.68*
Cooperら，2010	歩行速度	14,692	61～70	3～5	0.35*
Grontvedら，2011	テレビ視聴時間	26,509	25歳以上	平均6.8	1.13*[b]
Taylorら，2004	運動トレーニング	8,940	中央55	0.5～3	0.80*
Daviesら，2010	運動トレーニング	3,647	43～72	0.5～5	0.91

*：統計的有意差あり，[a]：身体活動レベルの最も低い群と比較した最も高い群のリスク比，[b]：2時間上昇ごとのリスク比
（Charansonney et al., 2014より引用改変）

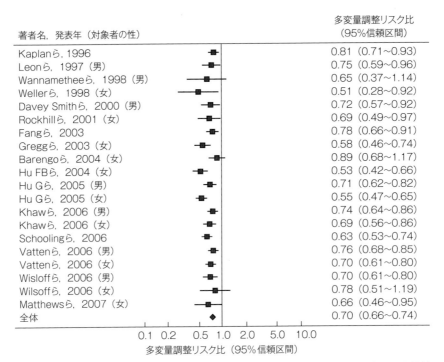

図3-1-1 身体活動量と循環器疾患死亡リスクとの関連をみた前向き追跡研究のメタ解析
（Nocon et al., 2008 より引用改変）
解析対象者数 550,224 人，年齢 16 歳以上，追跡 4～28 年，多変量調整．
身体活動量レベルの最も低い群と比較した最も高い群のリスク比を示している．

研究では，全身持久力レベルの最も高い群の総死亡リスクは，最も低い群に比べいずれも 0.59 と有意に低下した．また，歩行時間，距離，速度について検討した報告でも，いずれの指標も総死亡リスクとの間に有意な負の関連が認められた．さらに，1日あたりのテレビ視聴時間が2時間延長するごとに総死亡リスクは 1.13 倍有意に上昇した．一方，虚血性心疾患患者を対象に有酸素運動・筋力トレーニング・ストレッチングを組み合わせた運動トレーニングが総死亡リスクに及ぼす影響を検証した Taylor ら（2004）のメタ解析では有意な予防効果を認めたが，収縮期心不全患者を対象に同様の介入試験のメタ解析を行った Davis ら（2010）の報告では明らかな有効性は検証できなかった．

以上より，健常者や一般住民を対象にした多くの研究成果から，身体活動量および運動機能レベルの上昇によって総死亡リスクが低下すると考えられる．しかし，慢性疾患患者においては，運動トレーニングが総死亡リスクに与える影響は対象疾患によって異なる可能性がある．

3．身体活動と循環器疾患死亡リスクとの関連

死因別にみると，身体活動が循環器疾患（脳卒中＋虚血性心疾患）死亡に与える影響を検討した成績も数多く報告されている．図3-1-1に，この問題について 1995～2007 年に発表された前向き追跡研究のうち，採用基準を満たした16研究のメタ解析の成績を示す（Nocon et al., 2008）．これらの研究では，身体活動量について質問紙を用いて評価し，循環器疾患の危険因子を調整した多変量解析を行っている．その結果，身体活動量レベルの最も低い群に対する最も高い群の循環器疾患死亡リスクは全体で 0.70 と有意に低かった．その後も地域住民を対象に身体活動量と循環器疾

表 3-1-2　地域住民において握力が循環器疾患死亡に及ぼす影響を検討した前向き追跡研究

研究コホート，国 （著者名，発表年）	対象 （人）	年齢 （歳）	追跡期間 （年）	握力レベル （kg）	多変量調整 リスク比
PURE Study，世界17カ国 （Leongら，2015）	139,691	35～70	4	5.0kg低下ごと	1.17*
British Study，英国 （Galeら，2007）	800	≧65	24	男15.7kg上昇ごと 女10.6kg上昇ごと	男0.73*/女1.02
Women's Health and Aging Study，米国（Rantanenら，2003）	919	65～101	5	≦18（対＞22）	2.06*
Hisayama Study，日本 （Kishimotoら，2014）	2,527	≧40	19	40～64歳 男7.5kg上昇ごと 女5.5kg上昇ごと 65歳以上 男8.4kg上昇ごと 女5.7kg上昇ごと	男0.52*/女0.77* <65歳0.65*/≧65歳0.60*
Adult Heals Study，日本 （Sasakiら，2007）	4,912	35～74	27	5.0kg上昇ごと	男0.83*/女0.80*
Seven Health-Promotion Center in Japan，日本（Fujitaら，1995）	6,259	40～85	平均6.1	Low（対 High）[a]	男3.10 女　―

*：統計的有意差あり，[a]：数値の記載なし，―：評価なし

患死亡リスクの関連をみた前向き追跡研究の成績がいくつか報告されているが，いずれも身体活動量と循環器疾患死亡リスクとの間に一致した負の関連が認められている．

前述のNoconら（2008）は，運動負荷試験を用いて評価した全身持久力と循環器疾患死亡リスクの関連を検討した8つの前向き追跡研究のメタ解析も行っている．その成績では，全身持久力レベルの最も高い群における多変量調整した循環器疾患死亡のリスク比は，最も低い群に比べ0.43と有意に低かった．

表3-1-2に，全身の筋力を反映する指標の1つである握力と循環器疾患死亡リスクとの関連をみた6つの前向き追跡研究の成績をまとめた（Leong et al., 2015；Gale et al., 2007；Rantanen et al., 2003；Kishimoto et al., 2014；Sasaki et al., 2007；Fujita et al., 1995）．

その結果，わが国のSeven Health-Promotion Center in Japanを除いたすべての研究において，握力は他の危険因子とは独立して循環器疾患死亡のリスク低下に関連する因子であった．我々の久山町研究の成績では，65歳以上の高齢者のみならず40～64歳の中年者でも，握力と循環器疾患死亡の間には負の関連が認められた．

以上より，身体活動量，全身持久力，握力と循環器疾患死亡リスクの負の関連については，おおむね一致した成績が得られているといえよう．

運動など身体活動量の増加や運動機能の向上は，血圧低下，脂質代謝異常・糖代謝異常・血管内皮機能の改善，血小板凝集・血液凝固の抑制，酸化ストレスの軽減に寄与することが知られている．身体活動は，このような機序を介して循環器疾患死亡のリスクを低下させると考えられる．また，握力は，運動不足，低体重，慢性疾患（糖尿病や高血圧）など，古典的な循環器疾患の危険因子との間に負の関連が示されている．さらに，握力と筋細胞の増殖・分化を調節するインスリン様成長因子1（Insulin-like Growth Factors-1：IGF-1）の血中レベルとの間には正の関連があり，このタンパクレベルの上昇はインスリン抵抗性，糖代謝異常，虚血性心疾患のリスク低下をもたらすといわれている．したがって，握力は古典的な危険因子やIGF-1を介して循環器疾患死亡のリスク低下に関連する可能性がある．

次に，循環器疾患を脳卒中と虚血性心疾患とに分けて検討する．

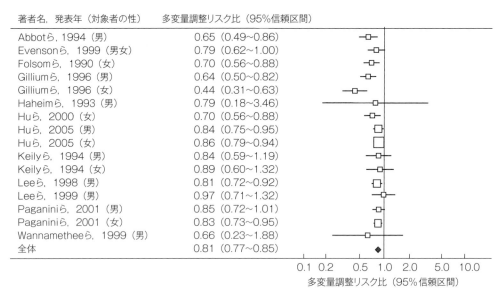

図3-1-2 身体活動レベルと脳卒中死亡・発症リスクとの関連をみた前向き追跡研究のメタ解析
(Diep et al., 2010 より引用改変)
解析対象者数253,222人，年齢25～101歳，追跡2～32年，多変量調整．
全身持久力レベルの最も低い群と比較した最も高い群のリスク比を示す．

4．身体活動と脳卒中死亡リスクとの関連

Diepら（2010）は，1986～2005年に発表された身体活動量と脳卒中死亡リスクに関する前向き追跡研究のうち，12の研究成績に基づくメタ解析を報告している（図3-1-2）．この解析では，身体活動量は質問紙を用いて評価し，エンドポイントは脳卒中死亡・発症であった．その結果，身体活動レベルの最も高い群における多変量調整した脳卒中のリスク比は，最も低い群に比べ0.81と有意に低かった．この関連は男女別にわけて検討しても変わらず，各研究の方法論や統計手法の違いによる結果のばらつき（異質性）も認めなかった．

他の身体活動の指標と脳卒中死亡リスクとの関連を検討した前向き追跡研究の成績は少ない．わが国のAdult Health Studyでは，30～74歳の原爆被災者4,912人を27年間追跡し，握力と脳卒中死亡リスクの関連を検討した．その結果，握力5kg上昇ごとの多変量調整した脳卒中死亡リスクは，男性では0.90，女性では0.85と有意に低かった．また，世界17カ国の35～70歳の地域住民139,691人を4年間追跡したProspective Urban-Rural Epidemiology Studyでも，同様の負の関連が認められた．

5．身体活動と虚血性心疾患死亡リスクとの関連

わが国の地域住民を対象とした2つの大規模前向き追跡研究から，日常生活，ウォーキング，スポーツにおける身体活動量が虚血性心疾患死亡のリスク低下をもたらすことが報告されている．

Japan Public Health Center-Based Prospective Studyでは，45～74歳の地域住民83,034人の男女を平均8.7年間追跡した結果，虚血性心疾患死亡リスクは，男女ともに日常生活における身体活動量の上昇に伴い有意に低下した（Inoue et al., 2008）．また，Japan Collaborative Cohort Study for Evaluation for Cancer Riskでは，循環器疾患と悪性腫瘍の既往歴のない40～79歳の地域住民73,265人を対象にウォーキングおよびスポーツ時

表3-1-3 一般住民を対象に身体活動量と悪性腫瘍死亡リスクの関連をみた前向き追跡研究のメタ解析

	採用データ数	多変量調整リスク比[a] (95%信頼区間)	異質性検定 (I^2, %)	異質性検定 p値
全体	54	0.83(0.79～0.87)	65.6	<0.001
性別				
男性	22	0.83(0.75～0.92)	71.0	<0.001
女性	14	0.83(0.73～0.94)	67.9	<0.001
調査地域				
北アメリカ	11	0.83(0.74～0.90)	80.5	<0.001
ヨーロッパ	24	0.82(0.75～0.90)	69.3	<0.001
アジア	19	0.81(0.76～0.85)	0	0.46
追跡期間(年)				
10年未満	23	0.83(0.76～0.92)	62.6	<0.001
10年以上	29	0.84(0.79～0.89)	66.2	<0.001
悪性腫瘍の部位				
大腸	6	0.79(0.71～0.88)	0	0.48

[a]:身体活動量レベルの最も低い群と比較した最も高い群のリスク比を示す
(Li et al., 2016より引用改変)

の身体活動量を調査し，平均9.7年間追跡して虚血性心疾患死亡リスクとの関連を検討したところ，両者の間に有意な量反応関係は認めなかったが，男性ではウォーキングを1日30分行う群は30分未満の群に比べ虚血性心疾患の死亡リスクが有意に低く，女性ではスポーツを週5時間以上行う群は週1～2時間の群に比べそのリスクが有意に低かった(Noda et al., 2005)．

また，30～74歳の原爆被災者4,912人を27年間追跡し握力と虚血性心疾患死亡リスクとの関連を検討したAdult Heath Studyでは，握力が5kg上昇するごとに虚血性心疾患死亡リスクが男性は0.83，女性は0.80と有意に低下した．

座位時間について検討した報告として，米国の閉経女性92,234人を平均12年間追跡したWomen's Health Initiative Observational Studyがあり，その成績では1日当たりの座位時間が長いほど虚血性心疾患死亡のリスクが有意に高かった(Seguin et al., 2014)．

心不全患者を対象に運動トレーニングと総死亡リスクの関連についてメタ解析を行った前述のTaylorら(2004)の研究では，虚血性心疾患死亡リスクに対する運動トレーニングの影響も検討しており，通常治療群に対する運動トレーニング群の虚血性心疾患死亡リスクは0.74と有意に低かった．

以上より，一般住民などの虚血性心疾患のリスクが低い集団では，身体活動量，握力と脳卒中死亡および虚血性心疾患死亡のリスクとの間に有意な負の関連が認められる．加えて，虚血性心疾患死亡のハイリスク集団である心不全患者における運動トレーニングは，そのリスク低下に寄与すると考えられる．

6. 身体活動と悪性腫瘍死亡リスクとの関連

最近，一般住民や悪性腫瘍患者を対象として身体活動量と悪性腫瘍死亡リスクとの関連を検討した過去の71の追跡研究の成績に基づくメタ解析が報告された(Li et al., 2016)．そのうち，一般住民を対象とした36の研究のメタ解析では，身体活動レベルの最も低い群に対する最も高い群の悪性腫瘍死亡リスクは，全体で0.83と有意に低かった(表3-1-3)．この関連は性別，調査地域，追跡期間，悪性腫瘍の病型で層別しても変わらなかった．ただし，研究間における異質性が検出され，主に北アメリカ地域の研究において研究結果のばらつきが認められた．

表 3-1-4 悪性腫瘍患者を対象に身体活動量と悪性腫瘍死亡リスクとの関連をみた前向き追跡研究のメタ解析

	採用データ数	多変量調整リスク比[a] （95％信頼区間）	異質性検定 (I^2, %)	異質性検定 p値
全体	57	0.78（0.72〜0.84）	56.9	<0.001
性別				
男性	3	0.80（0.57〜1.12）	79.2	0.008
女性	43	0.79（0.74〜0.84）	37.0	0.009
調査地域				
北アメリカ	45	0.75（0.68〜0.82）	63.2	<0.001
ヨーロッパ	8	0.90（0.78〜1.02）	0	0.679
追跡期間				
10年未満	45	0.80（0.74〜0.87）	51.6	<0.001
10年以上	11	0.70（0.55〜0.88）	60.7	0.005
悪性腫瘍の部位				
乳房	33	0.76（0.70〜0.82）	30.2	0.053
大腸	14	0.76（0.64〜0.90）	50.7	0.015
身体活動量の評価時期				
悪性腫瘍診断前	34	0.86（0.80〜0.92）	16.7	0.198
悪性腫瘍診断後	16	0.60（0.50〜0.71）	53.8	0.006

[a]：身体活動量レベルの最も低い群と比較した最も高い群のリスク比を示す
(Li et al., 2016より引用改変)

悪性腫瘍患者を対象とした35の前向き追跡研究のメタ解析をみると，身体活動レベルの最も高い群の悪性腫瘍死亡リスクは，最も低い群に比べ0.78と有意に低かった（表3-1-4）．層別解析の結果，身体活動が及ぼす悪性腫瘍死亡の有意なリスク低下は，男性や北アメリカ地域を対象とした研究では認められなかったが，追跡期間，悪性腫瘍の部位，身体活動の開始時期（診断前または診断後）による違いはなかった．

握力と悪性腫瘍死亡との関連をみた過去の成績のうち，前述の国際共同研究であるProspective Urban-Rural Epidemiology Studyでは，握力レベルと悪性腫瘍死亡リスクとの間に有意な負の関連が認められた．65歳以上の英国人高齢者800人を24年間追跡したBritish Studyでは，男性の悪性腫瘍死亡リスクは握力レベルの上昇に伴い有意に低下したが，女性ではそのような関連は認めなかった．一方，前述のわが国のAdult Health Study，Seven Health-Promotion Center in Japanと久山町研究では，男女とも握力と悪性腫瘍死亡の間に有意な関連はみられなかった．

以上より，一般住民，悪性腫瘍患者にかかわらず，高い身体活動量レベルは悪性腫瘍死亡のリスクを低下させる因子であった．適度な運動は，性ホルモンの過剰分泌の抑制，炎症性アディポサイトカインの分泌低下，免疫機能の向上をもたらし，悪性腫瘍死のリスクを低下させる可能性がある．一方，筋力（握力）の影響については，特に日本人において悪性腫瘍に対する有意な予防効果を認めておらず，結論をくだす上で前向き追跡研究の成績をさらに蓄積する必要がある．

7．まとめと展望

国内外の前向き追跡研究やこれらのメタ解析の成績より，身体活動量や運動機能（全身持久力，握力，歩行速度）のレベルが高いと総死亡リスクが低下し，逆に座位行動の時間が長いとそのリスクが上昇するといえる．死因別にみると，高い身体活動量は，脳卒中，虚血性心疾患，悪性腫瘍のリスクを低下させる．筋力や持久力など全身性の運動機能を定期的に評価し，日常生活における身体活動量の増加や座位行動の減少に努めることは，生活習慣病を予防し生命予後を改善する上で

重要と考えられる.

文献

Charansonney OL, Vanhees L, Cohen-Solal A. (2014) Physical activity: from epidemiological evidence to individualized patient management. Int J Cardiol, 170: 350-357.

Davies EJ, Moxhan T, Rees K et al. (2010) Exercise training for systolic heart failure: Cochrane systematic review and meta-analysis. Eur J Heart Fail, 12: 706-715.

Diep L, Kwagyan J, Kurantsin-Mills J et al. (2010) Association of physical activity level and stroke outcomes in men and women: a meta-analysis. J Womens Health (Larchmt), 19: 1815-1822.

Fujita Y, Nakamura Y, Hiraoka J et al. (1995) Physical-strength tests and mortality among visitors to health-promotion centers in Japan. J Clin Epidemiol, 48: 1349-1359.

Gale CR, Martyn CN, Cooper C et al. (2007) Grip strength, body composition, and mortality. Int J Epidemiol, 36: 228-235.

Inoue M, Iso H, Yamamoto S et al. (2008) Daily total physical activity level and premature death in men and women: results from a large-scale population-based cohort study in Japan (JPHC study). Ann Epidemiol, 18: 522-530.

Kishimoto H, Hata J, Ninomiya T et al. (2014) Midlife and late-life handgrip strength and risk of cause-specific death in a general Japanese population: the Hisayama Study. J Epidemiol Community Health, 68: 663-668.

Leong DP, Teo KK, Rangarajan S et al. (2015) Prognostic value of grip strength: findings from the Prospective Urban Rural Epidemiology (PURE) study. Lancet, 386: 266-273.

Li T, Wei S, Shi Y et al. (2016) The dose-response effect of physical activity on cancer mortality: findings from 71 prospective cohort studies. Br J Sports Med, 50: 339-345.

Nocon M, Hiemann T, Müller-Riemenschneider F et al. (2008) Association of physical activity with all-cause and cardiovascular mortality: a systematic review and meta-analysis. Eur J Cardiovasc Prev Rehabil, 15: 239-246.

Noda H, Iso H, Toyoshima H et al. (2005) Walking and sports participation and mortality from coronary heart disease and stroke. J Am Coll Cardiol, 46: 1761-1767.

Rantanen T, Volpato S, Ferrucci L et al. (2003) Handgrip strength and cause-specific and total mortality in older disabled women: exploring the mechanism. J Am Geriatr Soc, 51: 636-641.

Sasaki H, Kasagi F, Yamada M et al. (2007) Grip strength predicts cause-specific mortality in middle-aged and elderly persons. Am J Med, 120: 337-342.

Seguin R, Buchner DM, Liu J et al. (2014) Sedentary behavior and mortality in older women: the Women's Health Initiative. Am J Prev Med, 46: 122-135.

Taylor RS, Brown A, Ebrahim S et al. (2004) Exercse-based rehabilitation for patients with coronary heart disease: systematic review and meta-analysis of randomized controlled trials. Am J Med, 116: 682-692.

（岸本裕歩，清原 裕）

3-2 心疾患

1．はじめに

身体活動（physical activity）や運動（exercise），体力（physical fitness）の健康の維持，増進における重要性は，一般の市民においてのみならず，既に心疾患を有する症例においても示されている．医療の発達は，先進国における寿命の延長をもたらした一方で，高齢者における虚血性心疾患などの心疾患の罹患率・死亡率を増加させた．75歳以上の虚血性心疾患の死亡率は75歳未満の2倍以上にのぼる．また，高齢者特有の合併症（貧血や腎機能障害，フレイル，認知機能障害など）が虚血性心疾患の治療効果に大きな影響を与えている．高齢者においても身体活動への介入が健康に対し優れた効果をもたらすことから，生産年齢への介入に加えて，高齢者に対する介入をいかに行うかが今後の課題になる．

本稿においては，身体活動，運動，体力に加えて，重要性が指摘されている sedentary time（座位時間）と心疾患の関連を，高齢者における状況も含め総説し，今後の課題を展望する．

2．身体活動と心疾患

1）心疾患の一次予防，二次予防と身体活動

身体活動が心疾患を抑制する効果は，心疾患をまだ発症していない集団（一次予防）において

も，それを既に発症している集団（二次予防）においても明らかである．一次予防では，健常人において冠動脈疾患のリスクファクターの管理を行えば冠動脈疾患による死亡率が低下するが，その効果は二次予防における効果に比し4倍にも達する（Lloyd-Jones et al., 2002）．また，身体活動レベルが低い集団に比べて，活動レベルが中等度から高度の集団は，冠動脈疾患に罹患しない期間が男性で1.3年，女性で3.3年延長している（Franco et al., 2005）．何らかの臨床的な理由でトレッドミル運動負荷試験が行われ，異常反応を有するか，あるいは冠動脈疾患の病歴を有するグループ（二次予防）と，そうでないグループ（一次予防）での研究において，両グループともに運動耐容能が予後に大きく関連しており，負荷試験での運動耐容能が1メッツ改善するごとに，生存率が12%改善したという（Myers et al., 2002）．二次予防では，以前には身体活動を低下させ安静とすることが推奨されていたこともあったが，近年の研究では，身体活動が冠動脈疾患のみならず，その他の血管疾患にも抑制的に働くことが示されている．イギリスで行われた冠血管疾患の既往がある40歳から59歳の男性を対象にした約12年間の前向き研究では，軽度から中強度の運動で心血管死亡のリスクが0.4倍も低下した．また，1日40分以上の歩行でも心血管死亡のリスクは0.39倍に低下した（Wannamethee et al., 2000）．

近年，注目されている身体活動に関する知見，すなわち，後述する座位時間や高齢者におけるフレイルも，上述の身体活動と疾患罹患率の逆相関の延長線上にある．わが国を含め先進国では確実に高齢化が進行しており，増加する医療費が社会資本に大きな影響を与えつつある．

2）高齢者における身体活動と心疾患

加齢により筋力や持久力などの身体能力の低下が生じ，その結果，身体活動が減少し，高血圧や肥満を招き，耐糖能異常の悪化や認知機能低下が生じる．このこと自体が身体機能を低下させ，さらに心疾患のリスクを高める．実際，高齢者では65歳未満の非高齢者に比較して，急性冠症候群による入院率が高く，しかも重症例が6倍多い．さらに，治療に必須の抗血栓療法が施行された場合，副作用である消化管出血の発生頻度が2倍になる．以上より，高齢者において身体活動を増加させることは，健康維持に極めて重要であり，身体活動の増加により寿命延長効果に加えQOLを保ち，加えて医療費を抑制し得ることから極めて重要である．

身体活動の様式によりその健康に対する有用性に差が認められている．有酸素運動や筋力強化トレーニングの有用性は高いと認められている．一方で，バランストレーニングの心疾患の抑制に対する有用性は示されていない．しかし，高齢者における転倒を予防する重要な要素として，運動やバランス能力，下肢筋力があげられている．高齢者の転倒をアウトカムにしたメタアナリシスでは，バランストレーニングを取り入れた運動プログラムは，取り入れなかった運動プログラムと比較して，17%も転倒のリスクを減少させた（Sherrington et al., 2008）．今後，目的とする効果ごとのより有効な運動プログラム，症例毎にオーダーメイドされた高齢者の身体能力維持のためのプログラムが開発されれば，目的に応じた身体活動の改善により大きく寄与する可能性がある．

日常の身体活動の中でも特に歩行速度は，心血管疾患の死亡率と関連がある．男性で歩行速度が1.5m/秒，女性で1.35m/秒以下の場合，心血管死亡のリスクが2.92倍になる（Dumurgier et al., 2009）．歩行速度は，フレイルの診断基準にも含まれている．フレイルは，心疾患の予後にも強く関連しており，一般市民で行われたいくつかの研究でも心血管疾患の死亡リスクを2倍から3倍に押し上げている（Veerasamy et al., 2015）．

身体活動の増加には，医療者側からの働きかけが非常に重要である．たとえば，ニュージーランドでは，65歳以上を対象にして，かかりつけ医

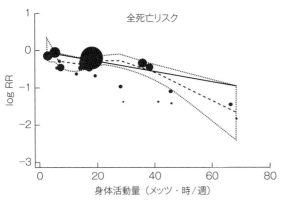
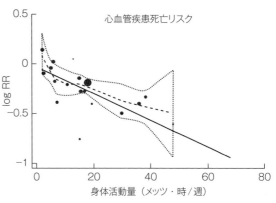

図3-2-1 糖尿病患者における身体活動と全死亡・心血管疾患死亡の量反応関係（Kodama et al., 2013）

や看護師が，患者に目標を提示，トレーナーから3カ月間，電話によるアドバイスを行った．その結果，対照群に比較して余暇時間における中等度の活動時間が1週間に0.67時間増加し，入院が有意に減少した（Kerse et al., 2005）．一方で，米国では家庭医（かかりつけ医）から，身体活動に関してアドバイスを受けている人は62%に過ぎなかった（Balde et al., 2003）．高齢者の身体活動に対して，医療従事者をはじめ周囲の人からの介入が，重要かつ効果的と考えられる．

3）糖尿病症例の身体活動と心疾患

糖尿病患者は，健常者に比べて全死亡率，心血管イベントでの死亡率が50〜60%高い．特に心血管死亡が多く，アメリカにおいては心血管死亡が糖尿病患者の死亡の最も主要な部分を占めている．糖尿病患者においても，身体活動が高い例は低い例に比べて，全死亡リスクが0.60，心血管死亡リスクは0.71に低下することが知られており，さらに，この身体活動と死亡リスクの軽減関係は，量反応関係を示すことが示されている（図3-2-1）（Kodama et al., 2013）．

3．運動と心疾患

1）運動と心疾患の一次予防

運動は安静時の血圧を低下させる．有酸素運動が骨格筋の血流量の増加から，全身の血管拡張性を改善させ，末梢血管抵抗の拡張能を改善させ，さらに交感神経の活動を抑制し，副交感神経の亢進をもたらすためと考えられている．安静時の拡張期血圧が2mmHg低下すれば心疾患の発生が6%減少する（Cook et al., 1995）．また収縮期血圧2mmHgの低下が脳卒中を8%減少させるとの報告もあり（Staessen et al., 2001），血圧の点だけでも運動がもたらす心血管系疾患の予防効果は絶大である．それに加え，代謝面において運動は，体重減少をもたらすとともに有酸素運動の効率を高め，HDLコレステロールの増加と中性脂肪，HbA1cの減少をもたらす．さらに食生活の改善を組み合わせることで，LDLコレステロールと総コレステロールの減少が得られる．中強度の運動がLDL粒子サイズの増大を生じさせ，粒子サイズが小さく密度が高いLDL（small dense LDL）の減少にも寄与する．中年男性を7年間追跡した研究において，余暇時間に中程度の身体活動を行っている群では身体活動が少なかった群に比較して，致命的な心疾患や突然死の発生率が20%低値を示した（Leon et al., 1987）．

2）運動と心疾患の二次予防

既に存在する心疾患に対し運動が与える効果はさまざまな要因が複雑に絡んでいるが，中枢因子，末梢因子，神経因子の3つのメカニズムにまとめることができる（表3-2-1）．

中枢因子では，冠循環の血管内皮細胞の働きが

表3-2-1 運動が心疾患へ与える影響のメカニズム

因　子	効　果
中枢因子	運動耐容能の改善による心負荷の軽減 冠血管拡張能の改善と冠血流量の改善 心筋虚血閾値の上昇 心筋の虚血耐性 心拍出量の増加 心予備能の改善 左室リモデリングの抑制
末梢因子	骨格筋機能の改善 骨格筋量の増加 末梢血管拡張能の改善と血行動態の改善 心臓と末梢血管の協調性 　（Ventricular-arterial coupling）の改善 血圧の低下 抗炎症作用，炎症性サイトカインの減少による 　心血管リスクの低下
神経因子	交感神経緊張の低下 副交感神経緊張の亢進

重要視されている．特に，冠動脈を拡張させ，冠血流を増加させる一酸化窒素と身体活動との関連が多く報告されており，運動による血管内皮へのシェアストレスや相対的な虚血によって，一酸化窒素合成酵素が誘導され，冠動脈の血管内皮機能が改善し，血管拡張反応が良好となり，血管拡張刺激や運動時の冠血流が増大することが示されている（Hambrecht et al., 2003）．心機能に対する影響はどうであろうか．心筋梗塞後の患者に運動療法を行うと，左室の拡大が増強し左室収縮力すなわち左室駆出分画が低下するのではないかと危惧された時期があったが，その後の研究で，心筋梗塞後の患者に対し運動耐容能を明らかに改善させた運動療法が，左室拡張終期容量や左室駆出分画に変化を与えなかったとする報告が続いた（中山ほか，1995）．すなわち，過度の心負荷は左室リモデリングを助長すると考えられるが，適切な運動療法は，左室リモデリングを悪化させる可能性は少ないと考えられる．左室駆出率40％以下の症例を対象とし，非運動療法群と運動療法群を対比した研究では，非運動療法群では左室が有意に拡大したのに対し，運動療法群では左室拡大は認められず，左室駆出率が有意に改善した（Giannuzzi et al., 1997）．拡張型心筋症例に対して6カ月間の運動療法を行った研究でも，最高酸素摂取量は有意に増大したが，左室駆出分画は変化なく，左室拡張終期径は減少傾向を示した（Hambrecht et al., 2000）．すなわち，運動療法が梗塞後の心室リモデリングを抑制する可能性があることを示している．現在，適度の運動療法は，左室の拡大をきたすことなく，収縮力は不変ないし軽度の改善が得られるとの認識が一般的となった．

近年，左室拡張能に対する注目が集まっている．左室収縮が保たれているにもかかわらず，拡張能の障害により心不全をきたす例が数多く存在することが明らかになっているためである．心不全の50％以上は拡張不全による心不全であるといわれており，左室駆出率が低下している収縮不全による心不全と比較しても，死亡率などに差がないことから，収縮不全による心不全例と同等に予後不良の病態であると考えられている．近年，拡張不全患者において運動療法は運動耐容能と拡張能を改善させることが示されつつある（Wuthiwaropas et al., 2013）．

末梢因子への運動療法の効果として，血管機能と骨格筋量に対する効果が，心疾患患者においてはとりわけ重要である．心疾患例においては安静時心拍出量の低下に加えて，運動時の心拍出量の増加不良が主要な病態をなすが，それ以上に骨格筋を栄養する抵抗血管の血管拡張能が低下していることがさらなる運動能の低下を招来している（Sullivan et al., 1989）．運動時に運動筋の血管拡張を制限することは，運動時に心拍出量の増加が制限されているため運動時の血圧低下を防ぐために合目的的であるが，その血管拡張制限が必要とする以上に発揮されてしまう結果，さらなる骨格筋への血流低下を招き，必要以上の運動耐容能の低下を招いている例が多い．これが，心機能と運動耐容能とが相関を示さない主要な原因であり，軽度の心機能の低下にもかかわらず著明な運動耐容能の低下を有したり，重度の心機能低下を有するにもかかわらず健常人と同様の運動耐容能を発揮している症例が存在する説明となっている．心

機能低下例の主要かつ最も強力な予後の規定因子が運動耐容能であることを鑑みれば，同じ心機能でも大きく異なる運動耐容能を発揮できるか否かを左右するこの末梢因子は決して見過ごすことはできない．

もう1つ運動耐容能を左右する主要な因子は末梢の骨格筋量である．心疾患による過度の安静は骨格筋の萎縮を招き，さらなる運動耐容能の低下を招く．心疾患患者の運動耐容能が左室駆出分画とは相関関係を示さない一方で，末梢の骨格筋量と正相関を示すことは周知の事実である．フレイルやサルコペニアといわれる状態がある場合，心血管イベントのリスクは2.2倍であり（Veerasamy et al., 2015），これらへの介入で心疾患への効果が期待できる．

神経因子では，不整脈や突然死を減らす可能性が示唆されている．動物実験では，運動により，心筋虚血による心室細動の発症や突然死のリスクの減少が観察され，自律神経への作用がその作用機序の1つと目されている．心筋梗塞後の49人の患者を持久トレーニング群と非トレーニング群に分けた研究では，4週間後に，圧反射感受性の26％の改善を認め，さらに10年間のフォローを行ったところ，トレーニングによって圧反射感受性の改善が認めた群の心死亡率は22％低下した（La Rovere et al., 2002）．さらに，心疾患例における運動は，運動能力を改善させ，心不全症状を軽減するにとどまらず，患者の心理的な自信を回復させ，不安や抑うつ状態が改善する効果をもたらす．

以上のごとく，運動療法により，心不全患者の心不全の悪化による再入院や死亡のリスクの減少が得られ，その予後改善作用は絶大なものとなっている．

3）高齢者の運動と心血管疾患

高齢者においても身体活動の有用性が証明されている．65歳以上の一般白人女性を12.5年間追跡した前向き研究では，1週間当たりの歩行が1.8（0.6〜2.9）マイルと活動性が低下している群と，観察開始当初は活動性が低下していたが，その後，週あたりの歩行距離が8.2（4.7〜12.8）マイルまで増加した群を約7年間追跡したところ，活動性が向上した群において死亡率の36％に及ぶ低下を認めた（Gregg et al., 2003）．活動性の低下は死亡のリスクを増加させるが，活動性の低下はある程度，可逆的であることも重要なポイントである．70歳以上の健康な一般市民を対象にした前向き研究では，およそ50カ月のフォロー期間中に56％の対象者に身体機能障害が生じたが，12カ月以内にそれらのうち81％が4つのADL項目で改善したという（Hardy et al., 2004）．さらに，変形性股関節症を有する高齢者に対して，8週間の筋力トレーニングと生活習慣のアドバイスに基づく運動プログラムを実施したところ，Timed up and go（TUG）テストで，1.2秒の改善を認めたとの報告もある（Tak et al., 2005）．このように，何らかの運動障害を有していても，それぞれに適合した運動プログラムを導入することで，身体機能改善が期待でき，さらには心血管イベントの抑制が期待できる．

逆に，高齢者には，運動によっておこる筋骨格系のトラブルと急性心筋梗塞や突然死発症のリスクがある．60歳以上の167名の健常な高齢者において，12カ月に及ぶ運動介入プログラムを実施したところ，23名（16.7％）に運動関連の外傷が生じ，そのうちの44％は直ちに運動プログラムが再開できなかった（Little et al., 2013）．心臓疾患の既往がないものの高強度の運動中に心停止を起こした133人のデータを集めたところ，日常の運動が少ない人では，心停止の発生率が56倍に及んだとの報告もある（Siscovick et al., 1984）．これらのことから，運動前には，個々の症例のリスクを評価していく必要がある．糖尿病ないしその他の生活習慣病を有し，中程度以上の運動を開始する予定の人などに対しては，運動を行う前に負荷テストを行うべきと考えられている．

4．体力と心疾患

　いわゆる体力とは，筋力，持久力，柔軟性，体組成，心肺持久力などで構成される身体能力であり，加齢や生活様式，環境，運動などが体力に大きな影響を与える．9,777名を対象とした約5年間の追跡で2回の運動負荷試験を行い，この間に体力向上が図れているかを年齢ごとに設定した基準により判定したところ，体力が向上した群では，44%の死亡率減少を認め，トレッドミル検査での最大トレッドミル走行時間が1分間向上するごとに死亡率が7%低下したとの報告がある（Blair et al., 1995）．健常人を対象とした研究のメタアナリシスでは，最大酸素摂取量で示される心肺機能が1メッツ増えるごとに，心疾患のリスクが0.85倍に低下する量的関係が認められた．また，最大酸素摂取量が7.9メッツ以下であったケースは心疾患死亡リスクが1.56倍になったという（Kodama et al., 2009）．

　スタチンは心血管疾患の主要なリスクファクターである脂質異常症を改善させ，強力な心疾患の予防効果を有するが，高い心肺機能を維持することは，スタチンによる高い死亡率改善効果と同程度の疾患抑制効果が期待できるとの報告もある．脂質異常症を有する一般市民を対象にした約10年間に及ぶ前向き研究では，スタチン内服患者では，5メッツ以下の体力の人に比べて，9メッツ以上の体力がある人の死亡リスクは0.30倍であった．また，非内服者でも高い体力が維持されている群は死亡リスクを0.53まで低下させた（Kokkinos et al., 2013）．また，高血圧を有する一般市民を対象にした研究でも，スタチンは34%死亡率を減少させたが，5.1から8.4メッツの体力を有する例はそれ以下の例よりスタチンに匹敵する死亡率の低下を示し，8.5メッツ以上の体力維持が達成できている場合，死亡率の低下は52%に及んだ（Kokkinos et al., 2014）．

　過剰な体重または低心肺機能がある場合，心血管疾患のリスクは非常に高まることは，自明の事実である．しかし，両者が共存する場合，状況が異なることが知られている．心肺機能と体重の関係を2,469人の心疾患の指摘のない65歳以上の男性を対象に6.9±4.4年間追跡した研究では，BMIが標準（20.0から24.9）の例と比較して，BMIが25.0から29.0であった群は死亡率が0.66倍であった（McAuley et al., 2009）．この現象は，obesity paradoxと呼ばれている．心肺機能が低く，正常体重の人は特に予後が悪く，最も予後が良好であったのはBMIが30を超える人であった．一方，心肺機能が保たれている人では，obesity paradoxは認められなかった．したがって，obesity paradoxには心肺機能が大きくかかわっていると考えられる（Myers et al., 2015）．

　体力を構成するものとして，筋力にも心血管疾患との関連が認められている．日本人の外来通院中のうっ血性心不全患者で握力を測定し，その後の経過をフォローしたところ，死亡群の握力が有意に低かった．カットオフ値は32.2kgfであった（Izawa et al., 2009）．健常者における筋力と心疾患の関連はいまだ不明であるが，筋力低下はフレイルに直結することから，今後の解明が待たれる．フレイルと心血管疾患の関連を図3-2-2に示す（Iqbal et al., 2013）．一般的な生活を送っている高齢者を対象にした研究では，フレイルが存在している場合，心血管病の発症率が3倍になる（Afilalo et al., 2009）．別の報告でも，一般生活を送っているフレイルを有する高齢者では，心血管疾患の死亡率がおよそ2～4倍になるという（Veerasamy et al., 2015）．したがって，この状態への早期介入が非常に重要となる．

5．座位時間と心疾患

　座位時間とは，座位・臥位で，エネルギー消費量が1.5メッツ以下のすべての覚醒行動とされる．産業革命の影響を受けて，先進国で特に座位時間が増加している．座位時間が増加すると，非運動性熱産生が低下し，体重増加などの健康問題

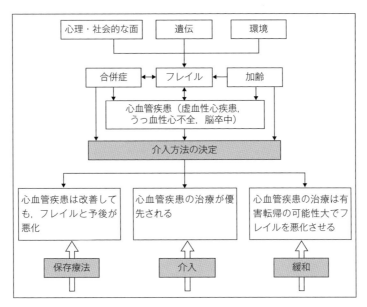

図3-2-2　フレイルと心血管疾患の関連（Iqbal et al., 2013）

が出現する．近年，急速に検証の必要性が問われている事項である．

脳卒中や心疾患などの既往を有さない健康な123,216名を対象にした研究では，座位時間が6時間以上かつ余暇時間の身体活動が少ない（＜24.5メッツ・時/週）場合，座位時間が3時間未満と短くかつ身体活動が多い群に比べて，心血管疾患による死亡率が1.48～1.94倍の高値を示し，身体活動とは独立した死亡リスクであったという（Patel et al., 2010）．冠動脈疾患のない713,631名を5.4年間追跡した研究では，座位時間が10時間を超えている群では，6時間未満の群に比べて，心筋梗塞のハザード比が1.31倍となっていたが，全死亡率には有意差を認めなかった．また，座位時間が6時間未満でかつ余暇時間に身体活動を行っている群は，座位時間10時間以上でかつ余暇時間に身体活動なしの群に比較して，心筋梗塞の発症は1.80倍，全死亡率は2.29倍に増加していた（Bjørk Petersen et al., 2014）．また，別のメタアナリシスでは，長時間のテレビ視聴で心血管疾患のリスクが1.15倍増加する量的関係を認め，1日のテレビ視聴時間が2時間増加するたびに，10万人当たり38人が致死的心血管疾患を発症すると算出された（Grøntved et al., 2011）．また，車での移動に伴う座位時間が週平均10時間以上の人は，週4時間未満の人に比べ，冠動脈疾患による死亡リスクが82％も高くなるという（Warren et al., 2010）．

座位時間の短縮への介入効果はどうであろうか．59歳から82歳の人を6年間追跡した研究では，座位時間が1日12時間以上の群では5時間未満の群に対し，全死亡率・心疾患死亡率が有意に高率であったが，活動性が低い集団に対して，一日1時間の座位時間を運動または非運動性身体活動（たとえば，家事や芝刈りなど）に置き換えたところ，それぞれ，全死亡率がハザード比0.58，0.70に減少した．活動性がもともと高い成人集団に関しては，運動はハザード比を減少させるが，非運動性身体活動はリスクを減少させなかった．この傾向は，心疾患死亡率にも認められた（Matthews et al., 2015）．どの年齢層よりも高齢者の座位時間は長くなる傾向がある．高齢者の座位時間を減少させる上で実現性の高いものは，運動以外の生活活動場面での身体活動時間を増やすことである．60歳以上を対象にした観察研究で12.5年間フォローを行った研究では，生活活動場

面での身体活動が多い，中等度，少ない，の3群に分けたとき，多い群では少ない群より，心血管疾患のリスクが0.73に，全死亡が0.70に低下した（Ekblom-Bak et al., 2014）．

さらなる座位時間の減少を図るために，さまざまな介入研究がなされている．高齢者に対して，直接面談や個別に手紙でフィードバックを行い，座位時間減少を図る方策をとった研究では，座位時間が3.2%減少，座位時間の中断が1日当たり4回に増加し，軽度から中程度の身体活動時間が有意に増加した（Gardiner et al., 2011）．高齢者にとどまらず，デスクワークが増加しているわが国においても，より若い世代に対しての効果的な介入技法の開発が待たれる．

6．まとめと展望

以上，心疾患の一次予防，二次予防の観点から，身体活動，運動，体力それに座位時間と心疾患の関連を論じた．これらどの要素も密接に心疾患の発症率やその予後に関連していることが明らかで，運動により他のどの薬物療法にも匹敵あるいはそれを凌駕する予後改善効果があることが示されている．今後の診療の中心に据えるべき知見であると思われる．

文献

Afilalo J, Karunananthan S, Eisenberg MJ et al.（2009）Role of frailty in patients with cardiovascular disease. Am J Cardiol, 103: 1616-1621.

Balde A, Figueras J, Hawking DA et al.（2003）Physician advice to the elderly about physical activity. Journal of Aging & Physical Activity, 11: 90-97.

Bjørk Petersen C, Bauman A, Grønbæk M et al.（2014）Total sitting time and risk of myocardial infarction, coronary heart disease and all-cause mortality in a prospective cohort of Danish adults. Int J Behav Nutr Phys Act, 11: 13.

Blair SN, Kohl HW 3rd, Barlow CE et al.（1995）Changes in physical fitness and all-cause mortality. A prospective study of healthy and unhealthy men. JAMA, 273: 1093-1098.

Cook NR, Cohen J, Hebert PR et al.（1995）Implications of small reductions in diastolic blood pressure for primary prevention. Arch Intern Med, 155: 701-709.

Dumurgier J, Elbaz A, Ducimetière P et al.（2009）Slow walking speed and cardiovascular death in well functioning older adults: prospective cohort study. BMJ, 339: b4460.

Ekblom-Bak E, Ekblom B, Vikström M et al.（2014）The importance of non-exercise physical activity for cardiovascular health and longevity. Br J Sports Med, 48: 233-238.

Franco OH, de Laet C, Peeters A et al.（2005）Effects of physical activity on life expectancy with cardiovascular disease. Arch Intern Med, 165: 2355-2360.

Gardiner PA, Eakin EG, Healy GN et al.（2011）Feasibility of reducing older adults' sedentary time. Am J Prev Med, 41: 174-177.

Giannuzzi P, Temporelli PL, Corrà U et al.（1997）Attenuation of unfavorable remodeling by exercise training in postinfarction patients with left ventricular dysfunction: results of the Exercise in Left Ventricular Dysfunction（ELVD）trial. Circulation, 96: 1790-1797.

Gregg EW, Cauley JA, Stone K et al.（2003）Relationship of changes in physical activity and mortality among older women. JAMA, 289: 2379-2386.

Grøntved A and Hu FB（2011）Television viewing and risk of type 2 diabetes, cardiovascular disease, and all-cause mortality: a meta-analysis. JAMA, 305: 2448-2455.

Hambrecht R, Gielen S, Linke A et al.（2000）Effects of exercise training on left ventricular function and peripheral resistance in patients with chronic heart failure: A randomized trial. JAMA, 283: 3095-3101.

Hambrecht R, Adams V, Erbs S et al.（2003）Regular physical activity improves endothelial function in patients with coronary artery disease by increasing phosphorylation of endothelial nitric oxide synthase. Circulation, 107: 3152-3158.

Hardy SE and Gill TM（2004）Recovery from disability among community-dwelling older persons. JAMA, 291: 1596-1602.

Iqbal J, Denvir M, Gunn J（2013）Frailty assessment in elderly people. Lancet, 381: 1985-1986.

Izawa KP, Watanabe S, Osada N et al.（2009）Handgrip strength as a predictor of prognosis in Japanese patients with congestive heart failure. Eur J Cardiovasc Prev Rehabil, 16: 21-27.

Kerse N, Elley CR, Robinson E et al.（2005）Is physical activity counseling effective for older people? A cluster randomized, controlled trial in primary care. J Am Geriatr Soc, 53: 1951-1956.

Kodama S, Saito K, Tanaka S et al.（2009）Cardiorespiratory fitness as a quantitative predictor of all-cause mortality and cardiovascular events in healthy men and women: a meta-analysis. JAMA, 301: 2024-2035.

Kodama S, Tanaka S, Heianza Y et al. (2013) Association between physical activity and risk of all cause mortality and cardiovascular disease in patients with diabetes. a meta-analysis. Diabetes Care, 36: 471-479.

Kokkinos PF, Faselis C, Myers J et al. (2013) Interactive effects of fitness and statin treatment on mortality risk in veterans with dyslipidaemia: a cohort study. Lancet, 381: 394-399.

Kokkinos P, Faselis C, Myers J et al. (2014) Statin therapy, fitness, and mortality risk in middle-aged hypertensive male veterans. Am J Hypertens, 27: 422-430.

La Rovere MT, Bersano C, Gnemmi M et al. (2002) Exercise-induced increase in baroreflex sensitivity predicts improved prognosis after myocardial infarction. Circulation, 106: 945-949.

Leon AS, Connett J, Jacobs DR Jr et al. (1987) Leisure-time physical activity levels and risk of coronary heart disease and death. The Multiple Risk Factor Intervention Trial. JAMA, 258: 2388-2395.

Little RM, Paterson DH, Humphreys DA et al. (2013) A 12-month incidence of exercise-related injuries in previously sedentary community-dwelling older adults following an exercise intervention. BMJ Open, 3: pii: e002831.

Lloyd-Jones DM, Larson MG, Leip EP et al. (2002) Lifetime risk for developing congestive heart failure: the Framingham Heart Study. Circulation, 106: 3068-3072.

Matthews CE, Moore SC, Sampson J et al. (2015) Mortality Benefits for Replacing Sitting Time with Different Physical Activities. Med Sci Sports Exerc, 47: 1833-1840.

McAuley P, Pittsley J, Myers J et al. (2009) Fitness and fatness as mortality predictors in healthy older men: the veterans exercise testing study. J Gerontol A Biol Sci Med Sci, 64: 695-699.

Myers J, Prakash M, Froelicher V et al. (2002) Exercise capacity and mortality among men referred for exercise testing. N Engl J Med, 346: 793-801.

Myers J, McAuley P, Lavie CJ et al. (2015) Physical activity and cardiorespiratory fitness as major markers of cardiovascular risk: their independent and interwoven importance to health status. Prog Cardiovasc Dis, 57: 306-314.

Patel AV, Bernstein L, Deka A et al. (2010) Leisure time spent sitting in relation to total mortality in a prospective cohort of US adults. Am J Epidemiol, 172: 419-429.

Sherrington C, Whitney JC, Lord SR et al. (2008) Effective exercise for the prevention of falls: a systematic review and meta-analysis. J Am Geriatr Soc, 56: 2234-2243.

Siscovick DS, Weiss NS, Fletcher RH et al. (1984) The incidence of primary cardiac arrest during vigorous exercise. N Engl J Med, 311: 874-877.

Staessen JA, Wang JG, Thijs L (2001) Cardiovascular protection and blood pressure reduction: a meta-analysis. Lancet, 358: 1305-1315.

Sullivan MJ, Knight JD, Higginbotham MB et al. (1989) Relation between central and peripheral hemodynamics during exercise in patients with chronic heart failure. Muscle blood flow is reduced with maintenance of arterial perfusion pressure. Circulation, 80: 769-781.

Tak E, Staats P, Van Hespen A et al. (2005) The effects of an exercise program for older adults with osteoarthritis of the hip. J Rheumatol, 32: 1106-1113.

Veerasamy M, Edwards R, Ford G et al. (2015) Acute coronary syndrome among older patients: a review. Cardiol Rev, 23: 26-32.

Wannamethee SG, Shaper AG, Walker M (2000) Physical activity and mortality in older men with diagnosed coronary heart disease. Circulation, 102: 1358-1363.

Warren TY, Barry V, Hooker SP et al. (2010) Sedentary behaviors increase risk of cardiovascular disease mortality in men. Med Sci Sports Exerc, 42: 879-885.

Wuthiwaropas P, Bellavia D, Omer M et al. (2013) Impact of cardiac rehabilitation exercise program on left ventricular diastolic function in coronary artery disease: a pilot study. Int J Cardiovasc Imaging, 29: 777-785.

中山大 (1995) 心筋梗塞患者における回復期運動療法の効果:運動療法非施行群との比較. J Cardiol, 25: 309-316.

（鈴木秀鷹，渡辺重行）

3-3 脳血管疾患

1. 脳卒中の疫学

わが国の脳卒中発症率は，1960年から80年代にかけて急激な低下がみられたものの，その後の発症率の減少は鈍化している．高血圧治療の普及による血圧管理により軽症化して死亡率は低下しているが，脳卒中の減少を相殺する危険因子（糖

尿病など）が近年増えてきたことがその一因と考えられる．この傾向を脳卒中の病型・部位別にみた場合，脳梗塞の予後は改善してはいるが，ラクナ梗塞が減少し，アテローム血栓性梗塞，心原性脳塞栓症の割合が高くなってきており，心原性脳塞栓症は加齢とともに増加傾向がみられる．一方，脳出血の発症率は経時的に（特に1960～1970年代にかけて）大きく低下し，その後は変化しておらず，これは主に血圧コントロール状況の改善によるものと考えられている（清原，2008）．わが国における脳卒中，特に脳出血の動向は，国際的にも関心が高く，①欧米白人集団では発症に性差がみられないのに対し男性で高いこと，②脳出血のリスクファクターである高血圧，喫煙，飲酒に特徴があること，③降圧剤，抗凝固薬の服薬割合が高いこと，④高齢者が多いこと，⑤発症率は高いが致死性イベント割合が小さいこと，⑥発症率低下の下げ止まりが続いている点などに関心が向けられている（Donnan et al., 2010）．脳出血の部位別では，被殻・視床・橋・小脳に好発することは知られ，発症年齢により好発部位が異なると考えられているが，加齢との関係に注目した系統的な研究は少なく，発症率ならびに生存率の推移，特に出血部位別に着目した報告は久山町研究，秋田県脳卒中登録からの報告に限られている（Gotoh et al., 2014；Suzuki and Izumi, 2015）．被殻出血の発症率は経時的に低下してきたが，視床出血の発症率は増加傾向で，年齢による特徴がみられ，特に高齢者で増加傾向にある．

このように脳梗塞，脳出血いずれの病型においても，発症率の低下はみられるが，年齢による特徴，時代によるリスクファクターの変化，服薬や血圧管理などの医療水準の影響が複合して表れており，これらの影響は梗塞，出血の部位別でさらに異なる可能性が考えられる．特に高齢者における特徴は，リスクファクターの変化や治療水準の向上による中年期の重症例の減少により競合リスクの影響が顕在化したものであるのか，各好発部位に対する高血圧，動脈硬化，加齢効果などの曝露の量や期間の問題であるのかなど，考慮すべき要因は多い．超高齢社会を迎えているわが国において，脳卒中にみられる高齢者の特徴とその原因を明らかにしていくことは，若年期からの循環器予防対策をより効果的なものにしていくために重要な課題と考えられる．

2．脳卒中のリスクファクターとしての身体活動（身体不活動）

脳卒中発症のリスクファクターとしては，高血圧，糖尿病，脂質異常症，肥満，喫煙，心房細動などがあげられ，病型ごとにその寄与は異なっている（藤島，1999；Kubo et al., 2008；Iso, 2011）．高血圧が最大のリスクである脳出血，ラクナ梗塞には，糖尿病や高脂血症の関与は少ないのに対して，アテローム血栓性脳梗塞は代謝異常が関与する粥状硬化が，心原性脳塞栓症では，心房細動が主要なリスクファクターである．これらと並んで身体活動（不活動）も脳卒中のリスクファクターの1つと考えられている（U.S. Department of Health and Human Services, 1996；Physical Activity Guidelines Advisory Committee, 2008；Meschia et al., 2014）．高血圧をはじめとする脳卒中リスクファクターと身体活動の関連については，多くの臨床試験でその予防改善効果が検証されているが，直接的に，脳卒中発症に対する身体活動の予防効果を検証した長期臨床試験は存在しない．現状では，身体活動（Physical Activity）の予防効果の多くはコホート研究により確認されたものであり，米国心臓病学会（American Heart Association：AHA）および米国脳卒中学会（American College of Cardiology：ASA）における脳卒中予防ガイドラインでは，推奨度分類がClass I（手技/治療あるいは診断法/評価法を行うべきである），エビデンスレベルがEvidence B（単独の無作為化臨床試験あるいは大規模な非無作為化試験で証明された結果）と判定されている（Meschia et al., 2014）．脳卒中発症に対する予防

機序としては，心血管機能の改善といった直接的な作用と先にあげた脳卒中リスクファクターの改善を介した二次的な作用が考えられている（Mora et al., 2007）．

3．脳卒中発症と身体活動・座位行動

脳卒中発症と身体活動の関連を検討した研究とこれらの研究結果を統合したメタアナリシスについては，これまでいくつもの報告がある．身体活動量が少ないカテゴリーに対して，活動量が多いカテゴリーでは，脳卒中発症が少ないという報告が大部分であるが，性別，年齢別で異なる結果を示す研究も少なくない．これらの結果を解釈する上では，脳卒中の病型や部位による特性とそれらに関連するリスクファクターの違いを考慮するとともに，身体活動の構成要素である活動の種類（余暇活動・職業性活動・日常身体活動），強度（低強度，中等度，高強度），実施時間（1回時間，頻度）などを統合的に検討する必要がある．

近年は，国際的に研究の大型化が進んでいることや，身体活動をより包括的に調査する傾向が強い．また，理想的な生活習慣を定義し，その充足状況と脳卒中発症の関連を検討した研究や身体不活動に着目した研究も増えているなど，研究の特徴別に結果を解釈する視点も必要である．本報告で以下に紹介するレビュー・メタアナリシス論文や主要な研究については，時代や研究の特徴別に整理を行った．

1）The Surgeon General's Report on Physical Activity and Health

1996年に出版されたThe Surgeon General's Report on Physical Activity and Healthにおいて，身体活動と脳卒中発症の関連については controversialであるとしている（U.S. Department of Health and Human Services, 1996）．この判断は，14の観察研究のレビューをもとに行われており，8つの研究では，身体活動と脳卒中発症との間に負の関連が認められ，4つの研究では関連がないとする結論で，残り2つの研究では，身体活動量が少ない場合と多い場合で脳卒中発症リスクが高いU-shapeの関連が認められている（Menotti and Seccareccia, 1985；Lindsted et al., 1991）．

2）Physical Activity Guideline Advisory Committee Report 2008

2008年にまとめられた米国のPhysical activity guideline advisory committee reportでは，1996年のSurgeon General's Report以降に報告があったコホート研究，ケースコントロール研究18件と2件のメタアナリシス（Lee et al., 2003；Wendel-Vos et al., 2004）を中心に検討を行っている（Physical Activity Guidelines Advisory Committee, 2008）．検討対象とした研究の多くは全脳卒中をアウトカムとしており，脳梗塞，脳出血に分けた検討は一部であった．身体活動の低強度活動を基準とした中等度活動群および高強度活動群の全脳卒中相対リスク（以下，RR）は，男性では，それぞれ0.65，0.72であり，同様に女性においては0.82，0.72であった．

Committee Reportに含まれる2つのメタアナリシスのうち，Wendel-Vosらによる報告（2004）は，2001年以前に行われた31の研究（24コホート研究，7ケースコントロール研究）を対象としている．この検討では，男女ともに，身体不活動群に対し，中等度活動群において，脳卒中発症率が低いことが確認されている（職業性身体活動：RR＝0.64（95％CI：0.48〜0.87），余暇身体活動：RR＝0.85（95％CI：0.78〜0.93）．梗塞，出血別では，脳梗塞において，職業性身体活動の高強度活動群が，中等度活動群に対して，RR＝0.77（95％CI：0.60〜0.98），不活動（座業活動）群に対してRR＝0.57（95％CI：0.69〜0.91）であった．同様に余暇身体活動については，低強度活動群に対して高強度活動群でRR＝0.79（95％CI：0.69〜0.91）であった．脳出血においては，余暇身体活

動の低強度活動群に対して，高強度活動群ではRR＝0.74（95％CI：0.71〜0.85）であった．もう1つのLeeら（2003）によるメタアナリシスにおいても，Wendel-Vosらの報告と同様の傾向を示しており，最も高い活動群の脳卒中リスクは，最も低い活動群に対して，RR＝0.73（95％CI：0.67〜0.79），中等度活動群に対してRR＝0.80（95％CI：0.74〜0.86）であった．

3）2008年以降の報告

（1）メタアナリシス論文

2010年にDiepらが報告した13の研究（1986年から2005年までの研究）のメタアナリシスでは，余暇身体活動において，低強度活動群に対する高強度活動群，中等度活動群のRRは，男性で0.81（95％CI：0.75〜0.87），0.88（95％CI：0.82〜0.94），女性で0.76（95％CI：0.64〜0.89），0.99（95％CI：0.88〜1.07）であった（Diep et al., 2010）．2012年にLiらが報告した21研究650,000例を対象としたメタアナリシスでは，余暇身体活動において男性では，低強度活動群に対して高強度活動群でRR＝0.76（95％CI：0.70〜0.82），中等度活動群でRR＝0.80（95％CI：0.74〜0.87）であった．一方女性では，低強度活動群に対して高強度活動群ではRR＝0.73（95％CI：0.68〜0.78），中等度活動群ではRR＝0.82（95％CI：0.76〜0.88）であった（Li et al., 2012）．

（2）英国：Million Women Study

追跡開始年が新しく，大規模の集団を追跡している例としては，英国のMillion Women Studyがあげられる．110万人を9年間追跡し，その間に冠動脈疾患49,113例，脳血管疾患17,822例（クモ膜下出血（SAH）1,774例，脳出血1,791例，脳梗塞5,993例）が確認されている（Armstrong et al., 2015）．身体活動については，「汗をかいたり，心拍数が上がるような運動」の実施頻度（「運動していない/ほとんどしていない」「週1回以下」「週2〜3回」「週4〜6回」「毎日」）と活動種類別の実施時間などを調査している．「汗をかいたり，心拍数が上がるような運動」においては，「運動していない/ほとんどしていない」に比べ，いずれの実施頻度においても脳血管疾患のリスクは低かったが，実施頻度が多いカテゴリーでのリスク上昇（U-shape）の傾向が認められている．脳卒中の病型別の検討においても同様の傾向がみられた（図3-3-1）．活動種類別実施時間と脳血管疾患の関連については，大部分の活動において実施時間が長いほど発症リスクが低い傾向がみられたが，サイクリング（脳卒中において2時間/週以上），家事活動（冠動脈疾患において10時間/週以上）でリスクの上昇がみられた（図3-3-2）．身体活動の構成要素である，強度，時間，頻度に着目し，身体活動と脳卒中との関連を検討した研究が少ない中で，本研究はこれまでにない大規模な集団を対象に，運動を頻回に実施しても追加的な効果が得られず，閾値があることを示した重要な研究であるといえる．

（3）身体活動を含んだHealthy lifestyleと脳卒中発症の検討

近年，過体重，喫煙，過度の飲酒，不適切な食習慣，身体不活動などの生活習慣を構成要素として考え，これらの充足状況と循環器疾患との関連を検討した報告が多くみられる（Chiuve et al., 2008；Larsson et al., 2014；Tikk et al., 2014）．これらの研究では，健康的な生活習慣を実践していない者に比べて，より多くの生活習慣を実践している（以下に示す例では，すべての生活習慣を充足している）者において，循環器疾患発症が少ないことを示している．米国のNurse's Health StudyとHealth Professional Studyを統合した検討（n＝114,928）では，全脳卒中において，男性では69％，女性では79％，脳梗塞において，男性では80％，女性では81％のリスク低下がみられている（Chiuve et al., 2008）．同様にスウェーデンのマンモグラフィーコホート研究（n＝31,696）においては，脳梗塞発症リスクにおいて62％の低下（Larsson et al., 2014），EPIC-Heidelberg研究（n＝23,927）においては，全脳

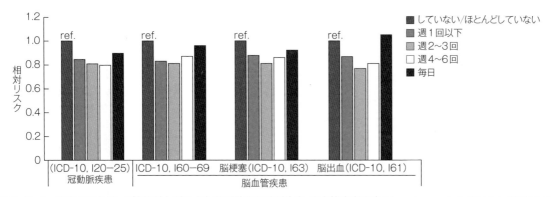

図3-3-1　汗をかいたり，心拍数が上がるような運動と冠動脈疾患，脳血管疾患発症（Armstrong et al., 2015より引用作図）

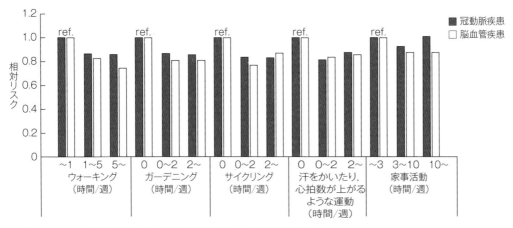

図3-3-2　活動種類別実施時間と冠動脈疾患，脳血管疾患発症（Armstrong et al., 2015より引用作図）

卒中において38％の低下が報告されている（Tikk et al., 2014）．健康的な生活習慣を統合的に扱った検討では，健康的な生活習慣の実践は脳卒中発症に対して予防的であるが，身体活動の項目だけに着目した場合においては，脳卒中の病型や性別により必ずしも一貫した結果が得られていない．

（4）座位行動時間

余暇身体活動などと独立して座位行動時間が，総死亡，心血管疾患（cardiovascular disease：CVD）発症，2型糖尿病発症などと関連していることが多くの研究で報告されている．Biswasらのメタアナリシス報告では，最も座位時間が短いカテゴリーを基準とした場合，最も座位時間が長いカテゴリーの総死亡RRが1.24（95％CI：1.09～1.41），CVD死亡で1.18（95％CI：1.11～1.23），CVD発症で1.14（95％CI：1.00～1.73），糖尿病発症で1.91（95％CI：1.64～2.22）であった（Biswas et al., 2015）．他のメタアナリシスでdose-responseの検討を行った研究では，総死亡やCVDと比較して糖尿病に対する影響が大きく，テレビの2時間視聴あたりのリスク上昇が，糖尿病が1.20（95％CI：1.14～1.27），CVDが1.15（95％CI：1.06～1.23），総死亡が1.13（95％CI：1.07～1.18）であった．またdose-responseの形状も糖尿病で異なっており，座位時間が短時間であってもその影響が大きい結果であった（Grøntved and Hu, 2011）．

座位行動時間の研究では，本検討で対象とする脳卒中を評価した研究が少ないことから，Women's Health Initiative Observational Study（Chomistek et al., 2013）を以下紹介する．50～79歳の女性71,028名を12.2年追跡し，この間2,050

例の脳卒中の発症が観察されている．座位行動時間は，仕事，食事，車の運転，通勤移動，テレビの視聴，会話などの座位で過ごす時間と定義し，自記式質問紙により調査を行っている．座位行動時間5時間以下を基準としたハザード比は，5.1～9.9時間では，1.03（95％CI：0.94～1.14），10時間以上で1.18（95％CI：1.04～1.34）であり，座位活動時間の増加によりリスク上昇がみられている．

4．まとめと展望－脳卒中と身体活動：機序からみた今後の研究の方向性－

　身体活動が脳卒中発症に対して予防的に作用することは，これまでの研究において一定の傾向を示しているが，性・年齢別，病型別の検討においては，必ずしも結果は一貫していない．近年では，研究の大型化と身体活動をより包括的に調査する傾向が強く，今後このような研究から，性・年齢別，病型別，身体活動の種類も考慮した多くのエビデンスが報告されると思われる．

　このような状況において，わが国およびアジア諸国の研究成果の解釈にあたっては，脳卒中の時代的推移，諸外国と比較した脳卒中の病型やそれに関連するリスクファクターの特性に着目し注意深く結果を解釈する必要がある．わが国の報告では，歩行時間と脳梗塞，欧米諸国で歩行と脳出血との間に関連がみられることについて，リスクファクターとしての高血圧の関与が考えられる．日本人における脳梗塞では，高血圧の寄与が大きいラクナ梗塞が多く，高血圧に対しては，高強度の運動よりも，軽強度の運動が予防的に作用することは多くの研究で示されているのがその理由である．これらの特性を考慮し，脳卒中に対する身体活動の効果を示していくことが重要な課題であると考えられる．

文　献

Armstrong ME, Green J, Reeves GK et al.（2015）Frequent physical activity may not reduce vascular disease risk as much as moderate activity: large prospective study of women in the United Kingdom. Circulation, 131: 721-729.

Biswas A, Oh PI, Faulkner GE et al.（2015）Sedentary time and its association with risk for disease incidence, mortality, and hospitalization in adults: a systematic review and meta-analysis. Ann Intern Med, 162: 123-132.

Chiuve SE, Rexrode KM, Spiegelman D et al.（2008）Primary prevention of stroke by healthy lifestyle. Circulation, 118: 947-954.

Chomistek AK, Manson JE, Stefanick ML et al.（2013）Relationship of sedentary behavior and physical activity to incident cardiovascular disease: results from the Women's Health Initiative. J Am Coll Cardiol, 61: 2346-2354.

Diep L, Kwagyan J, Kurantsin-Mills J et al.（2010）Association of physical activity level and stroke outcomes in men and women: a meta-analysis. J Womens Health（Larchmt）, 19: 1815-1822.

Donnan GA, Hankey GJ, Davis SM（2010）Intracerebral haemorrhage: a need for more data and new research directions. Lancet Neurol, 9: 133-134.

Gotoh S, Hata J, Ninomiya T et al.（2014）Trends in the incidence and survival of intracerebral hemorrhage by its location in a Japanese community. Circ J, 78: 403-409.

Grøntved A and Hu FB（2011）Television viewing and risk of type 2 diabetes, cardiovascular disease, and all-cause mortality: a meta-analysis. JAMA, 305: 2448-2455.

Iso H（2011）Lifestyle and cardiovascular disease in Japan. J Atheroscler Thromb, 18: 83-88.

Kubo M, Hata J, Doi Y et al.（2008）Secular trends in the incidence of and risk factors for ischemic stroke and its subtypes in Japanese population. Circulation, 118: 2672-2678.

Larsson SC, Akesson A, Wolk A（2014）Healthy diet and lifestyle and risk of stroke in a prospective cohort of women. Neurology, 83: 1699-1704.

Lee CD, Folsom AR, Blair SN（2003）Physical activity and stroke risk: a meta-analysis. Stroke, 34: 2475-2481.

Li J and Siegrist J（2012）Physical activity and risk of cardiovascular disease--a meta-analysis of prospective cohort studies. Int J Environ Res Public Health, 9: 391-407.

Lindsted KD, Tonstad S, Kuzma JW（1991）Self-report of physical activity and patterns of mortality in Seventh-Day Adventist men. J Clin Epidemiol, 44: 355-364.

Menotti A and Seccareccia F（1985）Physical activity at work and job responsibility as risk factors for fatal coronary heart disease and other causes of death. J

Epidemiol Community Health, 39: 325-329.
Meschia JF, Bushnell C, Boden-Albala B et al., American Heart Association Stroke Council; Council on Cardiovascular and Stroke Nursing; Council on Clinical Cardiology; Council on Functional Genomics and Translational Biology; Council on Hypertension (2014) Guidelines for the primary prevention of stroke: a statement for healthcare professionals from the American Heart Association. Stroke, 45: 3754-3832.
Mora S, Cook N, Buring JE et al. (2007) Physical activity and reduced risk of cardiovascular events: potential mediating mechanisms. Circulation, 116: 2110-2118.
Physical Activity Guidelines Advisory Committee (2008) Physical Activity Guidelines Advisory Committee Report, 2008. U.S. Department of Health and Human Services.
Suzuki K and Izumi M (2015) The incidence of hemorrhagic stroke in Japan is twice compared with western countries: the Akita stroke registry. Neurol Sci, 36: 155-160.
Tikk K, Sookthai D, Monni S et al. (2014) Primary preventive potential for stroke by avoidance of major lifestyle risk factors: the European Prospective Investigation into Cancer and Nutrition-Heidelberg cohort. Stroke, 45: 2041-2046.
U.S. Department of Health and Human Services (1996) Physical Activity and Health: A Report of the Surgeon General. U.S. Department of Health and Human Services, Centers for Disease Control and Prevention, National Center for Chronic Disease Prevention and Health Promotion.
Wendel-Vos GC, Schuit AJ, Feskens EJ et al. (2004) Physical activity and stroke. A meta-analysis of observational data. Int J Epidemiol, 33: 787-798.
清原裕（2008）心血管病の時代的推移と現状：久山町研究．J Jpn Coll Angiol, 48: 443-448.
藤島正敏（1999）日本人の脳卒中の特徴とリスクファクター．臨床と研究，76：2296-2301.

（原田亜紀子）

3-4　がん

1．わが国のがんの現状および対策

　がんは，1981（昭和56）年より日本人の死因の第1位であり，日本人が生涯にがんに罹患する可能性は男性では2人に1人，女性では3人に1人と推測されている．がんは感染症や心疾患と比較して，疾病罹患に関するメカニズムの解明が遅れた疾患であり，また，身体活動（Physical Activity）との関係が原著論文によって数多く報告されはじめたのは1990年以降である．このため，喫煙と比較するとまだまだ科学的根拠としての論文の数は少ない．しかしながら，1990年以降，身体活動とがんの関係を調査した研究が数多く発表され，多くのがん予防指針において身体活動が奨励されるとともに，身体活動を奨励する指針においては身体活動の効果としてがん予防があげられるようになってきている．さらに身体活動ががん予防に貢献する原因についてもいくつかの可能性のあるメカニズムが報告されてきている．

　本稿では，がん予防に関する指針，がん予防に関する身体活動疫学，がん予防に関連するメカニズムのそれぞれについて時系列に沿ってそれぞれの概要を紹介する．

2．身体活動とがん予防に関する指針

1）アメリカ公衆衛生局

　アメリカ公衆衛生局は1996年に身体活動と健康に関する報告書を発表している（U.S. Department of Health and Human Services, 1996）．この報告書では，科学的根拠として約500本の文献をレビューし，身体活動とさまざまな疾患との関係について報告している．がんに関しては，34本の論文をレビューした上で，定期的な身体活動を実施している人の大腸癌のリスクが低いと報告しているものの，直腸癌，子宮内膜癌，卵巣癌，精巣癌，乳癌，前立腺癌と身体活動の関係についてはまだ不明確だと報告している．

2）世界がん研究基金・米国がん研究協会

　世界がん研究基金・米国がん研究協会（WCRF／AICR）は1997年に約4,500本の論文をレビューした報告書「Food, nutrition and the prevention of cancer」を発刊し，その中で「がん予防の14か条」

を紹介している（WCRF/AICR, 1997）．この14か条の中で，第3条が「身体活動の維持」となっている．身体活動と結腸癌に関する研究はすでにこの時点で19本存在しており，高い身体活動量を維持している人の結腸癌のリスクが低いということは確定的であると報告している．また，肺癌については4本，乳癌については5本の論文が存在し，身体活動がこれらのがんのリスクを軽減する可能性があると報告している．この時点ですでに身体活動とがんに関する疫学研究が数多く存在しているが，これらの研究の多くは生活習慣を網羅的に解析した探索的な研究においてたまたま見出されたものであったと考えられる．そしてこれらの研究の多くが，症例対照研究（case-control stduy[注1]）であったことなどから，この時点における1つひとつの研究の信頼性は決して高くなかったと考えられる．しかしながら，得られた結果がほぼ一致して身体活動量と結腸癌の間に負の相関を認めていた．このため，この報告書は多くの疫学者やスポーツ科学者に身体活動とがんの関係をメインに調査するきっかけを与えた報告書になったと思われる．

3）日本がん疫学研究会

日本がん疫学研究会は1998年に前述の「がん予防の14か条」が日本人にも適応できるかどうか確認している（日本がん疫学研究会がん予防指針検討委員会, 1998）．日本人を対象に実施した7本の疫学研究（大腸癌：4本，乳癌：2本，子宮頸癌：1本）を吟味し，日本人においても高い身体活動量を維持している人の大腸癌のリスクが低いことはほぼ確実であり，また，肺癌や乳癌については日本人を対象とした研究は不十分であるが，身体活動がリスクを軽減する可能性があると報告している．

4）世界がん研究基金・米国がん研究協会

世界がん研究基金・米国がん研究協会は2007年に10年前に発表した報告書の改訂版を発表した（WCRF/AICR, 2007）．高い身体活動量を維持している人の結腸癌のリスクが低いことは前回と同様に「確実」，乳癌（閉経後期）および子宮内膜癌については「可能性大」，肺癌・膵癌については「可能性あり」となっている．レビューされた論文は結腸癌が39本，乳癌21本，子宮内膜癌8本，肺癌16本，膵癌12本と前回より格段に論文数が増えている．そして，がん予防のために推奨される身体活動として，「最低30分の適度な強度の身体活動を毎日実施すること」，体力の向上を目的に「60分以上のやや強度の高い運動か30分以上の強度の高い運動を毎日実施すること」，さらに「座位行動（テレビ鑑賞や座りっぱなしのパソコン作業など）を少なくすること」が推奨されている．

5）厚生労働省

厚生労働省は2013年に，身体活動基準2013および身体活動指針2013（アクティブガイド）を発表した．身体活動基準2013の策定にあたってシステマティック・レビューが実施され267本の論文が科学的根拠として採択された．そして，アクティブガイドの表紙に「ふだんから元気にからだを動かすことで，糖尿病，心臓病，脳卒中，がん，ロコモ，うつ，認知症などになるリスクを下げることができます」と記載し，身体活動ががんのリスクを下げると国民に伝えている．

3．身体活動とがんに関するコホート研究

身体活動とがん予防に関する指針の科学的根拠となった初期の研究の多くは生活習慣を網羅的に解析した探索的な症例対照研究であった．しかしながら，身体活動とがんの関係が明らかになるにつれて，研究デザインは思い出しバイアスのないコホート研究（cohort study）[注2]にシフトしてきており，最近報告されている研究のほとんどはコホート研究である．

1）コホート研究

身体活動とがんの関係を調査するコホート研究は，追跡開始時点においてがんに罹患していない研究参加者の身体活動量や体力を調査する．そして，調査した身体活動量や体力で研究参加者をいくつかのグループに分類する．その後，研究参加者を数年から十数年間追跡してグループごとのがん罹患者数やがん死亡者数を調査して各グループ間のがん罹患者数やがん死亡者数を比較する方法である．そして各グループ間に存在する身体活動量や体力以外の差（例えば年齢や喫煙率）を多変量解析を用いて調整し，身体活動量や体力とがんの関係を評価する．

2）身体活動とがんに関する疫学研究

これまでに実施された日本人を対象に身体活動量とがんの関係を調査したコホート研究は6本存在する（Lin et al., 2007；Luo et al., 2007；Lee et al., 2007, Suzuki et al., 2008, Inoue et al., 2008；Suzuki et al., 2011）．これらの研究で身体活動との間に量反応関係[注3]が複数の研究で共通して認められているがんは，男性の結腸癌，女性の乳癌のみであった．胃癌，直腸癌，肝癌，前立腺癌についてはすべての研究で関係が認められず，膵癌は男女とも3本中1本に，女性の結腸癌は2本中1本に関係が認められている程度である．この点についてはいくつかの理由が考えられる．1つには，がん罹患者数が少ない部位については統計的な検出力が低く，関係があってもその関係を見い出せないβエラー[注4]の可能性である．さらに，より可能性のある理由としては，わが国における研究は最初から身体活動をメインに計画された研究ではなく，いずれも身体活動量の把握に質問紙法を用いており，正確に身体活動量が把握されていないことが原因になっている可能性である．身体活動量の把握精度が低い場合は，がん罹患者数が少ない場合と同様に統計的な検出力が低くなり，関係があってもその関係を見い出せないというβエラー（第二種の過誤）の可能性が生じてし

まう．このため，身体活動量とがんの関係を調査する場合に，身体活動量を客観的に，かつ，正確に把握することが重要になる．

3）体力（全身持久力）とがんに関する運動疫学研究

身体活動量の客観的な指標として全身持久力が使用されている．全身持久力は，有酸素運動を実施することによって高められることが知られている．このため，質問紙法を用いた主観的な身体活動調査法と比較して全身持久力は調査対象者の有酸素運動の実施状況を正確に反映していると考えられている．一方で，全身持久力は遺伝的な要因が関与している可能性があり，身体活動量とともに遺伝的な影響も加わっているのかもしれない．この点については，近年では，歩数計や加速度計を使用した測定がコホート研究においても実施されており，今後，身体活動量と体力とがんの関係が明らかにされることが期待される．

全身持久力とがんの関係を調査した研究を表3-4-1に示した．これらの研究は，全がん，あるいはさまざまな部位のがんについて，全身持久力が高い人ほどがん罹患，あるいはがん死亡のリスクが低いという負の量反応関係を示している．

（1）米国人男女を対象にしたコホート研究（1989～2014年）

米国・テキサス州のダラスにあるエアロビクス・センターから全身持久力とがん罹患，がん死亡に関する多くの研究論文が発表されている．本研究はACLS（Aerobic Center Longitudinal Study）と呼ばれ，世界を代表するコホート研究の1つになっている．

ACLSから最初に全身持久力とがんの関係が報告されたのは1989年である（Blair et al., 1989）．本研究はクーパークリニックにおいて最大トレッドミル・テストを受診した男性10,224名，女性3,120名を対象とした研究である．研究参加者は平均8年間追跡され，追跡期間中の死亡が死亡診断によって確認されている．追跡期間中に男性240名，女性44名ががんによって死亡してい

表3-4-1 全身持久力とがん罹患もしくはがん死亡に関するコホート研究

著者(発表年)	研究名	追跡年数	エンドポイント	性別	対象者数	調査部位	罹患者数死亡者数	量反応関係
Blairら(1989)	ACLS	8	死亡	男性 女性	10,224 3,120	全がん	64 18	○ ×
Kampert(1996)	ACLS	8	死亡	男性 女性	25,341 7,080	全がん	601 89	○ ×
Oliveriaら(1996)	ACLS	9	罹患	男性	12,975	前立腺癌	94	○
Leeら(2002)	ACLS	10	死亡	男性	25,892	喫煙関連がん	133	○
Sawadaら(2003)	TGS	16	死亡	男性	9,039	全がん	123	○
Evensonら(2003)	LRCS	25	死亡	男性 女性	2,890 2,585	全がん	228 173	○ ×
Farrellら(2007)	ACLS	17	死亡	男性	38,410	全がん	1,037	○
Thompsonら(2008)	ACLS	16	死亡	男性	18,858	全がん	719	○
Peelら(2009a)	ACLS	29	死亡	男性	38,801	消化器癌 食道癌 胃癌 結腸癌 直腸癌 肝癌 前立腺癌	283 32 32 85 15 22 87	○ × × × × ○ ×
Peelら(2009b)	ACLS	16	死亡	女性	14,811	乳癌	68	○
Laukkanenら(2010)	LRCS	17	罹患 死亡	男性	2,268	全がん	387 159	○ ○
Suiら(2010)	ACLS	17	死亡	男性	38,000	肺癌	232	○
Byunら(2011)	ACLS	9	罹患	男性	19,042	前立腺癌	634	×
Zhangら(2014)	ACLS	13	死亡	男性	13,930	全がん	386	○

コホート名:ACLS (Aerobics Center Longitudinal Study), TGS (Tokyo Gas Study), LRCS (Lipids Research Clinics Study)

る.研究参加者を調査開始時のトレッドミル歩行時間で3群に分類した後,各群の年齢調整したがん死亡率を報告している.本研究は最初からがん死亡をメインとした研究ではなくメイン解析は総死亡であったが,サブ解析によって全身持久力とがん死亡の関係が世界ではじめて明らかにされた研究となった.その後,1996年に全がんをメインに解析した研究が発表され,1989年の結果と同じ結果であることが確認された(Kampert et al., 1996)(図3-4-1).さらには,糖尿病患者のおける持久力と全がん死亡(Thompson et al., 2008),全身持久力と消化器のがん死亡(Peel et al., 2009a),乳癌死亡(Peel et al., 2009b),肺癌死亡(Sui et al., 2010),前立腺癌罹患(Byun et al., 2011)など,多くの部位のがんが調査され,いずれも明確な量反応関係を報告している.

(2)日本人男性を対象としたコホート研究

2003年に日本人男性を対象に全身持久力とがん死亡の関係を調査したコホート研究が報告されている.本研究は1982年から1988年の間に運動負荷テストと定期健康診断を受診したがんに罹患していない男性9,039人が研究参加者となった.追跡開始前に自転車エルゴメーターを用いた運動負荷テストが実施され,その結果で研究参加者が四分位(25%ずつの4群)に分類された.その後,研究参加者は平均16年間追跡されて追跡期間中のがん死亡が調査された(図3-4-2).本研究は追跡期間中に123人ががんで死亡した.そして,各群間における年齢,BMI,収縮期血圧,飲酒習慣,そして喫煙率の違いを多変量解析(比例ハザードモデル)を用いて調整し,ハザード比を算出した.その結果,全身持久力が高い群ほどがん死亡のハザード比が低い傾向にあり明確な量反応

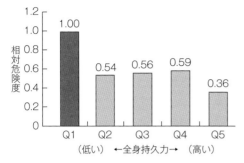

図3-4-1　米国人における全身持久力と全がん死亡の関係（Kampert et al., 1996）

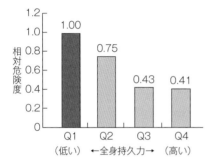

図3-4-2　日本人男性を対象とした全身持久力とがん死亡の関係（Sawada et al., 2003）

関係が認められた（図3-4-2）．

4．身体活動が「がん」を予防するメカニズム

　身体活動ががんを予防するメカニズムについてはさまざまな仮説が報告されている．おそらくさまざまなメカニズムが複雑に関係しあいながら，がん細胞の発生や増殖を防いでいると考えられる．可能性のあるメカニズムとしては，身体活動に伴って増加する活性酸素に対抗するために，身体活動が抗酸化能力を高められ，活性酸素による遺伝子の損傷が予防されるという説や，身体活動が免疫機能を高め，その結果がん細胞の増加が抑制されるという説，あるいは，身体活動が慢性的な炎症を抑え，その結果としてがん細胞の発生を抑えているという説，さらには，身体活動がインスリンやインスリン様成長因子（Insulin-like Growth Factor：IGF）といった前がん細胞の増殖因子として働く物質の過剰分泌を抑制し，その結果としてがん増殖を抑制するという説などがある．ここでは最後の説についてこれまでと同様に時系列に沿って概要を紹介する．

1）身体活動とインスリンとがん予防

　1998年，Mooreらは身体活動ががんを予防するメカニズムについてその中心的な役割をインスリンが担っているのではないかとの考えを報告している（Moore et al., 1998）．彼らは内分泌に着目し，インスリンやIGF，さらには性ホルモンであるエストロゲンやテストステロンとともに，これらのホルモンが前がん細胞やがん細胞の増殖を促進させ，がん細胞を成長させると考えた（図3-4-3）．

2）糖尿病とがんに関する研究

　2001年に糖尿病患者にがん罹患者が多いという論文が発表された．Fujinoらは7,308人の日本人を対象に，糖尿病に罹患していない人を基準にして，糖尿病患者の全がん罹患のハザード比を算出し，統計的に有意に高いハザード比（1.57）であったと報告した（Fujino et al., 2001）（図3-4-4）．さらに，肝癌のみを対象に解析をしたところ全がんより高いハザード比（2.75）であったと報告している．

3）米国糖尿病学会および米国がん学会からの共同声明

　米国糖尿病学会と米国がん学会は2010年に糖尿病とがんに関する共同声明を発表した（Giovannucci et al., 2010）．この共同声明では，糖尿病とがんの間には高インスリン血症，高血糖，炎症といった共通のメカニズムが存在していると報告している．インスリンやIGFは，正常細胞ががん化する前の前がん細胞の増殖因子として働くことが知られており，がん増殖因子と考えられている．がん増殖因子であるインスリンは膵臓で生成され，門脈を通じて高濃度のまま肝臓に流れ込むことから，インスリンのがん増殖因子として

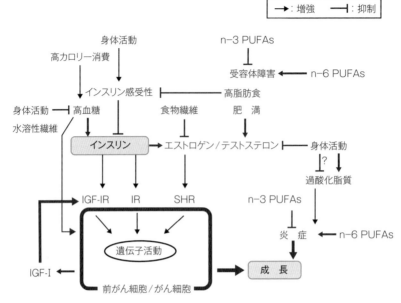

図3-4-3 前がん細胞あるいはがん細胞に及ぼすリスク因子および制御因子の影響（Moor et al., 1998）
PUFAs：polyunstaturated fatty acids, IGF-IR：insulin-like growth factor I receptor, IR：insulin receptor, SHR：steroid hormone receptor

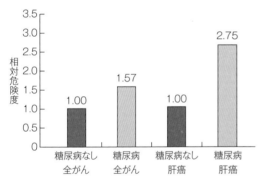

図3-4-4 糖尿病と全がんおよび肝癌罹患の関係
（Fujino et al., 2001）

の働きは膵臓や肝臓が最も高いと考えられ，2001年に発表されたFujinoらの論文はこのことを裏付ける科学的根拠になっている．

4）日本糖尿病学会および日本癌学会からの共同声明

2013年に日本糖尿病学会と日本癌学会も米国と同様の共同声明を発表した（Kasuga et al., 2013）．糖尿病患者は糖尿病でない人と比較して全がんに罹患する相対危険度が1.2倍，膵癌では1.85倍，さらに肝癌については1.97倍であると報告している．

5．まとめと展望

1998年以降，Moorらの仮説を裏付ける研究や共同声明が発表され，高インスリン血症，高血糖，炎症ががんの原因の1つであることが確認されつつあり，今後さらに身体活動が「がん」を予防する仕組みが解明されることが期待される．また，日本人を対象に客観的に測定された身体活動量とがん罹患やがん死亡の関係を調査した運動疫学研究が数多く報告され，健康政策のエビデンスとして活用されることが期待される．

注

注1）症例対照研究（case-control study）：がん患者と対照群を対象に，過去の運動習慣や身体活動量を思い出して回答してもらい，両者を比較する研究

注2）コホート研究（cohort study）：別名，追跡研究や縦断研究とも呼ばれる研究デザインであり，

観察研究(observational study)の中では最も信頼性の高い科学的根拠を提供する研究デザイン
注3) 量反応関係：身体活動量が多ければ多いほどがん罹患者数が少ないという関係
注4) βエラー：関係があってもその関係を見い出せないというエラー（第二種の過誤）

文献

Blair SN, Kohl HW 3rd, Paffenbarger RS Jr et al.（1989）Physical fitness and all-cause mortality. A prospective study of healthy men and women. JAMA, 262: 2395-2401.

Byun W, Sui X, Hébert JR et al.（2011）Cardiorespiratory fitness and risk of prostate cancer: findings from the Aerobics Center Longitudinal Study. Cancer Epidemiol, 35: 59-65.

Evenson KR, Stevens J, Cai J et al.（2003）The effect of cardiorespiratory fitness and obesity on cancer mortality in women and men. Med Sci Sports Exerc, 35: 270-277.

Farrell SW, Cortese GM, LaMonte MJ et al.（2007）Cardiorespiratory fitness, different measures of adiposity, and cancer mortality in men. Obesity (Silver Spring), 15: 3140-3149.

Fujino Y, Mizoue T, Tokui N et al.（2001）Prospective study of diabetes mellitus and liver cancer in Japan. Diabetes Metab Res Rev, 17: 374-379.

Giovannucci E, Harlan DM, Archer MC et al.（2010）Diabetes and cancer: a consensus report. Diabetes Care, 33: 1674-1685.

Inoue M, Yamamoto S, Kurahashi N et al.（2008）Daily total physical activity level and total cancer risk in men and women: results from a large-scale population-based cohort study in Japan. Am J Epidemiol, 168: 391-403.

Kampert JB, Blair SN, Barlow CE et al.（1996）Physical activity, physical fitness, and all-cause and cancer mortality: a prospective study of men and women. Ann Epidemiol, 6: 452-457.

Kasuga M, Ueki K, Tajima N et al.（2013）Report of the Japan Diabetes Society/Japanese Cancer Association Joint Committee on Diabetes and Cancer. Cancer Sci, 104: 965-976.

Laukkanen JA, Pukkala E, Rauramaa R et al.（2010）Cardiorespiratory fitness, lifestyle factors and cancer risk and mortality in Finnish men. Eur J Cancer, 46: 355-363.

Lee CD and Blair SN（2002）Cardiorespiratory fitness and smoking-related and total cancer mortality in men. Med Sci Sports Exerc, 34: 735-739.

Lee KJ, Inoue M, Otani T et al.（2007）Physical activity and risk of colorectal cancer in Japanese men and women: the Japan Public Health Center-based prospective study. Cancer Causes Control, 18: 199-209.

Lin Y, Kikuchi S, Tamakoshi A et al.（2007）Obesity, physical activity and the risk of pancreatic cancer in a large Japanese cohort. Int J Cancer, 120: 2665-2671.

Luo J, Iwasaki M, Inoue M et al.（2007）Body mass index, physical activity and the risk of pancreatic cancer in relation to smoking status and history of diabetes: a large-scale population-based cohort study in Japan-the JPHC study. Cancer Causes Control, 18: 603-612.

Moore MA, Park CB, Tsuda H（1998）Physical exercise: a pillar for cancer prevention? Eur J Cancer Prev, 7: 177-193.

Oliveria SA, Kohl HW 3rd, Trichopoulos D et al.（1996）The association between cardiorespiratory fitness and prostate cancer. Med Sci Sports Exerc, 28: 97-104.

Peel JB, Sui X, Matthews CE et al.（2009a）Cardiorespiratory fitness and digestive cancer mortality: findings from the aerobics center longitudinal study. Cancer Epidemiol Biomarkers Prev, 18: 1111-1117.

Peel JB, Sui X, Adams SA et al.（2009b）A prospective study of cardiorespiratory fitness and breast cancer mortality. Med Sci Sports Exerc, 41: 742-748.

Sawada SS, Muto T, Tanaka H et al.（2003）Cardiorespiratory fitness and cancer mortality in Japanese men: a prospective study. Med Sci Sports Exerc, 35: 1546-1550.

Sui X, Lee DC, Matthews CE et al.（2010）Influence of cardiorespiratory fitness on lung cancer mortality. Med Sci Sports Exerc, 42: 872-878.

Suzuki R, Iwasaki M, Yamamoto S et al.（2011）Leisure-time physical activity and breast cancer risk defined by estrogen and progesterone receptor status--the Japan Public Health Center-based Prospective Study. Prev Med, 52: 227-233.

Suzuki S, Kojima M, Tokudome S et al.（2008）Effect of physical activity on breast cancer risk: findings of the Japan collaborative cohort study. Cancer Epidemiol Biomarkers Prev, 17: 3396-3401.

Thompson AM, Church TS, Janssen I et al.（2008）Cardiorespiratory fitness as a predictor of cancer mortality among men with pre-diabetes and diabetes. Diabetes Care, 31: 764-769.

U.S. Department of Health and Human Services（1996）Physical Activity and Health:A Report of the Surgeon General. U.S. Department of Health and Human Services, Centers for Disease Control and Prevention, National Center for Chronic Disease Prevention and Health Promotion.

WCRF/AICR：World Cancer Research Fund/American Institute for Cancer Research（1997）Food, nutrition and the prevention of cancer; a global perspective. American Institute for Cancer Research.

WCRF/AICR：World Cancer Research Fund/

American Institute for Cancer Research (2007) Food, nutrition, physical activity, and the prevention of cancer; a global perspective. pp198-209, American Institute for Cancer Research

Zhang P, Sui X, Hand GA, Hébert JR et al. (2014) Association of changes in fitness and body composition with cancer mortality in men. Med Sci Sports Exerc, 46: 1366-1374.

日本がん疫学研究会がん予防指針検討委員会（1998）生活習慣と主要部位のがん．九州大学出版会．

（澤田　亨）

3-5　座位行動と生活習慣病リスク

1．はじめに

21世紀に入り，身体活動科学の新たな視点として座位行動（Sedentary Behavior）の概念が注目されはじめた．現在までに，座位行動が死亡や動脈硬化性疾患の独立した危険因子であることを示唆する数多くの研究が展開されている．本稿では，座位行動と死亡・生活習慣病発症リスクに関して，これまでの疫学的知見を要約し，その関連性について解説する．

2．座位行動とは

座位行動とは，たとえばテレビを視聴する，コンピューターを扱うなど，主に座った，あるいは横たわった姿勢で行われる活動強度の低い活動を指す．"Sedentary" とは，ラテン語の "sedere" を語源とし，横たわることを意味する語である．従来の研究では，たとえば運動習慣のない男性集団を sedentary men などと表現したため，sedentary の用語の意味は必ずしも一貫していなかった．そこで，2012（平成24）年には座位行動に関する研究者団体が "sedentary behavio（u）r" という用語の標準的な使用について提言を行った（Sedentary Behaviour Research Network, 2012）．この提言では，座位行動を「座位または横たわった姿勢で，エネルギー消費が1.5メッツ以下の全ての覚醒時の活動」と定義し，身体的不活動（physical inactivity），すなわち身体活動（Physical Activity）や運動を行っていないこと，と区別するよう提案した．中高強度活動と座位行動は異なる次元の活動であるため，中高強度の活動が多く活発であるにもかかわらず，座位行動の占める時間が多い場合がある．

3．座位行動の測定指標とその測定方法

座位行動の測定は，主に質問紙法による主観的な方法と，各種のセンサー・デバイスを用いた客観的な方法に区分できる．研究や実践として座位行動の測定を行うときには，主観的方法と客観的方法の両者の利点を考慮して目的に準じた選択をすることが望ましい．

質問紙法の利点は，廉価であり，調査が簡便であること，行動の内容を同定できることにある．具体的な指標としては，1日の座位時間，テレビ視聴時間，スクリーンタイム（テレビ視聴やコンピューターの使用を合わせた時間）などが広く用いられている．自己報告式の尺度については，身体活動の尺度と同様に，その信頼性・妥当性に乏しいという問題点が指摘される．

客観的な測定方法として頻繁に用いられる手法には加速度計や心拍計がある（熊谷ほか，2015）．加速度計法では，身体に装着した加速度センサーによって，動作・移動に伴う加速度を検出し，加速度の大きさから活動強度や活動時間を推定する．推定活動強度が，一定の値（一般的に1.5メッツに対応する記録値）を下回った状態を座位行動とみなし，その時間を集計する．加速度計は，時間分解能が高く，また研究間の比較可能性を高められる点が利点である．一方で，加速度計の原理上，加速度の変化を伴わない活動を正確に評価できないことや，姿勢を弁別できない点は限界といえよう．また座位行動の測定値は装着時間に影響を受けやすいため，なるべく長時間機器を装着

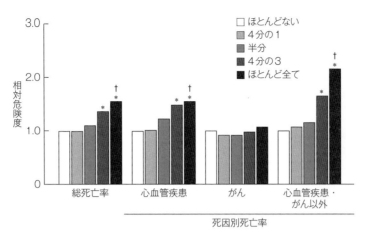

図3-5-1 一日の総座位時間と死亡率の関係：Canada Fitness Survey（Katzmarzyk et al., 2009 より引用作成）
*は，一日の中で座っている時間が「ほとんどない」と回答した群に比べて，危険率5％で相対危険度が有意に高いことを示す．
†は群間に有意な傾向性（p＜0.001）があることを示す．

させる工夫が必要である．

　加速度計や心拍計では姿勢を評価できないため，座位行動を字義通りに測定することは難しい．そこで近年では，傾斜計を内蔵したActiGraph GT3X plusや，大腿部に装着するactivPAL™など，姿勢の違いを判別する技術も開発されている．

4．座位行動の実態

　Baumanらは，世界20カ国から抽出された約5万人を対象とした国際比較研究から各国の座位行動の時間を報告している（Bauman et al., 2011）．対象者全体の座位時間の中央値は300分であった．最も座位時間が短い国はポルトガル（中央値150分）であった．日本はサウジアラビアと並んで世界で最も座位行動の時間が長く，その中央値は420分であった．

　米国健康・栄養調査のデータからは，米国人約6,000名における1軸加速度計で測定された座位行動の実態が示された（Matthews et al., 2008）．座位行動の時間は覚醒中の55％（7.7時間）を占め，成人期では男女ともに一日あたり50〜60％の間であった．わが国では，久山町研究において，40歳以上の一般地域住民を対象に，3軸加速度計を用いた調査が行われた．いずれの年齢階級も座位時間は約7時間から8時間の間であり，米国の報告と近い水準である（熊谷ほか，2015）．

　果たして，国際調査で示されたように本当に日本人は座位行動時間が長いのか，わが国では客観的な測定を行ったサーベイランスは不足しており，今後さらなる報告が期待される．

5．座位行動の疫学

1）死亡率

　長時間の座位行動が死亡率を上昇させる危険性は，2008（平成20）年に日本の多目的コホート研究（JPHCスタディ）グループが世界に先駆けて報告した（Inoue et al., 2008a）．JPHCスタディでは，参加者約83,000人を平均8.7年追跡した．その結果，男性ではテレビ視聴時間週3時間未満の群に比べて，8時間以上の群では死亡の相対危険度が有意に高いことが示された．Canada Fitness Surveyの成績では，座っている時間が，身体活動量にかかわらず総死亡ならびに心血管系疾患による死亡と有意に関連することが示唆された（Katzmarzyk et al., 2009）（図3-5-1）．

　テレビ視聴時間は，座位行動に関する疫学研究で，最も初期から使用されてきた曝露変数である．オーストラリア人8,800名を対象とした前向

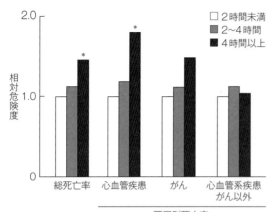

図3-5-2　テレビ視聴時間と死亡率の関係：The AusDiab
（Dunstan et al., 2010 より引用作成）
*は，一日のテレビ視聴時間が2時間未満と回答した群に比べて，危険率5％で相対危険度が有意に高いことを示す．

きコホート研究からは，テレビ視聴時間が総死亡率，心血管系疾患による死亡率と有意に関連することが示された（Dunstan et al., 2010）（図3-5-2）．テレビ視聴時間を指標とする前向きコホート研究の成績を統合したメタ解析によれば，一日2時間のテレビ視聴は総死亡リスクを13％増加させ，10万人年あたり104名の死亡を引き起こすと推計されている（Grøntved and Hu, 2011）．

加速度計を用いて座位時間と死亡率の関係を検討した報告は極めて限られている．約1,900名の米国人中高年者を2.8年間追跡し，加速度計で測定した座位時間をもとに4群にわけたところ，座位時間が最も短い群に比べて，最も長い群とそれに次ぐ群で，死亡リスクが有意に高かった（Koster et al., 2012）．

2）心血管系疾患

Chomistekら（2013）は約7万人の閉経後女性を対象とした研究から，座位時間が冠状動脈疾患や脳卒中の危険因子であることを報告した．また，Scottish Health Surveyの解析結果では，余暇のスクリーンタイムが2時間未満の群に比べて，4時間以上の群では心血管イベントの発症リスクが高く，その影響は身体活動量とは独立していた

（Stamatakis et al., 2011）．

メタ解析では，一日の座位時間とスクリーンタイムの2つの曝露指標と循環器疾患発症・死亡との関連が検討されており，いずれの指標も心血管イベントの発症リスクを有意に高める要因であると指摘されている（Ford and Caspersen, 2012）．

3）2型糖尿病

座位行動と2型糖尿病の関係については，Health Professionals Follow-up StudyならびにNurses' Health Studyに参加した医療従事者の集団で，テレビ視聴時間が長いほど2型糖尿病発症リスクが高まることが示された（Hu et al., 2001；Hu et al., 2003）．メタ解析では，テレビ視聴ならびに座位時間はいずれも2型糖尿病発症の危険因子であると結論付けられており（Grøntved and Hu, 2011；Wilmot et al., 2012），特に座位行動の2型糖尿病に対する影響は，死亡率や心血管系疾患と比べても強いことが示唆された（Wilmot et al., 2012）．

4）肥満・メタボリックシンドローム

座位行動が肥満や体格指標に与える影響については，比較的多くの研究報告がある．著者らは，わが国においても，座位時間が長いほどBMIや体脂肪率が高いことを報告した（本田ほか，2014）．しかし，これまでに行われた縦断研究の結果は必ずしも一致しておらず，座位行動が将来の肥満の発症リスクを高めるとする，反対にベースライン時点の肥満が，その後の座位時間に影響するとした報告のいずれもがある．

2012（平成24）年に報告されたメタ解析の結果から，座位行動とメタボリックシンドロームの有病率との関連が示唆されている（Edwardson et al., 2012）．しかし，横断研究に基づいたメタ解析であるため，その因果関係についてはまだ不明なままである．今後，前向きデザインを用いた質の高い研究が期待される．

5) がん

座位行動とがんの関連について検討したメタ解析からは，座位行動が全がん，ならびに子宮内膜癌，結腸癌，乳癌，肺癌の発症リスクと関連することが示唆された（Shen et al., 2014）．日本人を対象とした研究としては，がんの既往のない約54,000人の中高年者を15年以上にわたり追跡したJACCスタディの調査データから，テレビ視聴時間が一日2時間未満の男性に比べて，4時間以上の男性では，肺癌の発症リスクが36%高いことが報告された（Ukawa et al., 2013）．一方でJPHCスタディの解析では，一日の座位時間と全がん発症リスクとの関係を検討しているものの，有意な関連は認められていない（Inoue et al., 2008b）．

6．まとめと展望

座位行動が生活習慣病の発症や死亡に影響することが疫学研究の知見から支持されてきている．特に心血管系疾患，糖尿病との間には比較的一貫した関連が認められている一方で，肥満やメタボリックシンドロームおよびがんについてはさらなる知見の蓄積が必要と考えられた．

今後の課題を以下に列挙する．

1）精度の高い座位行動測定手法の開発

質問紙法は活動強度を精度よく評価できない一方，一般的な加速度計では，活動強度の推定精度は高いものの，姿勢の判別は難しい．現在の座位行動の定義では，活動強度と姿勢の両面から座位行動が定義されているが，その定義に従って強度と姿勢の両者を評価するにはまだ課題が残されている．

2）生理的メカニズムの解明

座位行動が死亡や疾病発症に影響する経路については，主に糖・脂質代謝異常が関与するとみられている．座位行動が代謝系に影響する生理的機序については既にレビューがなされ，①非運動性熱産生の減少，②局所血流減少による長期的な血管内皮機能の低下，③長時間の座位姿勢による深部静脈血栓の形成，④筋収縮の減弱によるリポタンパクリパーゼ活性低下などが仮説的メカニズムとしてあげられる（Hamilton et al., 2007）．しかしながら，ヒトを対象とした実験研究はまだ限られており，どの程度の時間の座位がこうした生理機能を惹起させるかは明らかでない．また，座位行動による代謝系への影響を抑制するためにはどうすればよいか，行動科学的および生理学的な観点からさらなる検証が求められる．

3）データ解析・モデリング手法の発展

これまでの研究では，強度ごとの身体活動量や時間を集計し，これらの影響を単独で評価するデザインが用いられている（Pedišić, 2014）．しかしながら，座位行動に対する行動変容介入を実施する場合，たとえば30分の座位行動を減らす場合，その30分を軽強度の身体活動に置き換えるのか，中高強度以上の身体活動に置き換えるのかなど，座位行動が減った分の時間をどのような行動と置き換えるかを考慮する必要がある．こうした検証を，日常生活下で実験的に行うことは現実的でない．最近では，栄養学の解析手法を応用したIsotemporal Substitution Analysisや，組成データ解析（Compositional data analysis）といった統計的手法が用いられはじめているので参考にしてほしい（Hamer et al., 2014；Chastin et al., 2015）．

4）効果的に座位行動を減らす行動変容介入方法の開発

座位行動を減らすための行動変容技法の開発が試みられている．介入技法については，RCTによってその効果を検証し，効果的な介入方法の開発へつなげていくことが期待される．生活習慣病予防の観点からは，長期にわたって行動が維持されることが望ましいことから，長期的な介入効果や逆戻り防止の方策についても，同様に検証が必

要であろう.

文 献

Bauman AE, Ainsworth BE, Sallis JF et al.（2011）The Descriptive Epidemiology of Sitting a 20-Country Comparison Using the International Physical Activity Questionnaire（IPAQ）. Am J Prev Med, 41: 228-235.

Chastin SF, Palarea-Albaladejo J, Dontje ML et al.（2015）Combined Effects of Time Spent in Physical Activity, Sedentary Behaviors and Sleep on Obesity and Cardio-Metabolic Health Markers: A Novel Compositional Data Analysis Approach. Plos One, 10: e0139984.

Chomistek AK, Manson JE, Stefanick ML et al.（2013）Relationship of sedentary behavior and physical activity to incident cardiovascular disease: results from the Women's Health Initiative. J Am Coll Cardiol, 61: 2346-2354.

Dunstan DW, Barr EL, Healy GN et al.（2010）Television viewing time and mortality: the Australian Diabetes, Obesity and Lifestyle Study（AusDiab）. Circulation, 121: 384-391.

Edwardson CL, Gorely T, Davies MJ et al.（2012）Association of sedentary behaviour with metabolic syndrome: a meta-analysis. PLoS One, 7: e34916.

Ford ES and Caspersen CJ（2012）Sedentary behaviour and cardiovascular disease: a review of prospective studies. Int J Epidemiol, 41: 1338-1353.

Grøntved A and Hu FB（2011）Television viewing and risk of type 2 diabetes, cardiovascular disease, and all-cause mortality: a meta-analysis. JAMA, 305: 2448-2455.

Hamer M, Stamatakis E, Steptoe A（2014）Effects of substituting sedentary time with physical activity on metabolic risk. Med Sci Sports Exerc, 46: 1946-1950.

Hamilton MT, Hamilton DG, Zderic TW（2007）Role of low energy expenditure and sitting in obesity, metabolic syndrome, type 2 diabetes, and cardiovascular disease. Diabetes, 56: 2655-2667.

Hu FB, Leitzmann FM, Stampfer MJ et al.（2001）Physical activity and television watching in relation to risk for type 2 diabetes mellitus in men. Arch Intern Med, 161: 1542-1548.

Hu FB, Li TY, Colditz GA et al.（2003）Television watching and other sedentary behaviors in relation to risk of obesity and type 2 diabetes mellitus in women. JAMA, 289: 1785-1791.

Inoue M, Iso H, Yamamoto S et al.（2008a）Daily total physical activity level and premature death in men and women: results from a large-scale population-based cohort study in Japan（JPHC Study）. Ann Epidemiol, 18: 522-530.

Inoue M, Yamamoto S, Kurahashi N et al.（2008b）Daily total physical activity level and total cancer risk in men and women: results from a large-scale population-based cohort study in Japan. Am J Epidemiol, 168: 391-403.

Katzmarzyk PT, Church TS, Craig CL et al.（2009）Sitting time and mortality from all causes, cardiovascular disease, and cancer. Med Sci Sports Exerc, 41: 998-1005.

Koster A, Caserotti P, Patel KV et al.（2012）Association of sedentary time with mortality independent of moderate to vigorous physical activity. PLoS One, 7: e37696.

Matthews CE, Chen KY, Freedson PS et al.（2008）Amount of time spent in sedentary behaviors in the United States, 2003-2004. Am J Epidemiol, 167: 875-881.

Pedišić, Željko（2014）Measurement issues and poor adjustments for physical activity and sleep undermine sedentary behaviour research - The focus should shift to the balance between sleep, sedentary behaviour, standing and activity. Kinesiology, 46: 135-146.

Sedentary Behaviour Research Network（2012）Letter to the editor: standardized use of the terms "sedentary" and "sedentary behaviours". Appl Physiol Nutr Metab, 37: 540-542.

Shen D, Mao W, Liu T et al.（2014）Sedentary behavior and incident cancer: a meta-analysis of prospective studies. PLoS One, 9: e105709.

Stamatakis E, Hamer M, Dunstan DW（2011）Screen-based entertainment time, all-cause mortality, and cardiovascular events: population-based study with ongoing mortality and hospital events follow-up. J Am Coll Cardiol, 57: 292-299.

Ukawa S, Tamakoshi A, Wakai K et al.（2013）Prospective cohort study on television viewing time and incidence of lung cancer: findings from the Japan Collaborative Cohort Study. Cancer Causes Control, 24: 1547-1553.

Wilmot EG, Edwardson CL, Achana FA et al.（2012）Sedentary time in adults and the association with diabetes, cardiovascular disease and death: systematic review and meta-analysis. Diabetologia, 55: 2895-2905.

熊谷秋三，田中茂穂，岸本裕歩ほか（2015）三軸加速度センサー内蔵活動量計を用いた身体活動量，座位行動の調査と身体活動疫学研究への応用．運動疫学研究, 17：90-103.

本田貴紀，楢﨑兼司，陳涛ほか（2014）地域在住高齢者における3軸加速度計で測定した座位時間と肥満との関連．運動疫学研究, 16：24-33.

（本田貴紀，熊谷秋三）

第4章　要介護状態の身体活動疫学

4-1　認知症

1．はじめに

　認知症とは，「生後正常に発達した精神機能が慢性的に減退，消失することで日常生活や社会生活を営めない状態」のことをいい，わが国では2012（平成24）年時点で65歳以上の高齢者の約15%にあたる462万人が認知症を有すると推計されている．認知症は加齢とともに増加するが，80歳代から急激に有病率が向上し，90歳以上では地域にかかわらず30%以上の高齢者が認知症を有すると推定されている（WHO，2012）．わが国は団塊世代が今後10〜20年の間に認知症の好発年齢を迎えるため，その予防が急務の課題となっているが，アジア全体からみても今後40年間に急速な高齢化ならびに認知症者の著しい増大が予想されていることから（WHO，2012），認知症対策の機運が高まってきている．

　認知症の問題は，長期に渡る介護に関するものが多い．たとえば，認知症を有する者を介護している者を対象に抑うつ障害との関連についてシステマティックレビューを行った報告からは，介護している者はそうでない者に比べ抑うつ障害に罹患する危険性が高いことが報告されている（Cuijpers，2005）．また，認知症者数の増加に伴って社会保障費や家族の就労困難などの間接費用が上昇し，日本全体の認知症関連費用は約3兆5,000億円に達し，全世界において米国に次ぐ第2位の費用となっている（Wimo et al., 2010）．これらの背景を受けて，2015（平成27）年に認知症施策推進総合戦略（新オレンジプラン）が発表され，「認知症の人の意志が尊重され，できる限り住み慣れた地域のよい環境で自分らしく暮らし続けることができる社会の実現を目指す」とした基本理念のもとに多くの戦略が実施されることになる．具体的には，①認知症への理解を深めるための普及・啓発の推進，②認知症の容態に応じた適時・適切な医療・介護等の提供，③若年性認知症施策の強化，④認知症の人の介護者への支援，⑤認知症の人を含む高齢者にやさしい地域づくりの推進，⑥認知症の予防法，診断法，治療法，リハビリテーションモデル，介護モデルなどの研究開発及びその成果の普及の推進，⑦認知症の人やその家族の視点の重視，といった7つの柱を中心とした施策の展開がなされていく．

2．認知症への対処法

　認知症発症予防のために，危険因子の排除や発症遅延を目的とした薬物療法と，生活習慣の改善などを含めた非薬物療法による対処がなされている．薬物療法としては，アルツハイマー病や脳血管疾患の危険因子である高血圧症（Forette et al., 2002），高脂血症（Xiong et al., 2005），糖尿病に対する投薬や，非ステロイド系抗炎症薬（Thal et al., 2005），およびアルツハイマー型認知症の発症遅延を目的とした塩酸ドネペジルの効果に関する研究（Petersen et al., 2005；Salloway et al., 2004）がなされてきた．しかし，危険因子を排除するための薬物療法の直接的な効果は把握することが難しく，塩酸ドネペジルは限定的な効果しか期待できない（Petersen et al., 2005；Salloway et al., 2004）．

　このような現状を鑑みると，根治療法へ向けた創薬とともに，認知症の予防もしくは発症遅延のための薬物療法以外の方法を検討することも重要

であろう．認知症は人生の最終期に生じる例が多いため，数年の発症遅延が達成できると，期待できる発症率の減少は大きいことが知られている．ALZHEIMER'S AUSTRALIAから報告された認知症発症遅延による効果は，2020年に介入を開始した場合，2年間発症を遅延できた時には2050までに13％の累積の新規発症を防ぐことができ，5年間遅らせることができれば30％の新規発症を防げると試算された（Vickland et al., 2012）．

認知症の発症遅延のためには，危険因子の排除と保護因子の促進が必要となる．非薬物療法による認知症予防を目的とした介入方法について，習慣的な運動の促進（Yoshitake et al., 1995；Scarmeas et al., 2001；Lindsay et al., 2002；Laurin et al., 2001；Verghese et al., 2003），抗酸化物質や抗炎症成分を多く含む食物の摂取（Lindsay et al., 2002；Morris et al., 2002；Engelhart et al., 2002；Barberger-Gateau et al., 2007），社会活動，知的活動，生産活動への参加（Scarmeas et al., 2001；Verghese et al., 2003；Wang et al., 2002；Fabrigoule et al., 1995；Wilson et al., 2002a；Wilson et al., 2002b），社会的ネットワークの広がり（Fratiglioni et al., 2000）が，認知症発症に対する保護的因子として認められている．また，近年のシステマティックレビューによると，認知症の危険因子である糖尿病，高血圧，肥満やうつ，身体活動不足，喫煙が，アルツハイマー病発症にどのような影響を与えているかをみたところ，米国においては身体活動不足が最もアルツハイマー病に強く寄与していたことが明らかとされた（Barnes et al., 2011）（図4-1-1）．この結果は，認知症予防のためには，習慣的な運動習慣を身につけることが重要であることを示唆している．

3．認知症に対する身体活動疫学のエビデンス

1）認知症発症に対する運動習慣の影響

近年，認知機能改善，またはその低下予防に対して身体活動量の増進や有酸素運動による習慣的

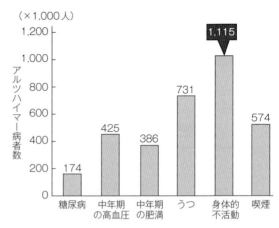

図4-1-1　アルツハイマー病発症に対する危険因子の影響度（Barnes et al., 2011）
糖尿病，高血圧，肥満やうつ，身体活動不足，喫煙は，それぞれがアルツハイマー病の独立した危険因子であることが明らかとされているが，これの因子の影響度の強さを検討した結果，身体的不活動が最も影響度の強い要因であった．

な運動介入の有効性を示すエビデンスが構築されつつある．有酸素運動を用いた介入が認知機能に及ぼす効果について，これまで行われたさまざまな研究報告をメタ解析した結果からは，有酸素運動が記憶に改善効果があることが明らかとなっている（図4-1-2）（Smith et al., 2010）．運動による介入プログラムは比較的低コストで実施でき，短期間で効果を得ることが期待できることから，認知症予防の具体的方法として期待されている．認知症と運動習慣との関連を調査した縦断研究によると，有酸素運動の実施が保護因子として多く報告されている．たとえば，認知機能障害のない1,740名の高齢者を平均6.2年間追跡調査した研究では，調査期間中に158名が認知症を発症し，これらの高齢者に共通した特徴が分析された．その結果，週3回以上の運動習慣を行っていた高齢者は，3回未満しか運動していなかった高齢者に対して，認知症になる危険がハザード比で0.62（95％信頼区間0.44～0.86）に減少した（Larson et al., 2006）．さらに運動機能により，3グループ（低い，中等度，高い）に分けた場合，運動機能が低い高齢者ほど認知症の予防に対する運動習慣の重要度が高い，すなわち運動習慣がなければ

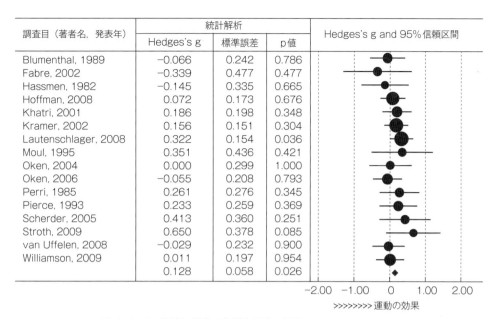

図 4-1-2 記憶に対する有酸素運動の効果（Smith et al., 2010）
有酸素運動を用いた介入研究についてメタ解析を実施した結果，記憶に対し有意な改善効果があることが明らかとなった．

認知症になりやすいことも報告されている．

2) 体力・運動機能と認知症との関係

また，体力・運動機能と認知症との関連については，身体活動や運動の習慣と同様に筋力低下や歩行能力の低下も認知症の発症リスクの1つであるとされている．たとえば，高齢者における筋力とアルツハイマー病の発症との関係性を検討したBoyleらの報告（2009）によると，筋力が1単位高まるとアルツハイマー病になるリスクがハザード比で0.57（95％信頼区間 0.41〜0.79）に減少するとされ，ベースラインでの筋力が高ければ高いほど認知機能の経年的変化が緩徐になるとされている．歩行機能に着目した研究では，歩行能力の低下が認知症発症のリスクになるだけでなく（Verghese et al., 2007），認知機能低下（Mielke et al., 2013）や認知機能障害（Buracchio et al., 2010）よりも先に歩行速度の低下がみられると報告され，歩行速度低下がそれらのリスクファクターの1つであると考えられている．歩行機能，下肢筋力，平衡機能，上肢筋力含め総合的に身体機能を測定し認知症発症との関連性について検討した研究からは，身体機能が低い人は高い人に比べ認知症発症のリスクが高いことが報告されている（Wang et al., 2006）．これらの観察研究から，運動機能が低下することで認知機能低下が加速し認知症になりやすいことがわかる．さらに，MRI画像解析による基礎的な検討によると運動機能の中でも持久力（運動耐容能）が脳容量と正の相関を持つとされ，中でも海馬の容量との密接な関係があるとされている（Burn et al., 2008）．これらの知見から，身体機能をより良い状態で保ち，積極的な身体活動を実施することが認知症の予防につながる可能性が高いことが示唆されている．

3) 軽度認知障害を有する高齢者に対する運動の効果

現時点では認知症ではないが，将来認知症になる危険性が高い軽度認知障害（Mild Cognitive Impairment：MCI）の高齢者が認知症予防のための中核的な対象となり，これらの高齢者の認知機能の低下抑制が介入研究の主要な帰結とされている．MCI高齢者に対する運動の効果を検証したランダム化比較試験（Randomized Controlled Trial：RCT）の結果をまとめたシステマティック

レビューによると，言語流暢性検査においては，運動による有意な効果が確認されたが，実行機能，認知処理速度，記憶については有意な効果が認められなかった（Gates et al., 2013）．

ただし，よくデザインされた個々の研究をみると，限定的ではあるが言語流暢性以外の認知機能においても効果を認めている（van Uffelen et al., 2008 ; Baker et al., 2010 ; Lam et al., 2011 ; Lautenschlager et al., 2008）．オランダで実施されたRCTでは，179名のMCI高齢者をウォーキングプログラム群とプラセボ活動群とにランダムに割り付けて，有酸素運動の認知機能に対する効果を検証した．両群は1年間，週2回，1回につき1時間の監視下での集団トレーニングが実施された．ウォーキングは，有酸素能力の向上を目指し3メッツ以上の中強度活動となるようにトレーナーが指導した．一方，プラセボ活動ではリラクゼーション，バランス，柔軟体操などの3メッツ未満の弱い身体活動が指導された．介入前後においてintention to treat分析ではウォーキングによる有意な主効果は認められなかったが，75％以上ウォーキングプログラムに出席した男性（n＝33）は，auditory verbal learning testの遅延再生において有意な効果を示した（van Uffelen et al., 2008）．

この結果は，認知機能が低下し始めた高齢者においても定期的な運動の実施によって認知機能が向上し，認知症の発症遅延を実現できる可能性を示唆している．

また，単一の運動だけではなく複数の運動や課題を組み合わせることが認知症発症の予防に効果的であることを示唆する報告もある．たとえば，Cardiovascular Health Cognition Studyでは65歳以上の高齢者3,375名を対象に身体活動と認知症発症の関連について平均5.4年間追跡し検証した．その結果，まったく身体活動を行っていないあるいは1つだけしか身体活動を行っていない者に比べ，4種類以上行っている者は認知症になる危険がハザード比で0.42（95％信頼区間0.44～0.86）に減少することが明らかにされている．この結果は，年齢あるいは教育歴，性別などの要因を調整しても同様の結果であり，さまざまな身体活動を組み合わせて行うことで認知症の発症を抑制できる可能性を示唆するものである（Podewils et al., 2005）．また，我々の研究グループでは，運動のみではなく，認知課題を同時に実施するコグニサイズを考案してMCI高齢者を対象としたRCTを実施した．その結果，処理速度（digit symbol coding）および言語能力（word fluency test）の向上が認められた．また，健忘型MCI高齢者（n＝50）に限定した分析では，全般的な認知機能（mini mental state examination）の低下抑制，記憶力（Wechsler memory scale Ⅰ）の向上や，脳萎縮の進行抑制効果も認められた（Suzuki et al., 2013）．これらの結果は，認知症予防のための取り組みとして運動介入を実施する場合にコグニサイズを導入することで，より高い効果を期待できることを示唆するものであり，介護予防事業などでの実施が望まれる．

4．運動が認知症を予防するメカニズム

運動の実施がアルツハイマー病を予防するメカニズムには多様な因子が考えられ，それらが複合的に作用することで効果を発揮するものと考えられる．運動の効果を類型化すると，運動器系の要因，神経系の要因，循環器系の要因に分類できる（表4-1-1）（Kirk-Sanchez et al., 2014 ; Ahlskog et al., 2011）．

運動器系の要因としては，運動の実施によって運動機能の諸要素が向上し，活動しやすい身体を形成することができ，活動量の向上が期待できる．また，運動機能の向上は転倒の抑制につながり，転倒による頭部外傷の予防がアルツハイマー病予防に対して有効性を発揮する可能性が考えられる（Mayeux et al., 1995）．

神経系の要因としては，脳由来神経栄養因子（Brain-Derived Neurotrophic Factor：BDNF）や

表4-1-1 アルツハイマー型認知症の予防に対する運動効果の潜在的メカニズム

運動器系の要因	神経系の要因	循環器系の要因
有酸素能力の向上 筋量，筋力の向上 バランス機能の向上 歩行機能の向上 転倒の減少 （頭部外傷の減少）	神経栄養因子の増加（BDNF，IGF-1） 神経新生 シナプス新生 脳容量の増加 神経細胞死の減少 βアミロイドの分解（ネプリライシン活性化） ノルアドレナリンシステムの賦活	身体組成の適正化 高血圧の予防と制御 脂質代謝の適正化 インスリン抵抗性の改善 炎症マーカーのレベル低下 毛細血管の増加（VEGF） 脳血流低下の減少 脳の酸化ヘモグロビンレベルの向上 脳の虚血耐性の上昇

（Kirk-Sanchez et al., 2014；Ahlskog et al., 2011より引用改変）

インスリン様成長因子-1（Insulin-like Growth Factor-1：IGF-1）の脳内発現が運動にともなって向上し，これらが海馬領域の可塑的変化をもたらすことが多数報告されている（Rasmussen et al., 2009；Pencea et al., 2001）．ヒトを対象としたBDNFの脳に対する効果を報告した研究は多くはないが，加齢に伴い血清BDNFは減少し（Shimada et al., 2014），運動の実施による脳容量増加と血清BDNFとの関係が報告され（Erickson et al., 2011），1年間の有酸素運動の実施により記憶を司る海馬の容量が増加したと報告された（Erickson et al., 2011）．BDNFは，脳の可塑性に影響する神経栄養因子であり，神経の成長，分化，生存を保護する特性を有している．BDNFの効果は，特に記憶に重要な脳の海馬領域において観察され，可塑的変化をもたらすことが報告されている（Rasmussen et al., 2009；Pencea et al., 2001）．なお，脳内BDNFは持続的有酸素運動によってFNDC5を介して上昇することが明らかとされた（Wrann et al., 2013；Xu, 2013）．また，神経病理変化に対する運動の効果として考えられるのは，疎水性アミノ酸残基のアミノ末端側でペプチド結合を切断する膜貫通型のメタロエンドペプチダーゼであるネプリライシンの働きである．ネプリライシンは，アミロイドβ分解酵素であり，この活性が下がると脳内アミロイドβのレベルが上昇することが知られている（Iwata et al., 2001；Iwata et al., 2000）．ネプリライシンの脳内活性が，身体活動度と密接な関係を有しており，アルツハイマー病の予防に日常身体活動の向上が寄与する可能性が示唆されている（Lazarov et al., 2005）．また，アセチルコリンは，学習時の重要な神経伝達物質であるが，加齢とともに海馬における放出が減少する．運動は海馬におけるアセチルコリンレベルを上昇させ（Mitsushima et al., 2009），これが神経新生を促す可能性が示されている（Itou et al., 2011）．病理解剖による知見においては，アミロイドβの蓄積があるにもかかわらず，死の直前まで認知症を発症しなかった者は，海馬における神経細胞の大きさが他の高齢者よりも大きいことが明らかにされている（Iacono et al., 2009）．この結果から，神経細胞が良い状態で保たれていれば認知症にならない可能性があり，そのためには運動による海馬に対する良好な影響が，アルツハイマー病発症抑制の代償的機構としての役割を果たす可能性を有していると考えられる．

循環器系の要因としては，全身運動による代謝の亢進が，身体組成の適正化，高血圧の予防と制御，脂質代謝の適正化，インスリン抵抗性の改善，炎症マーカーのレベル低下，毛細血管の増加，脳血流低下の減少，脳の酸化ヘモグロビンレベルの向上，脳の虚血耐性の上昇など多様な効果をもたらし，アルツハイマー病の危険因子の減少や保護因子の促進が期待できる．これらの潜在的な予防のメカニズムが想定されるが，おそらくどれか1つの要因で運動が認知症の抑制に効果を発揮すると考えるより，複合的な要素による総体としての効果が存在すると考える方が妥当であると思われ

る.

5. まとめと展望

　認知症予防は取り組むべき大きな課題であるが，その方略の1つとして身体活動や運動の可能性が示唆されている．種々の研究より，運動習慣の獲得や体力，運動機能の向上が認知機能改善や認知症発症の抑制につながることが明らかとなってきており，認知症予防を考える上で重要な対象者層となるMCI高齢者についての検討もなされている.

　今後はさらに知見を積み重ねることで認知症に対する身体活動や運動の効果をより詳細にみていくと同時に，それらの情報を社会全体に広め効率的かつ包括的に認知症予防へとつなげていく方法を勘案することも重要であると考えられる.

文　献

Ahlskog JE, Geda YE, Graff-Radford NR et al. (2011) Physical exercise as a preventive or disease-modifying treatment of dementia and brain aging. Mayo Clin Proc, 86: 876-884.

Baker LD, Frank LL, Foster-Schubert K et al. (2010) Effects of aerobic exercise on mild cognitive impairment: a controlled trial. Arch Neurol, 67: 71-79.

Barberger-Gateau P, Raffaitin C, Letenneur L et al. (2007) Dietary patterns and risk of dementia: the Three-City cohort study. Neurology, 69: 1921-1930.

Barnes DE and Yaffe K (2011) The projected effect of risk factor reduction on Alzheimer's disease prevalence. Lancet Neurol, 10: 819-828.

Boyle PA, Buchman AS, Wilson RS et al. (2009) Association of muscle strength with the risk of Alzheimer disease and the rate of cognitive decline in community-dwelling older persons. Arch Neurol, 66: 1339-1344.

Buracchio T, Dodge HH, Howieson D et al. (2010) The trajectory of gait speed preceding mild cognitive impairment. Arch Neurol, 67: 980-986.

Burns JM, Cronk BB, Anderson HS et al. (2008) Cardiorespiratory fitness and brain atrophy in early Alzheimer disease. Neurology, 71: 210-216.

Cuijpers P (2005) Depressive disorders in caregivers of dementia patients: A systematic review. Aging Ment Health, 9: 325-330.

Engelhart MJ, Geerlings MI, Ruitenberg A et al. (2002) Dietary intake of antioxidants and risk of Alzheimer disease. JAMA, 287: 3223-3229.

Erickson KI, Voss MW, Prakash RS et al. (2011) Exercise training increases size of hippocampus and improves memory. Proc Natl Acad Sci USA, 108: 3017-3022.

Fabrigoule C, Letenneur L, Dartigues JF et al. (1995) Social and leisure activities and risk of dementia: a prospective longitudinal study. J Am Geriatr Soc, 43: 485-490.

Forette F, Seux ML, Staessen JA et al. (2002) The prevention of dementia with antihypertensive treatment: new evidence from the Systolic Hypertension in Europe (Syst-Eur) study. Arch Intern Med, 162: 2046-2052.

Fratiglioni L, Wang HX, Ericsson K et al. (2000) Influence of social network on occurrence of dementia: a community-based longitudinal study. Lancet, 355: 1315-1319.

Gates N, Fiatarone Singh MA, Sachdev PS et al. (2013) The effect of exercise training on cognitive function in older adults with mild cognitive impairment: a meta-analysis of randomized controlled trials. Am J Geriatr Psychiatry, 21: 1086-1097.

Iacono D, Markesbery WR, Gross M et al. (2009) The Nun study: clinically silent AD, neuronal hypertrophy, and linguistic skills in early life. Neurology, 73: 665-673.

Itou Y, Nochi R, Kuribayashi H et al. (2011) Cholinergic activation of hippocampal neural stem cells in aged dentate gyrus. Hippocampus, 21: 446-459.

Iwata N, Tsubuki S, Takaki Y et al. (2000) Identification of the major Abeta1-42-degrading catabolic pathway in brain parenchyma: suppression leads to biochemical and pathological deposition. Nat Med, 6: 143-150.

Iwata N, Tsubuki S, Takaki Y et al. (2001) Metabolic regulation of brain Abeta by neprilysin. Science, 292: 1550-1552.

Kirk-Sanchez NJ and McGough EL (2014) Physical exercise and cognitive performance in the elderly: current perspectives. Clin Interv Aging, 9: 51-62.

Lam LC, Chau RC, Wong BM et al. (2011) Interim follow-up of a randomized controlled trial comparing Chinese style mind body (Tai Chi) and stretching exercises on cognitive function in subjects at risk of progressive cognitive decline. Int J Geriatr Psychiatry, 26: 733-740.

Larson EB, Wang L, Bowen JD et al. (2006) Exercise is associated with reduced risk for incident dementia among persons 65 years of age and older. Ann Intern Med, 144: 73-81.

Laurin D, Verreault R, Lindsay J et al. (2001) Physical activity and risk of cognitive impairment and

dementia in elderly persons. Arch Neurol, 58: 498-504.
Lautenschlager NT, Cox KL, Flicker L et al. (2008) Effect of physical activity on cognitive function in older adults at risk for Alzheimer disease: a randomized trial. JAMA, 300: 1027-1037.
Lazarov O, Robinson J, Tang YP et al. (2005) Environmental enrichment reduces Abeta levels and amyloid deposition in transgenic mice. Cell, 120: 701-713.
Lindsay J, Laurin D, Verreault R et al. (2002) Risk factors for Alzheimer's disease: a prospective analysis from the Canadian Study of Health and Aging. Am J Epidemiol, 156: 445-453.
Mayeux R, Ottman R, Maestre G et al. (1995) Synergistic effects of traumatic head injury and apolipoprotein-epsilon 4 in patients with Alzheimer's disease. Neurology, 45 (3 Pt 1): 555-557.
Mitsushima D, Takase K, Funabashi T et al. (2009) Gonadal steroids maintain 24 h acetylcholine release in the hippocampus: organizational and activational effects in behaving rats. J Neurosci, 29: 3808-3815.
Morris MC, Evans DA, Bienias JL et al. (2002) Dietary intake of antioxidant nutrients and the risk of incident Alzheimer disease in a biracial community study. JAMA, 287: 3230-3237.
Pencea V, Bingaman KD, Wiegand SJ et al. (2001) Infusion of brain-derived neurotrophic factor into the lateral ventricle of the adult rat leads to new neurons in the parenchyma of the striatum, septum, thalamus, and hypothalamus. J Neurosci, 21: 6706-6717.
Petersen RC, Thomas RG, Grundman M et al. (2005) Vitamin E and donepezil for the treatment of mild cognitive impairment. N Engl J Med, 352: 2379-2388.
Podewils LJ, Guallar E, Kuller LH et al. (2005) Physical activity, APOE genotype, and dementia risk: findings from the Cardiovascular Health Cognition Study. Am J Epidemiol, 161: 639-651.
Rasmussen P, Brassard P, Adser H et al. (2009) Evidence for a release of brain-derived neurotrophic factor from the brain during exercise. Exp Physiol, 94: 1062-1069.
Salloway S, Ferris S, Kluger A et al. (2004) Efficacy of donepezil in mild cognitive impairment: a randomized placebo-controlled trial. Neurology, 63: 651-657.
Scarmeas N, Levy G, Tang MX et al. (2001) Influence of leisure activity on the incidence of Alzheimer's disease. Neurology, 57: 2236-2242.
Shimada H, Makizako H, Doi T et al. (2014) A large, cross-sectional observational study of serum BDNF, cognitive function, and mild cognitive impairment in the elderly. Front Aging Neurosci, 6: 69.

Smith PJ, Blumenthal JA, Hoffman BM et al. (2010) Aerobic exercise and neurocognitive performance: a meta-analytic review of randomized controlled trials. Psychosom Med, 72: 239-252.
Suzuki T, Shimada H, Makizako H et al. (2013) A randomized controlled trial of multicomponent exercise in older adults with mild cognitive impairment. PLoS One, 8: e61483.
Thal LJ, Ferris SH, Kirby L et al. (2005) A randomized, double-blind, study of rofecoxib in patients with mild cognitive impairment. Neuropsychopharmacology, 30: 1204-1215.
van Uffelen JG, Chinapaw MJ, van Mechelen W et al. (2008) Walking or vitamin B for cognition in older adults with mild cognitive impairment? A randomised controlled trial. Br J Sports Med, 42: 344-351.
Verghese J, Lipton RB, Katz MJ et al. (2003) Leisure activities and the risk of dementia in the elderly. N Engl J Med, 348: 2508-2516.
Verghese J, Wang C, Lipton RB et al. (2007) Quantitative gait dysfunction and risk of cognitive decline and dementia. J Neurol Neurosurg Psychiatry, 78: 929-935.
Vickland V, Morris T, Draper B et al. (2012) Modelling the impact of interventions to delay the onset of dementia in Australia. A report for Alzheimer's Australia.
Wang HX, Karp A, Winblad B et al. (2002) Late-life engagement in social and leisure activities is associated with a decreased risk of dementia: a longitudinal study from the Kungsholmen project. Am J Epidemiol, 155: 1081-1087.
Wang L, Larson EB, Bowen JD et al. (2006) Performance-based physical function and future dementia in older people. Arch Intern Med, 166: 1115-1120.
Wilson RS, Mendes De Leon CF et al. (2002a) Participation in cognitively stimulating activities and risk of incident Alzheimer disease. JAMA, 287: 742-748.
Wilson RS, Bennett DA, Bienias JL et al. (2002b) Cognitive activity and incident AD in a population-based sample of older persons. Neurology, 59: 1910-1914.
Wimo A, Winblad B, Jönsson L (2010) The worldwide societal costs of dementia: Estimates for 2009. Alzheimers Dement, 6: 98-103.
World Health Organization (2012) Alzheimer's Disease International. Dementia: a public health priority. WHO Press.
Wrann CD, White JP, Salogiannnis J et al. (2013) Exercise induces hippocampal BDNF through a PGC-1 α/FNDC5 pathway. Cell metabolism, 18: 649-659.

Xiong GL, Benson A, Doraiswamy PM (2005) Statins and cognition: what can we learn from existing randomized trials? CNS Spectr, 10: 867-874.
Xu B (2013) BDNF (I) rising from Exercise. Cell Metab, 18: 612-614.
Yoshitake T, Kiyohara Y, Kato I et al. (1995) Incidence and risk factors of vascular dementia and Alzheimer's disease in a defined elderly Japanese population: the Hisayama Study. Neurology, 45: 1161-1168.

（堀田　亮，島田裕之）

4-2　サルコペニア

1．はじめに

身体組成の変化において最も特徴的なのは，加齢に伴う脂肪組織量の増加，骨や骨格筋量の低下である．Forbesら（1976）によれば，加齢に伴うfat-free mass（FFM）の変化は，男性0.34 kg/年，女性0.22 kg/年減少し，加齢に伴うFFMの変化は真の老化現象を表す指標になり得ると強調している．FFMの加齢変化にはFFMの構成要素である筋の委縮や筋量の減少が大きく寄与している．「筋量」が減少すると「筋質」を表す筋力の衰えをもたらし，特に下肢筋力の衰えは歩行機能を著しく低下させ，ひいては転倒・骨折の原因となるなど，高齢者の健康維持を考える上で，大変重要な問題である．

2．サルコペニアの定義および有症率

1989（平成元）年，Rosenbergは加齢に伴うLean Body Mass（LBM）の低下をサルコペニアと呼ぶべきであると提案している．その後，1998（平成10）年，Baumgartnerらは，Dual-energy X-ray Absorptiometry（DXA）法より求めた骨格筋量（腕の筋量＋脚の筋量（kg））を身長（m）^{2}で除した骨格筋量指数（Skeletal Muscle Mass Index：SMI）を算出し，健康な若者（18〜40歳）の平均より標準偏差の2倍以上低い場合（男性7.26 kg/m^2，女性5.45 kg/m^{2}以下）をサルコペニアと定義している．Baumgartnerらが提案しているこのカットオフ値は，現在最も広く用いられている筋量の減少有無を診断する基準の1つになっている．

その後，筋量とさまざまな健康指標との関連性を検討する研究が積極的に行われ，足の筋量あるいは太腿の横断面積は死亡リスクとの関連性はみられず，筋量ではなく筋力が高齢者の死亡や障害と関連することを多くの研究で指摘している．このように，単なる筋量の評価のみでは高齢者の実態把握に不十分であり，筋力評価の重要性を強調している．2010（平成22）年，European Working Group on Sarcopenia in Older People（EWGSOP）は，サルコペニアの診断には筋量，筋力，身体機能の検討が必要であり，筋量のみ減少した場合を前サルコペニア（pre sarcopenia），「筋量の減少＋筋力低下」あるいは「筋量の減少＋身体機能低下」をサルコペニア（sarcopenia），「筋量の減少＋筋力低下＋身体機能低下」を重症サルコペニア（severe sarcopenia）と階層的に定義している（Cruz-Jentoft et al., 2010）．

サルコペニア定義における大きな問題は，筋量，筋力，身体機能といった診断要素の計測方法とカットオフ値の設定である．筋量の評価手法としては，精度が優れるDXA法，CT（Computed Tomography），MRI（Magnetic Resonance Imaging）があげられ，CTやMRIは筋量評価に最も優れた手法（gold standards）であるが，代わりにDXA法の使用をEWGSOPは推奨している．さらに，EWGSOPは簡便で安価のBioelectrical Impedance Analysis（BIA）法はDXA法の代用として推奨できるが，上腕の周径，皮下脂肪厚，下腿三頭筋周径などの体格指数の使用は推奨できないと強調している．

筋量を表すSMIのカットオフ値はDXA法では男性5.72〜7.40 kg/m^{2}の範囲，女性4.82〜6.40 kg/m^{2}の範囲であるが，EWGSOP（Cruz-Jentoft et al., 2010）はDXA法で男性7.26 kg/m^2，女性5.45 kg/m^2，BIA法で男性8.87 kg/m^2，女性

6.42 kg/m² の使用を，AWGS（Chen et al., 2014）は DXA 法で男性 7.0 kg/m²，女性 5.4 kg/m²，BIA 法で男性 7.0 kg/m²，女性 5.7 kg/m² の使用を推奨している．一方，筋力評価の際に，上肢部筋力を評価するためには握力を，下肢部筋力を推定するためには膝伸展力を計測する．握力のカットオフ値は男性 22.4～37.0 kg の範囲，女性 14.3～21.0 kg の範囲であるが（Lauretani et al., 2003；Lee et al., 2013；Sallinen et al., 2010），EWGSOP（Cruz-Jentoft et al., 2010）は男性 30 kg，女性 20 kg 未満，AWGS（Chen et al., 2014）は男性 26 kg，女性 18 kg 未満を推奨している．身体機能の評価項目は，歩行速度，TUG（Timed Up & Go Test），30 m 歩行時間，階段上りなどであるが，一般的に通常歩行速度を採用する．通常歩行速度のカットオフ値は男女を問わず 0.60～1.22 m/秒の範囲であるが（Cesari et al., 2005；Lauretani et al., 2003；Manini et al., 2007；Studenski et al., 2003），EWGSOP（Cruz-Jentoft et al., 2010）および AWGS（Chen et al., 2014）は 0.8 m/秒未満を用いて定義している．

サルコペニアの有症率は，用いられたデータや定義によって異なる．Baumgartner ら（1998）は，1993（平成 5）～1995（平成 7）年に地域在住高齢男女 808 名のデータを分析し，骨格筋量低下者をサルコペニアと定義した場合，70 歳以下の高齢者では 13.5～24.1％ の範囲であるが，80 歳以上になると 43.2～60.0％ に高まるとともに disability と密接に関連することから，サルコペニアは高齢期の大きな健康問題であると強調している．しかし，同様の Baumgartner らの定義を採用しているにもかかわらず，Iannuzzi-Sucich ら（2002）は，64～93 歳の女性で 22.6％，男性で 26.8％ であるが，80 歳以上では，女性 31.0％，男性 52.9％ と女性よりも男性で有症率の高いことを報告し，有症率は集団によって異なると指摘している．一方，Chien ら（2008）は BIA 法による男性 8.87 kg/m²，女性 6.42 kg/m² のカットオフ値を使用した場合の有症率は，男性 23.6％，女性 18.6％ であると報告している（表 4-2-1）．

3．サルコペニアの危険因子

サルコペニアは，多くの原因が複雑に絡み合う多様な病態を伴う徴候である．サルコペニアは，加齢以外の明らかな原因がない一次性（加齢性）サルコペニア，1 つ以上の原因が明らかな二次性（活動関連，疾病関連，栄養関連）サルコペニアに分類できる（Cruz-Jentoft et al., 2010）．サルコペニアは多要因であるため，多くの高齢者の場合，一次性サルコペニアか二次性サルコペニアかを断定するのは困難である．

サルコペニアの危険因子について調べた多くの先行研究では，年齢，体格変数，生活習慣要因，生活機能，バイオマーカー，疾病などさまざまな角度から検討されている．まず，サルコペニアの診断要素である筋量減少の危険因子として，年齢，BMI，下腿三頭筋周径，アルブミン，低栄養，炎症，糖尿病，心臓病，高脂血症を，筋力低下の危険因子として，年齢，BMI，BMD（Bone Mineral Density，骨密度），下腿三頭筋周径，過体重，運動習慣，喫煙，活動量，アルブミン，ビタミン D，インスリン様成長因子-1（Insulin-like growth factors-1：IGF-1），インターロイキン-6（Interleukin-6：IL-6），腰痛，高血圧，糖尿病，貧血，認知機能を，歩行速度低下の危険因子としては，年齢，BMI，BMD，下腿三頭筋周径，転倒恐怖感，感覚機能低下，TUG，筋力低下，バランス機能の衰え，IL-6，アルブミン，HDL コレステロール，シスタチン C，糖尿病，関節炎，慢性腎臓病，膝痛をあげている．一方，サルコペニアの危険因子についても多く報告されている．危険因子のオッズ比（odds ratio：OR）は，研究によって異なるものの，加齢（OR＝2.37, 95％CI＝1.52～3.7）（Murakami et al., 2015），BMI 18.5 未満（男性 OR＝39.1, 95％CI＝11.3～134.6，女性 OR＝9.7, 95％CI＝2.8～33.8）（Lau et al., 2005）あるいは低 BMI（OR＝1.30, 95％CI＝1.25～1.36）

表 4-2-1 サルコペニア診断要素およびカットオフ値，有症率のまとめ

診断要素	診断要素および計測方法	Cut off 値 男性	Cut off 値 女性	Cut off 値決定方法	有症率 男性	有症率 女性	著者（発表年）
筋肉量	DXA						
	SMI(kg/m^2)	7.26	5.45	若者の2標準偏差以下	13.5〜57.8	23.1〜60.0	Baumgartner ら (1998)
	ASM/height^2(kg/m^2)	7.26	5.45	若者の2標準偏差以下	26.8	22.6	Iannuzzi-Sucich ら (2002)
	ASM/height^2(kg/m^2)	5.72	4.82	若者の2標準偏差以下	12.3	7.6	Lau ら (2005)
	ASM/height^2(kg/m^2)	7.26	5.45	EWGSOP 推奨基準	—	—	Cruz-Jentoft ら (2010)
	ASM/height^2(kg/m^2)	7.00	5.00	AWGS 推奨	—	—	Chen ら (2014)
	BIA						
	SMI(kg/m^2)	8.87	6.42	若者の2標準偏差以下	23.6	18.6	Chien ら (2008)
	SMI(kg/m^2)	7.00	5.70	AWGS 推奨	—	—	Chen ら (2014)
筋力	握力(kg)	30.3	19.3	ROC 曲線，歩行障害	—	—	Lauretani ら (2003)
	握力(kg)	30.0	20.0	EWGSOP 推奨基準	—	—	Cruz-Jentoft ら (2010)
	握力(kg)	37.0	21.0	移動障害のリスク	—	—	Sallinen ら (2010)
	握力(kg)	22.4	14.3	EWGSOP 定義値の修正	—	—	Lee ら (2013)
	握力(kg)	26.0	18.0	AWGS 推奨	—	—	Chen ら (2014)
	膝伸展力(Nm/kg)	1.13	1.01	移動障害のリスク	9.8	29.7	Manini ら (2007)
Physical Performance	通常歩行速度(m/s)	0.80		ROC 曲線，歩行障害	—	—	Lauretani ら (2003)
	通常歩行速度(m/s)	0.60		入院予知	40.9 and 41.4		Studenski ら (2003)
	通常歩行速度(m/s)	1.00		下肢障害発生	24.0		Cesari ら (2005)
	通常歩行速度(m/s)	1.22		青信号横断	19.7	38.5	Manini ら (2007)
	通常歩行速度(m/s)	0.80		EWGSOP 推奨基準	—	—	Cruz-Jentoft ら (2010)
	通常歩行速度(m/s)	0.80		AWGS 推奨基準	—	—	Chen ら (2014)

DXA (dual energy X-ray absorptiometry), SMI (skeletal muscle index), ASM (appendicular skeletal muscle mass), BIA (bioelectrical impedance analysis), ROC (receiver operating characteristic), EWGSOP (european working group on sarcopenia in older people), AWGS (asian working group for sarcopenia)

（Murphy et al., 2014），高 BMI（OR＝0.75，95％CI＝0.69〜0.81）（Murakami et al., 2015），下腿三頭筋周径（サルコペニア：OR＝0.83，95％CI＝0.69〜0.98，重症サルコペニア：OR＝0.69，95％CI＝0.49〜0.96）（Kim et al., 2015），BMD（重症サルコペニア：OR＝0.21，95％CI＝0.06〜0.82）（Kim et al., 2015），咀嚼力低下（OR＝2.18，95％CI＝1.21〜3.93）（Murakami et al., 2015），低ビタミン D レベル（OR＝2.25，95％CI＝1.11〜4.56）（Visser et al., 2003），シスタチン C（OR＝1.83，95％CI＝1.08〜3.12）（Kim et al., 2015），他に過体重，IADL（Instrumental Activity of Daily Living）障害（手段的日常生活動作障害），教育水準，活動量，アルブミン等々が危険因子として検出されている．一方，疾病がサルコペニアの危険因子であることはよく知られ，脳卒中（OR＝2.56，95％CI＝1.32〜4.95）（Yu et al., 2014），COPD（OR＝1.84，95％CI＝1.02〜3.31）（Yu et al., 2014），痛み（OR＝1.18，95％CI＝1.01〜1.39）（Murphy et al., 2014），関節炎（OR＝7.24，95％CI＝2.02〜25.95）（Landi et al., 2012），CVD（Cardio Vascular Disease，心血管疾患）（OR＝5.16，95％CI＝1.03〜25.87）（Landi et al., 2012），高脂血症（OR＝1.94，95％CI＝1.02〜3.69）（Kim et al., 2015）をあげている（表 4-2-2）．

大都市部在住 70 歳以上の高齢女性 1,180 名の中から，先行研究で採用しているサルコペニア選定基準，すなわち骨格筋量の減少，筋力の衰え，歩行速度の低下の選定基準に該当する 72 人（6.1％）の既往歴を調べた．その結果によれば，脳卒中，心臓病，糖尿病，変形性股関節症，高脂血症，高血圧，変形性膝関節症の既往歴は両群間で有意差がないものの，骨粗鬆症の既往はサルコペニア群 47.2％，正常群 32.5％（p＝0.010），貧血はサルコペニア群 15.3％，正常群 2.1％（p＜0.001）とサルコペニア群で高く，骨密度（腕，足，骨盤，

表 4-2-2　サルコペニア危険因子のまとめ

著者(発表年)	研究デザインおよび対象者	主な結果
Visserら(2003)	3年縦断研究に参加した65歳以上の高齢者331名のビタミンD，PTH分析	低25-OHDはASM低下と関連(OR=2.25，95％CI=1.11〜4.56)　高PTHはASM低下と関連(OR=2.35，95％CI=1.05〜5.28)
Lauら(2005)	地域在住70歳以上の男性262名，女性265名のBMI分析	BMI<18.5はサルコペニアの危険因子(男性，OR=39.1，95％CI=11.3〜134.6，女性，OR=9.7，95％CI=2.8〜33.8)
Landiら(2012)	70歳以上のナーシングホーム入所者122名の性別，CVD，関節炎分析	サルコペニア危険因子は，男性(OR=13.39，95％CI=3.51〜50.63)，CVD(OR=5.16，95％CI=1.03〜25.87)，関節炎(OR=7.24，95％CI=2.02〜25.95)
Yuら(2014)	65歳以上の地域在住男女4,000名のIADL，疾病分析	サルコペニア危険因子は，脳卒中(OR=2.56，95％CI=1.32〜4.95)，IADL障害(OR=2.12，95％CI=1.49〜3.02)，COPD(OR=1.84，95％CI=1.02〜3.31)
Murakamiら(2015)	65〜85歳の地域在住761名の年齢，咀嚼力，BMI分析	サルコペニアと関連する要因は，年齢(OR=2.37，95％CI=1.52〜3.70)，BMI(OR=0.75，95％CI=0.69〜0.81)，咀嚼力(OR=2.18，95％CI=1.21〜3.93)
Murphyら(2014)	70〜79歳の2,928名，9年追跡年齢，痛み，BMI分析	サルコペニア発症関連要因，年齢上昇(OR=1.12，95％CI=0.80〜1.18)，痛み(OR=1.18，95％CI=1.01〜1.39)，低BMI(OR=1.30，95％CI=1.25〜1.36)
Kimら(2015)	75歳以上の地域在住538名の女性4年追跡データ分析	サルコペニア：BMI(OR=1.57，95％CI=1.35〜1.83)，下腿三頭筋周径(OR=0.83，95％CI=0.69〜0.98)，脂質異常症(OR=1.94，95％CI=1.02〜3.69)　重症サルコペニア：年齢(OR=1.25，95％CI=1.02〜1.52)，BMI(OR=1.45，95％CI=1.17〜1.81)，BMD(OR=0.21，95％CI=0.06〜0.82)，下腿三頭筋周径(OR=0.69，95％CI=0.49〜0.96)，TUG(OR=1.42，95％CI=1.16〜1.74)，シスタチンC(OR=1.83，95％CI=1.08〜3.12)

ASM (appendicular skeletal muscle mass), PTH (parathyroid hormone), BMI (body mass index), CVD (cardiovascular disease), IADL (instrumental activities of daily living, OR (odds ratio), CI (confidence interval), BMD (bone mineral density), 25-OHD (25-hydroxy vitamin D), COPD (chronic obstructive pulmonary disease), TUG (timed up & go test)

表 4-2-3　地域在住高齢女性におけるサルコペニア群と正常群の比較

項目	サルコペニア群	正常群	有意水準
年齢(歳)	81.5±4.58	79.8±4.36	0.002
脳卒中(%)	5.6	6.7	0.710
心臓病(%)	22.2	22.5	0.961
糖尿病(%)	9.7	8.5	0.716
変形性股関節症(%)	5.6	4.9	0.795
高脂血症(%)	37.5	48.1	0.082
高血圧(%)	50.0	58.8	0.144
変形性膝関節症(%)	27.8	31.0	0.571
現在通院中の貧血(%)	15.3	2.1	<0.001
骨粗鬆症(%)	47.2	32.5	0.010
腕の骨密度(g/cm^2)	0.920±0.083	0.974±0.096	<0.001
足の骨密度(g/cm^2)	1.429±0.206	1.541±0.326	<0.00
骨盤の骨密度(g/cm^2)	0.787±0.146	0.842±0.150	0.002
腰椎の骨密度(g/cm^2)	0.686±0.102	0.767±0.165	<0.001

腰椎)は有意に低かった(表4-2-3)．

4．サルコペニア予防に対する運動の考え方

　サルコペニアの最初の定義は，加齢に伴う筋肉量の低下を指すものである(Rosenberg, 1989)．この定義に基づくサルコペニア予防運動は，筋肉量の上昇を目指す運動を意味する．一方，2010年EWGSOPによるサルコペニアの定義は，「筋量の減少＋筋力低下」，「筋量の減少＋身体機能低下」，「筋量の減少＋筋力低下＋身体機能低下」である(Cruz-Jentoft et al., 2010)．この定義を反

映するサルコペニア予防運動は，筋量の上昇のみならず，筋力向上，身体機能改善を図る運動である．一般的に運動指導を行うときには，運動の強度，頻度，期間をいかに決めるかが重要なポイントである．まず，多くの先行研究で指摘している運動の強度と頻度を総合すると，週2回以下，最大酸素摂取量の40〜45％以下，10分以下の運動では体力の維持・向上は効果がないとの主張が優勢である．しかし，最近の研究では低強度，低頻度でも効果が期待できるとの研究も散見される．ここでは，サルコペニアの予防運動について，疫学研究を踏まえて簡単に記述する（表4-2-4）．

1）運動タイプ

サルコペニア予防ために採用されている運動としては，漸増負荷レジスタンストレーニングが最も多く（Binder et al., 2005；Bonnefoy et al., 2003；Bunout et al., 2001；Fiatarone et al., 1994；Roth et al., 2001；Taaffe et al., 1999；Vincent et al., 2002），他には有酸素運動，バランス訓練，柔軟性運動（Bonnefoy et al., 2003；Kemmler et al., 2010；Rydwik et al., 2008），身体活動（Goodpaster et al., 2008），加圧トレーニング（Vechin et al., 2015）などである．

2）運動強度

サルコペニア予防に適切な運動強度に関してはさまざまな提案があり，一致した見解に達していないのが現状である．多くの研究で，高強度（1RMの80％以上）の運動は有効であるが（Fiatarone et al., 1994；Taaffe et al., 1999），低強度（1RMの50％以下）の運動によっては効果が期待できないとの指摘が多くみられる（Reid et al., 2015；Vincent et al., 2002；Vechin et al., 2015）．しかし，サルコペニアハイリスク者の身体機能や有病状況には個人差が大きく，一般的に活用されている最大酸素摂取量あるいは最大心拍数の推定が困難なことから，一律の運動強度の設定は好ましくないと考えられる．そのため，サルコペニアハイリスク者の運動強度の設定には，参加者の運動負荷を自覚的に判断する自覚的運動強度（12〜14レベル）の活用も1つの有効な手法であろう（Borg et al., 1982；Bunout et al., 2001）．いくつかの先行研究において，低強度運動の効果あるいは低強度運動と高強度運動の効果を比較した研究も公表されている（Reid et al., 2015；Vechin et al., 2015）ので，指導に当たっては参照すべきである．

3）運動頻度

これまでの研究では，有酸素運動の場合，高強度運動週3回以上，中強度以下では週5回以上，レジスタンストレーニング（RT）あるいはpower training週2回以上の運動指導が有効であるとされ，多く採用されている（Binder et al., 2015；Bonnefoy et al., 2003；Fiatarone et al., 1994；Roth et al., 2001）．最近の研究では，週1回の指導でも効果が得られるとの報告も散見される（Reid et al., 2015；Taaffe et al., 1999）．多くの研究では週2〜3回を採用している．一般的な考え方としては，日常生活に支障をもたらすハイリスク者の場合には，会場型集団指導の頻度を減らし家庭で自主的に実践可能なプログラムを提供するのも1つの方法である．

4）運動時間

どれくらいの運動時間が，サルコペニア予防に有効であるかについてはさまざまである．今日まで報告されている1回の運動時間は30〜120分の範囲であるが，多くの研究で40〜60分の運動時間を導入している（Bonnefoy et al., 2003；Fiatarone et al., 1994；Rydwik et al., 2008）．

5）運動期間

運動期間と指導効果との間に正比例関係が成立するとは考え難く，対象者の諸特性を考慮した上での指導期間を設定する．サルコペニア予防を目指す研究で採用している指導期間は，9週〜18カ月と広範囲であるが（DiFrancisco-Donoghue

表4-2-4 筋量・筋力・physical performanceに対するトレーニングの効果のまとめ

著者（発表年）	研究タイプ・対象者	性別	年齢	頻度, 週, 強度	期間	主な効果
Fiatarone ら (1994)	RCT、ナーシングホームフレイル入所者	男女100名	平均87.1歳	3回, 80%1RM	10週	大腿四頭筋横断面積 2.7%↑, 筋力113%↑, 歩行速度11.8%↑
Taaffe ら (1999)	RCT、BMI<30kg/m² 地域健常者	男29名 女17名	65～79歳	1回, 80%1RM 2回, 80%1RM 3回, 80%1RM	24週	総合筋力変化：1回群37.0%↑, 2回群41.9%↑, 3回群39.7%↑, 頻度による筋力変化の差無
Roth ら (2001)	前向き介入研究、運動習慣無地域健常者	若年男女14名 高齢男女19名	若年20～30歳 高齢65～75歳	3回, 最初3カ月80～100%5RM 後半3カ月50%1RM	6カ月	大腿四頭筋の筋量 若年5.0%↑, 高齢3.7%↑, 筋量の上昇に性差・年齢差無
Bunout ら (2001)	地域在住健常者	男女98名	70歳以上	2回, 自覚的運動強度	18カ月	運動＋栄養群で下肢・上肢筋力上昇. FFM上昇無. 歩行能力改善
Vincent ら (2002)	RCT、地域健常者	男女62名	平均67.6歳 平均66.6歳	3回, 50%1RM（低強度） 3回, 80%1RM（高強度）	24週 24週	8部位総合筋力17.2%↑, 8部位総合筋力17.8%↑. 運動強度による差無
Bonnefoy ら (2003)		男女57名	平均値で83歳↑	3回, 中強度, 筋力強化, バランスと柔軟性改善運動	9カ月	FFM2.7%↑（統計学的に有意ではない）, 5回椅子立ち上がり時間24.1%↓
Binder ら (2005)	RCT、地域フレイル	男女91名	平均83歳	3回, 3段階指導, 初期：65%1RM 最終目標：85～100%1RM	9カ月	FFM0.8kg↑（統計学的に有意）, 膝屈曲力17%↑, 膝伸展力43%↑
DiFrancisco ら (2007)	RCT、地域在住高齢者	男性11名 女性7名	65～79歳	週1回と2回の比較 75%1RM	9週	膝伸展力：1回25.1%↑, 2回39.4%↑ 群×時間の差はなかった
Goodpaster ら (2008)	RCT、運動習慣無の地域高齢者	介入完了者42名	70～89歳	5回, 3メッツ以上の身体活動	12カ月	筋横断面積：運動3.0%↓, 教育4.0%↓, 大腿部筋量：運動1.0%↓, 教育3.0%↓, 膝伸展力：運動1.5%↓, 教育21.6%↓（有意）, FFM改善無
Rydwik ら (2008)	RCT、体重減少5%以上 or BMI20kg/m²以下. 身体活動量減少	男女96名	75歳以上	2回, 運動＋栄養, 運動, 栄養, 対照の4群比較 運動：有酸素運動＋RT（60～80%強度）	12週	運動および運動＋栄養群で筋力上昇, FFM改善無
Kemmler ら (2010)	RCT、地域在住健常高齢者	女性246名	65～80歳	集団指導＋自宅用プログラム, 複合プログラム：有酸素運動（70～85% HRmax）＋バランス訓練＋RT	18カ月	ASMM 0.1%↑, LBM1.2%↑, 脚の筋力13.5%↑, TUG4.9%↑
Vechin ら (2015)	地域在住健常者	男女23名	59～71歳	2回, 高強度70～80%1RM. 加圧トレーニング：低強度20～30%1RM	12週	足筋力：高強度54%↑, 低強度17%↑, 大腿四頭筋横断面積：高強度7.9%↑, 低強度6.6%↑, 高強度がより効果的. 低強度の加圧有効性
Reid ら (2015)	RCT、地域在住歩行障害者	男性19名 女性33名	70～85歳	2回, 低強度40%1RM, 高強度70%1RMの比較	16週	最大伸展パワー：低強度34.0%↑, 高強度42.1%↑, 1RM筋力：低強度13.3%, 高強度19.2%↑, 低強度と高強度の改善効果はほぼ同一

RCT (randomized controlled trial), BMI (body mass index), RM (repetition maximum), FFM (fat-free mass), RT (resistance training), skeletal muscle mass), LBM (lean body mass), TUG (timed up & go test), HRmax (maximum heart rate) ASMM (appendicular et al., 2007；Kemmler et al., 2010），12週の運動期間を多くの研究で導入している（Rydwik et al., 2008；Vechin et al., 2015）．一般的に，健常者に対しては高強度で短期間の運動指導を，ハイリスク者に対しては中低強度で長期間の運動指導を推奨する．

5．サルコペニア予防への運動介入効果

1）筋　量

　筋量上昇にはレジスタンス運動が有効であると多くの研究で指摘しているが，筋量評価の項目は，LBM，FFM，大腿四頭筋の筋量，大腿四頭筋の横断面積，足の筋量，四肢の筋量など研究によって異なる．先行研究49編の介入研究をmeta-analysisしたPetersonら（2011）の結果によれば，LBMは，平均で1.1kg（95％CI＝0.9〜1.2kg，$p<0.001$）上昇効果を報告している．他にも多くの研究が報告され，9カ月間のRT効果を検討したBinderらの研究によればDXA法により計測したFFMは平均で$0.84±1.4$kg増えると報告している（Binder et al., 2005）．Vechinらは週2回の高強度RTと低強度加圧トレーニングを12週間指導した後，MRIにより計測した大腿四頭筋の横断面積を比較した．その結果，高強度RTで7.9％，低強度加圧トレーニングで6.6％増えることを認め，高強度運動がより効果的であるが，低強度加圧トレーニングの有効性を確認したと指摘している（Vechin et al., 2015）．一方，筋力強化運動とバランス訓練，柔軟性改善運動を複合的に指導した時，FFM2.7％の上昇を観察したが，統計学的に有意ではなかったと指摘している（Bonnefoy et al., 2003）．Rothら（2001）は20〜30歳の若者群と65〜75歳の高齢群間の大腿四頭筋量の変化について比較したところ，若年群5.0％上昇，高齢群3.7％上昇を確認し，筋量の上昇に性差や年齢差はみられなかったと報告している．

2）筋　力

　筋力向上にもレジスタンス運動が有効であると多くの研究で指摘している．しかし，効果の高低は身体の部位や運動強度によって異なることに注意すべきである．筋力を評価するために採用している計測部位も研究者によって異なる．一般的に，上肢部筋力を評価するためには握力を，下肢部筋力を推定するためには膝伸展力を計測する．他に，leg press，chest press，足背屈力，椅子立ち上がり時間，1RMなどを測っている．筋力に対する運動の効果を総合的にまとめたMeta-analysisあるいはSystematic reviewsでよく記述されている（Denison et al., 2015；Peterson et al., 2010）．

　先行研究47編（対象者1,079名）のmeta-analysis研究によれば，高強度による筋力の向上範囲は9.8〜31.6kgであり，平均変化量はleg press$29±2$％，chest press$24±2$％，knee extension$33±3$％といずれの部位においても，有意な向上効果を認め，高強度運動の有効性を強調している（Peterson et al., 2010）．

　高強度運動の有効性について検討した研究は確かに多い一方，運動強度の高低が筋力向上に及ぼす影響を検証したVechinらの研究（2015）によれば，足の筋力は，高強度で54.0％向上，低強度で17.0％向上し，高強度の運動が筋力向上により効果的であると多くの先行研究と同様の結果を出している．しかし，Reidらの研究（2015）によれば，足伸展力パワーは低強度で34.0％向上，高強度で42.1％向上，1RM筋力は低強度で13.3％向上，高強度で19.2％向上したことを報告し，高強度運動による向上率は高いものの，両者間に有意差はみられなかったと指摘していることも興味深い．

　一方，筋力向上に対する運動頻度の影響を検討した研究も多く報告されている．80％1RMのレジスタンス運動を週1回，2回，3回指導し，総合筋力を比較したTaaffeらの研究によれば，1回37.0％向上，2回41.9％向上，3回39.7％向上と頻度による筋力変化の差はみられなかった（Taaffe et al., 1999）．75％1RM運動を週1回，週2回

指導による膝伸展力の変化を調べたDiFrancisco-Donoghueら（2007）は，1回25.1％向上，2回39.4％向上と2回の指導による向上が大きいものの有意差はみられなかったと報告している．さらに，週1回の運動でも筋力維持に有効であるとの指摘もられる（DiFrancisco-Donoghue et al., 2007；Taaffe et al., 1999）．しかし，これらの研究は小規模の集団より得られた結果であり，低強度あるいは低頻度での有効性を追認するためには，大規模集団による研究成果の蓄積が一層必要である．

3）身体機能

レジスタンス運動あるいは有酸素運動による身体機能の改善効果を検証した研究はそれほど多くないのが現状である．先行研究で採用している身体機能の評価項目は，歩行速度，TUG，30m歩行時間，階段上りなどである．ナーシングホーム入所者を対象に，週3回，10週間のレジスタンス運動によって，歩行速度は$11.8±3.8％$改善されることをFiataroneらは検証し，レジスタンス運動参加はフレイル高齢者であっても歩行機能の改善に有効であると強調している（Fiatarone et al., 1994）．

4）サルコペニア改善のための取り組み

現段階で，サルコペニア改善のための取り組みとしては，運動指導と栄養補充が推奨され，その有効性を認めている．サルコペニア改善のための運動効果については，多くの実践研究とsystematic review，meta-analysisが報告されている（Cruz-Jentoft et al., 2014；Denison et al., 2015）．しかし，サルコペニアの改善のための運動なのか予防のための運動なのかを分けて考える必要がある．

サルコペニアの改善運動の条件は，サルコペニアと認定あるいは診断された方の筋量の上昇，筋力向上，歩行速度の改善に効果的な運動でなければならない．筋量の上昇，筋力向上，歩行速度の改善にはレジスタンス運動が有効であると多くの研究で指摘されている．しかし，多くの研究では地域在住一般高齢者，施設入所者，フレイルを対象に行った研究であり，サルコペニアと診断された者に対する研究は限られている．

ここでは，地域在住サルコペニア高齢者（155名）を対象にRCTによる運動単独，栄養単独，運動＋栄養の複合指導の効果を簡単に紹介する（Kim et al., 2012）．

指導は，週2回，1回当たり60分のレジスタンス運動を3カ月間，栄養指導は必須アミノ酸を1日6.0g補充する指導を3カ月間実施した．指導前後における四肢の骨格筋量は栄養単独群（事前$12.86±0.99$kg，事後$13.03±1.10$kg），運動単独群（事前$13.90±1.06$kg，事後$14.19±1.33$kg），運動＋栄養複合群（事前$13.25±1.35$kg，事後$13.59±1.53$kg）の3群で有意な上昇が観察され，サルコペニア高齢者の骨格筋量は，運動のみならず栄養補充によって増える可能性が強く示唆された．

通常歩行速度は，運動単独群（事前$1.31±0.24$m/秒，事後$1.50±0.23$m/秒），栄養単独群（事前$1.30±0.18$m/秒，事後$1.36±0.18$m/秒），運動＋栄養複合群（事前$1.27±0.25$m/秒，事後$1.43±0.29$m/秒）の3群で有意な増加が観察された．

足の筋量は，運動単独，運動＋栄養複合群で有意に上昇した．下肢筋力を評価する膝伸展力は運動＋栄養複合群（事前$1.15±0.27$Nm/kg，事後$1.23±0.29$Nm/kg）のみで有意な向上を認め，他群における変化は統計学的に有意ではなかった（図4-2-1）．

サルコペニア改善に対する指導効果を評価する時の重要な視点は，サルコペニアの定義である．サルコペニアは，「筋量減少＋筋力低下」あるいは「筋量減少＋歩行速度低下」と定義されるのが一般的である．筋量，筋力，歩行速度のそれぞれはサルコペニア選定基準の1つになっているので，単独変数の改善のみでは，サルコペニア改善との評価には当たらないので解釈に注意を要す

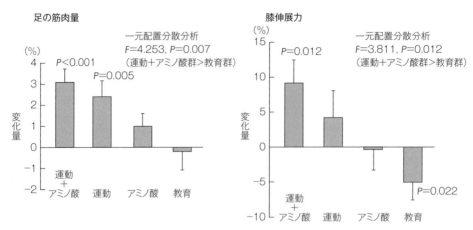

図4-2-1 3カ月介入による足の筋肉量と膝伸展力の変化（Kim et al., 2012より引用改変）

表4-2-5 介入方法によるサルコペニア改善効果の比較

従属変数※	健康教育群	アミノ酸群		運動群		運動+アミノ酸群	
	基準	OR	95%CI	OR	95%CI	OR	95%CI
足の筋肉量+膝伸展力	1.00	1.99	0.72〜5.65	2.61	0.88〜8.05	4.89	1.89〜11.27
足の筋肉量+通常歩行速度	1.00	1.35	0.45〜4.08	2.41	0.79〜7.58	4.11	1.33〜13.68

※従属変数：筋肉量と身体機能の変化：1＝向上，0＝無変化あるいは低下．
OR（調整済のオッズ比），95％CI（95％信頼区間）
(Kim et al., 2012)

る．表4-2-5に示したように，「足の筋量＋膝伸展力」改善には栄養補充単独あるいは運動単独による指導ではORが有意ではなかったが，「運動＋栄養補充」の複合指導（OR＝4.89, 95％CI＝1.89〜11.27）で有効性を認める．また，「足の筋量＋通常歩行速度」改善においても，運動単独あるいは栄養補充単独では有意性を認めず，「運動＋栄養補充」の複合指導（OR＝4.11, 95％CI＝1.33〜13.68）で，ORが統計学的に有意である．

6．まとめと課題

加齢による骨格筋量の低下に伴う筋力の衰えあるいは歩行速度の低下と定義されるサルコペニアは，身体機能の障害，転倒・骨折，罹患率や死亡率の上昇と強く関連することから，多くの関心を寄せている．サルコペニアの促進要因は，年齢上昇，低BMI，低下腿三頭筋周囲径，低BMD，咀嚼力低下，低ビタミンD，低アルブミン，低テストステロン，高シスタチンC，IADL障害，

活動量減少等々である．一方，疾病がサルコペニアの危険因子であることはよく知られ，骨粗鬆症，脳卒中，慢性閉塞性肺疾患（COPD），慢性腎疾患，痛み，関節炎，CVD，高脂血症があげられる．サルコペニアを効率よく改善するためには，さまざまな危険因子の中で，可変要因の解消に焦点を当てた的確な処方をいかに確立するかがポイントである．現段階では，レジスタンス運動と栄養補充が有効であるとの主張が支配的であり，他の手法の効果については今後の研究成果を待ちたい．

文 献

Baumgartner RN, Koehler KM, Gallagher D et al. (1998) Epidemiology of sarcopenia among the elderly in New Mexico. Am J Epidemiol, 147: 755-763.

Binder EF, Yarasheski KE, Steger-May K et al. (2005) Effects of progressive resistance training on body composition in frail older adults: results of a randomized, controlled trial. J Gerontol A Biol Sci Med Sci, 60: 1425-1431.

Bonnefoy M, Cornu C, Normand S et al. (2003) The effects of exercise and protein-energy supplements on body composition and muscle function in frail elderly individuals; a long-term controlled randomized study. Br J Nutr, 89: 731-738.

Borg GAV (1982) Psychophysical bases of perceived exertion. Med Sci Sports Exerc, 14: 377-381.

Bunout D, Barrera G, de la Maza P et al. (2001) The impact of nutritional supplementation and resistance training on the health functioning of free-living Chilean elders: Results of 18 months of follow-up. J Nutr, 131: 2441S-2446S.

Cesari M, Kritchevsky SB, Penninx BW et al. (2005) Prognostic value of usual gait speed in well-functioning older people-results from the Health, Aging and Body Composition Study. J Am Geriatr Soc, 53: 1675-1680.

Chen LK, Liu LK, Woo J et al. (2014) Sarcopenia in Asia: consensus report of the Asian Working Group for Sarcopenia. J Am Med Dir Assoc, 15: 95-101.

Chien MY, Huang TY, Wu YT (2008) Prevalence of sarcopenia estimated using a bioelectrical impedance analysis prediction equation in community-dwelling elderly people in Taiwan. J Am Geriatr Soc, 56: 1710-1715.

Cruz-Jentoft AJ, Baeyens JP, Bauer JM et al. (2010) Sarcopenia: European consensus on definition and diagnosis: Report of the European Working Group on Sarcopenia in Older People. Age Ageing, 39: 412-423.

Cruz-Jentoft AJ, Landi F, Schneider SM et al. (2014) Prevalence of and interventions for sarcopenia in ageing adults: a systematic review. Report of the International Sarcopenia Initiative (EWGSOP and IWGS). Age Ageing, 43: 748-759.

Denison HJ, Cooper C, Sayer AA et al. (2015) Prevention and optimal management of sarcopenia: a review of combined exercise and nutrition interventions to improve muscle outcomes in older people. Clin Interv Aging, 10: 859-869.

DiFrancisco-Donoghue J, Werner W, Douris PC et al. (2007) Comparison of once-weekly and twice-weekly strength training in older adults. Br J Sports Med, 41: 19-22.

Fiatarone MA, O'Neill EF, Ryan ND et al. (1994) Exercise training and nutritional supplementation for physical frailty in very elderly people. N Engl J Med, 330: 1769-1775.

Forbes GB (1976) The adult decline in lean body mass. Hum Biol, 48: 161-173.

Goodpaster BH, Chomentowski P, Ward BK et al. (2008) Effects of physical activity on strength and skeletal muscle fat infiltration in older adults: a randomized controlled trial. J Appl Physiol, 105: 1498-1503.

Iannuzzi-Sucich M, Prestwood KM, Kenny AM (2002) Prevalence of sarcopenia and predictors of skeletal muscle mass in healthy, older men and women. J Gerontol Med Sci, 57: M772-M777.

Kemmler W, von Stengel S, Engelke K et al. (2010) Exercise, body composition, and functional ability. A randomized controlled trial. Am J Prev Med, 38: 279-287.

Kim H, Suzuki T, Kim M et al. (2015) Incidence and predictors of sarcopenia onset in community-dwelling elderly Japanese women: 4-year follow-up study. J Am Med Dir Assoc, 16: 85 e1-e8.

Kim H, Suzuki T, Saito K et al. (2012) Effects of exercise and amino acid supplementation on body composition and physical function in community-dwelling elderly Japanese sarcopenic women: a randomized controlled trial. J Am Geriatr Soc, 60: 16-23.

Landi F, Liperoti R, Fusco D et al. (2012) Prevalence and risk factors of sarcopenia among nursing home older residents. J Gerontol A Biol Sci Med Sci, 67: 48-55.

Lau EM, Lynn HS, Woo JW et al. (2005) Prevalence of and risk factors for sarcopenia in elderly Chinese men and women. J Gerontol A Biol Sci Med Sci, 60: 213-216.

Lauretani F, Russo CR, Bandinelli S et al. (2003) Age-associated changes in skeletal muscles and their effect on mobility: an operational diagnosis of sarcopenia. J Appl Physiol, 95: 1851-1860.

Lee WJ, Liu LK, Peng LN et al. (2013) Comparisons of sarcopenia defined by IWGS and EWGSOP criteria among older people: results from the I-Lan longitudinal aging study. J Am Med Dir Assoc, 14: 528 e1-e7.

Manini TM, Visser M, Won-Park S et al. (2007) Knee extension strength cutpoints for maintaining mobility. J Am Geriatr Soc, 55: 451-457.

Murakami M, Hirano H, Watanabe Y et al. (2015) Relationship between chewing ability and sarcopenia in Japanese community-dwelling older adults. Geriatr Gerontol Int, 15: 1007-1012.

Murphy RA, Ip EH, Zhang Q et al. (2014) Transition to sarcopenia and determinants of transitions in older adults: a population-based study. J Gerontol A Biol Sci Med Sci, 69: 751-758.

Peterson MD, Rhea MR, Sen A et al. (2010) Resistance exercise for muscular strength in older adults: A meta-analysis. Ageing Res Rev, 9: 226-237.

Peterson MD, Sen A, Gordon PM (2011) Influence of resistance exercise on lean body mass in aging adults: A meta-analysis. Med Sci Sports Exerc, 43: 249-258.

Reid KF, Martin KI, Doros G et al. (2015) Comparative effects of light or heavy resistance power training for improving lower extremity power and physical performance in mobility-limited older adults. J Gerontol A Biol Sci Med Sci, 70: 374-380.

Rosenberg IH (1989) Summary Comments. Am J Clin Nutr, 50: 1231-1233.

Roth SM, Ivey FM, Martel GF et al. (2001) Muscle size responses to strength training in young and older men and women. J Am Geriatr Soc, 49: 1428-1433.

Rydwik E, Lammes E, Frandin K et al. (2008) Effects of a physical and nutritional intervention program for frail elderly people over age 75. A randomized controlled pilot treatment trial. Aging Clin Exp Res, 20: 159-170.

Sallinen J, Stenholm S, Rantanen T et al. (2010) Handgrip strength cut points to screen older persons at risk for mobility limitation. J Am Geriatr Soc, 58: 1721-1726.

Studenski S, Perera S, Wallace D et al. (2003) Physical performance measures in the clinical setting. J Am Geriatr Soc, 51: 314-322.

Taaffe DR, Duret C, Wheeler S et al. (1999) Once-weekly resistance exercise improves muscle strength and neuromuscular performance in older adults. J Am Geriatr Soc, 47: 1208-1214.

Vechin FC, Libardi CA, Conceicao MS et al. (2015) Comparisons between low-intensity resistance training with blood flow restriction and high-intensity resistance training on quadriceps muscle mass and strength in elderly. J Strength Cond Res, 29: 1071-1076.

Vincent KR, Braith RW, Feldman RA et al. (2002) Resistance exercise and physical performance in adults aged 60 to 83. J Am Geriatr Soc, 50: 1100-1107.

Visser M, Deeg DJ, Lips P (2003) Low vitamin D and high parathyroid hormone levels as determinants of loss of muscle strength and muscle mass (sarcopenia): the Longitudinal Aging Study Amsterdam. J Clin Endocrinol Metab, 88: 5766-5772.

Yu R, Wong M, Leung J et al. (2014) Incidence, reversibility, risk factors and the protective effect of high body mass index against sarcopenia in community-dwelling older Chinese adults. Geriatr Gerontol Int, 14 (Suppl 1): 15-28.

（金　憲経）

4-3　フレイルティ

1．フレイルとは

　フレイルはそもそも衰弱，虚弱，老衰などと訳されていた"frailty（フレイルティ）"をより国民に馴染みやすいようにと，2014に日本老年医学会（2014）より提唱された造語である．フレイルは健常（robust）と要介護（disable）の中間的な状態のことを指し，近い将来要介護状態に至るリスクが高い一方で，適切な介入によって健常へと戻ることが可能な状態とされる．このフレイルには多面的な要素があり，身体的，心理・精神的，それに社会的フレイルが含まれる（図4-3-1）．フレイルティの尺度として，国際的に最も広く用いられているものはFriedら（2001）が提唱したものであり，①体重減少，②活力低下，③活動度低下，④歩行速度低下，⑤握力低下によって構成される（表4-3-1）．この5項目のうち，3項目以上該当する場合にフレイル，1～2項目該当する場合にプレフレイル（フレイル予備軍）と定義される（以下，フレイルティもフレイルと表記する）．Friedらが報告したフレイルの尺度以外にもいくつかの報告があり，それらにはおおむね「体重減少」，「活力低下」，「活動度低下」，「歩行速度低下」，「握力低下」，「記憶力低下」，「多病（複数の併存疾患）」といった項目が含まれている（Cawthon et al., 2007；Morley et al., 2012；Blodgett et al., 2015）．我々はこれらの報告を参考に，2択（はい・いいえ）で回答可能な質問調査用のフレイル尺度を作成した．この尺度には，①体重減少，②活力低下，③活動度低下，④自覚的な歩行速度低下，⑤自覚的な記憶力低下が含まれており，3項目以上該当でフレイル，1～2項目該当でプレフレイルと定義している（表4-3-2）．

2．フレイルの影響

　我々は質問調査用のフレイル尺度を用いて5,000名超の地域在住高齢者（≧65歳）に対して悉皆調査を実施したところ，フレイルに該当する高齢者は11.8％，プレフレイルは54.3％であり，フレイルの有病率は加齢に伴い増加する傾向にあった（図4-3-2）．さらに，この悉皆調査

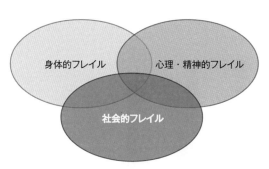

図4-3-1 フレイルの多面性

表4-3-1 Friedらのフレイルティ項目

- ●体重減少
  【質問】6カ月間で，体重が2～3kg以上の体重減少がありましたか？
- ●活力低下
  【質問】（ここ2週間）わけもなく疲れたような感じがする
- ●活動度低下
  【質問】軽い運動・体操を1週間に何日くらいしていますか
  【質問】定期的な運動・スポーツを，1週間に何日くらいしていますか
  （いずれもしていないで該当）
- ●歩行速度低下
  歩行速度（1.0m/s未満）
- ●握力低下
  握力（男性26kg未満，女性18kg未満）

(Fried et al., 2001)

表4-3-2 質問調査用フレイル項目

- ●体重減少
  【質問】6カ月間で，体重が2～3kg以上の体重減少がありましたか？
- ●活力低下
  【質問】（ここ2週間）わけもなく疲れたような感じがする
- ●活動度低下
  【質問】ウォーキング等の運動を週に1回以上していますか
- ●自覚的な歩行速度低下
  【質問】以前に比べて歩く速度が遅くなってきたと思いますか
- ●自覚的な記憶力低下
  【質問】5分前のことが思い出せますか

(Yamada et al., 2015b)

より2年間の追跡期間を設け要介護認定率の調査を実施したところ，フレイル高齢者の30.0%，プレフレイル高齢者の8.7%，それに健常高齢者の0.8%が要介護認定を受けていた（図4-3-3）．これらのことより，5項目の簡便なフレイル質問調査であっても，その後の要介護認定のリスクを知る上で有用であるといえる．加えて，この質問調査で定義したフレイル，プレフレイル，健常高齢者において，転倒発生率を調査したところ，フレイルの47.9%，プレフレイルの23.5%，それに健常高齢者の7.4%がその後の1年間で転倒を経験しており，フレイル高齢者では高頻度に転倒が発生していることが示唆された．同様に，これらの方々を対象に，調査後1年間の医療費を検討したところ，フレイル高齢者の平均が約104万円，プレフレイルで約67万円，健常高齢者で約40万円となり，フレイル高齢者では要介護認定率が高まり介護給付費が高騰するだけでなく，高額な医療費も必要となっていることが示唆された．

3．フレイルに対する介入の考え方

フレイルの予防・改善に有用とされるのは運動である．フレイルに関しては，2012（平成24）年にChouらが，2014（平成26）年にGiné-Garrigaらがそれぞれメタアナリシスを報告しており，いずれもフレイル高齢者に対する運動介入には身体機能を高める効果があることが示されている．我々も独自に，これまでに何らかの定義を用いてフレイルを定義し介入を実施しているような研究のレビューを行い運動介入のフレームを検討したところ，フレイル高齢者に対しての運動介入としては，①12週間以上の実施，②週に2回以上の実施，③1回あたりの運動時間は60分程度，④運動種類としてはレジスタンストレーニング（RT）を取り入れることが重要であるといえる（Boshuizen et al., 2005；Giné-Garriga et al., 2010；Hauer et al., 2003；Pollock et al., 2012；Rosendahl et al., 2006；Rydwik et al., 2008；

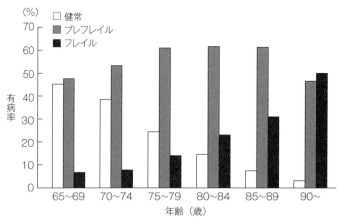

図4-3-2 年代別フレイルの有病率（Yamada et al., 2015b）

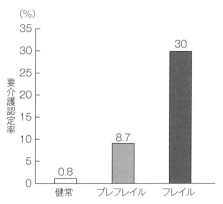

図4-3-3 フレイルと要介護認定率
（Yamada et al., 2015b より引用作図）

表4-3-3 フレイルに対する運動処方

① 介入頻度：2〜3回/週
② 介入期間：12週間以上
③ 1回の運動時間：60分程度
④ 介入内容：レジスタンストレーニング（RT）を含める
　　　　　　（負荷は1RMの40％程度でよい）

Timonen et al., 2002；Vestergaard et al., 2008）（表4-3-3）. なお，このような介入は概ね身体的フレイルに焦点が当てられており，心理・精神的フレイル，社会的フレイルに対する有用な介入方法は明確ではない.

4．サルコペニア・サルコペニア肥満への対策

身体的フレイルはサルコペニア（加齢に伴う骨格筋量減少）とオーバーラップする部分が多く，フレイルに対する介入だけでなく，サルコペニアに対する介入にも触れておく必要がある．前述のフレイルのレビューと同様に，サルコペニアの介入に関するレビューを実施したところ，サルコペニアの予防・改善に有用となる運動介入としては，①24週間以上の実施，②週に2回以上の実施，③1回あたりの運動時間は60分程度，④運動種類としてはRTを取り入れるとなり，フレイルの介入よりもやや長い期間の介入が必要であるという結果になった（表4-3-4）．なお，骨格筋量の増加のためには運動介入だけでなく，栄養介入の組み合わせが重要となり，前述の運動介入に加えて，⑤日々の栄養摂取が有用である．特にこの栄養介入に関しては，フレイル高齢者に対して有用性が高い傾向にあり，臨床的には健常高齢者では「栄養介入をしても良い」，フレイル高齢者に対しては「栄養介入をした方が良い」と考えておくべきであろう．なお，摂取する栄養素としては，タンパク質，分岐鎖アミノ酸（branched-chain amino acids：BCAA），それにロイシンの中間代謝物であるβ-ヒドロキシ-β-メチル酪酸（HMB）などが有用とされており，これらを運動直後に摂取することで骨格筋の異化を抑制し同

表4-3-4 サルコペニアに対する運動処方

① 介入頻度：運動2～3回/週
② 介入期間：24週間
③ 1回の運動時間：60分程度
④ 介入内容：レジスタンストレーニング（RT）を含める
※加えて栄養介入としてタンパク質，BCAA，HMB，ビタミンDなど

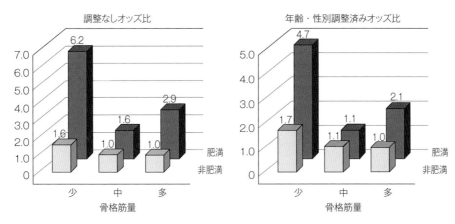

図4-3-4 サルコペニア肥満と要介護認定

化を促進すると考えられている．ただし，フレイル高齢者においてはそもそも栄養状態ならびに栄養摂取状況が良好とはいえない者が多く，まずは各々が摂取しやすいタイミングにこれらの栄養素を摂取してもらうのが好ましい戦略と考えている．

サルコペニアと同時によく用いられる言葉としてサルコペニア肥満がある．サルコペニア肥満とは，前述のサルコペニアに肥満（体脂肪過多，内臓脂肪過多，BMI過多）が合併したものであり，シンプルなサルコペニアよりも日常生活動作制限や心血管イベント，さらには死亡リスクを高めると考えられている．自験例の検討では，骨格筋量が多く体脂肪率が適正（男性≦27%，女性≦38%）な高齢者に比べて，骨格筋量が低く体脂肪率が高い高齢者では要介護認定に至るオッズ比が6.2にもなることがわかっている．このオッズ比は年齢，性別で調整したモデルでも4.7と高く，サルコペニア肥満を予防していくことはフレイルや要介護の予防に有用であると考えられる（図4-3-4）．

また，糖尿病はサルコペニアと関連性が強く，この関係性の原因としては末梢神経障害の影響やインスリン抵抗性があげられており，HbA1cが7%以上になると身体機能の低下が（Wang et al., 2011），8%以上では骨格筋量の減少が認められることが明らかとなっている（Park et al., 2006）．さらにKalyaniら（2012）は，HbA1cが8%以上の高齢女性では5.5%以下の高齢女性と比較して約3倍もフレイルになりやすいことを報告している．なお，糖尿病に関しては治療者と未治療者とでは予後が異なり，インスリン抵抗性改善薬の服用によって骨格筋量の減少が抑制し得ることなどが報告されている（Lee et al., 2011）．

5．フレイルに対するトレーニングの実際

一般的に筋力増強を見据えたRTを実施する場合には，1-Repetition Maximum（1RM）の80%以上（10RM）の負荷量で実施すべきとされている．しかしながら，非活動的な高齢者や日常的

に運動非実施高齢者に対しては1RMの40%程度の負荷量でも筋力増強効果が認められる可能性が高いと考えられている（Seynnes et al., 2004；ACSM, 2011）．また，筋力と筋活動は同義ではないものの，互いの関係が直線関係にあることから，筋活動が高ければ高いほど，高い筋力を発揮していると考えられる．その中で，高齢者では通常歩行であっても比較的高い筋活動を示している筋群が多く，筋活動が%Maximum Voluntary Contraction（%MVC）の40%以上にもなっている筋も存在する（Franz et al., 2013）．つまり，ウォーキングはエアロビックエクササイズとしての意味合いが強いものの，高齢者にとってはRTの要素も含んだトレーニングになると考えている．実際，Kuboら（2008）は高齢者を対象に6カ月間のウォーキングエクササイズを実施し，大腿部や下腿部の骨格筋量が増加するとともに筋力増強効果が得られたことを報告している．このような歩行時の筋活動は速歩や大股歩行，さらには坂道歩行などによってさらに増加するため，指導方法を工夫することで多くの高齢者のフレイルやサルコペニアの予防・改善に寄与できる可能性が高い．

我々はウォーキングを主体に栄養摂取も同時に行う介入を実施した．この介入の特徴は，いわゆる教室型の運動介入ではなく遠隔監視通信型の指導をとったという点である．各自治体が実施している介護予防教室は介護予防に効果的である一方で，教室参加者が極めて少ないという問題を抱えている．つまり運動教室参加へのハードルが高く，本当に参加すべきリスクのある高齢者は参加を拒む傾向にあり，一部の健康意識の高い高齢者に対してのみ実施されているという傾向がある．その点，この遠隔監視通信型の介護予防プログラムは日々のウォーキングを主体としており，対象者自身が自宅周辺で行える内容となっているため，参加に対するハードルが低く参加率が高い特徴を有する．介入内容はシンプルであり，①日々の歩数をカウントし記録する（自己裁量でアンクルウェイトを装着），②栄養補助（高タンパク飲料）の摂取を行う．それに③食事や睡眠時間を記録するというものである．この①〜③を1カ月間実施すると郵送によりデータ管理センターへ送付し，その後にフィードバックを受けるというものである（図4-3-5）．効果検証のための試験では，ウォーキング＋栄養補助群，ウォーキング単独群，コントロール群の3群を設け，6カ月間の介入を実施し，ウォーキングを実施した2群においてインスリン様成長因子-1（IGF-1）やデヒドロエピアンドロステロン（DHEA）といった骨格筋同化関連ホルモンが増加し骨格筋量が増加するという傾向が得られた（Yamada et al., 2015a）．なお，健常な高齢者に対してはウォーキング＋栄養補助群でもウォーキング単独でも効果が同程度であったのに対して，フレイル高齢者に対してはウォーキング単独ではあまり効果がなく，ウォーキング＋栄養補助において良好な効果が得られている（前述のサルコペニアの介入レビューと同様の傾向）．このように高齢者の特性を把握し，それぞれの群において適切な介入を実施することにより，軽度な運動プログラムであってもサルコペニアやフレイルの改善に有用となる可能性が示された．

6．まとめと展望

フレイル対策は超高齢社会であるわが国にとって重要な課題の1つである．現時点でフレイルに関する十分なエビデンスが揃っているとはいい難いが，今後さまざまな立場・角度からフレイル関連情報が発信されると予想される．また，フレイルはあくまで病名ではなく状態を示す言葉であり，フレイルの判定をうまく活かしながら介入につなげていく必要があると考えている．無論，高齢者の機能レベルに応じた介入を提供するためには詳細な機能評価の実施が望まれるが，多忙な臨床業務・地域業務の中では簡便に判定可能なフレイル尺度を用いて介入に活かしていくことの方が現実的である．今後は，フレイルやプレフレイル，

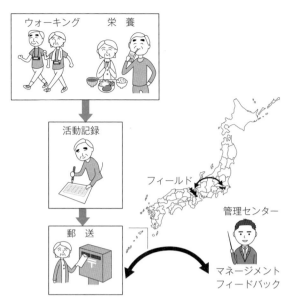

図4-3-5　遠隔監視郵送型介護予防プログラム（Yamada et al., 2015a）

健常高齢者に対応した有用なプログラムを開発し，多くの高齢者が自身の身体活動を推進し，そして健康寿命が延伸されるような社会を創造していく必要がある．

文献

American College of Sports Medicine Position Stand（2011）Medicine and Science in Sports and Exercise. pp1334-1359.

Blodgett J, Theou O, Kirkland S et al.（2015）Frailty in NHANES: Comparing the frailty index and phenotype. Arch Gerontol Geriatr, 60: 464-470.

Boshuizen HC, Stemmerik L, Westhoff MH et al.（2005）The effects of physical therapists' guidance on improvement in a strength-training program for the frail elderly. J Aging Phys Act, 13: 5-22.

Cawthon PM, Marshall LM, Michael Y et al.（2007）Frailty in older men: prevalence, progression, and relationship with mortality. J Am Geriatr Soc, 55: 1216-1223.

Chou CH, Hwang CL, Wu YT（2012）Effect of exercise on physical function, daily living activities, and quality of life in the frail older adults: a meta-analysis. Arch Phys Med Rehabil, 93: 237-244.

Franz JR and Kram R（2013）How does age affect leg muscle activity/coactivity during uphill and downhill walking?. Gait Posture, 37: 378-384.

Fried LP, Tangen CM, Walston J et al.（2001）Frailty in older adults: evidence for a phenotype. J Gerontol A Biol Sci Med Sci, 56: M146-M156.

Giné-Garriga M, Guerra M, Pagès E et al.（2010）The effect of functional circuit training on physical frailty in frail older adults: a randomized controlled trial. J Aging Phys Act, 18: 401-424.

Giné-Garriga M, Roqué-Fíguls M, Coll-Planas L et al.（2014）Physical exercise interventions for improving performance-based measures of physical function in community-dwelling, frail older adults: a systematic review and meta-analysis. Arch Phys Med Rehabil, 95: 753-769.e3.

Hauer K, Pfisterer M, Schuler M et al.（2003）Two years later: a prospective long-term follow-up of a training intervention in geriatric patients with a history of severe falls. Arch Phys Med Rehabil, 84: 1426-1432.

Kalyani RR, Tian J, Xue QL, et al.（2012）Hyperglycemia and incidence of frailty and lower extremity mobility limitations in older women. J Am Geriatr Soc, 60: 1701-1707.

Kubo K, Ishida Y, Suzuki S et al.（2008）Effects of 6 months of walking training on lower limb muscle and tendon in elderly. Scand J Med Sci Sports, 18: 31-39.

Lee CG, Boyko EJ, Barrett-Connor E et al.（2011）Insulin sensitizers may attenuate lean mass loss in older men with diabetes. Diabetes Care, 34: 2381-2386.

Morley JE, Malmstrom TK, Miller DK（2012）A simple frailty questionnaire（FRAIL）predicts outcomes in middle aged African Americans. J Nutr Health Aging, 16: 601-608.

Park SW, Goodpaster BH, Strotmeyer ES et al.（2006）

Decreased muscle strength and quality in older adults with type 2 diabetes: the health, aging, and body composition study. Diabetes, 55: 1813-1818.

Pollock RD, Martin FC, Newham DJ (2012) Whole-body vibration in addition to strength and balance exercise for falls-related functional mobility of frail older adults: a single-blind randomized controlled trial. Clin Rehabil, 26: 915-923.

Rosendahl E, Lindelöf N, Littbrand H et al. (2006) High-intensity functional exercise program and protein-enriched energy supplement for older persons dependent in activities of daily living: a randomised controlled trial. Aust J Physiother, 52: 105-113.

Rydwik E, Lammes E, Frändin K et al. (2008) Effects of a physical and nutritional intervention program for frail elderly people over age 75. A randomized controlled pilot treatment trial. Aging Clin Exp Res, 20: 159-170.

Seynnes O, Fiatarone Singh MA, Hue O et al. (2004) Physiological and functional responses to low-moderate versus high-intensity progressive resistance training in frail elders. J Gerontol A Biol Sci Med Sci, 59: 503-509.

Timonen L, Rantanen T, Ryynänen OP et al. (2002) A randomized controlled trial of rehabilitation after hospitalization in frail older women: effects on strength, balance and mobility. Scand J Med Sci Sports, 12: 186-192.

Vestergaard S, Kronborg C, Puggaard L (2008) Home-based video exercise intervention for community-dwelling frail older women: a randomized controlled trial. Aging Clin Exp Res, 20: 479-486.

Wang CP and Hazuda HP (2011) Better glycemic control is associated with maintenance of lower-extremity function over time in Mexican American and European American older adults with diabetes. Diabetes Care, 34: 268-273.

Yamada M, Nishiguchi S, Fukutani N et al. (2015a) Mail-Based Intervention for Sarcopenia Prevention Increased Anabolic Hormone and Skeletal Muscle Mass in Community-Dwelling Japanese Older Adults: The INE (Intervention by Nutrition and Exercise) Study. J Am Med Dir Assoc, 16: 654-660.

Yamada M and Arai H (2015b) Predictive Value of Frailty Scores for Healthy Life Expectancy in Community-Dwelling Older Japanese Adults. J Am Med Dir Assoc, 16: 1002 e7-e11.

日本老年医学会（2014）フレイルに関する日本老年医学会からのステートメント．http://www.jpn-geriat-soc.or.jp/info/topics/pdf/20140513_01_01.pdf（2016年3月1日現在）

（山田　実）

4-4　介護認定状況

1．はじめに

本稿では，わが国の介護保険制度のもとでの介護認定をめぐる基本的事項を解説したのち，介護認定を要介護状態のアウトカムとして用いることの妥当性を検討し，さらに高齢期の体力と介護認定との関連や介護予防をめざした地域介入研究の効果について述べる．

2．高齢期の生活機能の加齢変化

1）生活機能とは

生活機能は人が日常生活を送るうえで遂行している行為を指しており，さまざまなレベルのものが含まれる．まず，家の中での移動，トイレ，入浴や食事などは「身の周り動作」であり，基本的ADL（Basic ADL：BADL）と呼ばれる．BADLが自身でできなくなるとBADL障害と呼ばれ，通常は家族やヘルパーによる介護を要するため要介護状態となる．次に，外出，買い物，調理，金銭管理などができれば一人暮らし生活が可能であることから，その生活機能は手段的ADL（Instrumental ADL：IADL）と呼ばれる．IADLが自身でできなくなるとIADL障害と呼ばれ，通常は家族やヘルパーによる生活支援を要するため要支援状態となる．さらに，日常生活をより豊かに送るには知的な活動性や社会的な活動性も大切である．これらは上記のADLよりも高次な活動能力とみなされることから，高次生活機能と呼ばれる．

2）早発性障害と遅発性障害

東京都健康長寿医療センター研究所では国内外の複数の大学と共同して，わが国の高齢者代表サンプルを1987（昭和62）年から今日まで追跡調査を行っている．すでに過去8回パネル調査を実

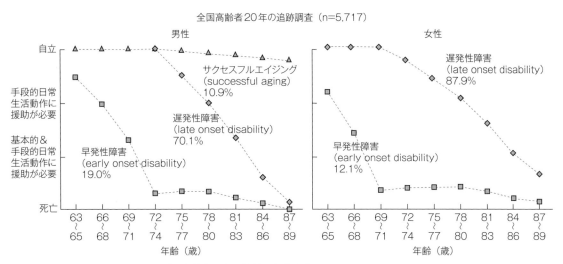

図4-4-1 わが国高齢者の生活機能の加齢変化パターン（秋山, 2010より引用改変）

施しており，対象者の生活機能の自立度について測定してきた．秋山（2010）はこれら生活機能の縦断的データに潜在クラス分析を適用することにより，生活機能の加齢変化パターンを類型化した（図4-4-1）．縦軸は自立＝0，IADL障害＝1，BADL障害＝2，死亡＝3と置き，横軸は63歳から89歳までの年齢である．男性では，60歳代後半に比較的急速に生活機能が低下する早発性障害，70歳代後半から比較的ゆっくりと生活機能が低下する遅発性障害，90歳頃まで生活機能が高く維持されるサクセスフルエイジングの3つに類型化された．それぞれ20%，70%，10%の男性が該当した．女性では，超高齢期まで生活機能が維持される人は少ないため，早発性障害と遅発性障害の2つに類型化された．男性よりも遅発性障害のパターンを辿るものが多く，90%の女性が該当した．

わが国の高齢者の健康余命を今後さらに延伸するためには，高齢期の生活機能低下の加齢変化を予防することが必要である．秋山のデータはその対策の重点が遅発性障害であることを如実に示している．

3．早発性障害と遅発性障害の原因

早発性障害は前期高齢期に，遅発性障害は後期高齢期に生じる障害のパターンといえる．それぞれの原因は多要因で複雑であるが，早発性障害には脳卒中などの生活習慣病が，遅発性障害には加齢による心身機能の低下が大きくかかわっていると考えられる．心身機能の低下とは認知，口腔・栄養，歩行，心理機能などに起こる変化であり，その典型例は認知症，低栄養，ロコモティブシンドローム，サルコペニア，うつなどの老年症候群である．今後，わが国の高齢者の健康余命を延伸するためには，老年症候群やその前段階としての心身機能低下を予防し，遅発性障害を抑制することが重要である．

4．要介護に着目する意義

健康余命の定義についてはさまざまな見解があるが，最も一般的なものは「日常生活において介護を必要とせずに暮らせる余命」である．この場合，要介護状態になると「健康余命が喪失した」とみなされる．したがって，要介護をアウトカムとした研究は健康余命の研究といい換えることができる．健康余命は，超高齢社会で益々重要性を

増す高齢者の健康指標であり，その研究の意義は大きい．上述したように，早発性・遅発性障害のいずれかにかかわらず，要介護はさまざまな原因で生じる生活機能障害である．要介護に着目した研究では，個別疾患に着目した研究とは異なり，曝露要因が高齢者の健康余命に与えるトータルな影響を調べる．

5．介護認定の意味

1）介護認定情報の有用性

わが国の介護保険制度は2000（平成12）年にスタートして以来15年の歴史がある．この間，2006（平成18）年に制度改正され，介護予防地域支援事業が導入された．現在は，2017年の完全移行に向けて，要支援者に対する居宅サービスや施設サービスが介護予防・生活支援総合事業に順次移りつつある．わが国の介護保険制度は全国一律のユニバーサルな制度であり，生活支援あるいは介護が必要となった高齢者の多くが申請をし，介護認定を受けサービスを受けている．申請からサービス受給に至るプロセスは，各自治体の保険者で大きくは変わらない．したがって，疫学研究で介護保険情報を用いることのポテンシャルは大きい．もし介護認定を要介護の発生とみなせるなら，わが国は世界に率先して，介護予防に向けた身体活動・運動の意義を明らかにし，ガイドラインを示すことができる．

2）介護認定情報の限界

介護認定がなされた場合，認定日は申請日とするルールがある．要介護度は，訪問調査結果および主治医意見書を踏まえて要支援1・2，要介護1～5の7段階に区分され，区分に応じた利用限度額の範囲内で介護サービスを利用することができる．家族状況や希望によっては利用限度額を上回るサービスが利用できるが，上限を超えた分は全額自己負担となる．生活支援や介護が必要な状態になっても介護認定の申請をするかどうかは，家族状況，社会経済状況，文化・風習などにもよる．

そのため，疫学研究で介護認定情報を利用するにはいくつかの限界がある．その1つは，生活支援や介護が必要な状態になっても介護認定の申請をしないケースが一定程度あることである．疫学でいうと要介護の把握に漏れが生じる．この漏れが多いと曝露原因とアウトカム（要介護）の関連性が希釈される．そこで，客観的に要介護とみなされた人のうち要介護認定を受けた人の割合を介護保険によるカバー率とみなし，群馬県草津町において2003（平成15）年から2年ごとにその実態を調べてみた（表4-4-1）（野藤ほか，2014）．客観的な指標としてBADL得点（新開ほか，2005）を用い，BADL得点10点を完全自立，9点から1点ずつ減少していくにつれ介護度が重くなり，最低0点は全面介助が必要なレベルである．同町におけるカバー率は，非自立をBADL得点が9点以下と定義した場合，2003（平成15）年から2009（平成21）年を通じて75％以上であった．一方，5点以下と定義した場合，カバー率は期間中90％前後であった．このように軽度のBADL障害を含めるとカバー率はそう高くはないが，中等度以上のBADLの障害に限定すればカバー率はかなり高かった．さらに，介護保険がスタートして2年目（2003（平成15）年）以降8年目（2009（平成21）年）までのカバー率に大きな変化はみられなかった．他地域におけるデータが入手できないため断定はできないが，介護保険制度は全国一律のユニバーサルなものであることから，同町のカバー率は全国的な実態をおおよそ反映していると考えられる．したがって，要支援を含めた全認定をアウトカムとする研究では軽度な生活機能障害を見落としてしまう可能性が高いが，要介護2以上など中等度以上の要介護をアウトカムとする研究ではその可能性は低いといえる．

表4-4-1 草津町における介護保険カバー率の推移

「非自立」の定義		2003年度			2005年度			2007年度			2009年度		
BADL得点[1]	状態	該当者数(人)	認定者数(人)	介護保険カバー率(%)	該当者数(人)	認定者数(人)	介護保険カバー率(%)	該当者数(人)	認定者数(人)	介護保険カバー率(%)	該当者数(人)	認定者数(人)	介護保険カバー率(%)
10点[2]	完全自立	896	64	7.1	943	82	8.7	1,053	91	8.6	1,128	90	8.0
9点以下	1項目部分的な介助	94	79	84.0	92	70	76.1	117	88	75.2	119	93	78.2
8点以下		50	47	94.0	61	51	83.6	73	60	82.2	73	63	86.3
7点以下		35	33	94.3	42	36	85.7	51	44	86.3	40	37	92.5
6点以下		26	24	92.3	34	30	88.2	38	31	81.6	30	28	93.3
5点以下		23	21	91.3	25	22	88.0	28	25	89.3	23	21	91.3
4点以下		19	18	94.7	21	19	90.5	22	19	86.4	17	17	100
3点以下		18	17	94.4	18	16	88.9	18	15	83.3	13	13	100
2点以下		11	11	100	15	13	86.7	12	10	83.3	8	8	100
1点以下		7	7	100	7	7	100	7	6	85.7	5	5	100
0点	全項目全面介助	5	5	100	2	2	100	5	4	80.0	4	4	100

Basic Activity of Daily Living (BADL) における「非自立」の定義が,BADL得点9点から最低0点まで1点ずつ減少した場合の該当者数,要支援・要介護認定者数,および介護保険カバー率をそれぞれ示す.
1) BADL得点：食事,移動,着衣,入浴,トイレの各項目について,自立に2点,部分介助に1点,全面介助に0点を割り振り,5項目を合計した得点.(新開ほか,2005を参照)
2) BADL得点が10点(完全自立)の該当者数,要支援・要介護認定者数,および該当者に占める要支援・要介護認定者の割合を示す.
(野藤ほか,2014)

6. 身体活動,運動,体力と介護認定との関係

1) なぜ体力に着目するのか

高齢者の健康をめぐっては因果の逆転が生じやすい.たとえば,身体活動・運動が要介護の発生を抑制するとしても,心身機能(体力など)が高い高齢者が強度の身体活動を行うのであって,要介護状態の発生にはもともとの心身機能が影響している可能性が高い.身体活動・運動の疫学研究では心身機能を考慮しておくことが必須といえる.

また,心身機能は,身体活動・運動とのみ関係するものではない.高齢期の栄養状態は心身機能と密接な関係にあり,栄養状態が良いことが筋肉量や身体機能の保持に寄与している.(Houston et al., 2008；Yokoyama et al., in press)さらに心身機能は,慢性疾病の有無やその罹患数,多剤服用の有無などの影響も受けている.高齢者においては,心身機能に着目して身体活動・運動を含む多面的な角度からその維持増進を目指すことが,要介護の発生を抑制する上で効果的と考えられる.

2) 高齢者の体力モデル

1990年代初頭にNagasakiら(1995)は,高齢者のさまざまな体力項目の測定データに共分散構造分析を適用して高齢者体力モデルを提唱した.当モデルによると,握力,開眼片足立ち,手指タッピングおよび歩行速度により高齢者の体力が総合的に評価できる.Shinkaiら(2000)はこれら4指標とBADL障害の発生との関連を分析し,手指タッピングを除く残り3指標はBADL障害の発生に対し独立した予測力を持つことを報告している.現在,国内外で高齢者の体力指標として最もよく測定されているのは,握力,歩行速度,開眼片足立ちの3つである.

3) 体力と総死亡および死因別死亡との関係

上述の研究(Shinkai et al., 2000)で,3つの体力指標のうちBADL障害の発生を最も強く予測したのは歩行速度,次いで握力,開眼片足立ち時間であった.高齢者の体力と総死亡や死因別死亡との関連についてはすでに国外では多数報告がある(Dumurgier et al., 2009；Cooper et al., 2010；Studenski et al., 2011).わが国では,Kishimotoら(2014)は握力が低いことが循環器疾患や呼吸

器系疾患を通じて総死亡リスクを上げること，また，Nofujiら（2016）は，総死亡および循環器疾患死亡リスクを予測するモデルに歩行速度に加えて握力および開眼片足立ちを投入すると，予測の正確性が有意に高まることを報告した．このことは3つの体力指標はそれらアウトカムに独立して関与していることを示唆している．

4）体力と介護認定に関する最新の知見

（1）認定前死亡の取り扱い

要介護をアウトカムとする研究では，要介護が発生する前に死亡するケースをイベントに含めるのか否かが議論となる．Katzら（1983）が提唱した活動的余命の概念ではこれを含めており，要介護または要介護前死亡までの余命とする．介護認定をアウトカムとする研究でもKatzらの活動的余命の概念に従い介護認定前死亡を含めるべきであろう．

（2）最新の知見

高齢者の体力と介護認定との関連についての研究はいまだみあたらない．そこでここでは我々の最新のデータを紹介する．対象は，群馬県草津町において2002（平成14）年から2012（平成24）年までの間，毎年実施された健診を一度でも受診した65歳以上住民1,620人のうち，介護保険未認定であった1,546人である．初回受診をベースラインとし，以後7年間追跡したところ，285人（18.4％）に介護認定または認定前死亡が発生した．Cox比例ハザードモデルを用いて，性，年齢，受診年，教育年数，過去1年間の入院歴，高血圧，抑うつ傾向，健康度自己評価および老研式活動能力指標を調整し，3つの体力指標と介護認定との独立した関係を調べた．多変量調整済みハザード比（下位四分位／上位四分位）は，握力で1.76（95％ CI：0.97〜3.21），通常歩行速度で2.44（95％ CI：1.48〜4.01），最大歩行速度で3.08（95％ CI：1.79〜5.32），開眼片足立ち時間で2.94（95％ CI：1.95〜4.44）であった．歩行能や立位バランス能は介護認定に対しても強い予測因子であった．

7．地域介入研究

1）介護予防とは

介護予防のターゲットについてはいまだ共通理解がない．これまでの健康づくりでは生活習慣病の予防であったが，介護予防では加齢による心身機能や社会機能の変化への対応が中心となる．わが国では今後ますます後期高齢者が増える中，介護予防の重要性が増している．心身機能や社会機能は生活機能の基盤となり，人の機能的健康度（functional health）を支える．介護予防は心身機能や社会機能の増進を通じて，機能的健康度をアップする取り組みと理解すべきである．

2）介護予防の効果をどう評価するか

地域で介護予防をすすめ，効果的に要介護を減らし健康余命を伸ばすには，エビデンスに基づいた戦略および戦術が重要である．2006（平成18）年の介護保険制度改正でスタートした介護予防地域支援事業では，一次予防としてのポピュレーションアプローチと二次，三次予防としてのハイリスクアプローチの2つが取り入れられた．前者では介護予防サポーターを育成し，その力を活用して地域で自主的な運動教室を広めた．二次予防では基本チェックリストを導入しハイリスク者をスクリーニングした．三次予防ではハイリスク者に対し介護予防プログラムが提供された．介護予防地域支援事業が開始されたのち，全国の要介護認定率は2005（平成17）年16.1％であったものが，2006（平成18）年15.9％，2007（平成19）年15.6％と一旦減少したが，その後，2008（平成20）年16.0％，2009（平成21）年16.2％，2010（平成22）年16.3％と漸増し，2012（平成24）年以降は17％を超えている．地域全体の要介護認定率は，高齢者人口の年齢構成や継続認定者と新規認定者の内訳によっても変動するため，介護予防効果を直接には反映しない．介護予防効果は年齢調

整した新規認定発生率をみることがベストであるが，そうしたデータは限られた保険者しか入手していない．

介護予防プログラムは全国でさまざまな取り組みが行われ，最近，現場サイドからプログラムの効果評価に関する報告が多くなされている．また，研究者サイドからRCTによる介入プログラムの効果評価やプログラム終了後の効果の持続に関する研究も散見されるようになった（Kim et al., 2012）．ただ，長期的な追跡が必要な介護認定をアウトカムとした介入研究はいまだほとんどみられない．また，地域支援事業のもとで介護予防プログラムに参加する高齢者は全国的に極めて少ない状況が続いており（介護保険未認定者の1%未満），個別の介護予防プログラムが効果的であったとしても，高齢者人口全体への波及効果は極めて限定的と考えられている．

3）公衆衛生学的アプローチとその効果

我々は群馬県草津町において2002（平成14）年から機能的健康度に着目した介護予防共同研究事業を実施してきた（新開ほか，2013）．一次予防の健康教育では，健康長寿の三本柱である体力，栄養，社会参加の重要性を繰り返し強調した．二次予防では基本健康診査（2007（平成19）年まで）および特定健診・後期高齢者健診（2008（平成20）年以降）に高齢者総合的機能評価（CGA）を導入し，認知，口腔・嚥下，身体，心理機能を測定し，各地区で結果説明会を開催して丁寧に説明した．三次予防では毎年介護予防教室を開催し，参加者に複合プログラムを提供した．さらに，介護予防共同研究事業の効果評価のために，65歳以上の全住民を対象としたモニタリング調査を2年ごと実施した．

毎年の健診受診率は対象人口の30％程度であったが，これまで一度でも健診を受けたものは80%（約2,000人）に上った．健診結果の説明会には毎年受診者の50〜60%が参加した．介護予防教室では，健診でスクリーニングされたハイリスク者を中心に30〜50人/年の住民が参加し，これまでの述べ参加者数は約400人であった．2年ごと実施したモニタリング調査の応答率は極めて高く，いずれも90％以上であった．

こうした10年間の介護予防共同研究事業により，健診受診者のみならず高齢者全体の機能的健康度が向上してきた（清野ほか，2014）．介護保険認定情報から前期・後期高齢者にわけて新規要介護認定率を算出しその経年変化を追うと，後期高齢者の新規認定率が着実に減少し，2002（平成14）年のピーク時（千人・年当たり121.7）に比べ2009（平成21）年は半減した（同59.9）（新開ほか，2013）．群馬県や国全体の認定率と比較すると，共同研究開始後3年目以降に際立った違いを認め，草津町の後期高齢者のそれは低い水準で推移した（図4-4-2）．2009（平成21）年時点の65歳以上高齢者全体の認定率は全国16.2%，群馬県15.7%に対し，草津町は12.4%となった（新開ほか，2013）．これに伴って介護保険財政は黒字化し，第5期介護保険事業計画（2012（平成24）年から3年間）では一号被保険者の基準保険料を据え置きとし，第6期同事業計画（2015（平成27）年から3年間）では100円引き下げ3,800円とした．

介護予防では体力の増進は必須であるが，体力と栄養状態は相互に関連しており，両者の増進がより効果的である．また，高齢期に社会参加が活発であれば，体力や栄養状態が良好なことに結びつく．介護予防においては体力・栄養・社会参加を総合的に維持・増進することが重要である．

8．まとめと今後の展望

身体活動・運動が要介護の発生を抑制するとしても，もともとの体力などの心身機能が大きく交絡しており，身体活動・運動の独立した効果をみるには心身機能を調整変数に入れることが必須である．心身機能が高いことが要介護状態の発生を抑制することは，国内外を問わず周知の事実であ

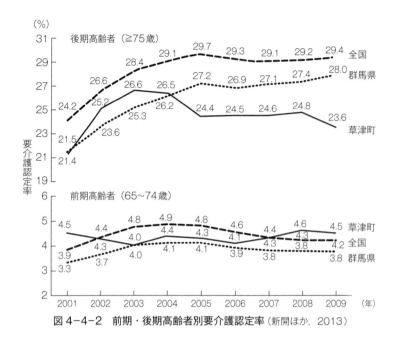

図4-4-2 前期・後期高齢者別要介護認定率（新開ほか，2013）

る．また，わが国は全国民を網羅する介護保険制度を有しており，かつカバー率は高い．介護認定情報を利用した最新の研究によって，体力は介護認定の極めて強い保護因子であることがわかった．本稿で述べたように介護認定情報の限界を踏まえつつ，介護認定をアウトカムとした高齢者の身体活動・運動の疫学研究のさらなる展開が望まれる．

文 献

Cooper R, Kuh D, Hardy R et al. (2010) Objectively measured physical capability levels and mortality: systematic review and meta-analysis. BMJ, 341: c4467.

Dumurgier J, Elbaz A, Ducimetière P et al. (2009) Slow walking speed and cardiovascular death in well functioning older adults: prospective cohort study. BMJ, 339: b4460.

Houston DK, Nicklas BJ, Ding J et al. (2008) Dietary protein intake is associated with lean mass change in older, community-dwelling adults: the Health, Aging, and Body Composition (Health ABC) Study. Am J Clin Nutr, 87: 150-155.

Katz S, Branch LG, Branson MH et al. (1983) Active life expectancy. N Engl J Med, 309: 1218-1224.

Kim HK, Suzuki T, Saito K et al. (2012) Effects of exercise and amino acid supplementation on body composition and physical function in community-dwelling elderly Japanese sarcopenic women: a randomized controlled trial. J Am Geriatr Soc, 60: 16-23.

Kishimoto H, Hata J, Ninomiya T et al. (2014) Midlife and late-life handgrip strength and risk of cause-specific death in a general Japanese population: the Hisayama Study. J Epidemiol Community Health, 68: 663-668.

Nagasaki H, Itoh H, Furuna T (1995) The structure underlying physical performance measures for older adults in the community. Aging (Milano), 7: 451-458, 1995.

Nofuji Y, Shinkai S, Taniguchi Y et al. (2016) Associations of Walking Speed, Grip Strength, and Standing Balance With Total and Cause-Specific Mortality in a General Population of Japanese Elders. J Am Med Dir Assoc, 17: 184 e1-e7.

Shinkai S, Watanabe S, Kumagai S et al. (2000) Walking speed as a good predictor for the onset of functional dependence in a Japanese rural community population. Age Ageing, 29: 441-446, 2000.

Studenski S, Perera S, Patel K et al. (2011) Gait speed and survival in older adults. JAMA, 305: 50-58.

Yokoyama Y, Nishi M, Murayama H et al. (in press) Association of dietary variety with body composition and physical function in community-dwelling elderly Japanese. J Nutr Health Aging.

秋山弘子（2010）長寿時代の科学と社会の構想．科学，80：59-64，2010．

新開省二，藤田幸司，藤原佳典ほか（2005）地域在宅高齢者におけるタイプ別閉じこもりの予後：2年間の追跡研究．日本公衆衛生雑誌，52：874-885,

2005.

新開省二,吉田裕人,藤原佳典ほか（2013）群馬県草津町における介護予防10年間の歩みと成果.日本公衆衛生雑誌,60：596-605.

清野諭,谷口優,吉田裕人ほか（2014）群馬県草津町における介護予防10年間の取り組みと地域高齢者の身体,栄養,心理・社会機能の変化.日本公衆衛生雑誌,61：286-298.

野藤悠,新開省二,吉田裕人ほか（2014）介護予防評価における介護保険統計の有用性と限界：草津町介護予防10年間の評価分析を通して.厚生の指標,61：28-35,2014.

（新開省二）

第5章　メンタルヘルスの身体活動疫学

5-1　うつ病

1．はじめに

　厚生労働省が行っている患者調査によれば，精神疾患の患者数は約320万人，このうち，うつ病等患者数は95.8万人（2011（平成23）年）と推計されている．うつ病の生涯有病率（これまでにうつ病を経験した者の割合）は3〜16％と報告されており（川上，2006），世界の国々で障害をもたらしている原因の3位であり，2030年までには障害調整生命年数を低める最大の原因になるであろうというWHOの推計もある（WHO，2004）．したがってうつ病は，保健医療分野のみならず社会全体で取り組んでいくべき問題となっている．

　本稿では，身体活動（Physical Activity）あるいは運動のメンタルヘルスに対する効果，特にうつ病（抑うつ状態）に対する予防効果，症状の改善効果について述べる．うつ病とは，アメリカ精神医学会が定めたDSM-V（Diagnostic and Statistical Manual of Mental Disorders：DSM）による診断基準によると，表5-1-1に示すような症状を呈する疾患である（American Psychiatric Association，2014）．うつ病と呼ぶ他に，大うつ病性障害，気分障害と呼ばれたり，抑うつ気分と記述されていることがある．上記のDSMやWHOが定めるICD（国際疾病分類）などに基づいたうつ病の診断が必ずしもされていない研究では，自己記入式の調査票を用いてうつ状態の有無を判断しているが，本稿ではそれらもうつ病に準じる状態としてエビデンスとして取り扱うこととする．

2．身体活動・運動のうつ症状予防効果

　身体活動はうつ病（うつ症状）を予防することができるのか．疫学研究では，地域住民などの集団を対象に，身体活動度の高低がその後のうつ状態を予測できるのか，縦断研究（コホート研究）の手法を用いて検討されている．

　古くは1980年代頃から，身体活動とメンタルヘルスとしての抑うつに関する研究が実施されており，米国 NHANES-1（National Health and Nutrition Examination Survey）とその8年後のフォローアップ調査に参加した25歳から74歳までの地域を代表するサンプル1,900名を対象に，身体活動度と CES-D 調査票（Center for Epidemiologic-Studies Depression Scale）にて評価した抑うつとの関係について分析が行われている．初回調査時点で抑うつ得点が低く，かつ余暇時間の身体活動度が低かった女性では，身体活動度が高かった者と比較して8年後に抑うつ得点高値を示すリスクが1.9倍，また初回調査時点で抑うつ得点が高く身体活動度が低かった男性では，身体活動度が高かった者と比較して，8年後の抑うつ得点高値のリスクが12.9倍と報告されている（Farmer et al., 1988）．同様に Alameda 郡の住民約7,000人を対象に行った縦断研究では，身体活動度が低かった者は，社会経済状況，社会的支援，喫煙，体重などの交絡要因を調整してもなお，身体活動度が高かった者と比較して，9年後に抑うつ症状を示すリスクが男性で1.76倍，女性で1.70倍であったこと，さらに9年間の追跡期間中身体活動度が高いまま維持された者と比較して，身体活動度が低いままの者では9年後に抑うつ得点が上昇しているリスクは1.94倍，逆に身体活動度が低下した者では2.02倍と報告されてい

表 5-1-1　うつ病の症状
（DSM-V によるうつ病（Major Depressive Disorder）の診断基準）

以下の症状のうち5つ（またはそれ以上）が同じ2週間の間に存在し，病前の機能からの変化を起こしている．これらの症状のうち少なくとも1つは，1.　抑うつ気分，あるいは，2.　興味または喜びの喪失である．
　注：明らかに，一般身体疾患，または気分に一致しない妄想または幻覚による症状は含まない．

1. その人自身の言葉（例：悲しみ，空虚感，または絶望を感じる）か，他者の観察（例：涙を流しているように見える）によって示される，ほとんど1日中，ほとんど毎日の抑うつ気分（注：小児や青年ではいらだたしい気分もありうる）
2. ほとんど1日中，ほとんど毎日の，すべて，またはほとんどすべての活動における興味，喜びの著しい減退（その人の言葉，または他者の観察によって示される）
3. 食事療法をしていないのに，著しい体重の減少，あるいは体重増加（例：1カ月で体重の5％以上の変化），またはほとんど毎日の，食欲の減退または増加（注：小児の場合，期待される体重増加がみられないことも考慮せよ）
4. ほとんど毎日の不眠または過眠
5. ほとんど毎日の精神運動焦燥または制止（他者によって観察可能で，ただ単に落ち着きがないとか，のろくなったという主観的感覚ではないもの）
6. ほとんど毎日の疲労感，または気力の減退
7. ほとんど毎日の無価値観，または過剰であるか不適切な罪責感（妄想的であることもある．単に自分をとがめること，病気になったことに対する罪悪感ではない）
8. 思考力や集中力の減退，または決断困難がほとんど毎日認められる（その人自身の言明による，または他者によって観察される）
9. 死についての反復思考（死の恐怖だけではない），特別な計画はないが反復的な自殺念慮，または自殺企図，または自殺するためのはっきりとした計画

（American Psychiatric Association 編，日本精神神経学会 日本語版用語監修，髙橋三郎，大野裕 監訳）DSM-5 精神疾患の診断・統計マニュアル．pp160-161，医学書院，2014．）

る（Camacho et al., 1991）．同様の疫学的検討が比較的長期の大規模コホートを対象に実施されており，1978（昭和53）年に開始されている地域住民から年齢で層化して無作為で対象を抽出した約20,000人のコホート研究である Copenhagen City Heart Study の検討では，職場への移動を含む余暇時間の身体活動について，軽度身体活動が週に4時間以上あるいは中等度身体活動が週に2時間以上の対象と比較して，女性で身体活動度がほとんど無いか軽度身体活動が2時間未満の場合は，ICD で診断を受けたうつ病の罹患のリスクが1.8倍だったことなどが報告されている（Mikkelsen et al., 2010）．

これまであげた研究では，どの程度の身体活動が効果的か詳細な身体活動量が記述されていないものが多いが，ハーバード大学の卒業生を対象とした研究では，10,201人を23～27年間追跡した結果，質問紙で評価した歩行，階段を上る，および余暇時間に行うスポーツによって消費する週あたりのエネルギーの合計（Physical Activity Index）が1,000～2,499 kcal の卒業生では，1,000 kcal 未満であった卒業生と比較して17％，2,500 kcal 以上の卒業生では28％，医師に診断されたうつ病を発症するリスクが低かったことが報告されている（Paffenbarger RS Jr et al., 1994）．また日本の労働者29,082人を対象とし平均4.7年間フォローアップしたコホート研究（Kuwahara et al., 2015）では，余暇の身体活動度と CES-D に準じた自記式質問票で評価した抑うつのリスクは中強度の身体活動（16.5～25.5メッツ・時/週）で最も低いU字型の傾向があったこと，仕事での身体活動や通勤での身体活動については抑うつと関連がみられなかったことが報告されている．米国やカナダにおいて身体活動のガイドライン（Haskell et al., 2007）で推奨されている身体活動・運動量のうつ予防効果について検討した報告もある（Dugan et al., 2015）．「少なくとも週に150分の中等度強度の身体活動」を満たしているか否か，42～52歳の中年女性を対象に10年間に4回調査を行い，不活動の群と比較してガイドライン推奨量を保っていた群で抑うつのリスクが0.52，ガイドライン推奨量には満たないが身体活動を行っ

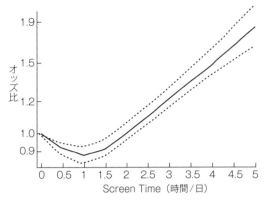

図5-1-1 小児・学童におけるスクリーンタイムと抑うつリスクの量反応関係 (Liu et al., 2015)
点線：95%信頼区間

ていた群で同リスクが0.82であったことが報告されている．いずれの研究も身体活動の測定が客観的な機器ではなく質問紙による限界はあるものの，うつ予防という観点で身体活動の量的な目安を考える上で貴重である．

3．身体不活動と抑うつの関係

近年，身体活動とは独立した危険因子として身体不活動のリスクが着目されている．

身体不活動と抑うつに関する検討はまだ少ないが，米国の大規模コホート研究であるNurses Health Studyにおいてその検討が行われている（Lucas et al., 2011）．うつ病の既往の無い49,821名の女性を対象として10年間観察したところ，1日90分以上の身体活動でテレビ視聴時間が週に5時間未満の群で，1日の身体活動が10分未満でテレビ視聴時間が週21時間以上の群と比較して，医師の診断あるいは抗うつ薬の使用，あるいはCES-Dなど質問票によって評価した抑うつのリスクは0.62であった．メタ分析の報告もあり，横断研究を対象として検討したところ身体不活動の抑うつの相対リスクは1.31（95%信頼区間：1.16～1.48），縦断研究では1.14（95%信頼区間：1.06～1.21）という報告がある（Zhai et al., 2015）．また，小児あるいは学童を対象とした同様のメタ分析では，身体不活動の抑うつに対するリスクは1.12（95%信頼区間：1.03～1.22）で非線形の関係があり，テレビ視聴時間，ビデオゲーム，コンピュータ使用などのスクリーンタイムが1時間の時に最も抑うつのリスクが低いという結果が報告されている（Liu et al., 2015）（図5-1-1）．

4．身体活動・運動のうつ症状改善効果

うつ病は表5-1-1にあるように，気分の落ち込み，興味の消失や意欲の低下を主訴とするいわゆる心のエネルギーが減少した状態である．そのような対象者に，身体活動を促したり運動を処方するには，適用を十分に考慮する必要がある．研究でも，対象者（患者）の重症度や自殺の危険性などの観点から臨床医が適切な判断を事前に行って運動療法の適用を決定し，またプログラム期間中も適宜，症状の観察を行いつつ実施されている．

1）薬物療法および運動＋薬物併用療法との比較

DSM-Ⅳの大うつ病性障害の診断基準に該当し，ハミルトン抑うつ尺度で13点以上の50～77歳の未治療の男女156名を対象としたランダム化比較試験（Randomized Controlled Trial：RCT）の結果を紹介する（Blumenthal et al., 1999）．運動群，薬物療法群（選択的セロトニン再取り込み阻害剤であるセルトラリン），および運動＋薬物療法併用群の3群に対象者を無作為に分け，16週間の効果が比較検討された．運動療法群の運動プログラムは，指導者のもとで週に3回，10分間のウォーミングアップ，30分間の有酸素運動（ウォーキングあるいはジョギング）を70～85%HR reserveに相当する強度で実施（HR reserve：予備心拍数＝運動時最大心拍数－安静時心拍数），最後に5分間のクーリングダウンという内容であった．16週間後，3群いずれにおいても抑うつ症状の改善効果が認められていた．ど

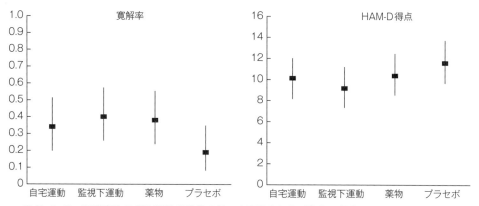

図 5-1-2　運動療法 2 種と薬物療法後のうつ病寛解率および抑うつ得点（Blumenthal et al., 2007）
うつ病の寛解は，DSM-Ⅳの大うつ病性障害の診断基準を満たさず HAM-D 得点が 8 点未満であること．
年齢，性，人種，過去のうつ病エピソード，治療開始時の HAM-D 得点を調整．
寛解率（左）では自宅運動，監視下運動，薬物 vs プラセボ：p=0.022，自宅運動，監視下運動 vs 薬物療法：p=0.879，自宅運動 vs 監視下運動：p=0.519
HAM-D 得点（右）では自宅運動，監視下運動，薬物 vs プラセボ：p=0.123，自宅運動，監視下運動 vs 薬物療法：p=0.514，自宅運動 vs 監視下運動：p=0.510

の対象者がどの群に割り付けられているかの情報を伏せられた精神科医による診断の結果，うつ病から寛解したと判断された人は運動群で 60.4％，薬物療法群 68.8％，運動＋薬物療法併用群 65.5％と差は無く，抑うつ症状（ハミルトン抑うつ尺度およびベック抑うつ評価尺度（Beck Depression Inventory：BDI）の各得点で評価）の軽減は，治療開始の数週間は薬物療法群でもっと顕著にみられていたが，16 週後には運動群および運動＋薬物療法併用群でも同様に軽減が認められていた．注目すべきことは，プログラムからの脱落率で，全体平均で 20.6％であったところ運動群で 14.6％と最も低かったことである．さらにプログラム終了後，運動を継続した対象者では，6 カ月後の抑うつ度が低く保たれていたことも報告されている（Babyak et al., 2000）．

2）監視下での運動プログラムと自宅での運動プログラムによる効果比較

運動の抑うつ軽減効果は，運動自体によるのではなく，運動することによって指導者や他の参加者からの社会的支援が増えることによるのではないかという批判がある．そこで，指導者を伴う監視下での運動プログラムへの参加と自宅で指導者なしで行う運動との効果が比較検討された（Blumenthal et al., 2007）．DSM-Ⅳの大うつ病性障害の診断基準に該当した未治療の 40 歳以上の男女 202 名（平均年齢 53 歳）を対象として，運動教室参加群，自宅運動群，薬物療法群（セルトラリン），およびプラセボ群の 4 群に無作為割り付けされ，16 週間の効果が検討されている．運動教室参加群で提供されたプログラムは前研究（Blumenthal et al., 1999）と同内容で，自宅運動群には運動教室群と同内容の運動処方が行われた後，介入開始時，1 カ月，2 カ月後に運動指導員の訪問と 1～4 週と以後 2 週間毎の電話確認という方法で行われた．16 週間後，対象者全体では 41％が抑うつ状態から寛解し，プラセボ群と比較して運動教室群，自宅運動群と薬物療法群は寛解率が高かったことが確認された（図 5-1-2）．運動教室参加群と自宅運動群との間の寛解率は同等で，さらに薬物療法群との間にも差が無かった．すなわち，週 3 回，70～85％HR reserve の強度の有酸素運動の実施によって，運動教室の形でも自宅運動の形でも，薬物療法とほぼ同等の効果が得られたことになる．

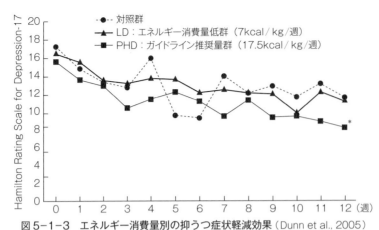

図5-1-3 エネルギー消費量別の抑うつ症状軽減効果 (Dunn et al., 2005)
ガイドラインで推奨されている身体活動によるエネルギー消費量の群 (PHD) で，他の2群と比較して有意な抑うつ症状の軽減がみられている．＊：p=0.04 vs LD，p=0.03 vs 対照群

3）ガイドライン推奨量の身体活動の抑うつ改善効果

一般的にガイドラインで推奨されている程度の身体活動・運動量はうつ病（抑うつ）の改善に効果的なのか．現在，米国やカナダを中心に国際的に推奨されている「少なくとも週に150分の中等度強度の身体活動」の効果を検討した報告がある．軽症から中等症の20〜45歳の80人のうつ病患者を対象に実施された12週間のRCTで，週あたりの総エネルギー消費量の高低（高：17.5kcal/kg，低：7.0kcal/kg）と頻度2種類（週3回，週5回）の2×2の組み合わせ4群と，週3回，15〜20分のストレッチを行う対照群の計5群間で効果が検証された．ハミルトン抑うつ尺度得点の低下は，エネルギー消費量低群で30％，対照群で29％にとどまったのに対して，高エネルギー消費群（ガイドライン推奨量の群）では47％という大きな低下がみられ，エネルギー消費量が同等であれば，運動の頻度による差はなかった（Dunn et al., 2005）．このことから，ガイドラインで推奨されている週に150分中等度以上の身体活動量が抑うつ症状の改善（図5-1-3）に効果的と考えられる．

5．うつ病を合併しやすい対象者における身体活動の効果

1）心血管系疾患患者の抑うつに対する効果

心筋梗塞などの虚血性心疾患患者や慢性心不全患者に抑うつ状態を生じる人が多いことが報告されている．冠動脈疾患患者における抑うつの有病率は15％から40％以上という報告もあり，心筋梗塞後のイベント再発率や死亡率などの疾病予後と抑うつ状態が強く関連していることから抑うつに対するケアは重要である．身体活動が心疾患患者の抑うつの予防に効果的かどうかについては，中等度レベルの効果が検証されている（Janzon et al., 2015）．

心筋梗塞後の患者に対する認知行動療法と一般的治療の効果比較を目的とした米国の多施設共同研究（Blumenthal et al., 2004）では，心筋梗塞発症後の6カ月間に定期的に運動をしていた群では，運動をしていなかった群より全死亡率が低く，また抑うつ得点の減少度が大きかった．全死亡率については，年齢，BMI，左室駆出率，治療方法（バイパス術か冠動脈形成術か）などの諸要因を調整しても，運動の実施，抑うつ得点の減少，それぞれが独立して予測要因となっており，心筋梗塞後の予後には，定期的な運動それ自体と抑うつ得点の減少の両方が重要な要因と考えられている．ま

た，冠動脈疾患にうつ症状を合併している患者に，週3回，30分間，予備心拍数の70〜85％相当の有酸素運動（ウォーキングあるいはジョギング）を監視下で16週間行う運動療法群，抗うつ剤（セルトラリン）による薬物療法群，プラセボ群の3群に無作為割り付けを実施して行った検討（Blumenthal et al., 2012）によると，運動療法群と薬物療法群で同等の抑うつ改善効果が認められたほか，運動療法群では心拍変動の改善が薬物療法群より良好であったことが認められている．すなわち，抑うつの改善効果に加え，運動療法では心疾患の予後に関連する要因の改善効果という補足効果が確認されている．

2）産後のうつ症状に対する身体活動の効果

出産後1年間に女性がうつ症状を訴える割合は19％にのぼるという報告があり，さらに産後うつ症状を生じた場合，その後のうつ病発症のリスクが2倍になったり，新生児のケアが不十分なことから子供の発達に与える影響も大きく，重要な課題である．身体活動が産後の抑うつ防止や改善に効果があるか検討したレビューでは，質の高い研究はまだ多くは無いものの，余暇での身体活動を出産前，出産後に行っていることが産後のうつ予防に効果的な可能性があることを示唆している（Teychenne et al., 2014）．

6．おわりに

身体活動・運動は，すでに英国のうつ病治療のガイドラインにも軽症うつ病患者への適応が紹介されている（NICE, 2009）が，現時点では薬物療法や心理療法より優先して選択されているわけではない．しかし，身体活動・運動には薬物療法にみられるような副作用の心配が少ないことや低コストであること，身体面での副次的効果も得られるといった利点が多く，日常生活での身体活動を積極的に推奨していくことが重要と考えられる．

文 献

American Psychiatric Association 編，日本精神神経学会日本語版用語監修，髙橋三郎ほか監訳（2014）DSM-5 精神疾患の診断・統計マニュアル．医学書院．

Babyak M, Blumenthal JA, Herman S et al.（2000）Exercise treatment for major depression: maintenance of therapeutic benefit at 10 months. Psychosom Med, 62: 633-638.

Blumenthal JA, Babyak MA, Moore KA et al.（1999）Effects of exercise training on older patients with major depression. Arch Intern Med, 159: 2349-2356.

Blumenthal JA, Babyak MA, Carney RM et al.（2004）Exercise, depression, and mortality after myocardial infarction in the ENRICHD trial. Med Sci Sports Exerc, 36: 746-755.

Blumenthal JA, Babyak MA, Doraiswamy PM et al.（2007）Exercise and pharmacotherapy in the treatment of major depressive disorder. Psychosom Med, 69: 587-596.

Blumenthal JA, Sherwood A, Babyak MA et al.（2012）Exercise and pharmacological treatment of depressive symptoms in patients with coronary heart disease: results from the UPBEAT（Understanding the Prognostic Benefits of Exercise and Antidepressant Therapy）study. J Am Coll Cardiol, 60: 1053-1063.

Camacho TC, Roberts RE, Lazarus NB et al.（1991）Physical activity and depression: evidence from the Alameda County Study. Am J Epidemiol, 134: 220-231.

Dugan SA, Bromberger JT, Segawa E et al.（2015）Association between physical activity and depressive symptoms: midlife women in SWAN. Med Sci Sports Exerc, 47: 335-342.

Dunn AL, Trivedi MH, Kampert JB et al.（2005）Exercise treatment for depression: efficacy and dose response. Am J Prev Med, 28: 1-8.

Farmer ME, Locke BZ, Moscicki EK et al.（1988）Physical activity and depressive symptoms- The NHANES I epidemiologic follow-up study. Am J Epidemiol, 128: 1340-1351.

Haskell WL, Lee IM, Pate RR et al.（2007）Physical activity and public health: updated recommendation for adults from the American College of Sports Medicine and the American Heart Association. Med Sci Sports Exerc, 39: 1423-1434.

Janzon E, Abidi T, Bahtsevani C（2015）Can physical activity be used as a tool to reduce depression in patients after a cardiac event? What is the evidence? A systematic literature study. Scand J Psychol, 56: 175-181.

Kuwahara K, Honda T, Nakagawa T et al.（2015）Associations of leisure-time, occupational, and commuting physical activity with risk of depressive symptoms among Japanese workers: a cohort study. Int J Behav Nutr Phys Act, 12: 119.

Liu M, Wu L, Yao S (2015) Dose-response association of screen time-based sedentary behaviour in children and adolescents and depression: a meta-analysis of observational studies. Br J Sports Med, Nov 9. pii: bjsports-2015-095084. doi: 10.1136/bjsports-2015-095084.

Lucas M, Mekary R, Pan A et al. (2011) Relation between clinical depression risk and physical activity and time spent watching television in older women: a 10-year prospective follow-up study. Am J Epidemiol, 174: 1017-1027.

Mikkelsen SS, Tolstrup JS, Flachs EM et al. (2010) A cohort study of leisure time physical activity and depression. Prev Med, 51: 471-475.

National Institute of Health and Care Excellence (2009) Depression in adults: The treatment and management of depression in adults. NICE.

Paffenbarger RS Jr., Lee IM, Leung R (1994) Physical activity and personal characteristics associated with depression and suicide in American college men. Acta Psychiatr Scand Suppl, 377: 16-22.

Teychenne M and York R (2014) Physical activity, sedentary behavior, and postnatal depressive symptoms. A review. Am J Prev Med, 45: 217-227.

World Health Organization (2004) The Global burden of disease. 2004 Update. http://www.who.int/healthinfo/global_burden_disease/2004_report_update/en/

Zhai L, Zhang Y, Zhang D (2015) Sedentary behaviour and the risk of depression: a meta-analysis. Br J Sports Med, 49: 705-709.

川上憲人（2006）世界のうつ病，日本のうつ病－疫学研究の現在．医学のあゆみ，219：925-929.

（小田切優子）

5-2　認知機能低下

1．はじめに

　人は皆，年を経るに従って認知的な機能の衰えを経験するものである．認知機能の変化の多くは周囲からも明らかであり，また認知症に至らない段階であっても何らかの機能障害を生じうる．こうした認知機能低下に対して，禁煙や運動，他者との交流など，生活習慣を通した予防アプローチに期待が集まっている．生活習慣行動の中でも，社会的な活動への参加や知的な余暇活動と比べて，身体活動（Physical Activity）は認知機能低下を遅らせ，また認知症発症予防にとってより重要な役割を果たしうるであろうことが議論のさなかにある（Fratiglioni et al., 2004）．身体活動が脳を中心とした精神的な健康にとって好ましいことは，疑う余地のない事実であり，加齢に伴う心身の衰えに対しても予防効果を有するとする多くの証拠が示されている．本稿では，身体活動疫学研究の視点から，認知機能低下予防の可能性に関する情報を提供する．

2．認知機能低下とは

　認知機能の変化は，一般的な加齢のプロセスであり，身体機能の低下とともに認められる（図5-2-1）．たとえば語彙のように，脳の加齢にしたがって機能が低下せず，むしろ年齢に応じて向上する認知機能もあるが，特定の事柄の記憶，言語，視空間認識，および実行機能などは，加齢とともに次第に機能低下していく（Harada et al., 2013）．知覚推理や知覚処理速度のように，一部の認知機能は，その機能低下の程度に大きな個人差が存在する．特に，通常の老化で生じる共通の変化として，名前などの情報を思い出しにくくなること，新しいことを学習し記憶に蓄えるのが困難になったり，複数の作業を同時に行えないことなどがある．またある者は，同じ年齢階級の標準域を越えて認知的機能が障害されるが，そこからは進展せず安定的となる．こうした障害は，「加齢関連認知（機能）低下（age-related cognitive decline：ARCD）」や「加齢関連性記憶障害（age-associated memory impairment：AAMI）」と呼ばれており，正常老化の範囲内とされる．軽度認知障害（mild cognitive impairment：MCI）は，脳の老化と関連した認知機能の低下から，アルツハイマー病やその他の認知症サブタイプ，緩やかに進行する他の神経変性疾患・症状によって生じる明らかな認知障害へと移行する段階である（Golomb et al., 2004）．

　認知機能低下の様相は多彩であり，さまざまな

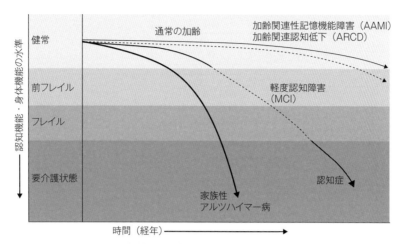

図5-2-1 加齢に伴う身体・認知機能低下の軌跡の概略図
（Golomb et al., 2004；Ruan et al., 2014 より引用改変）
ARCD=aging-related cognitive decline；AAMI=age-associated memory impairment

要因によって影響される．なかでも身体活動は，認知機能低下のリスクの防御因子にあることが多くの研究から示されている．余暇での身体活動は，社会的交流や精神的な関わりといった，精神的健康にとって重要な他の側面も含んでいる．そのため，認知機能に対して身体活動が与える望ましい影響を研究するにあたっては，身体活動を適切に測定するとともに，交絡因子を十分に考慮する必要がある．

身体活動が認知機能低下リスクを低減させるという知見は，近年になって特に注目を集めている．疫学研究，動物実験による基礎研究のいずれからも，身体活動が脳の健康にとって望ましいとするエビデンスが示されている．この影響は，間接的なものと直接的なものとに分けられる．身体活動は高血圧や糖尿病，高コレステロール血症，肥満を予防できる働きから，間接的に認知症リスクを低減させるだろう．また，脳血管系を含む血管のマクロ・ミクロ構造や生理機能にとっても身体活動は有益である．認知症の中でも，特に脳血管性認知症において重要なびまん性・局所性の血管障害に関しては，身体活動が脳血流の改善を促し，結果として疾病リスクの低下に寄与し得る．さらに重要なことに，アミロイドβ沈着の抑制，神経構造の改善・強化，神経伝達物質の合成といった直接的な効果も期待される．包括的な仮説メカニズムは，世界アルツハイマーレポートに要約されている（図5-2-2）（Prince et al., 2014）．

一般成人や高齢者向けに，身体活動を通じた健康維持・増進を目標としたさまざまな勧告があり，身体活動の様式やその推奨量が提示されている．例えば，WHOの「健康のための身体活動に関する国際勧告」では週150分以上の余暇活動が推奨されている．わが国でも厚生労働省「健康づくりのための身体活動基準2013」ならびに「アクティブガイド」で，23メッツ・時/週の身体活動量を目標として，今より1日10分多く活動すること（+10［プラス・テン］）が推奨されている．こうした勧告・基準を作成するためのエビデンスの基礎となっているのは，主に心血管危険因子・心血管病，糖尿病，脳卒中，およびがんの予防について検証した前向き観察研究や一部の（数少ない）ランダム化比較試験（Randomized Controlled Trial：RCT）である．しかし，認知機能低下の予防にとって，身体活動が本当に効果的であるのか，そのエビデンスは十分とはいいがたい．あるいは効果があるならば，どのような身体活動様式で，どの程度の量を，いつの時点で行う必要があるかも，検討されるべきであろう．最近の研究では，青年期からの25年にわたる身体活動パターンが

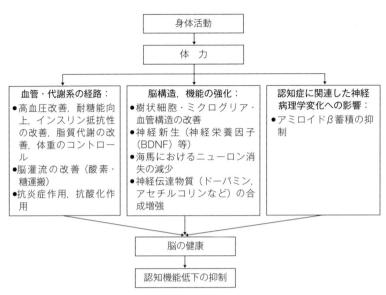

図5-2-2 身体活動が認知機能低下を抑制する潜在的メカニズム（Prince et al., 2014より作図）
BDNF＝Brain-Derived Neurotrophic Factor

中年期の認知機能に影響することも示唆されている（Hoang et al., 2016）．しかしながら，認知機能の低下は，灯りがぼんやりと消えていくようにゆっくりと時間をかけて進行する．これが明確な身体活動量の推奨値を決定することを難しくしている．

3．認知機能低下の身体活動疫学

1）身体活動と認知機能に関する観察研究

身体活動が認知機能の低下を抑制しうるかどうかについて，数多くの研究が行われている．前向き研究の結果は，仮説を支持するものとそうでないものが混在している．たとえば，Aarslandらのレビューによれば，身体活動と認知機能を扱った5編の研究のうち，2編は男女ともに有意な関係を支持し，2編は女性のみで有意な関係が認められた．残る1編は有意な関係を認めなかった．このように個々の研究の間に大きな違いが認められるものの，縦断研究のメタ解析からは身体活動が認知機能低下に関連することが支持されている（Aarsland et al., 2010）．

身体活動が，神経変性疾患の発症とは独立して，認知機能低下に対して予防的に働くことを示唆する複数の研究が存在する．Sofiらは，非認知症患者における，身体活動の認知機能低下に対する予防的効果に関して，最初の包括的なレビューを行った（Sofi et al., 2011）．彼らの解析では，認知症のない成人を対象として，身体活動（量・様式）と，（認知症発症ではなく）認知機能低下のリスクについて検討した前向きコホート研究の結果を統合したメタ解析が行われた．認知機能低下は，個々の研究で用いられている認知機能テストの得点が，ベースライン時点から追跡時にかけて減少したこととして定義された．ただし，得点減少量の下限値は設定されていない．12のコホートから，15編の研究が抽出された．メタ解析を行ったところ，身体活動量が低い群に比べて，身体活動量が高い群，中程度の群では，認知機能低下のリスクが低かった（相対危険はそれぞれ，0.62（95％信頼区間：0.54〜0.70），0.65（95％信頼区間：0.57〜0.75）．身体活動や認知機能の測定方法に，研究間でばらつきがあったものの，彼らは感度解析により結果が変わらないことを確認したうえで，認知症以前の段階で，身体活動を行うことが認知機能低下のリスクを低減させ得ると結論

づけている．ただし，身体活動と認知機能の因果関係については，詳細に議論されていない．先に述べたように，認知機能の低下はゆっくりと進行するものであり，加齢によるわずかな認知機能の衰えが，身体・精神的健康や生活習慣にも影響する．そのため，ベースライン時点で緩やかな認知機能低下が始まりかけていた者では，身体活動量が意図せず低下していた可能性も否定できない．

2014（平成 26）年に Blondell らによって行われた系統的レビューでは，身体活動と認知機能低下に関して，21 のコホートから 17 編の研究が抽出された（Blondell et al, 2014）．うち 5 編は，Sofi らによるレビューの後に発表された新しい研究である．認知機能それ自体をテーマとしているか，あるいは認知機能に関して単独の結果を示している研究が含まれた．認知機能の測定方法は，ミニメンタルステート検査（Mini-Mental State Examination：MMSE）を用いているものが 8 コホートと最多であり，5 コホートで用いられた修正版 MMSE と続いた．身体活動は，二重標識水法と間接カロリメトリーを用いた 1 編を除いて，すべて質問紙法で測定されていた．メタ解析の結果，身体活動水準が高い者では，低い者と比べて相対危険 0.65（95％CI：0.55～0.76）と認知機能低下のリスクが低減していた（図 5-2-3）．出版バイアスはみられなかったが，研究間でその質にばらつきが認められた．そこで，個々の研究の質を考慮して，質の高い研究のみに限定して再度解析したところ，関連の強さは弱まったものの，なお身体活動の認知機能に対する有意な影響が認められた．前述のように認知機能の測定には MMSE が多く用いられてきたが，現在ではその利用について課題もあげられている（Jacova et al., 2007）．特に，測定する機能水準の幅が不十分で，軽微な認知機能低下を同定するには，その感度が十分でないことが指摘されている．そもそも認知症の臨床スクリーニング評価のための検査では，前臨床的な認知機能低下を測定するにあたってバイアスが生じる可能性がある．そのため，認知症の評価に特化した検査を避けることも考慮する必要があるだろう．また身体活動の測定についても，質問紙法では活動の頻度や強度などを詳細に調査することは困難である．さらに，Middleton らによれば，高齢者は自身の身体活動水準を評価しきれず，特に低強度の活動については自己報告による評価が難しい（Middleton et al., 2008）．曝露因子の測定が不正確になることで，本来存在するはずの関係が，統計学的に検出されにくくなることから（MacMahon et al., 1990），加速度計などの客観的測定方法の需要が高まっている．

Blondell らのレビューでは，因果関係の基準（Bradford Hill の原則）に基づいて，身体活動と認知機能低下の因果関係についても詳しく議論された（Blondell et al., 2014）．既存のエビデンスについては方法論的な限界のため，因果関係を明確に導くことはできないが，因果関係に基づいて解釈しても差し支えないだろうと結論づけている．実際，ごく最近発表された研究からは，若年期ならびに生涯の身体活動量が，脳血管系の機能と独立して，中高齢期の認知機能と関連することも報告されており（Gill et al., 2015），時間的な順序性も実証され始めている．

注目すべきことに，これまでの研究では，量反応関係についてあまり報告がされてこなかった．Laurin らの研究では，女性では身体活動と認知機能低下が量反応的に関連を示すが，男性ではこうした関連は見られなかった（Laurin et al., 2001）．また，先に紹介した Sofi らのメタ分析では，身体活動と認知機能の間に量反応関係を示す証拠は観察されなかった（Sofi et al., 2011）．両者の関係については，曲線関係（身体活動が高ければ認知機能低下リスクは減るが，高くなるほどその保護効果は小さいものになる）が想定できよう（Pate et al., 1995）．身体活動と認知機能がどのような関連を示すかは，さらなる研究の蓄積が必要である．

最近のエビデンスの蓄積から，高齢期の体力・

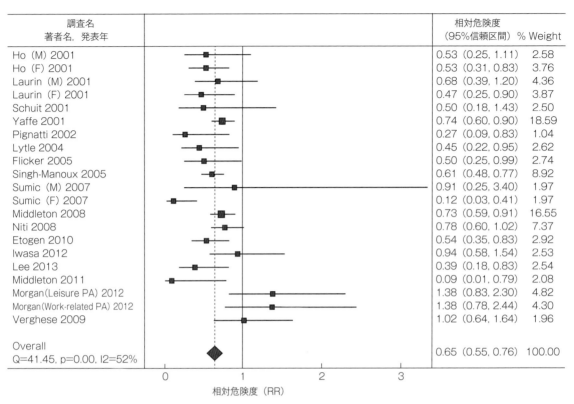

図5-2-3　身体活動と認知機能低下の関連：メタ分析（フォレストプロット）（Blondell et al., 2014）

運動機能と認知機能が互いに関連することが示唆されている．体力・運動機能と認知機能には，なんらかの共通する影響要因があると考えられる．過去の研究から，体力・運動機能はMCIの発症を予測し，また認知機能低下の大きさやその割合と関連することが報告されている（Buchman and BennetT, 2011）．Cloustonらは，客観的に測定した身体機能（歩行速度，握力，椅子の立ち座り，片足立ち，肺機能，総合的な身体パフォーマンスなど）と高齢期の認知機能の関連を検討した縦断研究をレビューし，身体機能の指標によって関係が異なることを明らかにした（Clouston et al., 2013）．彼らによれば，握力の変化は精神的な状態に関係する一方で，歩行速度の変化は流動性知能の変化と強く関係する．しかし，既存のエビデンスからは，身体機能の変化が認知機能低下に先行するかどうかはまだ結論が出ていない．

Kesse-Guyotらの報告では，長時間にわたってテレビを観ることが，認知機能低下を早めるという（Kesse-Guyot et al., 2012）．テレビ視聴のようにほとんど身体を動かさない行動を座位行動と呼ぶが，異なる座位行動は認知機能に対してそれぞれ異なる影響を与えると考えられる．同報告では，テレビ視聴とは対照的に，定期的にコンピューターを使うことが加齢変化の中で認知機能を維持する助けとなるかもしれないとも指摘されている．ごく最近になって公表された研究では，青年期のテレビ視聴時間の長さと低身体活動が，中年期の実行機能や処理速度の低さに影響することが示された（Hoang et al., 2015）．座位行動の中でも，読書や将棋などのボードゲームは認知的な機能を賦活させるであろうことから，区別して評価する必要があろう．

2) 認知機能低下の予測因子としての身体的フレイルの有効性

身体的フレイル（以下，フレイルと略す）と認知機能との関連性は重要な話題となっている（Robertson et al., 2013）．フレイルとは，高齢期に生理的な予備能が低下し，ストレスに対する脆弱性が高まった状態を指す（Clegg et al., 2013）．最近では，Friedらが Cardiovascular Health Study の成績を元に提示した5項目（体重減少，筋力低下，易疲労感，歩行速度低下，低身体活動量）のうち，3項目以上当てはまる者として定義されることが多い（Fried et al., 2001）．我々の研究室で行った地域高齢者を対象とした調査では，フレイルに当てはまる者の割合は9.7%であり，男女ともに加齢に伴ってその割合は増加した（Chen et al., 2015）．また，横断研究ではあるが，非フレイル，前フレイル，フレイルの状態によって，全般的およびドメイン別の認知機能が低下することを明らかにした（Chen et al., 2016）．認知機能低下とフレイルに関する探究はいまだ限定的であるが，研究が進むにつれてより根本的な課題が浮かび上がってくる．たとえば，因果の方向や，非フレイルから前フレイル・フレイルへの移行にどのようにして低認知機能が関与しているのか，反対に身体的フレイルに陥ることがどのようにして認知機能に影響するのか，さらには認知機能のどのような側面（ドメイン）とフレイルのリスクに関連するのか，といった課題が残されている．今後，非認知症者を対象として，ドメイン別の認知機能低下とフレイルの関係を詳細に検討していく必要があろう．その成果は，フレイルと認知機能の両者の進行を予防あるいは遅延するためのアプローチ開発の一助となり得る．

3) 非認知症者を対象とした運動介入

身体運動（主に有酸素運動）が，認知機能の改善に効果的であるかを検証するため，これまでにいくつものRCTが行われた．非認知症高齢者を対象とした有酸素運動の効果を検証したメタ解析からは，注意，記憶，実行機能などの認知機能に対して，中程度の改善効果が報告されている（Smith et al., 2010）．メタ解析で示された効果量は大きくなく，またそれぞれの試験方法についても，評価者のブラインド化や Intention-to-treat解析の非採用などの課題が残るものであったことから，短期的な有酸素運動プログラムが認知機能を改善させ得ると結論づけるには時期尚早かもしれない．ある疫学研究からは，生涯のうち数年間にわたって活動的であることが，認知機能低下に対して予防的に働くことが示唆されている（Sachdeva et al., 2015）．このことは，前述したメカニズムが，長い時間をかけて作用することとも一貫しているだろう．一方，2015（平成27）年に報告された LIFE（Lifestyle Interventions and Independence for Elders）試験では，米国内8施設で，座位がちな高齢者（sedentary older adults）を対象に，24カ月にわたる運動プログラムが認知機能に与える影響を，健康教育プログラムと比較し検証した（Sink et al., 2015）．その結果，介入後の全般的およびドメイン別の認知機能について有意な差は認められず，高齢期の運動介入が認知機能に対してほとんど影響を与えなかったことが報告された．さらに，MCIを有する者を対象にした運動介入のRCTでは，まだ一定の結論は得られてない（Gates et al., 2013）．その背景として，MCIの診断基準が定まっていないこと，サンプルサイズの少なさ，介入に対するコンプライアンスの低さや脱落例といった課題が指摘されている．MCIを有する者を対象に認知機能改善および認知症発症予防を目的として，より質の高い大規模RCTが必要である．

4) 遺伝素因と身体活動・運動との相互関係

アポリポ蛋白E（ApoE）の対立遺伝子 $\varepsilon 4$ はアルツハイマー病の危険因子として知られている．ApoE $\varepsilon 4$ の関与するアルツハイマー病の神経病理的変化や記憶障害は，身体不活動によって増悪する可能性があることや，運動によるアミロイ

ドβ蓄積の予防効果は，ApoE 非保有者に比べ，ApoE ε4 保有者ではより効果が高いとする研究が散見され，ApoE ε4 の発現によるアミロイドβ沈着や血管障害に対して，運動が対抗するように作用することが示唆されている（Raichlen et al., 2014）．最近の研究動向では，身体活動による効果と ApoE ε4 対立遺伝子の発現とを結びつけるメカニズムを理解することで，遺伝素因を有する者に対して，運動によって遺伝的な悪影響を緩衝させる可能性や，具体的な介入方法を開発することに力が注がれている．

4．まとめと展望

観察研究から得られたエビデンスはまだ結論に至るには不十分であったが，それでもなお多くの研究成果から，身体活動が認知機能低下のリスクを低減し得るということが示唆されているといえよう．

身体的不活動は，アルツハイマー病発症の重要な要因であることが報告されている．身体活動増進によって認知機能低下の抑制効果が示唆されているものの，座位行動と認知機能との関連については，未だ不明な部分が多い．さらに，知的な座位行動の影響も今後検討していく必要性がある．ApoE ε4 遺伝子型の発現によるアルツハイマー病の神経病理変化と記憶障害は，身体不活動によって増悪することや，その一方で ApoE ε4 保有者では，運動によってアミロイドβ蓄積が抑制されやすく，運動による保護効果が高いことも示唆されている．

身体活動プログラム・有酸素運動の認知機能に対する短期的効果を検証した RCT エビデンスからは，効果量は小さいながらも有望な結果が示されている．しかしながら，認知機能低下を予防・遅延させるために効果的な身体活動の推奨量・方法を示すには至っていない．心血管系疾患の予防を目標として身体活動ガイドラインが作成されたのに倣い，認知機能低下に対して有効な身体活動様式，強度，および時間などを考慮したさらなる大規模な RCT を行う必要があるだろう．

文　献

Aarsland D, Sardahaee FS, Anderssen S et al.（2010）Is physical activity a potential preventive factor for vascular dementia? A systematic review. Aging Ment Health, 14: 386-395.

Blondell SJ, Hammersley-Mather R, Veerman JL（2014）Does physical activity prevent cognitive decline and dementia?: A systematic review and meta-analysis of longitudinal studies. BMC Public Health, 14: 510.

Buchman AS and Bennett DA（2011）Loss of motor function in preclinical Alzheimer's disease. Expert Rev Neutother, 11: 665-676.

Chen S, Honda T, Chen T et al.（2015）Screening for frailty phenotype with objectively-measured physical activity in a west Japanese suburban community: evidence from the Sasaguri Genkimon Study. BMC Geriatr, 15: 36.

Chen S, Honda T, Narazaki K et al.（2016）Global cognitive performance and frailty in non-demented community-dwelling older adults: Findings from the Sasaguri Genkimon Study. Geriatr Gerontol Int, 16: 729-736.

Clegg A, Young J, Iliffe S et al.（2013）Frailty in elderly people. Lancet, 381: 752-762.

Clouston SA, Brewster P, Kuh D et al.（2013）The dynamic relationship between physical function and cognition in longitudinal aging cohorts. Epidemiol Rev, 35: 33-50.

Fratiglioni L, Paillard-borg S, Winblad B（2004）An active and socially integrated lifestyle in late life might protect against dementia. Lancet Neurol, 3: 343-353.

Fried LP, Tangen CM, Walston J et al.（2001）Frailty in older adults: evidence for a phenotype. J Gerontol A Biol Sci Med Sci, 56: M146-M156.

Gates N, Fiatarone Singh MA, Sachdev PS et al.（2013）The effect of exercise training on cognitive function in older adults with mild cognitive impairment: a meta-analysis of randomized controlled trials. Am J Geriatr Psychiatry, 21: 1086-1097.

Gill SJ, Friedenreich CM, Sajobi TT et al.（2015）Association between lifetime physical activity and cognitive functioning in middle-aged and older community dwelling adults: Results from the Brain in Motion Study. J Int Neuropsychol Soc, 21: 816-830.

Golomb J, Kluger A, Ferris SH（2004）Mild cognitive impairment: historical development and summary of research. Dialogues Clin Neurosci, 6: 351-367.

Harada CN, Natelson Love Marissa C, Triebel KL

（2013）Normal cognitive aging. Clin Geriatr Med, 29: 737-752.
Hoang TD, Reis J, Zhu N et al.（2016）Effect of early adult patterns of physical activity and television viewing on midlife cognitive function. JAMA Psychiatry, 73: 73-79.
Jacova C, Kertesz A, Blair M et al.（2007）Neuropsychological testing and assessment for dementia. Alzheimers Dement, 3: 299-317.
Kesse-Guyot E, Charreire H, Andreeva VA et al.（2012）Cross-sectional and longitudinal associations of different sedentary behaviors with cognitive performance in older adults. PLoS One, 7: e47831.
Laurin D, Verreault R, Lindsay J et al.（2001）Physical activity and risk of cognitive impairment and dementia in elderly persons. Arch Neurol, 58: 498-504.
MacMahon S, Peto R, Cutler J et al.（1990）Blood pressure, stroke, and coronary heart disease. Part 1, Prolonged differences in blood pressure: prospective observational studies corrected for the regression dilution bias. Lancet, 335: 765-774.
Middleton L, Kirkland S, Rockwood K（2008）Prevention of CIND by physical activity: different impact on VCI-ND compared with MCI. J Neurol Sci, 269: 80-84.
Pate RR, Pratt M, Blair SN et al.（1995）Physical activity and public health. A recommendation from the Centers for Disease Control and Prevention and the American College of Sports Medicine. JAMA, 273: 402-407.
Prince, M, Albanese, E, Guerchet M et al.（2014）World Alzheimer Report 2014: Dementia and risk reduction: An analysis of protective and modifiable risk factors. Alzheimer's Disease International, London.
Raichlen DA and Alexander GE（2014）Exercise, APOE genotype, and the evolution of the human lifespan. Trends Neurosci, 37: 247-255.
Robertson DA, Savva GM, Kenny RA（2013）Frailty and cognitive impairment-A review of the evidence and causal mechanisms. Ageing Res Rev, 12: 840-851.
Sachdeva A, Kumar K, Anand KS（2015）Non Pharmacological Cognitive Enhancers-Current Perspectives. J Clin Diagn Res, 9: VE1-VE6.
Sink KM, Espeland MA., Castro CM et al.（2015）Effect of a 24-month physical activity intervention vs health education on cognitive outcomes in sedentary older adults. JAMA, 314: 781-790.
Smith PJ, Blumenthal JA, Hoffman BM et al.（2010）Aerobic exercise and neurocognitive performance: a meta-analytic review of randomized controlled trials. Psychosom Med, 72: 239-252.
Sofi F, Valecchi D, Bacci D et al.（2011）Physical activity and risk of cognitive decline: a meta-analysis of prospective studies. J Intern Med, 269: 107-117.

（陳　三妹，熊谷秋三）

5-3　QoL・心理的健康

1．はじめに

これまでの公衆衛生学・疫学・老年学などの研究分野で，身体活動（Physical Activity）と quality of life（QoL）の関係について，さまざまな報告がなされている．本稿では具体的な曝露指標（身体活動量：強度・頻度，座位行動，体力，運動プログラム）をもとに，身体活動が QoL に及ぼす影響について記す．

2．身体活動，QoL・心理的健康の定義，疫学

「身体活動」という言葉にはさまざまな意味が含まれる（Koeneman et al., 2011；Garber et al., 2011）．厚生労働省は，身体活動を生活活動・運動とし，生活活動を「日常生活における労働，家事，通勤・通学などの身体活動」，運動を「スポーツなどの，特に体力の維持・向上を目的として計画的・意図的に実施（実践）し，継続性のある身体活動」としている（厚生労働省，2013）．本稿でも原則この定義に準じ，論を進めていく．なお，運動は，食事・睡眠・入浴・休息などと同様，「実施する」ものではないため，「実践する」または「行う」など適正な表現を使う．

QoL を構成する概念は曖昧であり，それぞれの分野において多義的に用いられている．心理学分野では「自分を生活・人生に対する満足度の認知的評価（Pavot et al. 1993）」と捉えることが多く，保健医療学分野では，身体的健康度，社会経済的地位，ソーシャルネットワーク・サポート，物理的環境などを含んだ幅広い概念とされている（古谷野，2004）．また，老年学分野では QoL の構成概念として，幸福感や生活満足感などの主観

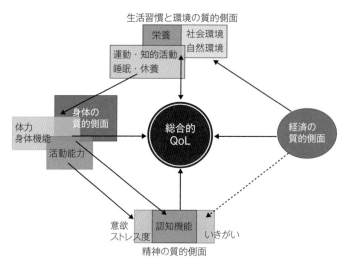

図5-3-1 総合的QoL概念の構造モデル（田中ほか，2004）

的な心理的健康評価指標が扱われている（安永，2001）．田中ら（2004）は，統合的なQoL概念の構造モデルを提示し，QoLの構成要素は，身体の質的側面，精神の質的側面，環境の質的側面，経済の質的側面という4つの枠組みに包含されているものと解釈している（図5-3-1）．これらを踏まえ，ここでは「QoL，健康関連QoL，主観的幸福感」といったキーワードを含む研究を対象とし，広義での「QoL・心理的健康」として扱うこととする．

身体活動とQoLに関しては，Bizeら（2007）の論文がパイオニア的な存在である．特定の集団ではなく，健常な成人全体を対象とした初めての論文であり，身体活動レベルと健康関連QoLの関係について検討したものである（14編の論文に対するシステマティックレビュー）．横断研究では，身体活動レベルと健康関連QoLとの間に量反応関係がみられた一方で，縦断研究（コホート研究とRCT研究）においては，両者の関係は認められる傾向にあったが，明確な結論を導けていない．また，Netzら（2005）は，中高年を対象とした運動の習慣化がQoLに及ぼす影響をメタ解析している（表5-3-1）．

高齢者に限定すると，60歳以上を対象に身体活動とQoLに関する研究（2000（平成12）年〜

表5-3-1 運動介入がQoLに及ぼす影響

項目			運動群	コントロール群
年齢	55〜64		0.33	0.06
	65〜74		0.20 *	0.20
	75〜		0.11	0.02
体力	呼吸循環機能*	改善	0.32 *	0.01
		非改善	0.20	0.20
	筋力	改善	0.20	
		非改善	0.09	0.02
	柔軟性*	改善	0.18 *	−0.14
		非改善	0.07	0.11
	身体機能*	改善	0.32 *	
		非改善	0.09	0.02
運動種類	有酸素運動		0.29	
	筋トレ		0.23 *	
	健康体操		0.15	0.11
強度	高強度		0.26	
	中強度		0.34 *	
	低強度		0.14	

効果サイズ（0.2程度：小，0.5程度：中，0.8程度：大）
*効果サイズ間に差がある
(Netz et al., 2005より引用改変)

2012（平成24）年に掲載された論文）のシステマティックレビュー（Vagetti et al., 2014）において，身体活動とQoLのポジティブな関係が報告されている．しかし，その研究の多くは横断研究であり，縦断研究や介入研究が非常に少ないため，今後のさらなる検討が必要であると言及している．

このような身体活動とQoLの限られた情報に依拠しながら，曝露指標別にみた最新の研究動向を以下にまとめる．

3．身体活動に関する曝露指標とQoLとの関係

1）身体活動量（頻度・強度・量）

身体活動に関するガイドラインは，わが国では「健康づくりのための身体活動基準2013（以下，「身体活動基準2013」）」が策定され（厚生労働省，2013），18～64歳の基準を「3メッツ以上の強度の身体活動を毎日60分（＝23メッツ・時/週）実践する」，65歳以上の高齢者の基準値を「強度を問わず，身体活動を毎日40分（＝10メッツ・時/週）実践する」としている．これは，高齢者が生活機能を保持していく上で推奨される身体活動の基準値とされている．一方，WHO（2010）は，18～64歳，65歳以上ともに，健康のためには，少なくとも150分/週の中強度身体活動，もしくは75分/週の高強度身体活動を推奨する声明を発表している．わが国およびWHOの声明は，「身体的健康」の観点から導かれたもので，「心理的健康」に関する言及は少ない．ちなみに，healthy agingのためには，身体活動および良好なQoLの保持が重要であるとしている．

過去の研究論文では，身体活動が主観的幸福感に対して好影響を及ぼすと報告しているが（Becchetti et al., 2008；Downward et al., 2015；Dolan et al., 2013；Huang et al., 2012；Pawlowski et al., 2011；Wicker et al., 2015a），その多くは「身体活動をしているか・していないか」の二択での評価であり，詳細な検討がなされているとはいえない．しかし近年，身体活動をより詳細に，頻度や回数の情報を含めた研究が行われている．たとえば，Wickerら（2015b）は，健常な中年男女（平均年齢46.4歳，平均BMI＝25.9，合計10,386名，約7割が女性）を対象に，30分/回，2日/週，計4週間の運動プログラムを提供した．その結果，対象者の主観的幸福感が向上したと報告している．また，Downwardら（2015）は，週に3回以上の中強度身体活動が幸福感に好影響をもたらすと結論づけている．

高齢者に関しては，1～2日/週しか身体活動を行っていない者は，5～6日/週の者に比べ，健康関連QoLが低いとの報告がある（Brown et al., 2004）．また，Grimmettら（2011）は，少なくとも5セッション/週の身体活動が，高いQoLの保持に関連していたと報告している（ただし，結腸癌サバイバーを対象とした研究）．

中年者，高齢者ともに身体活動とQoLには量反応関係がみられるようである．しかしながら，そういった研究の多くは横断研究であるため，今後の縦断研究や介入研究の結果を待たねばならない．

身体活動の強度とQoLの関係を検討した研究は散見される程度であり，WHOの声明にあるような高強度身体活動についての検討は，Wicker et al., 2015b）の研究に限られる．Wickerらは，ヨーロッパ28カ国，22,971名（平均年齢：50.2±17.1歳）を対象に身体活動の強度（中強度vs高強度：主観的評価）と主観的幸福感との関係を横断的に検討した．その結果，中強度での身体活動は，高い主観的幸福感と関連していたが，高強度身体活動は，主観的幸福感にネガティブな影響を与えることが示唆された．他の研究でも，低強度身体活動がより大きな楽しみや身体活動の継続と関連していたと報告されている（Ekkekakis et al., 1999）．中強度と高強度の身体活動では，主観的幸福感に正反対の効果，つまり，中強度は好影響を，高強度は悪影響を与える可能性の高いことが示され，今後，身体活動に関する声明を示す際には，高強度身体活動が主観的幸福感に与える負の影響を考慮する必要がある．

高齢者に関しては，さまざまな報告がなされている．介入研究において，低強度身体活動はQoLの改善に寄与しないとする研究，寄与するという研究（Vagetti et al., 2014；Gillison et al., 2009）に分かれる．Netzら（2005）は，中強度の身体活動が低強度，高強度の身体活動よりもQoLに好影響をもたらしたと報告している．縦断研究では，中強度身体活動がQoL（特に

functional capacity）改善の予測因子であったと報告されている（Wang et al., 2006）．その他の横断研究では，中・高強度身体活動が QoL のさまざまな領域（活力，痛み，メンタルヘルスなど）と関連していたと報告されている（Grimmett et al., 2011；Aoyagi et al., 2010；Salguero et al., 2011）．Ekwall ら（2009）は，高強度身体活動が低い QoL（身体，メンタルヘルス領域）に関連していたと報告している．Raglin（1997）や Steptoe ら（1988）は高強度身体活動を行うと，運動後に不安が低減するのではなく，むしろ不安の低減が遅れる可能性を示している．高強度身体活動はより多くの努力・負担を必要とするためかもしれない．

このように，身体活動強度と QoL の関係については，一貫した結論は出ていない．身体活動強度も頻度と同じように，横断研究が多いため，今後，縦断研究や介入研究の結果を待って，再検証したい．さらに，強度の評価も主観的な尺度のみならず，より客観的な尺度（心拍計，加速度計，自律神経活動計など）を用いることが望まれる．

身体活動の「量」に関しては，身体活動量（加速度計で測定）が最も少ない群において健康関連 QoL が最も低かったという報告がある（Yasunaga et al., 2006）．また，Lee らも高齢女性を対象に，身体活動量が少ない群より多い群で健康関連 QoL が良好であったとしている．この他に，身体活動量を具体的な「歩数」で表して分析した研究がある．冨岡ら（2009）は，65 歳以上の高齢者 3,523 名（男性 1,773 名，女性 1,750 名）を対象に，1 日の歩数と健康関連 QoL との関係を検討している．女性では 1 日の歩数と健康関連 QoL に有意な関連がみられ，健康関連 QoL 維持のために必要な 1 日の歩数は 5,500 歩と推計されたが，男性ではその関連性はみられなかった．一方，「身体的健康」からみた推奨歩数は，6,200〜6,800 歩／日であると報告されている（Rowe et al., 2007）．これは，アメリカスポーツ医学会が提唱する高齢者のための身体活動推奨値（中高強度身体活動を 1 日あたり 30 分実践する）を 1 日あたりの歩数に置き換えたものである（1 軸加速度計から推定）．また，Tudor-Locke ら（2011）は，高齢期の身体活動量を推奨値を歩数に換算するシステマティックレビューの中で，65 歳以上の健康な高齢者は，7,500 歩／日以上実践することを推奨している．このように，「心理的健康」と「身体的健康」とでは推奨される歩数に若干の違いがみられる．ヒトの「健康」は心理・身体に分けて考えるものではないので，統一した見解が待たれるところである．

2）座位行動

座位行動は，座位および臥位におけるエネルギー消費が 1.5 メッツ以下のすべての覚醒行動と定義されている（Sedentary Behaviour Research Network, 2012）．安静状態のエネルギー消費が 1 メッツなので，その 1.5 倍までのエネルギーしか消費されない行動はすべて座位行動に扱われる．典型的な座位行動はテレビ鑑賞，コンピューター使用，そして読書や勉強などの座位時間である（Pate et al., 2008）．成人の一日の覚醒時間における身体活動の強度別の割合は，中・高強度が 5％，低強度が 35〜40％，座位行動が 55〜60％であるとみなされている（Matthews et al., 2008；Healy et al., 2008）．座位行動の長さは健康全般に悪影響を及ぼすことから（de Rezende et al., 2014）座位行動に対する新しい取り組みが喫緊の課題である．

座位行動と QoL との関係についてはいくつか報告がある．スペイン在住の 62 歳以上の高齢男女，計 1,097 名を対象とした Balboa-Castillo ら（2011）による前向きコホート研究では，週当たりの余暇座位行動時間と健康関連 QoL との関係を検討している．この研究では，余暇座位行動時間が健康関連 QoL 指標（身体的役割，身体の痛み，活力，社会的役割）と負の関連を示している．また，Buman ら（2010）は 65 歳以上の高齢者 862 名を対象とした横断研究から，座位行動時間は心理的幸福感と負の関係にあったことを報告している．9,478 名の高齢者（男性：4,245 名，女性：5,233 名）

および 10,060 名の中年者（男性：4,621 名，女性：5,439 名）を対象とした Dogra ら（2012）の研究でもまた，座位行動は心理学的な successful aging（満足度，充実度）と有意な負の関連を示していた．

座位行動に関しては，特に縦断研究が少ないという点で検討の余地はあるものの，中年者，高齢者ともに座位行動の長いことが低い QoL に関連しているといえよう．今後，身体的健康のみならず，心理的健康に対する座位行動の指針が構築されることを望む．

3）体力（身体機能）

体力（身体機能）と QoL の関係については，高齢者を扱った研究が多く報告されている．

高齢者の QoL を決定する要因として ADL や身体機能が重要となる（漆崎ほか，1996）．身体機能の要素には筋力，バランス能力，歩行能力，柔軟性などがあるが，岩瀬ら（2014）は，高齢者の QoL には各種身体機能に関連のある部分と関連のない部分があると報告している．以下，各種身体機能（バランス機能，筋量・筋力）と QoL に関する研究をまとめる．

内山ら（1999）は，高齢者が十分なバランス機能を有することは，広い生活範囲と高い QoL を保持することにつながると示唆している．また，Svantesson ら（2015）もバランス機能が高齢者の QoL の最も重要な指標であると述べている．バランス機能はヒトが自立した生活を保つ上で重要な要因であり（Karinkanta et al., 2005），バランス機能に加えて良好な筋力を保持することは，転倒不安を軽減したり，活動的な日常生活をもたらしたりする．その結果，QoL の低下抑制につながると考えられる．

身体機能要素については，筋量・筋力と QoL についても報告が多い．筋量・筋力に関しては，サルコペニアと QoL に関する報告が近年増加している．サルコペニアとは加齢による筋量の減少を指すが（Rosenberg et al., 1989），近年では，2010（平成 22）年に欧州のワーキンググループが総合的なサルコペニアの定義「進行性，全身性に認める筋量減少と筋力低下であり，身体機能障害，QoL 低下，死のリスクを伴うもの」を発表している（Cruz-Jentoft et al., 2010）．

59〜73 歳（平均年齢 66.6 歳）の約 3,000 名の地域在住高齢者を対象とした Hertfordshire コホート研究では，握力と健康関連 QoL との関係が検討され，男女ともに低握力であることは低 QoL スコアと関連すると報告している（Sayer et al., 2006）．この結果は，年齢，身長，体重，歩行速度，社会的地位，喫煙，飲酒，疾患で調整後も変わらなかった．他にも，Silva Neto ら（2012）も 60〜79 歳（平均年齢 64.9±5.7 歳）を対象とした横断研究で，握力は QoL の尺度である SF-36 の下位尺度 8 項目中 6 項目と有意な相関関係にあったことを報告している．また，50 歳以上の男性 1,397 名を対象とした韓国の研究では（Go et al., 2013），サルコペニアと QoL 低下に関連があったと報告している．一方，高齢女性を対象としたサルコペニア（筋量のみで評価）と QoL（SF-36）を検討した Silva Neto ら（2012）の研究では，サルコペニアおよびサルコペニア肥満と QoL との間に有意な関連がみられなかったとしている．

以上の研究結果より，知見に相違点があるものの，概して低筋量・低筋力（サルコペニア）は，低 QoL と関連があるように推察される．特に，筋量減少よりも筋力低下が QoL に強い影響を及ぼすものと考えられる．

4）運動介入・プログラム

中年者に関しては，Mansikkamäki ら（2015）が，40〜63 歳の 159 名の健常女性を対象に，6 カ月の身体活動介入（有酸素運動群 vs コントロール群）を遂行し，その後 4 年にわたり QoL に対する影響を RCT 分析から検討した．有酸素運動は 4 回/週，50 分/回を最大酸素摂取量 64〜80％の強度とした結果，介入群はコントロール群と比べて，4 年間を通して高い QoL（SF-36）を保持していた．また，Netz ら（2005）は，身体活動種目別の

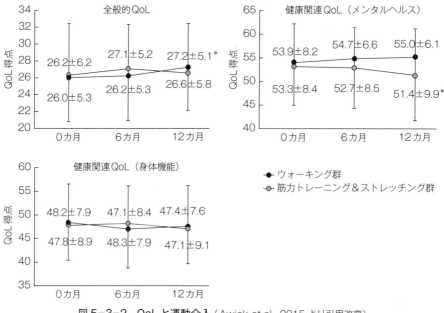

図 5-3-2　QoLと運動介入（Awick et al., 2015 より引用改変）
* Significant at alpha=0.05 over time

検討を行い，有酸素性運動と筋力トレーニングはともに，感情変化に好影響を及ぼすことを明らかにし，効果は同程度であろうと報告している．

虚弱高齢者を対象とした研究では，わが国において千葉ら（2006）が筋力トレーニングによってQoL（SF-36）が向上したと報告している．この研究は63〜90歳の19名（男性9名，女性10名）を対象に，2回/週，90分/回の筋力トレーニングを3カ月継続したものである．筋力トレーニングの効果は，介入後3カ月時点においても維持されていたことが示されている．

また，Awickら（2015）は，60歳以上の低活動状態（週2日以下の身体活動）にある高齢者179名に12カ月の運動プログラム（ウォーキング群 vs 筋力トレーニング＆ストレッチ群）を提供し，身体活動が健康関連QoLに与える影響を調べるRCT研究を行っている．ウォーキング群は，最初の7週間は予備心拍数の50〜60％，その後は65〜75％の強度を推奨した．ウォーキング群，筋力トレーニング＆ストレッチ群ともに自覚的運動強度（ratings of perceived exertion：RPE）は13〜15に設定した．

図 5-3-2 に示すように，全般的QoLに関しては，ウォーキング群は介入期間を通してスコアが増加している一方で，筋力トレーニング＆ストレッチ群では，ベースラインから6カ月までは向上傾向がみられたが，その後低下傾向に転じた（12カ月時は，ベースライン時よりも良いスコアを維持）．健康関連QoL（メンタルヘルス）に関しては，ウォーキング群でスコアが向上したが，筋力トレーニング＆ストレッチ群では有意に低下していた．健康関連QoL（身体機能）は両群ともに大きな変化はみられなかった．

つまり，ウォーキングは，筋力トレーニング＆ストレッチよりもわずかながらQoLや健康関連QoLに効果が大きいと推測できる．また，12カ月の介入期間を通して，QoLや健康関QoLの変化パターンは直線的なものではないことが明らかとなった．

過去の研究では，横断研究や観察研究の結果から，身体活動レベルと全般的QoL・健康関連QoLとの関連が報告されていた（Dondzila et al., 2015；Kelley et al., 2009）．しかしながら，RCT，3カ月以上の長期間の介入，さらに運動の種類の

比較での検討はほとんどなく，結果が待たれるところである．ウォーキング，筋力トレーニング，ストレッチなどさまざまな運動種目が存在し，その効果についても未だ一致した見解が得られていない．種目ごとにQoLやその下位尺度に異なる効果が出現すると考えられることから，さらに詳細な検討を重ねていく必要がある．

4．まとめと展望

　身体活動とQoL・心理的健康の関係をみてきたが，ヒトを対象とするとき，心の健康のみならず，同時に身体的健康を考慮しなければならない．身体機能の向上を企図すれば高強度身体活動が効果的であるが，心の健康にとってそれはマイナスの影響をもたらす可能性が考えられる．ヒトの健康に影響する要因を多次元的に精査し，人々の successful aging（健幸華齢）（日本体育協会，2013）に役立つ研究成果を期待したい．

文献

Aoyagi Y and Shepard RJ（2010）Habitual physical activity and health in the elderly: the Nakanojo study. Geriatr Gerontol Int, 10（Suppl 1）: S236–S243.

Awick EA, Wójcicki TR, Olson EA et al.（2015）Differential exercise effects on quality of life and health-related quality of life in older adults: a randomized controlled trial. Qual Life Res, 24: 455–462.

Balboa-Castillo T, León-Muñoz LM, Graciani A et al.（2011）Longitudinal association of physical activity and sedentary behavior during leisure time with health-related quality of life in community-dwelling older adults. Health Qual Life Outcomes, 9: 47.

Becchetti L, Pelloni A, Rossetti F（2008）Relational goods, sociability, and happiness. Kyklos, 61: 343–363.

Bize R, Johnson JA, Plotnikoff RC（2007）Physical activity level and health-related quality of life in the general adult population: a systematic review. Prev Med, 45: 401–415.

Brown DW, Brown DR, Heath GW et al.（2004）Associations between physical activity dose and health-related quality of life. Med Sci Sports Exerc, 36: 890–896.

Buman MP, Hekler EB, Haskell WL et al.（2010）Objective light-intensity physical activity associations with rated health in older adults. Am J Epidemiol, 172: 1155–1165.

Cruz-Jentoft AJ, Baeyens JP, Bauer JM et al.（2010）Sarcopenia: European consensus on definition and diagnosis: Report of the European Working Group on Sarcopenia in Older People. Age Ageing, 39: 412–423.

de Rezende LF, Rodrigues Lopes M, Rey-López JP et al.（2014）Sedentary behavior and health outcomes: an overview of systematic reviews. PLoS One, 9: e105620.

Dogra S and Stathokostas L（2012）Sedentary behavior and physical activity are independent predictors of successful aging in middle-aged and older adults. J Aging Res, 190654.

Dolan P, Kavetsos G, Vlaev I（2013）The happiness workout. Soc Indic Res, 119: 1363–1377.

Dondzila CJ, Gennuso KP, Swartz AM et al.（2015）Dose-response walking activity and physical function in older adults. J Aging Phys Act, 23: 194–199.

Downward P and Dawson P（2015）Is it pleasure or health from leisure that we benefit from most? An analysis of well-being alternatives and implications for policy. Soc Indic Res, DOI: 10.1007/s11205-015-0887-8

Ekkekakis P and Petruzzello SJ（1999）Acute aerobic exercise and affect: current status, problems and prospects regarding dose-response. Sports Med, 28: 337–374.

Ekwall A, Lindberg A, Magnusson M（2009）Dizzy - why not take a walk? Low level physical activity improves quality of life among elderly with dizziness. Gerontology, 55: 652–659.

Garber CE, Blissmer B, Deschenes MR et al.（2011）American College of Sports Medicine position stand. Quantity and quality of exercise for developing and maintaining cardiorespiratory, musculoskeletal, and neuromotor fitness in apparently healthy adults: guidance for prescribing exercise. Med Sci Sports Exerc, 43: 1334–1359.

Gillison FB, Skevington SM, Sato A et al.（2009）The effects of exercise interventions on quality of life in clinical and healthy populations; a meta-analysis. Soc Sci Med, 68: 1700–1710.

Go SW, Cha YH, Lee JA et al.（2013）Association between Sarcopenia, Bone Density, and Health-Related Quality of Life in Korean Men. Korean J Fam Med, 34: 281–288.

Grimmett C, Bridgewater J, Steptoe A et al.（2011）Lifestyle and quality of life in colorectal cancer survivors. Qual Life Res, 20: 1237–1245.

Healy GN, Wijndaele K, Dunstan DW et al.（2008）Objectively measured sedentary time, physical activity, and metabolic risk: the Australian Diabetes,

Obesity and Lifestyle Study (AusDiab). Diabetes Care, 31: 369-371.

Huang H and Humphreys BR (2012) Sports participation and happiness: evidence from US microdata. J Econ Psychol, 33: 776-793.

Karinkanta S, Heinonen A, Sievanen H et al. (2005) Factors predicting dynamic balance and quality of life in home-dwelling elderly women. Gerontology, 51: 116-121.

Kelley GA, Kelley KS, Hootman JM et al. (2009) Exercise and health-related quality of life in older community- dwelling adults: a meta-analysis of randomized controlled trials. Journal of Applied Gerontology, 28: 369-394.

Koeneman MA, Verheijden MW, Chinapaw MJ et al. (2011) Determinants of physical activity and exercise in healthy older adults: a systematic review. Int J Behav Nutr Phys Act, 8: 142.

Lee C and Russell A (2003) Effects of physical activity on emotional well-being among older Australian women: cross-sectional and longitudinal analyses. J Psychosom Res, 54: 155-160.

Mansikkamäki K, Raitanen J, Nygård CH (2015) Long-term effect of physical activity on health-related quality of life among menopausal women: a 4-year follow-up study to a randomised controlled trial. BMJ Open, 5 (9): e008232.

Matthews CE, Chen KY, Freedson P et al. (2008) Amount of time spent in sedentary behaviors in the United States, 2003-2004. Am J Epidemiol, 167: 875-881.

Netz Y, Wu MJ, Becker BJ et al. (2005) Physical activity and psychological well-being in advanced age: a meta-analysis of intervention studies. Psychol Aging, 20: 272-284.

Pate RR, O'Neill JR, Lobelo F (2008) The evolving definition of "sedentary". Exerc Sport Sci Rev, 36: 173-178.

Pavot W and Diner Ed (1993) Review of satisfaction with life scale. Psychol Assess, 5: 164-172.

Pawlowski T, Downward P, Rasciute S (2011) Subjective well-being in European countries: on the age-specific impact of physical activity. Eur Rev Aging Phys Activ, 8: 93-102.

Raglin JS (1997) Anxiolytic effects of physical activity. In: Morgan WP ed., Phyaical Activity and Mental Health, pp107-126, Taylor and Francis.

Rosenberg IH (1989) Summary comments. Am J Clin Nutr, 50: 1231-1233.

Rowe DA, Kemble CD, Robinson TS et al. (2007) Daily walking in older adults: day-to-day variability and criterion-referenced validity of total daily step counts. J Phys Act Health, 4: 434-446.

Salguero A, Martínez-García R, Molinero O et al. (2011) Physical activity, quality of life and symptoms of depression in community-dwelling and institutionalized older adults. Arch Gerontol Geriatr, 53: 152-157.

Sayer AA, Syddall HE, Martin HJ et al. (2006) Is grip strength associated with health-related quality of life? Findings from the Hertfordshire Cohort Study. Age Ageing, 35: 409-415.

Sedentary Behaviour Research Network (2012) Standardized use of the terms "sedentary" and "sedentary behaviours." Appl Physiol Nutr Metab, 37: 540-542.

Silva Neto LS, Karnikowiski MG, Tavares AB et al. (2012) Association between sarcopenia, sarcopenic obesity, muscle strength and quality of life variables in elderly women. Rev Bras Fisioter, 16: 360-367.

Steptoe A and Bolton J (1988) The short-term influence of high and low intensity physical exercise on mood. Psychology & Health, 2: 91-106..

Svantesson U, Jones J, Wolbert K et al. (2015) Impact of physical activity on the self-perceived quality of life in non-frail older adults. J Clin Med Res, 7: 585-593.

Tudor-Locke C, Craig CL, Aoyagi Y et al. (2011) How many steps/day are enough? For older adults and special populations. Int J Behav Nutr Phys Act, 8: 80.

Vagetti GC, Barbosa Filho VC et al. (2014) Association between physical activity and quality of life in the elderly: a systematic review, 2000-2012. Rev Bras Psiquiatr, 36: 76-88.

Wang L, Larson EB, Bowen JD et al. (2006) Performance-based physical function and future dementia in older people. Arch Intern Med, 166: 1115-1520.

Wicker P, Coates D, Breuer C (2015a) The effect of a four-week fitness program on satisfaction with health and life. Int J Public Health, 60: 41-47.

Wicker P and Frick B (2015b) The relationship between intensity and duration of physical activity and subjective well-being. Eur J Public Health, 25: 868-872.

World Health Organization (2010) Global Recommendations on Physical Activity for Health. http://whqlibdoc.who.int/publications/2010/9789241599979_eng.pdf?ua=1

Yasunaga A, Togo F, Watanabe E et al. (2006) Yearlong physical activity and health-related quality of life in older Japanese adults: the Nakanojo Study. J Aging Phys Act, 14: 288-301.

岩瀬弘明, 村田伸, 久保温子ほか (2014) 地域在住高齢者のQOLと身体機能との関係. ヘルスプロモーション理学療法研究, 4 (2) : 65-70.

内山靖, 島田裕之 (1999) 高齢者の平衡機能と理学療法. 理学療法, 16：731-738.

漆崎一朗, 栗原稔監修 (1996) QOL-その概念から応

用まで―．シュプリンガー・フェアラーク．
厚生労働省（2013）健康づくりのための身体活動基準2013．運動基準・運動指針の改定に関する検討会．
古谷野亘（2004）社会老年学におけるQOL研究の現状と課題．保健医療科学，53：204-208．
田中喜代次，中村容一，坂井智明（2004）ヒトの総合的QoL（quality of life）を良好に維持するための体育科学・スポーツ医学の役割．体育学研究，49：209-229．
千葉敦子，三浦雅史，大山博史ほか（2006）虚弱高齢者における包括的筋力トレーニングがQOLに及ぼす影響．日本公衆衛生雑誌，53：851-858．
冨岡公子，羽崎完，岩本淳子（2009）高齢者1日歩数と身体機能および健康関連QOLに関する横断研究―適正歩数の設定の試み―．第24回健康医科学研究助成論文集 平成19年度．pp1-11．
日本体育協会監修，田中喜代次，大藏倫博，藪下典子編（2013）健幸華齢（Successful aging）のためのエクササイズ．サンライフ企画．
安永明智，徳永幹雄（2001）高齢者の身体活動と心理的健康．健康科学，23：9-16．

（田中喜代次，根本みゆき）

5-4 自 殺

1．自殺の危険因子・保護因子

　自殺の危険因子については数多くの研究が重ねられており，WHOの自殺対策部門では，特に危険度の高い因子として，喪失体験，いじめや虐待など過酷な体験，経済問題，うつなど精神疾患，身体疾患の病苦，ソーシャル・サポートの欠如，孤独，飲酒や薬物依存，などをあげている．また，自殺の危険を抑制する"自殺予防因子"としては，心身の健康，安定した社会生活，ソーシャル・サポート，医療福祉の充実，適切な援助希求（助けを求める）行動，などがあげられている．運動または身体活動（Physical Activity）については，自殺危険因子・自殺予防因子のいずれにも含まれていない（WHO, 2000）．

2．身体活動（運動・スポーツ）と自殺の関連 ～横断研究～

　先行研究を概観する限り，身体活動と自殺の直接的な因果関係を指摘した研究は報告されていない．住民のスポーツへの参加が地域の自殺率を抑制しているという報告（Andriessen et al., 2009），高校生の運動習慣が自殺の危険を減らしている可能性があるとする報告（Taliaferro et al., 2008），大学生の有酸素運動が希死念慮（死にたいと思う気持ち）を低める効果があるとする報告（Taliaferro et al., 2009）などがあるが，これらはいずれも横断研究であり，因果の逆転や交絡因子の存在を否定できないと付記されている．

3．身体活動と自殺の関連～前向きコホート研究～

　前向きコホート研究によって運動習慣と自殺との関係を明らかにしようと試みた研究2編では，いずれも因果関係は示されなかったと結論づけられている（Mukamal et al., 2007；Paffenbarger et al., 1994）．
　Paffenbargerらの行ったCollege Alumni Health Studyでは，1962（昭和37）年ないし1966（昭和41）年に35〜74歳のハーバード大学卒業男性21,569人をエントリーし，1988（昭和63）年まで（23〜27年）追跡した（Paffenbarger et al., 1994）．その間129名の自殺者を認めている．身体活動量については，自己記入式質問紙で回答を得たスポーツ実施状況および1日の歩行ブロック数，階段昇降回数より身体活動量指標（Physical Activity Index：PAI）を算出した．年齢補正後PAIはいずれも非活動群に比し，活動量の高い群で相対危険度の低い傾向はあるものの，有意差は認めなかった（表5-4-1）．同研究で，うつ病（初発）については，1988（昭和63）年の質問紙に自己申告で返答し387件のケースが生じており，スポーツ実施時間およびPAIとその後のうつ病発

表5-4-1　ハーバード大学卒業生の，身体活動別年齢補正後自殺率および相対危険度（1962/1966〜1988年）

1962/1966年の身体活動指標		うつ病					自殺				
		人・年(%)	発症者数(人)	10,000人・年あたりの発症者(人)	相対危険度	P for trend	人・年(%)	発症者数(人)	10,000人・年あたりの発症者(人)	相対危険度	p for trend
スポーツ・運動を行う時間(時間/週)	0	42	177	17.6	1(ref.)	0.011	45	69	3.3	1(ref.)	0.115
	1〜2	24	100	16.9	0.96		23	21	2	0.61	
	3以上	34	105	12.9	0.73		32	37	2.5	0.76	
身体活動量（kcal/週）	1,000未満	34	154	18.6	1(ref.)	0.008	35	53	3.2	1(ref.)	0.346
	1,000〜2,499	34	129	15.4	0.83		34	37	2.3	0.73	
	2,500以上	32	104	13.4	0.72		31	39	2.7	0.84	

表5-4-2　Health Professionals Follow-up Studyの身体活動量別多因子補正後自殺の相対危険度（1986〜2002年）

	身体活動量(メッツ・時/週)					p for trend
	<6.33	6.33〜14.49	14.50〜25.08	25.09〜41.98	>41.99	
ハザード比(95%CI)※	1(Ref.)	0.82(0.46〜1.45)	0.86(0.48〜1.52)	0.83(0.46〜1.49)	1.01(0.61〜1.68)	0.86

※ハザード比は，年齢，喫煙，飲酒，居住地域，激しい運動，婚姻状況で補正

症に有意な関連を認めている（年齢補正後）．

　一方，MukamalらはHealth Professionals Follow-up Studyにおいて，1986（昭和61）年に40〜75歳の医療職男性46,775名をエントリーし，2002（平成14）年までフォローし，131名の自殺者を認めた（Mukamal et al., 2007）．身体活動量との関連は，多変量解析（年齢，喫煙，飲酒，居住地域，激しい運動，婚姻状況で補正）の結果，有意な関連を認めなかった（表5-4-2）．いずれの研究もアウトカムの数は多くなく，また，相対危険度の値としては，概して，非活動群に比して活動群で0.8程度と活動群で自殺率が2割程度低い傾向にある（Mukamalらの最大活動量群を除く）．数が増えれば有意な関連が生じる可能性はある．また，身体活動と自殺の直接的な関連というより，うつを介したもの，あるいは，スポーツ参加のソーシャルな側面が影響を及ぼしているなど，多面的な影響を及ぼしていることが類推される．

　Paffenbaraerらの研究でも示されているように，身体活動の不足が"うつ"の危険因子であるとする研究，あるいは，身体活動がうつの症状を改善するとの研究は数多く発表され，いくつかのレビューもまとまっている（Archer et al., 2014；Manning et al., 2015；Wegner et al., 2014；田中ほか，2006；西地ほか，2009；加藤ほか，2006；Teychenne et al., 2008；Mammen et al., 2013）．前述したとおり，WHOはうつを自殺危険因子の1つとしてあげている．身体活動と自殺の直接的な因果関係を示すに十分なエビデンスは無いものの，身体活動の不足からうつを介在して自殺へ至るという経路に，注意を向ける必要がある．

4．居住環境の影響に着目して

　このように，"身体活動と自殺との関係は，なんらかの別の因子を介在させて成立する"という仮説を立てた場合に介在因子の1つとして考えられるのが，居住環境の影響である．この点について，以下に若干の考察を述べる．

　岡らはこれまで，居住環境が地域の自殺率にもたらす影響について研究を行ってきた（Oka, 2014；Oka et al., 2015；岡ほか，2012）．全国3,318市区町村の30年間の自殺統計から，自殺発生率の高低を示す指標・標準化自殺死亡比を算出し，それら市区町村ごとの地理的特徴を示す14種類の地形および気候のデータを付与して解析したところ，自殺多発地域は，傾斜の強い険しい山間部で，年間を通じて気温が低く，冬季には積雪する地域により多いという有意な関係が明らかになった．自殺率に最も強い影響を与えていたのは可住地

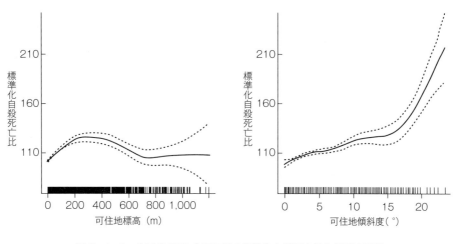

図 5-4-1　全国 3,318 市区町村の標準化自殺死亡比と地形の関係

傾斜度だった．可住地傾斜度とは，人の居住が可能な地域に限りその土地の傾斜を算出したもので，値が小さいほど平坦な土地であることを，値が大きいほど険しい山間部であることを意味する．図 5-4-1 のグラフは，標高の高さは必ずしも自殺率を高める因子ではないのに対し，傾斜の強さは自殺率に強い影響を与えることを示している．

傾斜の強い険しい山間部という地理的特性は，住民の生活習慣にいかなる影響を与えるか．こうした地域の多くは，鉄道やバスなど公共交通機関，病院，商店，学校などの社会資源へのアクセシビリティ（到達可能性）が不良になりがちである．住民の移動は自動車に依存しており，依存度に反比例して歩行は減る傾向にある．もともと歩行習慣が少ない地域に冬季の寒冷な気候や積雪といった条件が加われば，住民の屋内に滞在する時間は長くなり，よって身体活動量も減少する可能性がある．こうした地形や気候は，高齢者や身体に何らかの障害がある弱者の身体活動量に対し，さらに強い影響を与えることとなる．すなわち，居住環境と自殺率との関係性の一部は，身体活動量を介して，生じている可能性がある．

移動の困難さや屋内にとどまる時間の長さが，自殺危険因子とされているソーシャル・サポートの欠如，孤立や孤独などにつながる可能性があり，"居住環境と自殺との関係"は，身体活動以外の因子も介在させて成立していることも推測される．交絡因子や介在因子も含め，個人レベルの因子，環境レベルの因子などマルチレベルの因子も想定し，丁寧な検討を行う必要がある．

5．座位行動と自殺の関連～前向きコホート研究～

また，近年，座位行動（Sedentary Behavior）の健康上の影響について，研究が進んでいる．自殺に関連して，Keadle ら（2015）は，全米退職者協会（American Association of Retired Person：AARP）加入者による大規模前向きコホート研究で，テレビ視聴時間と原因別死亡について検討している（NIH-AARP Diet and Health Study）．1995/1996 年に 50～71 歳の 221,426 人を対象に 2011（平成 23）年までフォローし，その間自殺者は 292 名だった．テレビ視聴時間と自殺については，年齢，性別，人種，教育暦，喫煙，中高強度の身体活動，食事および BMI，健康状態で補正しても正の量反応関係を認め，1 日 2 時間視聴時間が延びると自殺のリスクが約 1.4 倍になることがわかった（表 5-4-3，図 5-4-2）．これは，死因別死亡でみる糖尿病について 2 番目に高い値となっている．テレビ視聴時間とうつが関

表5-4-3 テレビ視聴時間と自殺の関連（NIH-AARP Diet and Health Study）

		テレビ視聴（時間/日）					p for trend
		<1	1~2	3~4	5~6	>7	
全参加者数(n)		17,035	68,281	97,993	31,003	8,990	
自殺者	292	14	70	140	55	13	
Model 1		ref.	1.07 (0.60, 1.91)	1.40 (0.80, 2.44)	1.70 (0.93, 3.09)	1.48 (0.69, 3.18)	0.01
Model 2		ref.	1.10 (0.62, 1.96)	1.46 (0.83, 2.55)	1.79 (0.98, 3.27)	1.55 (0.72, 3.36)	0.01

値はハザード比（95%CI）．
Model 1：年齢，性別，人種，教育歴，喫煙歴，中高強度身体活動量，食事で補正．
Model 2：Model 1の項目に加え，BMI，健康状態で補正．

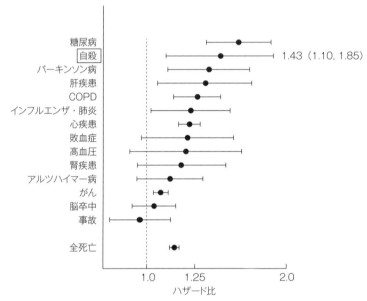

図5-4-2 テレビ視聴1日2時間増加と死因別死亡の関連（米国 NIH-AARP Diet and Health Study）
値はハザード比（95%CI）．表5-4-3のModel2に示した変数で補正

連があることは前向きコホート研究で認められている．因果の逆転も考えられ，このテレビ視聴時間と自殺との関係がうつを介するものなのか，あるいは単に交絡をみているのか，さらなる検討が必要である．身体活動との関連では，相互作用は認めていない．両者の連合効果をみた図5-4-3より，少なくともテレビ視聴時間が少ない群においては，高身体活動群の方が，低身体活動群に比し，自殺のリスクは低い傾向にあることが読み取れる．

6．まとめと展望

以上まとめると，身体活動あるいは座位行動と自殺のリスクについて，研究は未だ不十分であるといえる．テレビ視聴時間と自殺リスクについて，大規模な前向きコホート研究でその関連が示され，量反応関係も認めている．さらに研究を重ねる必要があるが，テレビ視聴時間を活動的な時間に置き換える介入は，今後重要となる可能性がある．

身体活動と自殺の関連を探求する際に，バイオマーカーの検討も有用であろう．たとえば脳由来神経栄養因子（Brain-Derived Neurotrophic Factor：BDNF）は，運動で増加することが示されている一方，認知症，うつなどのメンタル状態との関連が指摘され，自殺との関連も示唆されている（Eisen et al., 2015）．今後自殺との関連を検

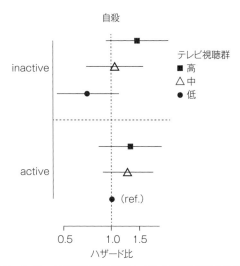

図5-4-3 中高強度身体活動とテレビ視聴の連合効果と自殺の関係
（NIH-AARP Diet and Health Study）

値はハザード比（95％CI）．
中高強度身体活動は active（≧4時間/週）か inactive（＜4時間/週），テレビ視聴は低（＜2時間/日），中（3〜4時間/日），高（≧5時間/日）に分類．高身体活動，低テレビ視聴群を ref. に設定．
モデルは表5-4-3の Model2 の項目で補正．

討する際の鍵となる可能性がある．

　自殺予防は優先度の高い課題である．身体活動については，改善の見込みがあるのであれば，ほかの生活習慣病，運動器疾患，認知症などにも効果が期待できるものであり，QOL向上のためにも自殺予防プログラムにも組み入れることの効果が期待される．

文　献

Andriessen K and Krysinska K (2009) Can sports events affect suicidal behavior? A review of the literature and implications for prevention. Crisis, 30: 144-152.
Archer T, Josefsson T, Lindwall M (2014) Effects of physical exercise on depressive symptoms and biomarkers in depression. CNS Neurol Disord Drug Targets, 13: 1640-1653.
Eisen R, Perera S, Bawor M et al. (2015) Association between BDNF levels and suicidal behaviour: a systematic review protocol. Syst Rev, 4: 56.
Keadle SK, Moore SC, Sampson JN et al. (2015) Causes of Death Associated With Prolonged TV Viewing: NIH-AARP Diet and Health Study. Am J Prev Med, 49: 811-821.
Mammen G and Faulkner G (2013) Physical activity and the prevention of depression: a systematic review of prospective studies. Am J Prev Med, 45: 649-657.
Manning JS and Jackson WC (2015) Treating depression in primary care: initial and follow-up treatment strategies. J Clin Psychiatry, 76: e5.
Mukamal KJ, Kawachi I, Miller M et al. (2007). Body mass index and risk of suicide among men. Arch Intern Med, 167: 468-475.
Oka M (2014) Social ecology and suicide: an analysis of topographic and climatic characteristics in areas with low and high suicide incidence. Psychologia, 57: 65-81.
Oka M, Kubota T, Tsubaki H et al. (2015) Analysis of impact of geographic characteristics on suicide rate and visualization of result with Geographic Information System. Psychiatry Clin Neurosci, 69: 375-382.
Paffenbarger RS Jr, Lee IM, Leung R (1994) Physical activity and personal characteristics associated with depression and suicide in American college men. Acta Psychiatr Scand (Suppl), 377: 16-22.
Taliaferro LA, Rienzo BA, Miller MD et al. (2008) High school youth and suicide risk: exploring protection afforded through physical activity and sport participation. J Sch Health, 78: 545-553.
Taliaferro LA, Rienzo BA, Pigg RM Jr et al. (2009) Associations between physical activity and reduced rates of hopelessness, depression, and suicidal behavior among college students. J Am Coll Health, 57: 427-436.
Teychenne M, Ball K, Salmon J (2008) Physical activity and likelihood of depression in adults: a review. Prev Med, 46: 397-411.
Wegner M, Helmich I, Machado S et al. (2014) Effects of exercise on anxiety and depression disorders: review of meta-analyses and neurobiological mechanisms. CNS Neurol Disord Drug Targets, 13: 1002-1014.
World Health Organization (2000) Preventing Suicide: a resource for counselors.
岡檀，藤田利治，山内慶太（2012）日本における「自殺希少地域」の地勢に関する考察：1973年〜2002年の全国市区町村自殺統計より標準化死亡比を用いて．厚生の指標，59：1-9．
加藤雄一郎，川上治，太田壽城（2006）高齢期における身体活動と健康長寿．体力科学，55：191-206．
田中千晶，吉田裕人，天野秀紀ほか（2006）地域高齢者における身体活動量と身体，心理，社会的要因との関連．日本公衆衛生雑誌，53：671-680．
西地令子，熊谷秋三（2009）メンタルヘルスに関する運動疫学－うつ病態と脳由来神経栄養因子（BDNF）の観点から．健康科学，31：21-36．

〔小熊祐子，岡　檀〕

第6章　身体活動・座位行動の生理・分子生物学とは

6-1　運動生理学から身体不活動の生理・分子生物学へ

1．運動から身体不活動への研究対象の移行

　身体不活動の定義は未だ明確に定まるものではないが，その概念は浸透しつつある．ヒトが健康に生きるためには運動が必要なこと，言い換えれば身体不活動が病気を招くことは，古くから認識されてきた（詳細は他章を参照されたい）．そもそも「不活動＝病気」とは「運動＝健康」の裏返しの表現で，両者は同じ事象のことだという考えが，明確な理由のない漠然とした共通理解の基でなされてきたため，これまでは「運動＝健康」の方が前面に押し出されてきた．しかし，狩や農耕などの重作業にかかわらなくとも今日ほど楽に食物を手に入れられるようになり，高度なテクノロジーの発達のおかげで日常生活での労働量が大きく軽減されたのは，人類の長い歴史の中でここ100年間ほどの短期間でしかない．ヒトが生きるために必要な身体活動量は，時を遡れば遡るほど，現代よりも大きかったはずである．人類は長きに渡り運動が日常に組み込まれた生活を送るのが通常であったが，ここに来て不活動な生活という初の経験をしているのであろう．もしそうなら，「身体不活動」こそが人類にとっては異常な状態なのであり，その影響が研究される時代ではないだろうか．このような発想の転換が，健康科学の研究の場で具体的に顕在化され始めたのは，2000年を過ぎた頃からであった．

　Boothの研究グループは，身体活動度の高い者を健常な「対照（control）群」として置き，身体不活動（sedentary）の者を処置が必要とされる「実験群」とするべきという，これまでとは逆の提案を行った（Booth et al., 2006）．実験デザイン上は「対象群」と「実験群」を入れ替えるだけのことなので，研究実施に当たっての実験措置や結果処理には何の違いも生じさせはしない（図6-1-1A）．しかしその意図は，身体不活動こそが新たな探求対象であるというパラダイム・シフトの提案であり，一部の運動生理学者の主眼を「運動」から「身体不活動」へと移させるのに十分なインパクトを有していた．これに端を発した最近の疫学研究では，身体不活動が，メタボリック・シンドローム，冠動脈疾患，あるいは全死因の死亡率に関して，運動とは実際に独立した危険因子であることを示すに至っている（Bankoski et al., 2011；Stamatakis et al., 2012；Wijndaele et al., 2014）．考えてみれば，約2,400年前のギリシャでは，医学の父・疫学の祖ヒポクラテスが，身体不活動のもたらす結果の医学的および生物学的な重要性をすでに見出していたと，Boothらは指摘している（Booth et al., 2007）．

　実際の研究の場面では，身体活動度の高い者

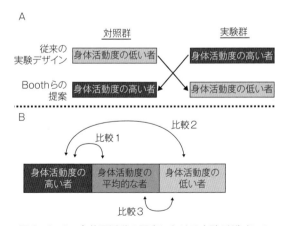

図6-1-1　身体不活動の研究における実験デザインの考え方

と低い者の比較という，二元論に縛られるものではない．これまでの運動の科学では，対照群は座業者，実験群は運動トレーニング実施者などとされてきた．この区分における座業者は身体活動度が極端に制限された者という意味は特に持たされてはいない．身体活動度が平均的な者の群に対して，身体鍛錬の結果体力レベルの高い者の群を比較するというのが，多くの場合の意図である．しかし身体不活動の科学においては，ベッドレスト実験，ギブスなどでの固定不動実験，微小重量環境への適応実験など，身体活動（Physical Activity）を極端に制限した場合も解析対象となる．したがって，「身体活動度の高い者」「身体活動度の平均的な者」「身体活動度の低い者」の3者の比較が必要となる（図6-1-1B）．運動が人体に及ぼす影響の解明には，運動生理学的アプローチによる研究が大きな貢献をしてきた．現在では，その後に誕生した分子生物学や細胞生物学の手法を用いた研究の知見も増えてきている．

2．活動的な者の細胞内で生じていることといないこと

これまで健康科学分野の多くの研究では，「運動」あるいは「身体活動」に焦点が当てられてきた．運動の健康効果に関しては，その多くが細胞内に存在するAMPキナーゼと呼ばれる分子によって媒介されることが明らかにされている．AMPキナーゼは全身の多くの細胞に発現しているが，特に骨格筋，心筋，脂肪組織において，運動の効果を媒介する働きが見出されてきた（Fujii et al., 2006）．AMPキナーゼは細胞内エネルギーの感知センサーとして機能している．運動によって骨格筋や心筋の収縮力や頻度が増加すると，細胞内エネルギー・レベルが低下し，ADPおよびAMP濃度が上昇する．これらを感知するとAMPキナーゼの活性が亢進し，エネルギー基質としてのグルコースおよび脂肪酸を取り込む．これによって解糖や脂肪酸酸化が亢進し，これらの反復が筋線維タイプを移行させ，さらにはミトコンドリア機能を向上させる（Fujii et al., 2006）．このように，骨格筋や心筋でエネルギーが頻繁に使用されている状況が，これらの細胞の機能を高く保つためには必須である．

運動時には，筋収縮が生じている骨格筋細胞内に，血液あるいは細胞間質液由来のグルコースが取り込まれる．これは骨格筋への糖輸送と呼ばれ，骨格筋細胞内にエネルギー基質であるグルコースを供給するだけでなく，全身レベルの血糖調節にも非常に重要な役割を果たしている．一般に，骨格筋に作用して糖輸送を生じさせる因子としてはインスリンが想起されるであろう．インスリンは摂食などによって血糖値が上昇した際に膵臓のβ細胞から分泌されるホルモンであるが，運動時には逆に分泌量が減少する．運動時に骨格筋の糖輸送を促進させるのが，AMPキナーゼである（Fujii et al., 2006）．マウス下肢から摘出した骨格筋に酸素供給した培養中で電気刺激し収縮させると，インスリン刺激によって生じるものと同等の糖輸送が観察される（Fujii et al., 2006）．筋収縮によって生じる糖輸送は，細胞内のAMPキナーゼによって調節されており，細胞内に局在しているグルコーストランスポーター4（GLUT4）を細胞膜移行させる機序はインスリンのそれと共通であるが，そこに至るまでの情報伝達経路は異なる（Fujii et al., 2006）．

骨格筋はグルコースだけでなく，脂肪細胞から動員された脂肪酸を取り込んでエネルギー基質として利用する．骨格筋細胞では，CD36，FABPpm，FATP1・4等の脂肪酸輸送体が知られている．CD36はGLUT4と同様に筋収縮によって膜へ移動し，脂肪酸を細胞内に輸送する（Bonen et al., 2000）．またFATP4は脂肪酸の細胞内への輸送に，FABPpmは脂肪酸酸化に関与することが報告されている（Nickerson et al., 2009）．細胞内に取り込まれた脂肪酸からは脂肪酸アシル-CoAが生成されるが，この代謝物のままではミトコンドリアの内膜を越えて中に入り，β酸化に

供することができない．そのため，カルニチンパルミトイルトランスフェラーゼ1（CPT1）が脂肪酸アシル-CoAをアシルカルニチンに変換し膜を通過させ，最終的にアセチルCoAとし，クレブス回路でATPを供給する．骨格筋細胞内で脂肪酸をエネルギー基質として利用する場合も，AMPキナーゼが調節に関与している．骨収縮によってAMPキナーゼが活性化されると，その下流でアセチルCoAカルボキシラーゼが不活性化され，マロニルCoA量が減少する（Winder et al., 1996）．マロニルCoAにはCPT1活性を抑制する性質があるため，結果としてマロニルCoAレベルの減少はCPT1の活性を増加させ，脂質代謝を促進させる．

以上のように，活動的な者の細胞内ではエネルギーの供給が速やかになされるとともに，エネルギーの消費もまた迅速に起こっている．つまり細胞内でエネルギーの流れが滞らないことが，細胞の機能を健全に保つために必要なことを示唆している．翻って考えると，細胞内のエネルギーの流れが滞ってしまうと，細胞の機能が損なわれ，やがてそれが個体レベルの機能連関を支えきれなくなると，健康が損なわれ病気に陥ってしまう．このような細胞内エネルギーの流れから不活動を考えるアイディアは，やはりBoothらによって提唱されている（Booth et al., 2007）（図6-1-2）．

3．不活動な者の細胞内で生じていることといないこと

Boothらは，糖質や脂質といったエネルギーが頻繁に使用され（つまり活動的な状況），かつそれにみあったエネルギーの貯蔵も頻繁に生じ（不活動的な状況），両者のバランスがとれていると生体の代謝恒常性が保たれるものと仮定した（Booth et al., 2007）．これはつまり，活動的な者の細胞で生じていることを表現している．それに対して，エネルギーが使用される機会が少ないと，やがてエネルギー収支のバランスは貯蔵側に傾い

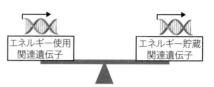
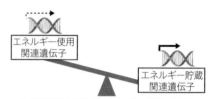

図6-1-2　身体不活動はエネルギー代謝不全を導き不健康状態をもたらすとする仮説の説明図
（Booth et al., 2007 より引用改変）

てしまい，代謝の機能不全を引き起こすとした．さらに，代謝恒常性の維持や代謝機能の不全は，最終的にはエネルギー代謝に関連した遺伝子群の発現変化を基盤に生じるものと考えた（図6-1-2）．彼らの仮説を積極的かつ直接的に検証しようとした試みは，これまでのところはない．しかし，すでに報告されている運動あるいは身体活動の研究成果を総括すると，「不活動」によって生じる不健康や病気などの表現型の発現は，エネルギー代謝機能の不全およびそれに伴う遺伝子発現の異常によって説明できる部分が多いと考えられる．

筋収縮を行う機会の少ない骨格筋細胞では，その機会に恵まれた細胞と比較して，エネルギー産生のための細胞内小器官であるミトコンドリア量が少なくまたサイズも小さい．筋線維タイプも，インスリン感受性が相対的に低い（あるいは糖尿病患者に生じやすい）速筋タイプに維持される．つまり，骨格筋が不活動に保たれてエネルギー代謝が不活性でいると，糖質や脂質の酸化能力が衰えるように適応現象が生じる．この細胞内メカニズムも徐々に明らかになりつつある．ペルオキシソーム増殖剤応答性受容体γの転写コアクチベーターであるPGC-1αは，代謝調節に関連する多彩な遺伝子発現の転写調を制御している．一般に，

不活動の骨格筋では発現量が低い．遺伝子操作によって骨格筋のPGC-1αを欠損させたマウスでは，ミトコンドリア機能の低下や，筋線維タイプの速筋化が生じる．つまり，不活動な骨格筋の表現型を表すようになる（Handschin et al., 2007）．PGC-1αを骨格筋に過剰発現させたマウスでは持久運動能力が亢進し，骨格筋のミトコンドリア量の増加およびインスリン感受性の上昇など，活動的な骨格筋細胞の適応表現型が観察される（Tadaishi et al., 2011）．これらの結果を総括した上でBoothら（2007）の仮説を見直すと，エネルギー代謝の滞りが不活動の遺伝子発現パターンを惹起して，その表現系を生じさせるという大枠は正しいように思える．1つ指摘したいのは，Boothらがエネルギー基質の貯蔵が相対的に過剰になることが，遺伝子発現パターンの不活性化をもたらすとしている点だ．確かに細胞内に糖質や脂質が過剰に蓄積されると，細胞には多くの不都合が生じると考えられてきた．たとえば，骨格筋細胞に脂質が過剰に蓄積すると，脂質代謝異常だけでなく糖質代謝の異常も生じてしまうと考えられてきた．しかし最近になって，貯蔵量よりも脂質の種類（つまり質）が重要であることが指摘されている（Goto-Inoue et al. 2013）．エネルギー基質の蓄積量ではなく，蓄積のために必要な生合成過程が働く機会が失われること，すなわちエネルギーの流れを生じさせる反応が滞ることが，細胞に不活動の表現系を与える原因になると考えるのが今日的であろう．

身体運動の効果を説明する際の新概念に「マイオカイン」が加わった．「マイオカイン」は骨格筋から分泌される種々の生理活性物質の総称である．これまでに複数が発見されていて，アイリシン（Irisin）もその1つである（Boström et al., 2012）．アイリシンは，前述のPGC-1αの骨格筋過剰発現マウスの解析過程でマイオカインとして見出された．白色脂肪細胞の褐色脂肪細胞化（ベージュ化）の促進，体重の減少，および糖代謝改善への関与が示唆されている．また，BAIBA（β-Aminoisobutyric acid）はアミノ酸バリンの代謝産物で，やはり白色脂肪細胞をベージュ化したり，肝臓のPPARα発現を促進して脂質酸化を亢進させることが示唆されている．またマウスやヒトを継続的に運動させるとBAIBAの血液中レベルが上昇することから，運動によるPGC-1α増加がBAIBAの分泌増加に寄与している可能性が示唆されている（Roberts et al., 2014）．また，Meteorin-like（Metrnl）はアイリシンやBAIBAとは異なり，脂肪組織の好酸球をM2マクロファージに変化させることで，脂肪細胞の代謝を高めると考えられている（Rao et al., 2014）．これら続々と発見されるマイオカインの多くは，筋収縮や運動によって発現が高まることが知られている．すなわち，不活性でいると発現量が少なくなり，生理機能の発揮も期待できなくなる．マイオカインの研究は始まったばかりで，まだ詳細なメカニズムが明らかになっていないものの，不活動は表現型への関与も強く疑われる新たな因子である．

身体不活動の分子生物学・細胞生物学の最新トピックとなる可能性を内包した分野の1つが，メカノバイオロジーである（Halder et al., 2012）．細胞が力（張力や伸展力）を感知して，細胞自身の特徴を変化させる現象に注目した分野である．この際に細胞に生じる変化は，必ずしも細胞内エネルギーの増減を伴わずに遺伝子発現を変化させる．骨格筋細胞や心筋細胞の収縮はダイナミックで，細胞内エネルギーの激しい変化を伴うため，これらの細胞の発揮する張力はイメージもしやすい．しかし実際にはそれ以外の多くの細胞も静的かつエネルギーの変化をほとんど伴わずに，常に張力を発揮している．そして張力の有無あるいは強弱自体が，細胞自身の特徴を変える要因になる．生体を構成する細胞は，細胞内に存在するアクチンなどの細胞骨格と，細胞外に存在するコラーゲンなどの細胞外マトリクスが結び付けられることによって，近傍の細胞同士と固定されている（図6-1-3）．この固定によって広い領域を

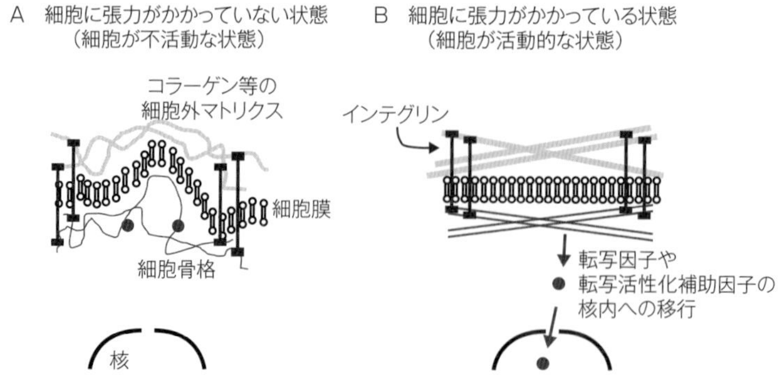

図6-1-3 メカノバイオロジーの視点から見た細胞の不活性時と活性時の相違（Piccolo et al., 2014より引用改変）

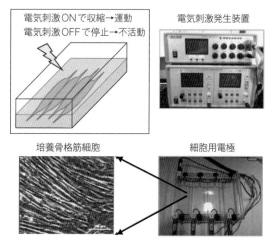

図6-1-4 培養骨格筋細胞を電気刺激で収縮させるin vitroモデル
（Manabe et al., 2012より引用改変）

支持し合うことで組織が構成される．細胞骨格と細胞外マトリクスの留め金として機能しているのが，細胞膜を貫通するインテグリンなどの分子である．アクチンなどの細胞骨格は，細胞内の至る所に張り巡らされたワイヤーのような構造をしており，物質の移動や，転写因子や転写活性化補助因子の局在に重要な役割を果たしている．細胞に張力がかかっていない状態では，このワイヤーは緩んでいて，細胞内物質の移動が滞り，転写因子や転写活性化補助因子が細胞骨格に留る（図6-1-3A）．細胞に張力がかかった状態では細胞骨格のワイヤーが引き伸ばされ，細胞内物質の移動が活発になり，転写因子や転写活性化補助因子が離脱して核内に入り転写活性調節を行う（図6-1-3B）．つまり生体が不活動でいると細胞に張力が働かなくなり，不活動特有の状態へと変化していくメカニズムを，細胞は備えていることになる．実際の身体的不活動が，細胞のメカノバイオロジーにどのような影響を与えるかについての研究報告はほとんどなく，まだローカルなレベルでそのアイディアが実行に移されているのを見聞きする程度である．しかし，骨格筋の培養細胞株（Manabe et al., 2012）や初代培養細胞（Manabe et al., 2015）を電気刺激によって収縮させ，運動（筋収縮）を細胞レベルで再現させる実験モデルが開発されている（図6-1-4）．また，非収縮細胞が細胞外マトリクスを引っ張る力（トラクション・フォース）の計測技術の開発がなされてきている（Kaunas et al., 2011）．これらは身体不活動のメカニズムをメカノバイオロジー視点から細胞レベルで解明するための強力なツールになるため，近い将来に急速な研究展開が生じると期待される．

4．身体不活動の分子細胞生物学

2000年代後半にBoothらによって提唱された身体不活動の科学は，細胞のエネルギー代謝が沈滞することを基盤としており，それが積み重なることで個体レベルの不健康や病気が生じるとされた．その後，今日に至るまでの分子細胞生物学的

研究の成果は，その考え自体は正しいことを示してきた．しかしそれに留まらず，身体不活動は必ずしもエネルギー代謝の不活性化にのみ起因するのではなく，マイオカインやメカノバイオロジーといったこれまでにない新たな視点からの解明も必要とされることが示されつつある．この考えには，細胞と細胞との間では物質や張力のやり取りによってコミュニケーションが取られているという，細胞間/臓器間コミュニケーション仮説の概念も含まれている．これらのコミュニケーションが不足する状況を人工的に作ると，発生段階で本来ならば骨格筋へと分化するはずの細胞が，そうはならずに別の特徴を備えた細胞へと変化してしまうことが明らかになっている（Piccolo et al., 2014）．このような現象は，骨格筋，心筋，あるいは平滑筋といった，収縮する筋細胞に限って生じるのではない．非収縮細胞であっても細胞間コミュニケーションを取っており（Piccolo et al., 2014），その量は不活動な生体よりも活動的な生体でより大きいことは容易に推測される．このような細胞の特徴を考えると，我々の身体は動くことで生命体の恒常性が維持される設計になっており，不活動こそが自然界においては本来異常な状態なのかもしれない．医療や科学技術が飛躍的に進歩した現代においては，不活動が日常であるかのように思えてしまう．しかし長い生命の歴史に照らせば，そのような時代は近代のほんの一瞬であって，宇宙や地球の歴史に照らせば，現代の環境が永遠に続くことは決してあり得ない．不活動が我々の身体に与える影響を考えることは，自然の摂理を考えることと同義ではないかと思う．

文献

Bankoski A, Harris TB, McClain JJ et al.（2011）Sedentary activity associated with metabolic syndrome independent of physical activity. Diabetes Care, 34: 497-503.

Bonen A, Luiken JJ, Arumugam Y et al.（2000）Acute regulation of fatty acid uptake involves the cellular redistribution of fatty acid translocase. J Biol Chem, 275: 14501-14508.

Booth FW and Lees SJ（2006）Physically active subjects should be the control group. Med Sci Sports Exerc, 38: 405-406.

Booth FW and Lees SJ（2007）Fundamental questions about genes, inactivity, and chronic diseases. Physiol Genomics, 28: 146-157.

Boström P, Wu J, Jedrychowski MP et al.（2012）A PGC1-α-dependent myokine that drives brown-fat-like development of white fat and thermogenesis. Nature, 481: 463-468.

Fujii N, Jessen N, Goodyear LJ（2006）AMP-activated protein kinase and the regulation of glucose transport. Am J Physiol Endocrinol Metab, 291: E867-E877.

Goto-Inoue N, Yamada K, Inagaki A et al.（2013）Lipidomics analysis revealed the phospholipid compositional changes in muscle by chronic exercise and high-fat diet. Sci Rep, 3: 3267.

Halder G, Dupont S, Piccolo S（2012）Transduction of mechanical and cytoskeletal cues by YAP and TAZ. Nat Rev Mol Cell Biol, 13: 591-600.

Handschin C, Choi CS, Chin S et al.（2007）Abnormal glucose homeostasis in skeletal muscle-specific PGC-1alpha knockout mice reveals skeletal muscle-pancreatic beta cell crosstalk. J Clin Invest, 117: 3463-3474.

Kaunas R and Deguchi S（2011）Multiple roles for myosin II in tensional homeostasis under mechanical loading. Cellular and Molecular Bioengineering, 4: 182-191.

Manabe Y, Miyatake S, Takagi M et al.（2012）Characterization of an acute muscle contraction model using cultured C2C12 myotubes. PLoS One, 7: e52592.

Manabe Y, Ogino S, Ito M et al.（2015）Evaluation of an in vitro muscle contraction model in mouse primary cultured myotubes. Anal Biochem, 497: 36-38.

Nickerson JG, Alkhateeb H, Benton CR et al.（2009）Greater transport efficiencies of the membrane fatty acid transporters FAT/CD36 and FATP4 compared with FABPpm and FATP1 and differential effects on fatty acid esterification and oxidation in rat skeletal muscle. J Biol Chem, 284: 16522-16530.

Piccolo S（2014）Twists of fate. Sci Am, 311: 74-81.

Rao RR, Long JZ, White JP et al.（2014）Meteorin-like is a hormone that regulates immune-adipose interactions to increase beige fat thermogenesis. Cell, 157: 1279-1291.

Roberts LD, Boström P, O'Sullivan JF et al.（2014）β-Aminoisobutyric acid induces browning of white fat and hepatic β-oxidation and is inversely correlated with cardiometabolic risk factors. Cell Metab, 19: 96-108.

Stamatakis E, Hamer M, Tilling K（2012）Sedentary time in relation to cardio-metabolic risk factors: differential associations for self-report vs accelerometry in working age adults. Int J Epidemiol, 41: 1328-1337.

Tadaishi M, Miura S, Kai Y et al.（2011）Skeletal muscle-specific expression of PGC-1 α -b, an exercise-responsive isoform, increases exercise capacity and peak oxygen uptake. PLoS One, 6: e28290.

Wijndaele K, Orrow G, Ekelund U et al.（2014）Increasing objectively measured sedentary time increases clustered cardiometabolic risk: a 6 year analysis of the ProActive study. Diabetologia, 57: 305-312.

Winder WW and Hardie DG（1996）Inactivation of acetyl-CoA carboxylase and activation of AMP-activated protein kinase in muscle during exercise. Am J Physiol, 270（2 Pt 1）: E299-E304.

〔藤井宣晴〕

6-2　身体不活動・座位行動の生理・分子生物学のコンセプト

1．はじめに

　身体活動，身体不活動および座位行動により，多くの臓器にさまざまな適応が起こる．筋力トレーニングをすると筋骨隆々となり，持久性トレーニングをすると体脂肪が減り長時間の運動にも堪えられる身体になる．また骨折などによるギプス固定は，著しい筋萎縮を引き起こす．骨格筋を鍛えているから太くなり，使わないから萎縮すると単純に考えがちであるが，これらの現象には詳細な分子生物学的理由がある．たとえば座位行動によりタンパク分解系（ユビキチン-プロテアソーム経路）が活性化し，筋萎縮がもたらされる．一方，高強度の身体活動はタンパク合成系［PI3-K（phosphatidylinositol 3-kinase）-Akt-mTORC1（mammalian target of rapamycin complex 1）経路］を促し，筋肥大を引き起こすのである．このように生体内においては精密な機構が働いており，その結果として筋肥大や筋萎縮，ミトコンドリアや毛細血管の適応（増殖）がもたらされるのである．しかしながら，筋肥大が認められているからといっても，筋力が同様に大きくなっているとは限らない．円滑で協調性のある神経筋活動ができて，初めて，高い筋力発揮ができるようになる．実際にユビキチンリガーゼの1つであるMuRF-1（Muscle Ring Finger-1）を欠損させた加齢マウス（Sandri et al., 2013）や，筋肥大抑制遺伝子であるmyostatinを欠損させたマウス（Centry et al., 2011）では，明らかな筋肥大にもかかわらず，単位断面積当たりの筋力が著しく低下している（図6-2-1）．また身体活動や座位行動に伴う骨格筋の適応は，骨格筋だけでなく，他の臓器に多大な影響を与える．高強度の身体活動により筋量を維持すると基礎代謝が亢進するが，これはエネルギー消費を向上させることで，皮下脂肪や内臓脂肪の減少につながる．また身体活動による酸化的エネルギー代謝の亢進も，全身の脂肪利用を促進するので，肥満の予防に効果的である．また骨格筋を動かすことで骨格筋自体から分泌されるさまざまなマイオカインは，全身に運ばれることで認知症の予防，脂肪細胞の燃焼，あるいはがん細胞の撃退などさまざまな作用を引き起こす．以上のことから明らかなように，身体活動や座位行動による骨格筋の適応，またそれに伴う全身の変化を生理学的かつ分子生物学的に把握しておくことは，バランスの取れたリハビリ（運動，栄養など）に役立つといえよう．

　身体活動および座位行動により，骨格筋においてさまざまな適応が起こる．骨格筋における反応が，間接的にそれ以外の多様な臓器に影響を与えることが知られている．ここではその概略について触れてみたいと思う．

2．エネルギー代謝における骨格筋の役割

1）糖質の利用

　運動時の骨格筋は，安静時よりも多くのエネルギー（アデノシン三リン酸；ATP）を必要とするが，骨格筋内に存在するATP量は非常にわずかである．したがって運動を維持・継続するために

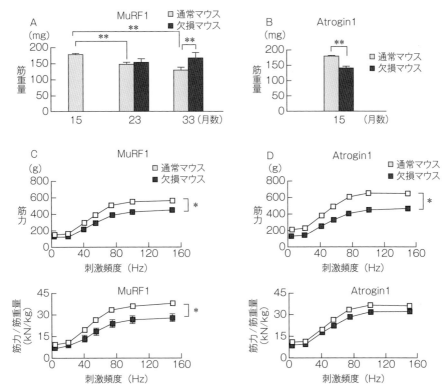

図6-2-1 Atrogin-1とMuRF1の欠損マウスにおける加齢期の特徴(Sandri et al., 2013より引用改変)
MuRF1欠損マウスでは筋肥大が認められるものの(A),単位重量あたりの筋力が著しく低下する(C).したがってMuRF1の欠損により,サルコペニアが進行する.Atrogin-1欠損マウスは,加齢にともない顕著に筋萎縮する(B).
*:p<0.05,**:p<0.01

は,運動により消費したATPを速やかに再合成する必要がある.ATPを再合成するために,貯蔵エネルギー基質である糖質,脂質が主に使われる.運動時には骨格筋の糖質需要が高まる.糖尿病患者や肥満患者の場合,慢性的に血中のグルコース濃度が高く,したがって身体活動による糖利用は血糖値を抑えるのに役立つ.運動によって血中への分泌が増えるインスリンは,骨格筋への糖取り込みを促す.しかしながらインスリン抵抗性を有する糖尿病患者や肥満患者の場合,インスリン刺激による骨格筋への糖取り込みがあまり期待できない.一方,骨格筋の収縮自体が直接的に骨格筋への糖取り込みを促すので,身体活動で筋を動かすこと自体がエネルギー産生→消費に貢献しているのである.

2) 脂質の利用

食事として摂取されたトリグリセリド(triglyceride:TG)は,主に脂肪組織に蓄えられた状態である.運動は脂肪組織からの遊離脂肪酸(Free Fatty Acid:FFA)放出,骨格筋線維のFFA取り込み,およびミトコンドリアのアシルCoA取り込みを促進するので,運動中は脂肪酸の酸化が高まり,ATP再合成が亢進する.脂質のうち,直接的なエネルギー源となるのはFFAである.運動中に分泌が亢進するアドレナリン,コルチゾール,グルカゴンといったホルモンは,脂肪組織でホルモン感受性リパーゼを活性化させることで,TGの分解とFFAの血中放出を促進する.骨格筋に取り込まれたFFAの多くは,アシルCoA合成酵素の触媒を受けてアシルCoAとなり,ミトコンドリアのマトリクス内でβ酸化→TCA回路→電子伝達系により酸化されATPが

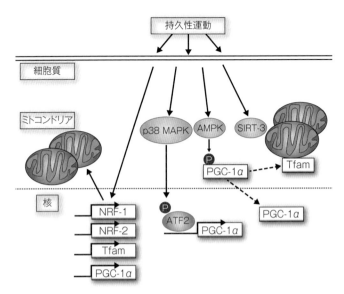

図6-2-2　持久性運動によるミトコンドリア生合成（増殖）の概要（Russell et al., 2014より引用改変）
持久性運動は，AMPK経路を介してPGC-1αを活性化する．また持久性運動はp38 MAPK経路を介して，PGC-1αの転写を促進する．核内のPGC-1αはミトコンドリア増殖に必要なNRF-1, -2およびTfamの転写促進に働く．

再合成される．

定期的な身体活動はミトコンドリアの発達を促し，特に脂肪の燃焼が促進される．このミトコンドリア発達には，運動継続によるPGC-1α（Peroxisome proliferator-activated receptor-Gamma Coactivator-1 alpha）の活性化が深く関係している（Russell et al., 2014）（図6-2-2）．一方，座位行動により体内の脂肪量は増加し，その結果肥満になる可能性が高くなる．肥満は全世界的に重大な社会問題となっている．

3．筋形態維持による基礎代謝の亢進

頻繁に運動している人は，基礎代謝が高いことが知られている．このことは普段安静にしている場合でも，エネルギー消費が亢進していることを意味する．この状態は全身の余分な脂肪を燃焼させるのに好都合であり，肥満の予防につながる．一方，座位行動による筋萎縮は基礎代謝を減少させ，エネルギーが消費しにくい状態を導く．この場合，安静時の脂肪燃焼の割合が減るので，座位行動の増加は太りやすい体質を導きやすい．基礎代謝の増減に多大な影響を与える筋形態は，いくつかの重要な機構により調節されている．ここではその概略について触れたいと思う．

1）筋形態を調節する因子
（1）筋肥大促進経路

より高強度のトレーニングを行うことで，骨格筋細胞は肥大する．筋細胞内にはたくさんのタンパク質が含まれているが，その量はタンパクの合成と分解によって制御されている．タンパク合成が亢進し，分解が減退すれば当然のことながら組織内のタンパク量が増加し，その結果筋細胞が肥大する．タンパク合成を促進する代表的な経路としてPI3-K-Akt-mTORC1経路がある．身体活動や機械的刺激によりこの経路は活性化を受けるし，座位行動により不活性化することがわかっている．筋肥大刺激の際に，Akt以外にもmTORC1を活性化する候補が複数あるものの，この一連の経路が筋肥大に強くかかわっていることは間違いない（図6-2-3）．一方，筋分化因子（Serum Response Factor：SRF）も，骨格筋の構造維持に関与するさまざまな因子（αアクチン，デスミン，

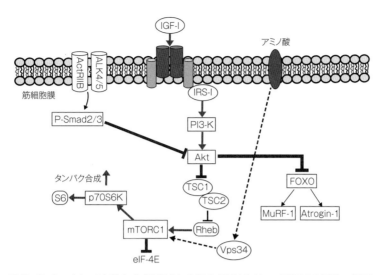

図6-2-3　タンパク質合成（筋肥大）を促すPI3-K-Akt-mTORC1経路の概要
高強度の身体活動によるIGF-I刺激は，IRS-1，PI3-K，Aktを段階的に活性化する．活性型Aktは，RhebにブレーキをかけるTSC1/TSC2を阻害してmTORC1を活性化し，タンパク合成を促す．また活性型Aktは，FOXOの核内侵入を妨害し，ユビキチンリガーゼであるAtrogin-1やMuRF-1のmRNA発現を抑制する．アミノ酸の摂取はVps34を介してmTORC1を活性化し，タンパク合成を促す．

トロポニンなど）のmRNA発現を促進することで筋肥大をもたらす．座位行動により，SRFの発現量は減少することが哺乳動物を用いた研究で証明されている（Gordon et al., 2001）．上流にありSRFの活性化にかかわるSTARS（the Striated Muscle Activator of Rho Signaling）のmRNA発現量は，筋力トレーニングにより増加することがわかっている（Lamon et al., 2013）．

（2）筋萎縮促進経路

タンパク分解を制御するものとして，ユビキチン－プロテアソーム経路とオートファジー経路がある．ユビキチン－プロテアソーム経路は，タンパク分解を促し，骨格筋を萎縮させる代表的な経路である（図6-2-4）．Atrogin-1およびMuRF-1は，2001（平成13）年に除神経，後肢懸垂，筋固定の3種類の筋萎縮モデルを用いて特定された．実際にAtrogin-1およびMuRF-1を遺伝的に欠損させたマウスは，除神経後の筋萎縮の程度が少ない（Bodine et al., 2001）．この経路は，あらゆる筋萎縮を調節していると考えられてきたが，緩やかに進行するサルコペニア（加齢性筋減弱症）には関与していない可能性が高い（Sandri et al., 2013）．これらのユビキチンリガーゼ（Atrogin-1およびMuRF-1）は，身体活動により発現が減少し，不活動により発現が増加することが，マウスやラットを用いた知見で示されている．しかしながらヒト骨格筋において，身体活動の増減によるユビキチンリガーゼの変化については一致した見解が得られていない（Foletta et al., 2011；Sakuma et al., 2009；Stefanetti et al., 2014）．

タンパク分解にかかわる機構として，最近注目を集めているのは，リソソーム－オートファジー経路である．オートファジーは，メカニズムの違いからいくつかに分類されるが，最も一般的なのがマクロオートファジーである（図6-2-5）．オートファジー経路の代表的な構成物質であるLC3（microtubule-associated protein light chain3）は，飢餓状態や除神経，不活動状態において著しく量が増える．不思議なことにサルコペニア筋においては，LC3の活性化は認められず，その相方のp62/SQSTM1が不自然に沈着する様子が認められ，明らかなオートファジー不全が観察される（Sakuma et al., 2015；Carnio et al., 2014）．オートファジーを活性化する身体活

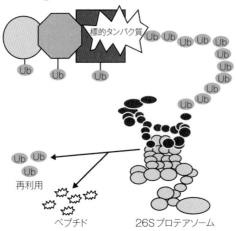

図6-2-4 ユビキチン-プロテアソーム経路の概要
E1, E2, E3による複合酵素反応によって生成したユビキチン化タンパク質を, 26Sプロテアソームが捕捉し, 細かいペプチドに分解する. 後肢懸垂(無重力), 除神経, 筋固定による急性の筋萎縮の際には, この経路が活性化する.

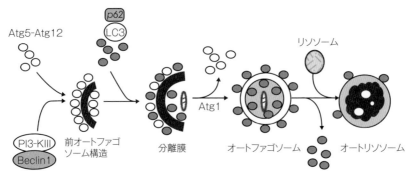

図6-2-5 マクロオートファジーにおけるタンパク分解（Sakuma et al., 2011より引用改変）
オルガネラ(細胞内小器官)を含む細胞質内のあらゆるものが, マクロオートファジーにより分解される. この過程において, 最初にPI3-KIII-Beclin1複合体とAtg5-Atg12が結合し, 前オートファゴソーム構造が形成される. これにLC3が結合して分離膜が作られ, さらにAtg1が働きオートファゴソームが形成される. その後リソソームと膜融合してオートリソソームとなる. p62/SQSTM1はLC3と直接結合し, その働きを助けると考えられている.
PI3-KIII : Phosphatidylinositol 3-kinase of class III, Atg : オートファジー

動や低栄養が, サルコペニアを軽減することが多くの哺乳動物で証明されている(Sharples et al., 2015 ; Wohlgemuth et al., 2010). 座位行動のような筋萎縮を促す刺激と, 身体活動のような筋肥大を促す刺激は, どちらもオートファジー経路を活性化する. したがって身体活動による形態的な変化に, オートファジー経路はあまりかかわっていないのかもしれない.

これらのことから明らかなように, 身体活動はPI3-K-Akt-mTORC1経路やSTARS-SRF経路を活性化することでタンパク合成(筋肥大)を促す. このことで基礎代謝が高まり, 脂肪の利用が亢進し, エネルギーが円滑に消費されると思われる.

表6-2-1 運動により骨格筋から分泌される生理活性物質

タンパク質	機能	標的器官	著者,発行年
IL-6	糖代謝,脂質代謝,インスリン分泌,抗炎症	骨格筋,脂肪組織,肝臓,腸,好中球	Fischer, 2006；Benrickら, 2012；van Hallら, 2003；Petersenら, 2005
IL-7	筋肥大	骨格筋	Haugenら, 2010
IL-15	糖代謝,脂質代謝,筋肥大	骨格筋	Busquetsら, 2006；Quinnら, 2010
BDNF	糖代謝	骨格筋	Matthewsら, 2009
FGF-21	糖代謝	骨格筋,肝臓,脂肪組織	Mashiliら, 2011；Cuevas-Ramosら, 2012
Myonectin	脂質代謝	脂肪組織,肝臓	Seldinら, 2012
LIF	筋肥大	骨格筋	Huntら, 2010；BroholmとPedersen, 2010
IGF-I	筋肥大,骨形成	骨格筋,骨	Adams, 2002；Yuら, 2012
Fst／Fstl-1	筋肥大,内皮細胞機能	骨格筋,内皮細胞	Kocamisら, 2004；Ouchiら, 2008
Myostatin	筋肥大抑制	骨格筋	Hittelら, 2009；Willoughby, 2004
Oncostatin M	がんの抑制	乳房	Hojmanら, 2011
SPARC	がんの抑制	大腸	Aoiら, 2013b

(Aoi et al., 2013bより引用改変)

4. 骨格筋の内分泌器官としての作用

当初は内分泌器官と考えられていなかった骨格筋ではあるが，最近の知見からかなり多くのホルモン様（生理活性）物質を分泌していると考えられている．興味深いことに，身体活動により約40種類の生理活性物質［インターロイキン6（interleukin-6：IL-6），脳由来神経栄養因子（Brain-Derived Neurotrophic Factyor：BDNF），SPARC（Secreted Protein Acidic and Rich in Cysteine）など］が骨格筋から分泌され，骨格筋にそのまま作用したり，血液を介して他の臓器に影響を与えるのである（表6-2-1）．このように身体活動は単独の臓器応答だけでなく，臓器間の連関を促すことで多様な可塑性を生むのである．骨格筋から分泌され多臓器に影響を与える生理活性物質について概略を述べる．

1）インターロイキン-6（IL-6）

IL-6は炎症性サイトカインの1つである．安静時のヒト骨格筋において，IL-6mRNA発現量はごくわずかであり，IL-6タンパク質もtype I線維で主に観察される．しかしながら高強度の運動により，骨格筋中のIL-6 mRNA発現量も，IL-6の血中濃度も100倍近く増加する（Keller et al., 2001）．一方，腫瘍壊死因子（Tumor Necrosis Factor-α：TNF-α）やIL-1βといったその他の炎症性サイトカインの血中濃度は，運動により有意に変化しない．興味深いことに，筋組織の損傷を伴うような伸長性収縮後には血中IL-6濃度の増加のピークが遅れるのである（Pedersen et al., 2008）．これらのことから，IL-6は筋活動自体が誘導するマイオカインとして広く知られるようになった．実際に，骨格筋細胞においてIL-6はAMP活性化プロテインキナーゼ（AMP-activated protein kinase：AMPK）を活性化することから（Kelly et al., 2009），IL-6は運動時に使われる筋肉で代謝反応に関与している可能性がある．また運動により血中に分泌されるIL-6は，肝臓に運ばれてグルコース産出を促進したり，脂肪組織での脂肪分解に関与する可能性が高い（図6-2-6）．

2）BDNF（Brain-Derived Neurotrophic Factor：脳由来神経栄養因子）

BDNFは神経細胞の生存・成長，シナプスの機能亢進などに働き，神経細胞に重要な働きをする物質である．成熟期において，おもに中枢神経系でBDNFの発現が確認される．筋発生段階において骨格筋のBDNF発現は劇的に減少し，成熟した筋細胞にBDNFはほとんど存在しない．成熟した骨格筋におけるBDNF mRNAの発現場所をin situ hybridization法でより細かく調べると，筋細胞にのみBDNF mRNAが確認され，骨

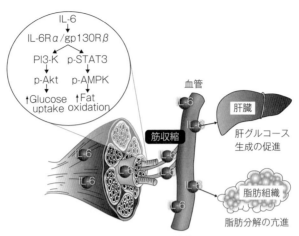

図6-2-6　骨格筋から分泌されたIL-6の作用機序（Pedersen, 2009より引用改変）
身体活動により骨格筋で生成されたIL-6は血液中に分泌され，肝臓でグルコース生成を促し，脂肪組織で脂肪分解を亢進させる．

格筋内に存在する衛星細胞，シュワン細胞，内皮細胞や軸索末端にBDNF mRNAは認められない（Liem et al., 2001）．興味深いことに，一過性の持久性運動により血中のBDNFは上昇する（Knaepen et al., 2010）．Matthewsら（2009）は，自転車運動後のヒト骨格筋においてBDNFのmRNAおよびタンパク質の発現が増加することを報告している．しかしながら骨格筋内で生成されたBDNFタンパクが，実際に血中に分泌されているかどうかについては見解がわかれている．安静時および運動時に，血中のBDNF濃度の70～80%は大脳から分泌されたものだと想定されている（Rasmussen et al., 2009）．身体活動により骨格筋で生成されるBDNFは，骨格筋において代謝亢進（脂肪燃焼の促進）に関与する可能性があるだろう（Matthews et al., 2009）．

3）myostatin

Transforming Growth Factor-β（TGF-β）スーパーファミリーに属するmyostatinは強力な筋肥大抑制遺伝子であり，主に骨格筋で発現するものの，血液中や脂肪組織などにも存在が認められる．興味深いことに，myostatinが欠損したマウスの筋では，筋細胞数が増加し，各筋細胞が肥大した特徴を持つ（McPherron et al., 1997）．またmyostatin欠損マウスでは，全身の脂肪量が著しく減少する．myostatinは，運動によって発現が変化するマイオカインの1つと考えられている．筋力トレーニングに対するmyostatinの発現量の変化については，知見が安定していない（Allen et al., 2011）．一方，高齢者，糖尿病患者に対する持久性トレーニングは，myostatinの発現量を有意に減少させる（Allen et al., 2011）．骨格筋におけるmyostatinの発現減少は，脂肪組織において脂肪量を減らすのに間接的に働く．実際に臓器特異的なmyostatin欠損マウスにおける知見から，脂肪組織内ではなく骨格筋内のmyostatinの発現量が脂肪組織量に影響を与えるようである（Guo et al., 2009）．一方，myostatinは，筋萎縮を導くような無重力（後肢懸垂），筋固定，神経筋疾患，がん悪液質などにより骨格筋内で発現量が増加する．血中内に存在するmyostatinが，骨格筋から分泌されたものか，他の臓器にどのような影響を与えるのかについてはまだまだ不明な点が多い．

4）SPARC（Secreted Protein Acidic and Rich in Cysteine）

SPARCは，細胞間あるいは細胞－マトリックス間の相互作用を修飾するマトリックス細胞タン

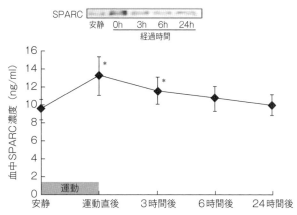

図6-2-7 一過性の運動によるヒトの血中SPARC濃度の上昇(Aoi et al., 2013aより引用改変)
70%$\dot{V}O_2$maxの強度で自転車こぎ運動を30分行った後に，血中のSPARC濃度は上昇する(n=10)．
*：$p < 0.05$ vs 安静時の濃度

パク質ファミリーの一種である．一過性運動後のマウス腓腹筋において，SPARCのタンパク発現が増加し，SPARCの免疫活性は細胞膜付近で観察される．また健康的な若者に対する一過性の自転車エルゴメーター運動で，血中のSPARC濃度が運動後3時間まで増加する（Aoi et al., 2013a）（図6-2-7）．興味深いことに，この運動に伴うSPARCの血中分泌は，アポトーシス経路促進により異常陰窩巣（Aberrant Crypt Foci：ACF）形成を阻害すると思われる．実際にSPARCの遺伝的欠損マウスでは，定期的な持久性運動によるACF形成の阻害効果が確認できなかった（Aoi et al., 2013a）．一般的にACFは大腸癌の前癌病変と考えられているので，持久性運動により血中に増加したSPARCは，大腸癌抑制に働く可能性が高い．したがって，多くの疫学研究が支持する日常的運動による大腸癌予防効果のメカニズムに，骨格筋由来のSPARCが関与する可能性が高い．

5．まとめと展望

身体活動や座位行動により骨格筋自体にさまざまな適応が起こる．骨格筋に認められる変化は，血液を介して直接的に，あるいはエネルギー消費量を変化させることで間接的に他の臓器へ作用すると思われる．身体活動や座位行動による骨格筋の適応が，どのように全身に作用するかということを包括的に考えることが非常に重要であるといえよう．

文献

Allen DL, Hittel DS, McPherron AC（2011）Expression and function of myostatin in obesity, diabetes, and exercise adaptation.Med Sci Sports Exerc, 43: 1828–1835.

Aoi W, Naito Y, Takagi T et al.（2013a）A novel myokine, secreted protein acidic and rich in cysteine（SPARC）, suppresses colon tumorigenesis via regular exercise. Gut, 62: 882–889.

Aoi W and Sakuma K（2013b）Skeletal muscle: novel and intriguing characteristics as a secretory organ. Biodiscovery, 7: 1–9. http://www.biodiscoveryjournal.co.uk/Archive/A24.htm（2016年2月18日現在）

Bodine SC, Latres E, Baumhueter S et al.（2001）Identification of ubiquitin ligases required for skeletal muscle atrophy. Science, 294: 1704–1708.

Carnio S, LoVerso F, Baraibar MA et al.（2014）Autophagy impairment in muscle induces neuromuscular junction degeneration and precocious aging. Cell Reports, 8: 1509–1521.

Foletta VC, White LJ, Larsen AE et al.（2011）The role and regulation of MAFbx/atrogin-1 and MuRF1 in skeletal muscle atrophy. Pflügers Arch, 461: 325–335.

Gentry BA, Ferreira JA, Phillips CL et al.（2011）Hindlimb skeletal muscle function in myostatin-deficient mice. Muscle Nerve, 43: 49–57.

Gordon SE, Flück M, Booth FW（2001）Selected contribution: skeletal muscle focal adhesion kinase, paxillin, and serum response factor are loading

dependent. J Appl Physiol, 90: 1174-1183.
Guo T, Jou W, Chanturiya T et al. (2009) Myostatin inhibition in muscle, but not adipose tissue, decreases fat mass and improves insulin sensitivity. PLoS One, 4: e4937.
Keller C, Steensberg A, Pilegaard H et al. (2001) Transcriptional activation of the IL-6 gene in human contracting skeletal muscle: influence of muscle glycogen content. FASEB J, 15: 2748-2750.
Kelly M, Gauthier MS, Saha AK et al. (2009) Activation of AMP-activated protein kinase by interleukin-6 in rat skeletal muscle: association with changes in cAMP, energy state, and endogenous fuel mobilization. Diabetes, 58: 1953-1960.
Knaepen K, Goekint M, Heyman EM et al. (2010) Neuroplasticity-exercise-induced response of peripheral brain-derived neurotrophic factor: a systematic review of experimental studies in human subjects. Sports Med, 40: 765-801.
Lamon S, Wallace MA, Stefanetti RJ et al. (2013) Regulation of the STARS signaling pathway in response to endurance and resistance exercise and training. Pflügers Arch, 465: 1317-1325.
Liem RSB, Brouwer N, Copray JCVM (2001) Ultrastructural localization of intramuscular expression of BDNF mRNA by silver-gold intensified non-radioactive in situ hybridization. Histochm Cell Biol, 116: 545-551.
Matthews VB, Astrom MB, Chan MHS et al. (2009) Brain-derived neurotrophic factor is produced by skeletal muscle cells in response to contraction and enhances fat oxidation via activation of AMP-activated protein kinase. Diabetologia, 52: 1409-1418.
McPherron AC, Lawler AM, Lee SJ (1997) Regulation of skeletal muscle mass in mice by a new TGF-beta superfamily member. Nature, 387: 83-90.
Pedersen BK and Febbraio MA (2008) Muscle as an endocrine organ: focus on muscle-derived interleukin-6. Physiol Rev, 88: 1379-1406.
Pedersen BK (2009) Edward F. Adolph distinguished lecture: muscle as an endocrine organ: IL-6 and other myokines. J Appl Physiol, 107: 1006-1014.
Rasmussen P, Brassard P, Adser H et al. (2009) Evidence for a release of brain-derived neurotrophic factor from the brain during exercise. Exp Physiol, 94: 1062-1069.
Russell AP, Foletta VC, Snow RJ et al. (2014) Skeletal muscle mitochondria: a major player in exercise, health and disease. Biochim Biophys Acta, 1840: 1276-1284.
Sakuma K, Watanabe K, Hotta N et al. (2009) The adaptive responses in several mediators linked with hypertrophy and atrophy of skeletal muscle after lower limb unloading in humans. Acta Physiol, 197: 151-159.
Sakuma K and Yamaguchi A (2011) Sarcopenia: molecular mechanisms and current therapeutic strategy, In: Perloft JW and Wong AH eds., Cell Aging. Nova Science Publishers, pp93-152.
Sakuma K, Kinoshita M, Ito Y et al. (2015) p62/SQSTM1 but not LC3 is accumulated in sarcopenic muscle of mice. J Cachexia Sarcopenia Muscle, 7: 204-212.
Sandri M, Barberi L, Bijlsma AY et al. (2013) Signalling pathways regulating muscle mass in ageing skeletal muscle: the role of the IGF1-Akt-mTOR-FoxO pathway. Biogerontology, 14: 303-323.
Sharples AP, Hughes DC, Deane CS et al. (2015) Longevity and skeletal muscle mass: the role of IGF-signaling, the sirtuins, dietary restriction and protein intake. Aging Cell, 14: 511-523.
Stefanetti RJ, Lamon S, Rahbek SK et al. (2014) Influence of divergent exercise contraction mode and whey protein supplementation on atrogin-1, MuRF1, and FOXO1/3A in human skeletal muscle. J Appl Physiol, 116: 1491-1502.
Wohlgemuth SE, Seo AY, Marzetti E et al. (2010) Skeletal muscle autophagy and apoptosis during aging: effects of calorie restriction and life-long exercise. Exp Gerontol, 45: 138-148.

（佐久間邦弘）

6-3　身体不活動・座位行動の生理・分子生物学の方法論

1．はじめに

　6章前項まで，身体活動（Physical Activity）および身体不活動（座位行動）によって生じる生体の機能や特性の変化を，生理学あるいは分子生物学の論理の枠組みで理解することの意味と意義を解説してきた．次の7章では，身体活動に影響を受ける内分泌系などの生体調節システムや臓器ごとの各論が論じられるため，本稿では，不活動によって筋に生じる変化が，種々の臓器や器官に派生して障害や疾患（筋－全身機能連関）に至るまでの概要を，特にこれまでの研究の方法論を中心として概説することにする．

　研究のベースとしては大きく，人間を対象とした臨床的あるいは疫学的アプローチがあげられ

る．人間を研究に利用する場合は，研究の時間的，費用的，時には倫理的な制約のため，分子レベルでの作用機序の解明は，通常大変困難である．このような中，げっ歯類を代表とするモデル動物は，特に分子的な作用機構解明の観点で，大変有効な研究ツールとなる．さらにここ数十年の遺伝子工学的な手法の発達に合わせて大きく発展した培養細胞実験は，動物個体では複雑過ぎて見いだせなかった細胞内の分子機構を，明確に描き出すことに成功している．以上の3つの方法論が，分子生物学の基盤となることに疑いの余地はないが，当然のことながら，最終目標である我々生体の生理機構解明とのギャップについては，人間，モデル動物，培養細胞の順に大きくなることに留意しなければならない．

2．身体不活動についての疫学的アプローチ

身体の不活動・座位行動が生体機能に負の影響を及ぼすことは古くから経験則としていわれてきた．そのような中，1953（昭和28）年ロンドンの研究者であるMorrisらによって，身体不活動・座位行動が身体に及ぼす影響が実際の科学的データとして示された．彼らは，職業上，座位の姿勢をとる機会が多い運転手の心疾患発症リスクが車内を動き回る車掌と比較し高いことを示し，身体不活動が冠動脈疾患の危険因子であることを突き止めた（Morris et al., 1953）．これが身体不活動を数値として評価した初めての研究であり，ここを起点として，身体不活動の研究はさまざまな方法を用いて評価されるようになっていった．

そもそも不活動とはどのように定義されているのだろうか．厚生労働省が発表した健康づくりのための身体活動基準2013では「身体活動（physical activity）とは，安静にしている状態よりも多くのエネルギーを消費するすべての動作を指す．」と定義している．一方で身体不活動の定義は厳密には定められていない．同基準でも「身体活動不足は，肥満や生活習慣病発症の危険因子であり，高齢者の自立度低下や虚弱の危険因子である．」という活動不足に関する文言のみに留まるため，身体不活動は現時点で定量的な観点での基準は決まっていない．したがって後述の研究も，身体不活動の状態を検討してはいるが，不活動の程度を数値化する段階にはないことを述べておく．

身体不活動による生体機能への影響として最も顕著な症状は，骨格筋の萎縮であり，専門的には廃用性筋萎縮（disuse-induced muscle atrophy）と呼ばれている．不活動がヒトの骨格筋量に及ぼす影響に関して，これまでにベッドレスト，片下肢懸垂，ギプス固定および腱切除などさまざまな処置による影響が調べられてきた．これらの身体不活動処置の影響により，多くの研究で一様に骨格筋の横断面積，筋体積の低下を認めている．ベッドレストの代表的な方法は，6度ヘッドダウンベッドレスト（six degrees head-down tilt bed rest）と呼ばれる方法で，ベッドを頭部が下がるように6度傾け，被験者をベッドの上に固定し，下肢への負荷を軽減させる．片下肢懸垂は片足に厚底となった靴を履き，松葉杖とその片足3本で直立し活動することで，もう一方の足に直立・歩行などの筋力的な負荷を減らす．ギプス固定は関節部位を固定することで筋の収縮を制限し，筋の収縮活動を制限する．これらの処置を図6-3-1に示す．

これらの不活動処置によってどれほどの筋萎縮が誘導されるのであろう．20日間のベッドレストで大腿四頭筋の横断面積が3.7％減少すること（Ogawa et al., 2006），また90日間の同試験で外側広筋の体積が18％（Haus et al., 2007），下腿三頭筋の体積が29％減少する（Alkner et al., 2004）ことが報告されている．片下肢懸垂では外側広筋の体積が9％（Haus et al., 2007），下腿三頭筋の体積が11％減少し，有意に筋力低下を引き起こすことも報告されている（Tesch et al., 2004）．また膝部のギプス固定により，大腿四頭筋の横断面積が8％減少し，最大発揮筋力も有意に減少す

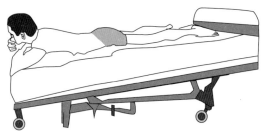
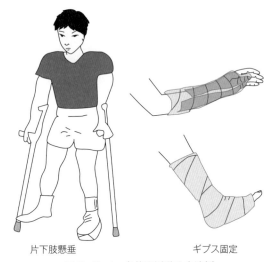

図6-3-1 身体不活動の方法例

る（Oates et al., 2010）．このほかにも脊髄損傷や宇宙飛行によっても骨格筋の萎縮が誘導されることが知られている．LeBlancら（1995）は8日間の宇宙飛行によって下腿三頭筋および大腿四頭筋の体積がそれぞれ6％低下することを報告している．また座位行動に近い例として車いすによる不活動が身体機能に及ぼす影響を調べた研究がある．加藤は健常な大学生に7日間にわたって下肢の活動を次のように制限した．移動は車いすを使用し，それ以外はベッド上で安静を保ち，万歩計による歩数制限（1日：500歩以内）を課した．その結果，たった7日間の活動制限であっても，下肢の最大筋力の低下傾向が認められている（加藤，2014）．

骨格筋は収縮速度や代謝特性から遅筋タイプと速筋タイプに大別される．興味深いことに先に述べた筋の不活動による骨格筋の萎縮は遅筋タイプに優先的に起こることが知られている．研究の一例としては，膝のケガをした運動選手に手術を施し，ギプス固定を行った報告がある．ギプス固定の前後で骨格筋の筋線維タイプ組成を比較すると明らかに遅筋タイプの筋線維の割合が減少することが分かった（Haggmark et al., 1986）．このような筋線維タイプへの影響は神経系の影響および活動量の低下の両方が関与すると考えられる．

不活動が，骨格筋に与える影響については，すでに多くの報告があるが，不活動は間違いなく，骨格筋以外の他の生体機能へもさまざまな影響を及ぼしているはずである．まずこの骨格筋の萎縮に付随して生じる代謝疾患の典型としては，糖尿病があげられる．不活動により骨格筋のインスリン抵抗性が惹起されることで，糖尿病を発症すると考えられている．また先に述べた宇宙飛行では筋萎縮と同時に骨量の減少が引き起こされることも報告されている（LeBlanc, 2000）．さらにKatzmaryzyk（2009）は座位状態の比率と総死亡率の相関を調べている．質問紙法により1日の生活時間のうち何割を座位状態で過ごしているか調査し，死亡率との関係を解析したところ，余暇活動の有無にかかわらず，座位時間と総死亡率との間に量反応関係を認め，身体不活動が独立した総死亡のリスクであることを報告している．また，身体活動の増加によりホルモンや成長因子の分泌が影響を受けるとされ，乳癌，前立腺癌を含むさまざまながんのリスクが減少することが報告されている（Rundle, 2005）．したがって，逆に身体活動量の低下はがんのリスクを高めることが予想される．

以上のように，ヒトを対象とした疫学研究においても，身体不活動は骨格筋を中心に生体機能にさまざまな負の影響を与えることが明らかにされている（図6-3-2）．

3．身体不活動の動物モデル

前述したように，ヒトにおいて不活動は骨格筋の萎縮をはじめとするさまざまな疾患の原因

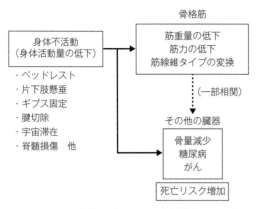

図6-3-2 身体不活動による生体機能への影響

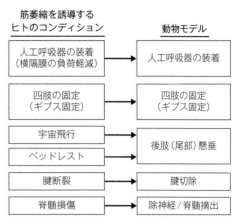

図6-3-3 骨格筋萎縮を誘導するヒトのコンディション（不活動）とそれを模した代表的な動物モデル
（Powers et al., 2007）

となることが示唆されている．これら諸問題の分子メカニズム解明や原因究明のために，実験動物を用いた解析は非常に有効な方法である．筋萎縮を研究対象とした不活動の動物モデルは30年以上前から報告がみられる．現在まで，いくつかの不活動の動物モデルが既に確立されており，先に述べたヒトの身体不活動の条件（つまり筋萎縮を誘導する条件）と動物モデルの対応関係を図にまとめた（図6-3-3）．不活動モデルは，大別すると3つの種類に分類される．1つ目は四肢の固定（主としてギプス固定）で，関節部位の固定により筋の収縮が制限されるが，神経支配は保たれているため，その刺激により筋はその長さを変えることなく張力を発揮することができる（immobilization）．2つ目は腱切除，後肢（尾部）懸垂などのモデルであり，筋への負荷が軽減するタイプのモデルである（unloading）．これらのモデルでは神経からの刺激により筋は収縮をすることはできるが，抵抗がないために負荷がほとんどなくなる．特殊な例では，宇宙飛行で生じる微少重力環境でも，負荷が軽減するタイプと同じ状態となる．なお，微少重力環境を地球上で再現する放物線飛行（parabolic flight）も知られているが，20秒程度しか微少重力環境が作り出せないため，長期的な効果を調べることはできない．3つ目は筋を支配している運動神経を切除する除神経モデルであり，神経からの刺激が筋に伝わらないため筋は収縮しなくなる．表6-3-1にさまざまな動物の不活動モデルによる筋重量の低下および筋線維の萎縮に関する報告を示した．6～21日間の下肢固定実験では，22～43％の筋重量の低下，39％の筋線維横断面積の減少が報告されている．最も早いものでは6日間で顕著な筋重量の低下が確認されており，その他の実験でも固定から1週間あたりではすでに萎縮の変化が生じることが報告されている．また，14～60日間の除神経処理実験では最大の変化として75％の筋重量低下，53％の筋線維横断面積の減少が報告されている．不活動モデルの種類が異なると，筋萎縮の度合いが異なるのは筋の置かれる状況が異なるためと考えられるが，同じモデルで同じ測定方法を用いて評価をした実験でも筋の萎縮率はさまざまである．その要因として萎縮を誘導する処理期間，骨格筋の種類（筋線維タイプを含む）などが考えられる．例として，表6-3-1の除神経モデルのBodineら（2001）とSatoら（2009）の結果を比較してみると，いずれもラットの坐骨神経を切除し，切除から同じ期間を経ているにもかかわらず，筋の種類の違いにより大きくその萎縮の度合いが異なる．特に下肢の固定に関しては固定の際の筋の長さ（関節の角度）の影響が大きいと考えられている．たとえば，筋が伸張した状態で固定され

表6-3-1　不活動による骨格筋の萎縮率

不活動モデル	著者（発行年）	実験動物	骨格筋部位	測定方法	期間	萎縮率
下肢固定 (immobilization)	Maierら（1972） WilliamsとGoldspink（1984） Yangら（1997） Chakravarthyら（2000） Bodineら（2001）	ネコ マウス ラビット ラット ラット	ふくらはぎ ヒラメ筋 ヒラメ筋 腓腹筋 腓腹筋	筋重量 筋線維横断面積 筋重量 筋重量/骨長 筋重量	21日間 14日間 6日間 10日間 14日間	22% 39% 33% 34% 43%
後肢懸垂(or 尾部懸垂) (hindlimb suspension) (tail suspension)	Carlsonら（1999） Bodineら（2001） Lawlerら（2003）	マウス ラット ラット	ヒラメ筋 腓腹筋 ヒラメ筋	筋重量 筋重量 筋重量	7日間 14日間 28日間	42% 29% 55%
腱切除 (tenotomy)	Mclachlan（1981） Barryら（1994）	マウス ラビット	ヒラメ筋 ヒラメ筋	筋重量 筋重量	7日間 14日間	45% 26%
除神経 (denervation)	Bodineら（2001） Caiら（2004） Sacheck（2007） Satoら（2009） Agbulutら（2009）	ラット マウス ラット ラット マウス	腓腹筋 腓腹筋 腓腹筋 ヒラメ筋 ヒラメ筋	筋重量 筋線維横断面積 筋重量 筋重量 筋線維横断面積	14日間 14日間 28日間 14日間 60日間	49% 53% 75% 70% 44%
脊髄摘出 (spinal cord isolation)	Sacheck（2007）	ラット	腓腹筋	筋重量	14日間	30%

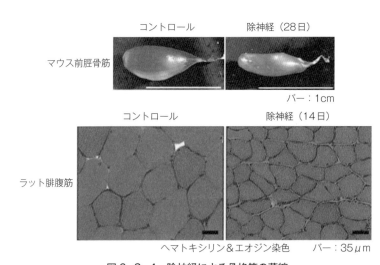

図6-3-4　除神経による骨格筋の萎縮
（マウス前脛骨筋の写真：Sartori et al., 2013）（ラット腓腹筋の写真：Cai et al., 2004）

た場合，筋重量の低下や筋線維の萎縮の程度は非常に小さく，逆に短縮した状態での固定は著しい筋の萎縮をもたらす（勝田，2000）．固定の角度は萎縮に伴う最大発揮張力にも大きな影響を与えることが報告されていて，筋を伸張して固定した場合，不活動による発揮張力の低下はかなり抑制される（Min et al., 2013）．

骨格筋の萎縮の程度を示す指標として筋重量や筋線維横断面積がよく用いられる．図6-3-4に除神経による筋組織の写真と筋線維の横断切片を示す．右上部の写真は下肢を支配する坐骨神経を切除した後，28日経過したマウスから摘出した前脛骨筋である．正常な（無処理の）骨格筋と比較して除神経処理により筋組織が明らかに萎縮していることがみてとれる．また，右下部の画像は坐骨神経を切除した後，14日間経過したラット腓腹筋の横断切片である．筋線維の断面積が正常な状態と比較して，どの線維においても著しく減少していることがわかる．近年，このような形態的変化に加え，筋萎縮の評価方法として分子生物学的なマーカーも用いられるようになってきた．その中でも，現在最もよく利用されるの

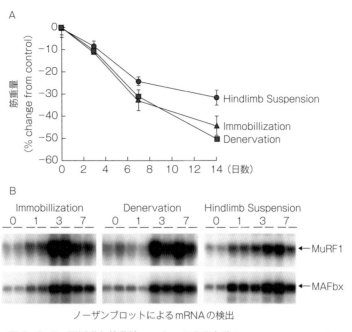

図6-3-5 不活動と筋萎縮マーカーの発現変動（Bodine et al., 2001）

が，2001（平成13）年に報告されたユビキチンリガーゼの一種のMuRF1とMAFbx/Atrogin-1遺伝子である．図6-3-5に3つの不活動モデルにおける筋重量の変化とMuRF1およびMAFbx/Atrogin-1遺伝子の経時的な発現変化を示した（Bodine et al., 2001）．まず上部のグラフからギプス固定（immobilization），後肢懸垂（hindlimb suspension），除神経（denervation）のいずれの不活動モデルでも，筋重量の低下が誘導されていることがわかる．筋重量の顕著な低下に伴い，MuRF1やMAFbx/Atrogin-1の遺伝子発現量が著しく増加していることがわかる．これらの遺伝子は筋萎縮のマーカーとして用いられることが多いが，筋萎縮の本質である骨格筋のタンパク質分解が著しく亢進していることを意味している．

ヒトの場合，不活動によって速筋タイプ優位な筋に比べて遅筋タイプ優位な筋がより顕著に萎縮すると述べたが，この変化は実験動物でも同様である．MitchellとPavlathは14日間の尾部懸垂によってマウスの足底筋（速筋タイプ優位）の筋重量が25％しか低下しなかったのに比べ，ヒラメ筋（遅筋タイプ優位）は53％低下し，2つの筋萎縮の程度が大きく異なることを報告している（Mitchell et al., 2001）．またDesplanchesらは2週間の尾部懸垂によりラットのヒラメ筋において，1型筋線維（遅筋タイプ）が60％低下したのに比べ，2型筋線維（速筋タイプ）は34％の低下であったことを報告している（Desplanches, 1987）．これは姿勢維持や体重支持など通常の生活に伴う筋活動では主に1型筋線維を利用しているため，1型筋線維の方が不活動の影響を受けやすいことが原因と考えられる．

不活動によってMuRF1やMAFbx/Atrogin-1発現が増加することはわかったが，筋組織に含まれる全タンパク質のうち，どのタンパク質が実際に変化するのであろうか．このような全タンパク質を網羅的に解析する手法のことをプロテオーム解析と呼ぶ．Sunら（2014）はラットの坐骨神経を切除し，1，4週間後の前脛骨筋をサンプルとしてプロテオーム解析を行った．代謝酵素やシグナル伝達の代表的なタンパク質の増減を対照群と除神経群（4週間後）で比較すると，クエン酸回

表 6-3-2 筋萎縮細胞モデルと表現型およびマーカーへの影響

細胞モデル	筋管形成	筋分化マーカー （MyoD, myogenin）	筋萎縮マーカー （Atrogin-1, MuRF1）
セラミド処理C2C12	—	発現量減少	—
TNF-α処理C2C12	筋管直径減少	発現量減少	発現量増加
デキサメタゾン処理C2C12	筋管直径減少	発現量減少	発現量増加
BubR1ノックダウンC2C12	筋管形成阻害	発現量減少	発現量増加

(Nozaki et al., 2015)

路や解糖系に関する酵素は筋萎縮に伴い減少傾向にあり，逆にタンパク質の分解に関するプロテアソーム系や興味深いことにがんに関するシグナル経路に関するタンパク質の発現量が増加することが報告されている．これまでの報告では，不活動によって遅筋タイプ優位な筋線維の萎縮が起こるだけでなく，遅筋から速筋へのタイプ変換も生じるといわれている（Nwoye et al., 1982）．実際に90日間の後肢固定によりモルモットのヒラメ筋で酸化系酵素活性の低下（TomanekとLund, 1974），1〜4週間の後肢懸垂によりラットヒラメ筋において解糖系の酵素が増加する（Fitts et al., 1989）といった報告もあり，同様の報告も多数ある．しかし最新の技術を用いた研究から不活動による骨格筋の代謝特性への影響も筋の種類や不活動モデルによって差があることが示唆されており，一概に不活動が速筋タイプの代謝特性を誘導するとは断言できないようである．

4．細胞レベル

未知の遺伝子の機能を解析する場合，培養細胞を用いたいわゆるin vitro試験がまず行われる．しかしながら，これらの培養細胞は，研究対象を身体不活動に絞った場合，実用的なレベルにあるとは決していえない．まず，骨格筋を構成する多核の筋細胞（筋線維）は増殖能を持たず，培養容器で継代することは不可能である．そして，筋細胞のモデルとしては，筋芽細胞を分化させた筋管（幼若な筋線維）がよく用いられるが，十分に分化させたとしても，せいぜい細胞が震える程度の筋収縮しか観察できない．生体外で組織を構築するいわゆる再生医療技術は日進月歩で発展しており，いずれは筋組織を生体外で再現できる日が来るかもしれないが，まだ先の話である．

ただし，培養細胞を用いた身体不活動の検討に関し，全く手立てがないわけではなく，不活動以外の筋萎縮なら擬似的に再現することが可能である．たとえば，ステロイド投薬により筋肉が萎縮し筋力が低下するステロイド筋症が知られているが，培養細胞でも比較的容易に再現できる．Stittらはマウス由来筋芽細胞株であるC2C12を用いた研究で，細胞の培地中に100μMのデキサメタゾン（ステロイド系薬剤の一種）を添加すると筋管の直径が有意に低下し，さらに筋萎縮のマーカーであるMAFbxやMuRF1の発現量が増加することも明らかにしている（Stitt et al., 2004）．Clarkeは同様の条件でMuRF1の遺伝子の発現増加に加え，成熟筋線維のマーカーであるミオシン重鎖の発現量が減少することを報告している（Clarke et al., 2007）．また，悪液質（cachexia）とは，悪性腫瘍や敗血症の末期にみられる特異な衰弱状態のことをいうが，この状態では血液中の炎症性サイトカインが増加し，その影響により全身性に急激な筋萎縮が生じると考えられている．TNF-αなどの炎症性サイトカインを培養液中に添加することも容易であることから，悪液質性筋萎縮も，in vitroで模倣が可能である．Nozakiら（2015）が，このようなin vitroでの筋萎縮モデルについてまとめている（表6-3-2）．ただし，あくまでこれらの筋萎縮モデルと，廃用性筋萎縮が同一かどうかは疑問が残る．

生体外で一から筋線維を構築することは困難であるが，実験動物の骨格筋から生きた状態で筋線

維を単離することは可能である．この単離された筋線維は運動神経支配からも脱却することになり，除神経の状態にかなり近いと思われる．実際，水野谷らは，単離筋線維を3日間培養すると，培養の経過に伴いAtrogin-1のタンパク質量が顕著に増加することを見出しており，新たな筋萎縮の細胞モデルとして利用できる可能性を示している（水野谷ほか，未発表データ）．

5．まとめと展望

近年のパソコン作業を中心としたライフスタイルの変化は，我々の身体活動を著しく低下させている．しかしながら，身体活動量の増加による利益についての知見に比べ，不活動による不利益についての知見は十分とはいえない．ヒトゲノムが明らかになり，遺伝子組換え技術も動物個体で実施可能となった現在の生物学は，ありとあらゆる生理機能や疾患に対し，重要な知見を次々と生み出している．残念ながら，身体不活動についての解析は，進んでいるとはいいがたいが，本稿で述べた疫学的アプローチ，モデル動物，培養細胞といった，身体不活動による不利益の本質を解明する方法論はかなり整いつつあるといえる．

文献

Agbulut O, Vignaud A, Hourde C et al. (2009) Slow myosin heavy chain expression in the absence of muscle activity. Am J Physiol Cell Physiol, 296: C205-C214.

Alkner BA and Tesch PA (2004) Knee extensor and plantar flexor muscle size and function following 90 days of bed rest with or without resistance exercise. Eur J Appl Physiol, 93: 294-305.

Barry JA, Cotter MA, Cameron NE et al. (1994) The effect of immobilization on the recovery of rabbit soleus muscle from tenotomy: moduration by chronic electrical stimulation. Exp Physiol, 79: 515-525.

Bodine SC, Latres E, Baumhueter S et al. (2001) Identification of ubiquitin ligase required for skeletal muscle atrophy. Science, 294: 1704-1708.

Cai D, Frantz JD, Tawa NE Jr et al. (2004) IKKbeta/NF-kappaB activation causes severe muscle wasting in mice. Cell, 119: 285-298.

Carlson CJ, Booth FW, Gordon SE (1999) Skeletal muscle myostatin mRNA expression is fiber-type specific and increases during hindlimb unloading. Am J Physiol, 277 (2 Pt 2): 601-606.

Chakravarthy MV, Davis BS, Booth FW (2000) IGF-I restores satellite cell proliferative potential in immobilized old skeletal muscle. J Appl Physiol, 89: 1365-1379.

Clarke BA, Drujan D, Willis MS. et al. (2007) The E3 Ligase MuRF1 degrades myosin heavy chain protein in dexamethasone-treated skeletal muscle. Cell Metab, 6: 376-385.

Desplanches D, Mayet MH, Sempore B et al. (1987) Structural and functional responses to prolonged hindlimb suspension in rat muscle. J Appl Physiol (1985), 63: 558-563.

Fitts RH, Brimmer CJ, Heywood-Cooksey A et al. (1989) Single muscle fiber enzyme shifts with hindlimb suspension and immobilization. Am J Physiol, 256 (5 Pt 1): C1082-C1091.

Häggmark T, Eriksson E, Jansson E (1986) Muscle fiber type changes in human skeletal muscle after injuries and immobilization. Orthopedics 9, : 181-185.

Haus JM, Carrithers JA, Carroll CC et al. (2007) Contractile and connective tissue protein content of human skeletal muscle: effects of 35 and 90 days of simulated microgravity and exercise countermeasures. Am J Physiol Regul Integr Comp Physiol, 293: R1722-R1727.

Katzmaryzk PT, Church TS, Craig CL et al. (2009) Sitting time and mortality from all causes, cardiovascular disease, and cancer. Med Sci Sports Exerc, 41: 998-1005.

Lawler JM, Song W, Demaree SR (2003) Hindlimb unloading increases oxidative stress and disrupts antioxidant capacity in skeletal muscle. Free Radic Biol Med, 35: 9-16.

LeBlanc A, Rowe R, Schneider V et al. (1995) Regional muscle loss after short duration spaceflight. Aviat Space Environ Med, 66: 1151-1154.

LeBlanc A, Schneider V, Shackelford L et al. (2000) Bone mineral and lean tissue loss after long duration space flight. J Musculoskelet Neuronal Interact, 1: 157-160.

Maier A, Eldred E, Edgerton VR (1972) The effects on spindles of muscle atrophy and hypertrophy. Exp Neurol, 37: 100-123.

McLachlan EM (1981) Rapid atrophy of mouse soleus muscles after tenotomy depends on an intact innervation. Neurosci Lett, 25: 269-274.

Min Y, Seo JH, Kwon YB et al. (2013) Effect of the position of immobilization upon the tensile properties in injured Achilles tendon of rat. Ann Rehabil Med, 37: 1-9.

Mitchell PO and Pavlath GK (2001) A muscle precursor cell-dependent pathway contributes to muscle growth after atrophy. Am J Physiol Cell Physiol, 281: C1706-C1715.

Morris JN, Heady JA, Raffle PA et al. (1953) Coronary heart-disease and physical activity of work. Lancet, 265: 1111-1120.

Nozaki T, Nikai S, Okabe R et al. (2015) A novel in vitro model of sarcopenia using BubR1 hypomorphic C2C12. Cytotechnology, Oct 13. [Epub ahead of print]

Nwoye L, Mommaerts WF, Simpson DR et al. (1982) Evidence for a direct action of thyroid hormone in specifying muscle properties. Am J Physiol, 242: R401-R408.

Oates BR, Glover EI, West DW et al. (2010) Low-volume resistance exercise attenuates the decline in strength and muscle mass associated with immobilization. Muscle Nerve, 42: 539-546.

Ogawa T, Furochi H, Mameoka M et al. (2006) Ubiquitin ligase gene expression in healthy volunteers with 20-day bedrest. Muscle Nerve, 34: 463-469.

Powers SK, Kavazis AN, McClung JM (2007) Oxidative stress and disuse muscle atrophy. J Appl Physiol. 102: 2389-2397.

Rundle A (2005) Molecular epidemiology of physical activity and cancer. Cancer Epidemiol Biomarkers Prev, 14: 227-236.

Sacheck JM, Hyatt JP, Raffaello A et al. (2007) Rapid disuse and denervation atrophy involve transcriptional changes similar to those of muscle wasting during systemic diseases. FASEB J, 21: 140-155.

Sartori R, Schirwis E, Blaauw B et al. (2013) BMP signaling controls muscle mass. Nat Genet, 45: 1309-1318.

Sato Y, Shimizu N, Mizunoya W et al. (2009) Differential expression of sarcoplasmic and myofibrillar proteins of rat soleus muscle during denervation atrophy. Biosci Biotechnol Biochem, 73: 1748-1756.

Stitt TN, Drujan D, Clarke BA et al. (2004) The IGF-1/PI3K/Akt pathway prevents expression of muscle atrophy-induced ubiquitin ligases by inhibiting FOXO transcription factors. Mol Cell, 14: 395-403.

Sun H, Qiu J, Chen Y et al. (2014) Proteomic and bioinformatic analysis of differentially expressed proteins in denervated skeletal muscle. Int J Mol Med, 33: 1586-1596.

Tesch PA, Trieschmann JT, Ekberg A (2004) Hypertrophy of chronically unloaded muscle subjected to resistance exercise. J Appl Physiol (1985) 96: 1451-1458.

Tomanek RJ and Lund DD (1974) Degeneration of different types of skeletal muscle fibres. II. Immobilization. J Anat. 118 (Pt3) : 531-541.

Williams PE and Goldspink G (1984) Connective tissue changes in immobilised muscle. J Anat, 138 (Pt 2) : 343-350.

Yang S, Alnaqeeb M, Simpson H et al. (1997) Change in muscle fibre type, muscle mass and IGF-I gene expression in rabbit skeletal muscle subjected to stretch. J Anat, 190: 613-622.

勝田茂編（2000）運動と筋の科学．p95，朝倉書店．

加藤好信（2014）7日間の車いすによる不活動が身体機能に及ぼす影響．吉備国際大学研究紀要（医療・自然科学系），24：65-72.

（小宮佑介，水野谷航）

第7章　身体運動に伴う生体機能適応を支える分子機構

7-1　内分泌・代謝

1．はじめに

　継続的な運動による全身性の代謝変化は，さまざまな死亡リスクを低下させることが多くの研究で明らかにされている．WHOが2009年に発表した報告書では，身体不活動は死亡のリスクファクターの4番目の原因にあげられている．身体活動（Physical Activity）は寿命を延長させるだけでなく，健康寿命の延長にも影響するため，「活動しない」ということは，単に個人の生活習慣の問題ではなく，国の医療問題にかかわる大きな事項となってきた．
　本稿では身体活動・不活動がどのように糖・脂質代謝や内分泌系に影響するかについて概説する．

2．運動が糖・脂質代謝に与える影響

1）骨格筋における糖代謝

　全身における「糖代謝」を議論する時は，主に膵臓におけるインスリン分泌や肝臓における糖新生が注目されることが多い．しかし，最近になって「骨格筋」が全身の糖代謝に積極的に関与していることが明らかになってきた．骨格筋は安静時にはそれほど糖の取り込みは大きくないが，何らかの刺激が加えられると最大20倍にまで増加する．骨格筋へ糖を取り込ませる刺激となるのは，食後に膵臓から分泌されるインスリンと，運動（筋収縮）である．興味深いことに2つの刺激は骨格筋細胞内では，異なるシグナル伝達経路を介して，最終的に糖輸送担体グルコーストランスポーター4（glucose transporter 4：GLUT4）が格納されている小胞へシグナルが収束し，GLUT4は筋細胞膜に組み込まれ，糖取り込みを促進する（図7-1-1）．両者のシグナル伝達を以下に示す．

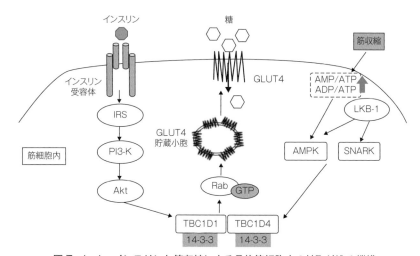

図7-1-1　インスリンと筋収縮による骨格筋細胞内の糖取り込み機構
インスリン刺激と筋収縮刺激はそれぞれ異なる伝達経路を介して，最終的にGULT4が格納されている小胞へシグナルが伝達される．GLUT4は膜へ移行して糖取り込みを促進する．

2）インスリンによる糖取り込みのシグナル伝達経路

食後は急速に血糖値が上昇する．血糖の上昇が膵臓β細胞で感知されるとインスリンが分泌される．分泌されたインスリンは血流を介して，骨格筋の細胞膜表面にあるインスリン受容体に到達する．インスリン結合のシグナルは，細胞内で Insulin receptor substrate（IRS），Phosphoinositide 3-kinase（PI3-k），protein kinase B/Akt と細胞内の情報伝達分子に次々に伝達され，最終的に GLUT4 を膜へ移行させ，糖取り込みを促進させる．シグナルが Akt に伝達されてから GLUT4 が膜へ移行する間のシグナル伝達経路に関しては長年不明のままであったが，最近になって，分子内に ras homologous from brain（Rab）-guanosine triphosphatase 加水分解酵素（GTPase）活性を有している TBC1 ドメインメンバー1（TBC1 domain family member 1：TBC1D1）または TBC1D4（または Akt substrate of 160：AS160 とも呼ばれる）が関与していることが明らかになった．Rab タンパク質は膜輸送を制御するタンパク質として知られており，GTP が結合した状態が活性型である．TBC1D1/TBC1D4 は通常は活性化状態で存在しており，分子内 GTPase 活性によって GTP から GDP への加水分解を行うことで，GTP の Rab への結合を低下させ，Rab 活性を抑制している．一方，Akt からのシグナルを受けると，TBC1D1/TBC1D4 がリン酸化され不活性型に変換され，14-3-3 タンパク質と結合する．TBC1D1/TBC1D4 分子内 GTPase は不活性化され，GTP 結合型 Rab タンパク質（活性型）が増加に転じ，GLUT4 の膜への移行が促進され糖取り込みが生じる．

3）運動による糖取り込みのシグナル伝達経路

運動とは，骨格筋細胞が収縮すること，すなわち，筋細胞内のアクチンとミオシンの相互作用を意味する．アクチンとミオシンが会合し収縮が生じるためには生体エネルギーである ATP が必要となる．骨格筋が収縮すると，細胞内の ATP は多量に消費（加水分解）され，ADP や AMP が産生される．細胞内 AMP/ATP と ADP/ATP の比率上昇は細胞内が低エネルギーになっていることを意味しており，これにより細胞内エネルギーセンサーである AMP キナーゼ（AMP kinase：AMPK）が LKB1 によりリン酸化されることで活性化される．活性化した AMPK はその下流にある代謝関連タンパク質をリン酸化することにより，ATP 合成系を活性化すると同時に ATP 消費系を不活性化し，細胞内の代謝を制御する．AMPK の分子構造やそのエネルギー感知のメカニズムの詳細は他書を参考にされたい（藤井，2008）．活性化された AMPK のシグナルは最終的には TBC1D1/TBC1D4 へとシグナルが伝達され，GLUT4 の膜への移行を引き起こして，細胞内への糖取り込みを促進させる．（図 7-1-1）．また，LKB1 の下流の分子である sucrose nonfermenting AMPK-related kinase（SNARK）は，AMPK とは別のシグナル伝達経路で筋収縮による糖取り込みに関与していることも明らかになりつつある．

一過性の運動は AMPK 経路の活性化を通して急性の糖取り込みを上昇させるほかに，インスリン刺激によるシグナル伝達経路にも影響し，数時間にわたり骨格筋のインスリン感受性を高める．筋収縮による AMPK 活性の上昇は運動後 2.5 時間以内に消失するが，AMPK 活性化による急性の糖取り込みの効果が失われた運動 6 時間後であっても，一定量のインスリンに対する糖取り込み能力は運動していない筋に比べると有意に高い（図 7-1-2）（Richter et al., 1989）．これは，運動後のシグナルが何らかの形で，インスリンシグナルの伝達経路に影響していることを示している．運動がインスリンシグナル伝達経路のどの分子に影響するのかの詳細は明らかにされていない．

4）身体活動状態が骨格筋の糖代謝に与える影響

身体の活動状態は，骨格筋の糖代謝に大きな

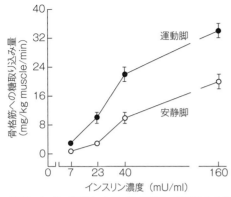

図7-1-2 運動によるインスリン感受性の亢進
片脚のみを1時間自転車運動させ，運動終了6時間後に，インスリン・クランプ試験を行った．インスリン刺激による脚への糖取り込みは，運動脚の方が安静脚よりも多く，筋収縮によってインスリン感受性が高められていることが示される．
（Richter et al., 1989 より引用改変）

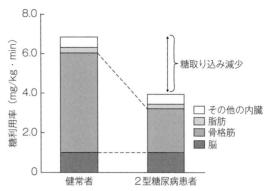

図7-1-3 健常者と2型糖尿病患者における各臓器の糖利用率（DeFronzo et al., 1988）
2型糖尿病患者では健常者に比べて全体の糖利用率が40％近く減少している．さらに，骨格筋での利用率の低下が全体の利用率低下に関与している．

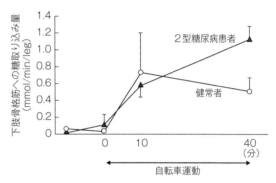

図7-1-4 健常者と2型糖尿病患者での運動による下肢筋への糖取り込み
（Martin et al., 1995）
運動は2型糖尿病患者においても，健常者と同程度まで骨格筋における糖取り込みを促進させる．

影響を与える．一日10,000歩以上の活動量がある健常者に，一日1,500歩以内に制限した生活を14日間過ごしてもらうと，骨格筋ではインスリン刺激によるAktリン酸化の低下，インスリン刺激時の糖取り込みの低下が観察され，インスリン感受性が顕著に低下した（Thyfault and Krogh-Madsen, 2011）．わずか2週間，身体不活動の状態におかれることで糖代謝が低下するという事実は，長年の身体不活動状態が糖尿病を引き起こす要因になることを示している．

糖尿病には何らかの理由で膵臓β細胞が壊れてインスリン分泌が起こらなくなったことが原因である1型糖尿病と，糖尿病の症状が現れた初期段階では，インスリンの分泌は起きているが，インスリンに対する末梢器官の応答が低下（インスリン感受性の低下）する2型糖尿病に分けられる．2型糖尿病はメタボリックシンドロームとの関連性が高く，わが国における糖尿病患者の95％は2型糖尿病である．2型糖尿病患者では，インスリンで刺激した時の全身の糖取り込み量が健常者に比べて著しく低下している．末梢組織の中で糖取り込みの低下が特に顕著に現れるのは，骨格筋である（図7-1-3）（DeFronzo et al., 1988）．一方，糖尿病患者においても，運動は健常者に匹敵するくらいまで骨格筋の糖取り込みを促進させる（図7-1-4）（Martin et al., 1995）．これは，骨格筋でインスリン刺激による糖取り込み能力が低下している糖尿病患者であっても，運動による糖取り込み機能は損なわれないことを意味する．これまで，糖尿病患者へ運動が推奨されていたのは，運動によって全身性に脂肪を減少させ，脂肪細胞から分泌される炎症促進因子を減少させることによる2次的な効果を期待していたためであった．しかし単に脂肪を減少させるだけならば，食事制限のみでも達成は可能である．運動は，AMPK活性化による糖取り込みの上昇，ならびに，インスリンの感受性の増加により積極的に全身の糖代

謝を制御していると考えられる．

5）身体活動状態が脂質代謝に与える影響

　身体活動と体脂肪量は有意な関連性があり，運動は全身性に脂質代謝を亢進させる．強度の高い運動では糖の利用が主となるが，最大酸素摂取量が 25〜65％ の運動強度では脂質を優先してエネルギー源として使用する．エネルギーとなる脂質は，骨格筋内に蓄えられている脂質や，内臓脂肪・皮下脂肪などの貯蔵脂肪（トリアシルグリセロール）である．運動により交感神経系が活性化され血液中のカテコールアミン濃度（アドレナリン，ノルアドレナリン）が上昇すると脂肪細胞のアドレナリンβ受容体に結合して細胞内 cAMP を上昇させ，cAMP 依存的プロテインキナーゼ（Protein KinaseA：PKA）の活性化を促し，ホルモン感受性リパーゼや脂肪細胞特異的トリグリセリドリパーゼを活性化し，脂肪酸を遊離させる．遊離した脂肪酸は血液中へ放出され，血液を介して骨格筋細胞膜表面に存在する脂肪酸輸送体を通り細胞内に取り込まれる．骨格筋では少なくとも4つの脂肪酸輸送体 fatty acid translocase／CD36, plasma membrane fatty acid binding protein, fatty acid transport protein1, fatty acid transport protein4 が知られている．これらの脂肪酸輸送体は，それぞれ特有の性質があり，レセプターの種類により働きは異なると考えられている．細胞内に入った脂肪酸は，β酸化によりアセチル CoA を経て ATP が産生され，筋収縮時のエネルギーとして使用される．

　身体不活動状態は，全身の脂質酸化，ホルモン感受性リパーゼ活性を低下させ，全身の脂質酸化を減少させる．また，骨格筋では脂肪酸輸送体，脂肪酸化関連遺伝子群の発現を顕著に低下させる（Slentz et al., 2009）．数カ月にわたるベッドレストでは全身の脂質酸化は減少し，エネルギー消費を糖質代謝へとシフトさせる（Slentz et al., 2009）．このような全身のエネルギー代謝変化は，リパーゼ活性低下や血中カテコールアミン濃度の減少など複合的な要素が絡んでいるが，骨格筋で脂質代謝を行う遅筋線維が減少し，解糖能優位の速筋線維へ変化することも主要な要因の1つであると考えられている．身体不活動がどのようなメカニズムで骨格筋における筋線維タイプの変化を引き起こすかの詳細はまだ明らかにされていない．

　その一方，継続的な運動は骨格筋線維を脂質酸化能力の高い遅筋線維へ変化させる（筋の適応）．筋の適応現象に主要な役割を果たすのが，peroxisome proliferator-activated receptor γ coactivator-1 α（PGC-1α）である．PGC-1α は種々の転写因子と複合体を形成する転写コアクチベーターとして知られており，エネルギー代謝やミトコンドリア生合成に関係する遺伝子の転写を促進させる．PGC-1α には4種類のアイソフォーム（PGC-1αa, αb, αc, αd）が存在する（Miura et al., 2008）．骨格筋特異的に PGC-1αa を欠損したマウスでは骨格筋におけるミトコンドリア機能の低下，筋線維タイプの変化ならびに走持久力の低下が観察されることから（Handschin et al., 2007a；2007b），PGC-1αa は継続的運動の脂質代謝変化を説明する1つの重要な分子であると考えられる．また最近の研究では，運動強度の違いによってアイソフォームの発現誘導に違いがあり，高強度の運動では PGC-1αa が，脂質酸化が優先的に起こる低強度運動では PGC-1αb がより強く発現誘導されることが報告されている（Tadaishi et al., 2011）．運動強度よる代謝の変化の違いは PGC-1α アイソフォームの発現誘導の違いに起因するのかもしれない．

3．身体活動が内分泌系に与える効果

　運動はエネルギー低下，心拍数の増加，血流増加，発汗などの全身性の代謝変化を引き起こす強力な刺激であり，これらの変化には，内分泌系・自律神経系の活性化を伴う．古くから知られてい

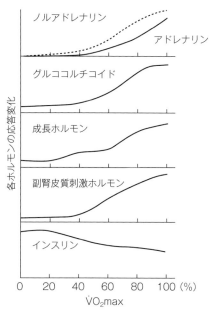

図7-1-5 運動によるホルモン応答
（野村ほか，2009より引用改変）
最大酸素摂取量50〜60％運動強度で，カテコールアミン（アドレナリン，ノルアドレナリン），グルココルチコイド，成長ホルモン，副腎皮質刺激ホルモンの分泌が上昇する．一方，インスリンは運動強度が上がるにつれて低下する．

る運動による内分泌系の応答は，成長ホルモン，コルチゾール，副腎皮質刺激ホルモンならびに自律神経系応答に関連するカテコールアミン（アドレナリン，ノルアドレナリン）の血中レベルの上昇である．一般に，最大酸素摂取量が50〜60％の運動強度から血中レベルの上昇が観察される（図7-1-5）（野村ほか，2009）．これらのホルモン応答の詳細に関しては他書に譲り（野村ほか，2009），本稿では身体活動が脂肪・骨格筋・膵臓の内分泌系にどのように影響するかについて概説する．

1）脂肪細胞の内分泌

脂肪細胞は，単にエネルギーの貯蔵器官として存在するだけではなく，生理活性物質を分泌する内分泌器官として全身性の代謝を制御している．脂肪細胞から分泌される生理活性物質は総称して「アディポカイン」と呼ばれており，これまで数十種のアディポカインが報告されている．アディポカインは食欲や代謝を調節するだけでなく，肥満による炎症反応を引き起こす．特に研究が進められているアディポカインとしてはアディポネクチン，レプチン，TNF-α（Tumor Necrosis Factor-α）がある．

アディポネクチンは脂肪細胞特異的に発現し分泌されるアディポカインの1つである．血液中のアディポネクチンレベルは，BMIや脂肪量とは逆相関の関係にあり，肥満者や2型糖尿病患者では血中アディポネクチンレベルは低い．アディポネクチンは，骨格筋における糖取り込みを促進し，肝臓の糖新生を抑制する．これらの作用を考慮すると，身体活動量とアディポネクチン量には一定の相関が得られることが期待されるが，実際には身体活動量（運動量）とアディポネクチンレベルの関連性は明確ではない（Golbidi and Laher, 2014）．アディポネクチンは多量体で存在しており，その多量体の数の違いにより活性の異なる3種類（3量体の低分子量型，6量体の中分子量型，12量体以上の高分子量型）にわけられ，高分子量型が最も活性が高い．アディポネクチンと運動との関連性は血液中の多量体構造の比率なども考慮した検証が必要であると考えられる．

レプチンは脂肪細胞から分泌されるアディポカインの1つで，脳の視床下部に作用し，摂食行動を抑制し，エネルギー代謝を促進させる．数日間絶食すると血中のレプチンレベルが低下し摂食は促進に向かう．一方，過食により血中レプチンレベルが増加すると，摂食は抑制されることから中・長期に摂食調節を制御していると考えられている．脂肪量と血液中のレプチンレベルには相関があり，肥満患者の血液中ではレプチンレベルは高い．通常なら，レプチンによる摂食抑制機構が作用するが，肥満患者ではレプチンに対する抵抗性ができておりレプチンの摂食抑制効果は失われている．身体活動量とレプチンレベルには一定の相関関係がみられる．ベッドレストにより不活動状態になるとレプチンレベルは上昇し（Blanc et al., 2000），一方，高強度長時間の運動で血

液中のレプチンは低下する（Golbidi and Laher, 2014）．低強度の運動では大きな変化は観察されない．高強度運動によるレプチンの低下は，運動そのものの効果というよりも運動により脂肪細胞が減少したことによる2次的なものであると考えられている．

TNF-αは炎症性のサイトカインとしてマクロファージや白血球から分泌されることが知られているが，脂肪細胞からも分泌される．脂肪量と血液中のTNF-αレベルは有意な相関性が認められており，肥満患者では血液中のTNF-αレベルは高い．TNF-αレベルの増加は，インスリン抵抗性や，肥満に伴う全身性のさまざまな炎症を引き起こす要因とされている．その一方，運動トレーニングによる身体活動量の増加は血液中のTNF-αレベルを減少させ，インスリン抵抗性を改善させる（Golbidi and Laher, 2014）．運動に伴うTNF-αレベル減少は脂肪細胞の減少効果に起因すると考えられていたが，運動に伴うエピネフィリンの上昇がTNF-αの作用を弱めるとの報告もあり（van der Poll et al., 1996），TNF-αの作用に関しても運動は脂肪細胞の減少以上の効果を有する可能性もある．

2）身体活動がインスリン分泌に与える影響

インスリンは血糖低下作用を有するホルモンであり，食後の血糖値の上昇を感知すると膵臓β細胞から分泌され，脂肪細胞や骨格筋で糖取り込みを促進させる．血液中のインスリン濃度は身体活動状態により変化し，身体活動が低い人では血液中のインスリン濃度は高い．健常な人をわずか5日間，身体不活動状態にするだけで血清インスリン濃度の増加や糖負荷試験によるインスリン分泌量の増加が観察される（Hamburg et al., 2007）．身体不活動による血液中のインスリン濃度の上昇は，末梢でインスリン感受性が低下したことにより，一定の血糖値を維持するためのインスリン量が増加したことを反映している．

その一方，急性運動は血液中のインスリン濃度

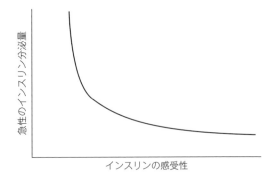

図7-1-6　インスリン分泌量とインスリン感受性の関係
（Mizgier et al., 2014 ; Weyer et al., 1999 より引用改変）
末梢におけるインスリンの感受性が高いほど急性のインスリン分泌量は低い関係にある．

を低下させる．運動中は，骨格筋でインスリン非依存的な糖取り込みが増加するため，それ以上の血糖値低下を防ぐためにもインスリン分泌が低下すると考えられる．また，運動トレーニングは安静状態における血液中のインスリンレベルを低下させる．一般に普段から運動することにより，末梢のインスリン感受性は亢進し，急性のインスリン分泌は低下する（図7-1-6）（Mizgier et al., 2014）．これは，運動によりインスリンの分泌能力が下がったことを意味するのではない．6週間の運動トレーニングを課したラットの膵臓β細胞を高濃度のグルコースで刺激すると，インスリンの分泌は安静状態においたラットに比べて有意に高く（Tsuchiya et al., 2013），運動によって膵臓からのインスリン分泌能力が亢進することが明らかにされている．そのメカニズムとして，骨格筋から分泌されたinterleukin-6（IL-6）がインクレチンの1つであるglucagon-like peputide-1の分泌を誘導し，インスリン分泌の促進に関与しているという報告がいくつかあり，今後の研究が期待される（Mizgier et al., 2014）．

3）骨格筋の内分泌

これまで運動器としか認識されていなかった骨格筋に関しても，生理活性物質を分泌する内分泌器官としての役割があることが明らかになってきた．骨格筋から分泌される生理活性物質は総称し

て「マイオカイン」と呼ばれている．これまで報告されているマイオカインには，特に刺激がなくとも常に分泌される構成性マイオカイン，筋収縮，栄養状態やインスリンなどの刺激に応じて分泌される調節性マイオカインがある（眞鍋，2014）．また筋損傷が起きたときに細胞から漏れ出てくるものをマイオカインとしている報告もあるが，これらをマイオカインに含めるかについてはまだ議論の余地がある．マイオカインとして古くから知られているものとしてはIL-6がある．IL-6は以前から運動後の血液中で増加するサイトカインとして知られていたが，最近になって直接骨格筋から分泌されることが明らかにされた（Nedachi et al., 2008）．その作用として骨格筋で糖代謝の促進や，膵臓でインスリン分泌能力を促進することが報告されている．一方，IL-6は骨格筋以外の細胞からも分泌されるため，運動による血液中のIL-6の上昇がどの器官由来のものか，また，骨格筋由来のIL-6が全身の代謝にどの程度関与しているかについては，まだ研究が進んでいない．

脂肪細胞に作用するマイオカインとしてはIrisinやBAIBA（beta-Aminoisobutyric acid）が報告されている．いずれも長期間運動させることで血中レベルが上昇し，白色脂肪細胞を褐色化させ，全身エネルギー代謝の改善に関与している可能性がある．いずれのマイオカインも運動が直接的な分泌の刺激因子となるのかなど，まだ検証されていない点も多い．

マイオカインの存在は，運動がなぜ全身性にさまざまな健康増進の効果を有しているのかの説明となり得る．今後は，マイオカインの分泌機構やその機能の解明，身体活動量とマイオカイン分泌量との関連，そして疾患との関連性をより詳細に明らかにすることが必要であろう．

文献

Blanc S, Normand S, Pachiaudi C et al.（2000）Leptin responses to physical inactivity induced by simulated weightlessness. Am J Physiol Regul Integr Comp Physiol, 279: R891–R898.

DeFronzo RA（1988）Lilly lecture 1987. The triumvirate: beta-cell, muscle, liver. A collusion responsible for NIDDM. Diabetes, 37: 667–687.

Golbidi S and Laher I（2014）Exercise induced adipokine changes and the metabolic syndrome. J Diabetes Res, 2014: 726861.

Hamburg NM, McMackin CJ, Huang AL et al.（2007）Physical inactivity rapidly induces insulin resistance and microvascular dysfunction in healthy volunteers. Arterioscler Thromb Vasc Biol, 27: 2650–2656.

Handschin C, Choi CS, Chin S et al.（2007a）Abnormal glucose homeostasis in skeletal muscle-specific PGC-1alpha knockout mice reveals skeletal muscle-pancreatic beta cell crosstalk. J Clin Invest, 117: 3463–3474.

Handschin C, Chin S, Li P et al.（2007b）Skeletal muscle fiber-type switching, exercise intolerance, and myopathy in PGC-1alpha muscle-specific knock-out animals. J Biol Chem, 282: 30014–30021.

Martin IK, Katz A, Wahren J（1995）Splanchnic and muscle metabolism during exercise in NIDDM patients. Am J Physiol, 269: E583–E590.

Miura S, Kai Y, Kamei Y et al.（2008）Isoform-specific increases in murine skeletal muscle peroxisome proliferator-activated receptor-gamma coactivator-1alpha（PGC-1alpha）mRNA in response to beta2-adrenergic receptor activation and exercise. Endocrinology, 149: 4527–4533.

Mizgier ML, Casas M, Contreras-Ferrat A et al.（2014）Potential role of skeletal muscle glucose metabolism on the regulation of insulin secretion. Obes Rev, 15: 587–597.

Nedachi T, Fujita H, Kanzaki M（2008）Contractile C2C12 myotube model for studying exercise-inducible responses in skeletal muscle. Am J Physiol Endocrinol Metab, 295: E1191–E1204

Richter EA, Mikines KJ, Galbo H et al.（1989）Effect of exercise on insulin action in human skeletal muscle. J Appl Physiol（1985）, 66: 876–885.

Slentz CA, Houmard JA, Kraus WE（2009）Exercise, abdominal obesity, skeletal muscle, and metabolic risk: evidence for a dose response. Obesity（Silver Spring）, 17（Suppl 3）: S27–S33.

Tadaishi M, Miura S, Kai Y et al.（2011）Effect of exercise intensity and AICAR on isoform-specific expressions of murine skeletal muscle PGC-1 α mRNA: a role of β_2-adrenergic receptor activation. Am J Physiol Endocrinol Metab, 300: E341–E349.

Thyfault JP and Krogh-Madsen R（2011）Metabolic disruptions induced by reduced ambulatory activity in free-living humans. J Appl Physiol（1985）, 111: 1218–1224.

Tsuchiya M, Manabe Y, Yamada K et al.（2013）Chronic exercise enhances insulin secretion ability of pancreatic islets without change in insulin content in non-diabetic rats. Biochem Biophys Res Commun,

430: 676-682.
van der Poll T, Coyle SM, Barbosa K et al.（1996）Epinephrine inhibits tumor necrosis factor-alpha and potentiates interleukin 10 production during human endotoxemia. J Clin Invest, 97: 713-719.
Weyer C, Bogardus C, Mott DM et al.（1999）The natural history of insulin secretory dysfunction and insulin resistance in the pathogenesis of type 2 diabetes mellitus. J Clin Invest, 104: 787-794.
野村幸子，井澤鉄也（2009）運動と免疫：からだをまもる運動のふしぎ．pp129-131，大野秀樹ほか編，ナップ．
藤井宣晴（2008）健康と運動の疫学入門：エビデンスに基づくヘルスプロモーションの展開．pp75-84，熊谷秋三代表編集，医学出版．
眞鍋康子（2014）内分泌器官としての骨格筋．実験医学，32：1346-1352.

（眞鍋康子，古市泰郎）

7-2　骨格筋系

1．はじめに

　骨格筋は主要な運動器であり，また青年男性では体重の約4割を占める最大の器官である．生命の維持に直接関与するわけではないが，医療技術の進歩や生活環境の改善などによってヒトの寿命が急速に延伸するにつれ，健康の維持増進におけるその役割が重要視されるようになった．

　平成25年度国民生活基礎調査（厚生労働省，2014）のデータから，高齢者が要介護となった原因を割合の高い順からまとめると，脳血管疾患（18.5％），認知症（15.8％），高齢による衰弱（13.4％），骨折・転倒（11.8％），関節疾患（10.9％）となる．これらのうち，骨折・転倒と関節疾患を合わせると22.7％となり，運動器に関連した障害が最も高い割合を占めていることがわかる．さらに，高齢による衰弱についても，その一部はサルコペニア（加齢性筋減弱症）をはじめとする運動器の機能低下が深くかかわっていると考えられる．

　一方，骨格筋は，活動時に多量のエネルギーを消費するばかりでなく，安静時にも主要な熱源として常にエネルギーを消費している．したがって，その量と機能を維持することは，体内の代謝恒常性を維持し，肥満，糖尿病，脂質異常症などを予防するという観点からも重要と考えられる．さらに，運動に伴って筋より分泌される生理活性物質（マイオカイン）の中には，脂肪の分解を促す，脂肪の性質を変える，脳の神経細胞を保護するなどの作用を持つものがあることも示されている．組織重量当たりでみた場合，筋の安静時代謝や物質分泌活性は決して高いものではないが，絶対量が多いことで，その全身に及ぼす効果は大きく，健康の維持増進にも密接に関係するといえる．

　ここでは，骨格筋が全身の健康維持に果たす役割の分子的機構につき，最近の研究に基づいて解説する．同時に，サルコペニアのカウンターメジャーとして最も有力なレジスタンストレーニング（RT）の効果の分子メカニズムについて，トレーニング方法との関連性を念頭に置きながら考察する．

2．骨格筋による熱産生と代謝恒常性

　骨格筋は，体内における主要な熱源である．哺乳類骨格筋の収縮時の熱効率は，速筋線維で最大約30％，遅筋線維で最大約40％である（石井，2012）．したがって，筋運動を行うと，消費エネルギーのうち約70％は熱になる．これを利用した熱産生反応が寒冷環境下での「震え熱産生」である．

　一方，筋は弛緩時にも一定の熱産生を行っており，震えを伴わない「非震え熱産生」のうちの約60％を担っている．後述するように，筋の安静時熱産生には，ミトコンドリアにある脱共役タンパク質（UCP3）と，筋小胞体にあるサルコリピン（sarcolipin：SLN）という2種のタンパク質がかかわっている．Balら（2012）の研究によると，サルコリピン遺伝子を欠損したマウスは，褐色脂肪があっても4℃の環境下での体温維持機能が著しく低下し，低体温症に似た症状を呈する（図7

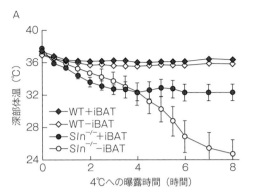
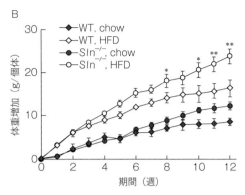

図7-2-1　サルコリピンの欠損が体温維持機能と体重に及ぼす影響（Bal et al., 2012 より引用改変）
A：4℃への曝露に伴う深部体温の変化．B：高脂肪食による体重増加．WT＋iBAT：通常マウスで褐色脂肪あり，WT－iBAT：通常マウスで褐色脂肪除去，Sln$^{-/-}$＋iBAT：サルコリピン欠損マウスで褐色脂肪あり，Sln$^{-/-}$－iBAT：サルコリピン欠損マウスで褐色脂肪除去，WT, chow：通常マウスで通常食，WT, HFD：通常マウスで高脂肪食，Sln$^{-/-}$, chow：サルコリピン欠損マウスで通常食，Sln$^{-/-}$, HFD：サルコリピン欠損マウスで高脂肪食
＊および＊＊はWTおよびSln$^{-/-}$，HFDとの間の比較での有意差を示す（＊$p<0.05$；＊＊$p<0.01$）

-2-1A）．

　これらのことから，体温を維持するための主要な熱源は骨格筋であり，その安静時熱産生にはサルコリピンのはたらきが重要であることが示唆される．一方，サルコリピン欠損マウスは，体温維持能力が低下するばかりでなく，高脂肪食で極度の肥満になり，さらにインスリン抵抗性を示すようになる（図7-2-1B）．したがって，筋は糖や脂質の大口消費者として，体内のエネルギー代謝恒常性に寄与していると考えられる．加齢，運動不足，極端なダイエットなどに伴う筋量の減少は，体温維持機能の低下ばかりでなく，肥満や糖尿病につながる可能性がある．

3．UCPとサルコリピンによる熱産生のメカニズム

　脱共役タンパク質（UCP）はミトコンドリア内膜上にあるタンパク質である．ミトコンドリア内膜では，好気的代謝過程の後半が進行し，膜上の酸化/還元基質が順次電子を伝達する（電子伝達系）．この電子伝達はマトリクスから膜間腔へのプロトン輸送と共役しており，膜間腔へプロトンが蓄積する．その結果，内膜を挟んでプロトンの濃度差による静電気的ポテンシャルが生じる．

この静電気的ポテンシャルを利用し，内膜上のATP合成酵素（ATPシンターゼ）がATPを合成しながらプロトンをマトリクス側に戻す（電子伝達系とATP合成の共役）．一方，内膜上に発現したUCPはプロトンチャネルとしてはたらき，膜間腔のプロトンをマトリクス側にリークしてしまうため，この共役を阻害する．結果的に，ATP合成のためのエネルギーが熱として失われる．

　UCPには，UCP1～UCP3の3つのアイソフォームがある．UCP1は主に褐色脂肪に発現し，特に小型哺乳類においては，安静時の熱産生に重要な役割を果たす．UCP2は白色脂肪，骨格筋，膵臓など広範囲に分布する．活性酸素種の増加を防ぐことが主な役割であり，熱産生には深くかかわらないとされている．UCP3は主に骨格筋に発現し，熱産生と代謝恒常性の維持に関与していると考えられる．筋線維タイプ別では，UCP3は速筋線維であるタイプⅡ線維に多く含まれる（Schrauwen and Hesselink, 2002）．

　サルコリピン（以下，SLN）は，筋小胞体膜画分からカルシウムポンプ（SERCA）とともに抽出されたタンパク質である（Wawrzynow et al., 1992）．同様に抽出されるタンパク質であるホスホランバン（phospholamban：PLN）と，膜貫通ドメインでの相同性が高い．SLNは，ヒト

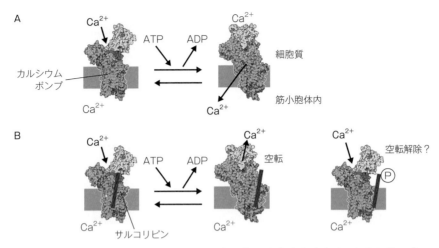

図7-2-2 骨格筋小胞体膜上のカルシウムポンプのはたらき（A）とカルシウムポンプに及ぼすサルコリピンの作用（B）
Ⓟはリン酸化を示す．

などの大型哺乳類では骨格筋に多量に発現し，特に速筋線維（タイプⅡ線維）での発現が高い（MacLennan and Kranias, 2003）．

PLNは細胞質側のカルシウムイオン（Ca^{2+}）濃度が低い場合にカルシウムポンプに結合し，その活性を阻害する（Babu et al., 2007）．したがって，十分に細胞質Ca^{2+}濃度が低下した際に，カルシウムポンプに「ブレーキ」をかけ，エネルギー消費を節約する役割を持つと考えられている．一方，SLNは，Ca^{2+}濃度にかかわらずカルシウムポンプに結合し，ATPの加水分解とCa^{2+}の筋小胞体内への輸送との間の共役を阻害する（図7-2-2）．したがって，SLNはPLNと異なり，カルシウムポンプを「空転」させることによって，ATPのエネルギーをすべて熱にしてしまうと考えられる．また，SLNがリン酸化を受けると，カルシウムポンプ阻害効果が消失することも示されているが，その生理学的意義は明らかではない（石井，2015）．

4．骨格筋が分泌する生理活性物質：マイオカイン

骨格筋線維は，収縮活動に伴ってさまざまな物質を分泌する．それらのうち，インスリン様成長因子-1（Insulin-like Growth Factors-1：IGF-1）や脳由来神経栄養因子（Brain-Derived Neurotrophic Factor：BDNF）などのように生理活性を持つ物質をマイオカイン（myokine）と総称する．後述するようにマイオカインの多くは筋自身に作用し，筋のサイズや代謝を調節する局所性サイトカインであるが，中には循環に入って筋以外の器官に作用するものがあると考えられている．

そのようなはたらきを持つマイオカインとして最初に報告されたものは，インターロイキン-6（IL-6）である（Pedersen, 2011）．IL-6は代表的な炎症性サイトカインであるが，筋線維からの分泌は，強い筋活動によって炎症とは無関係に起こる．後述する筋の再生反応や，筋線維におけるタンパク質合成を促進する作用があり，運動・トレーニングによる筋肥大にもかかわっていると考えられる（Ishii et al., 2012）．一方，IL-6は体循環に入り，動脈内皮にはたらいて炎症を抑制する，肝にはたらいてグリコーゲン分解を促進する，脂肪にはたらいてトリグリセリドの分解を促進する，脳にはたらいて神経細胞のアポトーシスを抑制する，など多岐にわたる作用を持つことが示唆

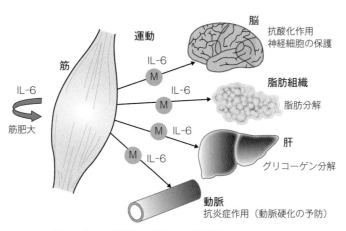

図7-2-3 マイオカインの筋以外の臓器への作用例（Pedersen, 2011 より引用改変）
筋運動により筋線維から分泌されたインターロイキン-6（IL-6）が循環を介してさまざまな臓器にはたらく

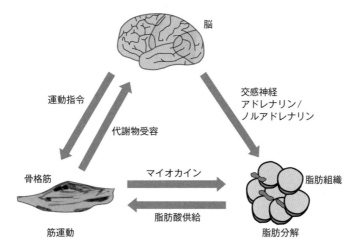

図7-2-4 エネルギー供給における筋と脂肪組織の相互作用

されている（図7-2-3）．すなわち，運動によって筋から分泌されるマイオカインが，肥満や生活習慣病を予防する効果を持つ可能性がある．

5．骨格筋と他器官との相互作用

筋運動の持続は交感神経を活性化し，その結果分泌されるカテコールアミンが肝グリコーゲン分解や脂肪における脂肪分解を促すことで，糖や脂肪酸などのエネルギー基質が筋に供給される．この過程には，中枢における神経活動と，筋からの求心性神経入力の両者が関与する．駆血した筋に直接電気刺激を与えることでこの過程が促進されることから，筋内で乳酸やプロトンなどの代謝物を受容するしくみ（代謝物受容反射）が重要と考えられる（Inagaki et al., 2011）．

一方，上述のように筋運動に伴って分泌されたマイオカインが肝や脂肪に直接作用するしくみもある．これらを合わせて考えると，筋運動のためのエネルギー基質供給機構には，中枢からの遠心性調節のみでなく，筋—脂肪間および筋—肝間の相互作用という経路もかかわっていることになる（図7-2-3，図7-2-4）．すなわち，筋は「エネルギー需要の増大」という情報を，自ら中枢，脂肪，肝などに向けて発信しているといえる．こうした仕組みは，生体内のエネルギー供給機構を

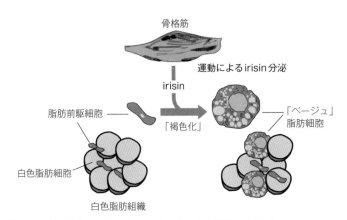

図7-2-5 骨格筋から分泌されたイリシン（irisin）による白色脂肪の褐色化（Villarroya, 2012 より引用改変）

安定化する上で理にかなったものと考えられる.

さらに最近の研究から，強い筋活動によって，筋からイリシン（またはアイリシン：irisin）というマイオカインが分泌され，イリシンは白色脂肪組織中の脂肪前駆細胞にはたらいて，これを褐色化することが示されている（Boström et al., 2012；Villarroya, 2012）.（図7-2-5）．こうしてできた脂肪細胞は，ミトコンドリアとUCP1（前述）を多く含み，熱を産生することから，褐色脂肪細胞と極めて似た特徴を持つ．一方，褐色脂肪組織をつくる通常の褐色脂肪細胞は本来筋原性細胞であり，遺伝子発現の特性が異なる．そのため，脂肪前駆細胞からこのようにして生じた褐色脂肪細胞は「ベージュ脂肪細胞」と呼ばれる．ベージュ脂肪細胞を含む脂肪組織は，脂質をエネルギー源として少量の熱を産生する，「減りやすい脂肪」といえる．

一方，Wrannら（2013）の研究から，筋で分泌されたイリシンは脳にも入り，海馬におけるBDNFの分泌を活性化することで，神経細胞の増殖を促したり，アポトーシスを抑制したりすることが示唆されている．Buchmanら（2012）に代表される複数の疫学研究が，運動の認知症予防効果を示しているが，こうした効果にマイオカインが関連する可能性もある．我々の研究でも，麻酔下のラット下肢筋に電気刺激を与えて収縮させると海馬でのBDNF発現が上昇することを認めて

おり（Maekawa et al., 投稿中），今後のさらなる展開が期待されるテーマである.

6．トレーニングによる骨格筋肥大のメカニズム

RTによる骨格筋肥大は単純明快な適応反応であるが，その分子的機構は十分に解明されているわけではない．大きくわけると，タンパク質代謝系と筋再生系という2種の過程がかかわっており，タンパク質代謝系はさらにタンパク質合成と分解という2経路からなっている（図7-2-6）.

タンパク質合成系は，遺伝子転写過程と翻訳過程にわけられる．このうち，筋肥大に深くかかわるのは翻訳過程と考えられている．トレーニングや栄養摂取はmTOR（mammalian target of rapamycin）シグナル伝達系というリン酸化カスケード反応を活性化し，最終的に翻訳調節にかかわる複数のリボソームタンパク質（rpS6など）がリン酸化されて，リボソームにおけるタンパク質合成が活性化する．逆に食事制限や持久的運動によって筋線維内がエネルギー不足になると，細胞内エネルギーセンサであるAMP活性化キナーゼ（AMPK）がmTORシグナル伝達系を抑制し，タンパク質合成にブレーキをかける（図7-2-7）.

トレーニング刺激は，筋線維からIGF-1，IL-6，IL-4などのマイオカインを分泌させるが，こ

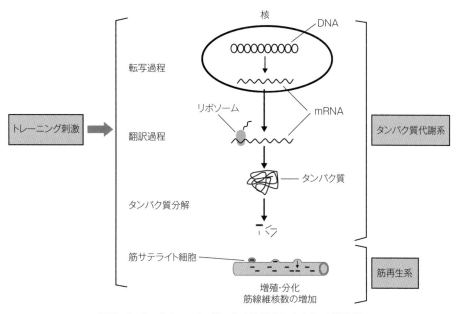

図7-2-6　トレーニングによる筋肥大にかかわる諸過程

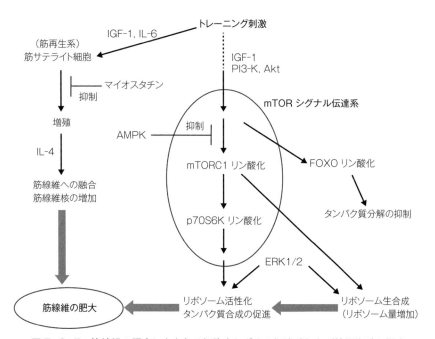

図7-2-7　筋線維の肥大にかかわる細胞内シグナル伝達系および筋再生系の概略

のうちIGF-1は自己分泌的に筋線維に作用し，PI3K，Aktのリン酸化を経てmTORシグナル伝達系を活性化すると考えられている（Ishii et al., 2012）．

一方，十分な量のタンパク質を合成するためには，翻訳活性化のみならず，翻訳容量，すなわち

リボソーム量を増加させる必要があると考えられ，実際に筋肥大に伴ってリボソームRNAの増加が起こる（Chaillou et al., 2014）．ラット代償性肥大モデルでは，筋肥大の程度がmTORシグナル伝達系の活性化に比べ，リボソーム量により強く相関することも示されている（Nakada et al.,

2016).リボソーム量の増加は,トレーニングを一定期間継続してはじめて起こることも示されており(Figueiredo et al., 2015),トレーニング効果の時間経過や,適切なトレーニング頻度を考える上で,今後重要なポイントとなる可能性がある.

タンパク質分解には,ユビキチン-プロテアソーム系,オートファジー,カルパインなどの酵素系が関与する.mTORシグナル伝達系の活性化は,ユビキチン-プロテアソーム系によるタンパク質分解を抑制する(図7-2-7).一方トレーニング刺激後には,タンパク質合成と同時にタンパク質分解も一過的に上昇することが示されており(Phillips et al., 1997),トレーニング効果とタンパク質分解の関係にはまだ不明の点が多い.

筋線維内の核がコントロールできる細胞質体積には限界があり(核支配領域),筋がある一定限度を超えて肥大する際には,筋線維内の核数を増やす必要があると考えられる(Allen et al., 1999).実際,Bruusgaardら(2010)は,代償性肥大に伴って筋線維中の核数が増加することを示した.この核の主な供給源は,幹細胞として筋再生系を構成している筋サテライト細胞である.筋サテライト細胞の増殖はマイオカインの一種であるマイオスタチンによって強く抑制されている.トレーニング刺激はマイオスタチンの発現を抑制し,同時に筋線維からIL-6を分泌させることで筋サテライト細胞の増殖を促す(Begue et al., 2013).増殖した筋サテライト細胞は,やはり筋線維より分泌されるIL-4(インターロイキン-4)の作用によって筋芽細胞へと分化した後,隣接する筋線維に融合し核数を増やすと考えられている(図7-2-6,図7-2-7).

7.トレーニング方法との関連性

RTのプログラムには,強度,トレーニング容量,頻度などの要素があり,目的に応じてこれらの要素を適切に設定する必要がある.通常のトレーニングの場合,筋肥大や筋力増強のためには65%1RM(1RM:最大挙上重量)以上の高負荷強度が必要とされている.しかし,こうした負荷強度条件が,上述の分子メカニズムを十分に賦活化するために必須かどうかは不明である.

最近の研究によって,30%1RM程度,あるいはそれ以下の低負荷強度であっても,筋が真に疲労困憊に至るまで反復を繰り返すような大容量のトレーニングを行うと,mTORシグナル伝達系の活性化とタンパク質合成の増加が起こり,高負荷強度の場合とほぼ同等の筋肥大がもたらされることが示されている(Burd et al., 2010;Ogasawara et al., 2013).このことは,筋肥大のためには力学的ストレスだけでなく筋線維内外の代謝的環境が重要であり,特に筋中の速筋線維を疲労困憊させる必要があることを示唆する.しかし,こうした低負荷強度・大容量トレーニングは,高反復回数に伴う中枢性の強い疲労を生じさせるため,主観的には高強度トレーニングよりもきついものといえる.

一方,低反復回数,短時間で筋を疲労困憊状態にする工夫として,筋血流の制限があげられる.実際,筋血流を外的に制限したトレーニングは,低負荷強度・小容量で筋肥大をもたらすことが示されている(Takarada et al., 2000).また,本書,第8章「8-2 スロートレーニング」の項で取り上げる筋発揮張力維持スロー法(Tanimoto and Ishii, 2006)は,筋力発揮に伴う筋血流の減少と張力発揮時間の延長を組み合わせることにより,筋内代謝環境の変化と筋疲労の進行を加速する方法ということができる.高齢者を対象とした長期介入実験では,30%1RMの負荷強度でも筋肥大と筋力増強効果が認められている(Watanabe et al., 2014).Burdら(2012)は,同様のスロートレーニングにより,ヒト骨格筋においてmTORシグナル伝達系の活性化と筋タンパク質合成の増加が効果的に起こることを示している(図7-2-8).これらのスロートレーニングは安全性や取り組みやすさの点で,高齢者や有疾患者の筋機能強化のために有用なトレーニング法と考えられる.

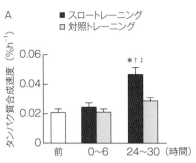
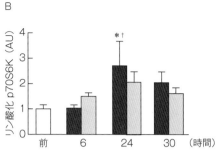

図7-2-8 単回のスロートレーニング（ニーエクステンション）が筋タンパク質合成（A）およびmTORシグナル伝達系（B）に及ぼす効果（Burd et al., 2012）
黒はスロートレーニング（30%1RM, 6秒挙上・6秒降下, 疲労困憊まで）, 灰色は対照トレーニング（スローと同強度, 同回数, 1秒挙上・1秒降下）を示す. 運動前後で経時的にバイオプシーを採取し, 予め投与した^{13}C-フェニルアラニンの筋タンパク質画分への取り込みからタンパク合成速度を算出した. ＊, †, ‡はそれぞれ, 運動前, 同時間ポイントでの対照トレーニング, 他時間ポイントでのスロートレーニングとの有意差（p<0.05）を示す. スロートレーニング後には, p70S6Kのリン酸化と筋タンパク質合成の上昇が起こる.

文献

Allen DL, Roy RR, Edgerton VR (1999) Myonuclear domains in muscle adaptation and disease. Muscle Nerve, 22: 1350-1360.

Babu GJ, Bhupathy P, Carnes CA et al. (2007) Differential expression of sarcolipin protein during muscle development and cardiac pathophysiology. J Mol Cell Cardiol, 43: 215-222.

Bal NC, Maurya SK, Sopariwala DH et al. (2012) Sarcolipin is a newly identified regulator of muscle-based thermogenesis in mammals. Nat Med, 18: 1575-1579.

Begue G, Douillard A, Galbes O et al. (2013) Early activation of rat skeletal muscle IL-6/STAT1/STAT3 dependent gene expression in resistance exercise linked to hypertrophy. PLoS One, 8: e57141.

Boström P, Wu J, Jedrychowski MP et al. (2012) A PGC1-α-dependent myokine that drives brown-fat-like development of white fat and thermogenesis. Nature, 481: 463-468.

Bruusgaard JC, Johansen IB, Egner IM et al. (2010) Myonuclei acquired by overload exercise precede hypertrophy and are not lost on detraining. Proc Natl Acad Sci USA, 107: 15111-15116.

Buchman AS, Boyle PA, Yu L et al. (2012) Total daily physical activity and the risk of AD and cognitive decline in older adults. Neurology, 78: 1323-1329.

Burd NA, Holwerda AM, Selby KC et al. (2010) Resistance exercise volume affects myofibrillar protein synthesis and anabolic signalling molecule phosphorylation in young men. J Physiol, 588 (Pt 16): 3119-3130.

Burd NA, Andrews RJ, West DW et al. (2012) Muscle time under tension during resistance exercise stimulates differential muscle protein sub-fractional synthetic responses in men. J Physiol, 590: 351-362.

Chaillou T, Kirby TJ, McCarthy JJ (2014) Ribosome biogenesis: emerging evidence for a central role in the regulation of skeletal muscle mass. J Cell Physiol, 229: 1584-1594.

Figueiredo VC, Caldow MK, Maasie V et al. (2015) Ribosome biogenesis adaptation in resistance training-induced human skeletal muscle hypertrophy. Am J Physiol Endocrinol Metab, 309: E72-E83.

Inagaki Y, Madarame H, Neya M et al. (2011) Increase in serum growth hormone induced by electrical stimulation of muscle combined with blood flow restriction. Eur J Appl Physiol, 111: 2715-2721.

Ishii N, Ogasawara R, Kobayashi K et al. (2012) Roles played by protein metabolism and myogenic progenitor cells in exercise-induced muscle hypertrophy and their relation to resistance training regimens. J Phys Fitness Sports Med, 1: 83-94.

MacLennan DH and Kranias EG (2003) Phospholamban: a crucial regulator of cardiac contractility. Nat Rev Mol Cell Biol, 4: 566-577.

Maekawa T, Ogasawara R, Tsutaki A, Lee K, Nakada S, Nakazato K, Ishii N (Submitted) Electrically evoked local muscle contractions cause an increase in hippocampal BDNF.

Nakada S, Ogasawara R, Kawada S et al. (2016) Correlation between Ribosome Biogenesis and the Magnitude of Hypertrophy in Overloaded Skeletal Muscle. PLoS One, 11: e0147284.

Ogasawara R, Loenneke JP, Thiebaud RS et al. (2013) Low-load bench press training to fatigue results in muscle hypertrophy similar to high-load bench press training. Int J Clin Med, 4: 114-121.

Pedersen BK (2011) Muscles and their myokines. J Exp Biol, 214: 337-346.

Phillips SM, Tipton KD, Aarsland A et al. (1997) Mixed muscle protein synthesis and breakdown

after resistance exercise in humans. Am J Physiol, 273 (1 Pt 1): E99-E107.
Schrauwen P and Hesselink M (2002) UCP2 and UCP3 in muscle controlling body metabolism. J Exp Biol, 205: 2275-2285.
Takarada Y, Takazawa H, Sato Y et al. (2000) Effects of resistance exercise combined with moderate vascular occlusion on muscular function in humans. J Appl Physiol (1985), 88: 2097-2106.
Tanimoto M and Ishii N (2006) Effects of low-intensity resistance exercise with slow movement and tonic force generation on muscular function in young men. J Appl Physiol (1985), 100: 1150-1157.
Villarroya F (2012) Irisin, turning up the heat. Cell Metab, 15: 277-278.
Watanabe Y, Madarame H, Ogasawara R et al. (2014) Effect of very low-intensity resistance training with slow movement on muscle size and strength in healthy older adults. Clin Physiol Funct Imaging, 34: 463-470
Wawrzynow A, Theibert JL, Murphy C et al. (1992) Sarcolipin, the "proteolipid" of skeletal muscle sarcoplasmic reticulum, is a unique, amphipathic, 31-residue peptide. Arch Biochem Biophys, 298: 620-623.
Wrann CD, White JP, Salogiannnis J et al. (2013) Exercise induces hippocampal BDNF through a PGC-1α/FNDC5 pathway. Cell Metab, 18: 649-659.
石井直方 (2012) 摘出筋の短縮時のエネルギー効率. 体育の科学, 62: 737-744.
石井直方 (2015) 骨格筋と熱産生. 臨床スポーツ医学, 32: 1032-1039.
厚生労働省 (2014) 平成 25 年国民生活基礎調査資料. http://www.mhlw.go.jp/toukei/saikin/hw/k-tyosa/k-tyosa13/ (2016年4月13日現在)

(石井直方)

7-3 脂肪組織および異所性脂肪

1. はじめに

　脂肪組織は，細胞質内に脂肪滴（主に中性脂肪）が蓄積した組織を指し，脂肪を原料としてエネルギーを貯蓄する役割を担う．また，エネルギー貯蓄以外にも外部刺激からの物理的衝撃を吸収する臓器への保護作用や外部環境の温度変化に対する体温保持機能，さらに，脂肪組織由来の液性因子であるアディポサイトカインの分泌を促す内分泌機能も備えている．これまで，ヒト脂肪組織における発現遺伝子の約20～30％がホルモン，増殖因子，サイトカインといった分泌性タンパク質で構成され，多くの分泌性タンパク質を発現していることが明らかにされている（Zhang et al., 1994；Shimomura et al., 1996）．脂肪組織重量は正常体重者でも身体の10～20％にも至ることから，脂肪組織が生体に必須な内分泌臓器であることを示している．

　一方，公共性・交通網が高度に発達した現代社会では，身体不活動および飽食に伴う余剰なエネルギー貯蓄が原因で，肥満者が増加の一途を辿っている．肥満は糖尿病，動脈硬化症，がんといった疾患発症を複合的に生じやすく，これらを総じてメタボリックシンドロームとして捉えられている．また，肥満によって脂肪細胞の過剰な蓄積および肥大化が誘導され，それに伴って生じる慢性炎症が代謝調節の障害をもたらすことが示されている．したがって，肥満による脂肪細胞の形態的な変化と機能的な異常はインスリン抵抗性を惹起するなどして疾患発症に結びつくという仮説が提唱されている．本稿では，生体における脂肪組織の役割を示した上で，身体活動（Physical Activity）ならびに身体不活動が脂肪組織にもたらす特性変化のメカニズムおよび近年，疾患発症の元凶と示唆されている異所性脂肪蓄積に対する運動効果に関して概説する．

2. 肥満とインスリン抵抗性

　運動は骨格筋の収縮によって行われ，エネルギーを消費することで物理エネルギーを獲得する．運動は，エネルギー消費による脂肪燃焼を筆頭に血糖降下作用，代謝調節の改善を促すことから，肥満解消による生活習慣病を防ぐことが知られている．しかしながら，近年では，食生活の欧米化や移動手段の発展に伴う身体不活動状態を呈し，エネルギーの過剰な貯蓄が全身に生じ，結果

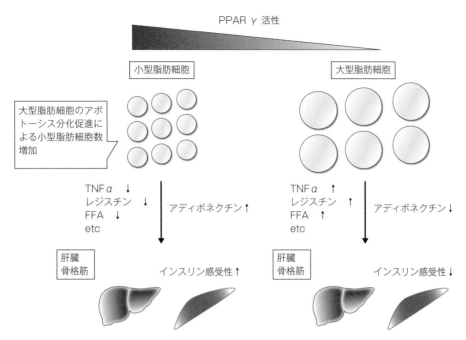

図7-3-1 脂肪細胞の分化および肥大が生体内に及ぼす影響(Yamauchi et al., 2001より引用改変)
小型脂肪細胞は，アディポサイトカイン分泌量を正常化させ，炎症性アディポサイトカイン分泌を抑制し，肝臓や骨格筋といった末梢組織のインスリン感受性を亢進させる．一方，肥大化した大型脂肪細胞は，炎症性アディポサイトカインの分泌を促進させ，またはアディポネクチンの分泌が抑制され，末梢組織のインスリン抵抗性が惹起される．これらの脂肪細胞における形態変化はPPARγによって調節されると考えられている．

として肥満者が急増している．この過剰なエネルギーの蓄積は，脂質として組織に散在し，各種の代謝障害を引き起こす原因として考えられている．実際，肥満者の脂肪組織ではマクロファージの浸潤による炎症反応や悪玉アディポサイトカインの分泌量が増加している一方で，脂肪酸酸化やインスリン感受性を亢進させるアディポネクチンの分泌量は低下する．この肥満によって生じる代謝障害の代表的なものにインスリンの効きが悪くなる状態，すなわちインスリン抵抗性があげられ，メタボリックシンドローム発症に大きくかかわっていることが明らかとなっている（Cao, 2014）．

3．生体における脂肪組織の役割ならびに特徴

1）脂肪細胞の分化および肥大

脂肪組織とは，脂肪貯蔵のために分化した脂肪細胞が蓄積した組織のことを指す．この脂肪細胞の分化過程では，PPAR（peroxisome proliferator activated receptor）γが重要な役割を担っている．PPARγは核内受容体型のリガンド応答性の転写因子PPARsの1つのアイソフォームであり，他にPPARα，PPARβが存在する．PPARαは主に肝臓，心筋や小腸のクリプトの脂肪酸を代謝する組織に，PPARβは組織普遍的に発現し，脂肪燃焼に関与していることが示唆されている．そして，PPARγは脂肪合成，脂肪取り込みなど，脂肪細胞にかかわる多くの遺伝子の転写制御を担うことからマスターレギュレーターとも呼ばれている（Schoonjans et al., 1996）．PPARγは核内受容体型転写因子であるRXR（Retinoid X Receptor）とヘテロダイマーを形成し，脂肪細胞の分化を促進する．PPARγのアゴニストは治療薬としても用いられており，大型化した脂肪細胞はアポトーシスを起こして減少し，脂肪細胞分化が亢進し小型脂肪細胞が増加する．その結果，インスリン抵抗性の原因である遊離脂肪酸（free fatty acid：FFA），TNFα（tumor necrosis factor-α），レ

ジスチンなどの減少が生じて，インスリン抵抗性を改善すると考えられている（Yamauchi et al., 2001）．しかしながら，逆にPPARγの調節が正常に働かず，機能障害されることで大型脂肪細胞が蓄積されると，FFA，TNFα，レジスチンなどの分泌が高まり，その結果インスリン抵抗性が生じると考えられている（図7-3-1）．

4．アディポサイトカイン

　脂肪組織から分泌される液性因子を総称して，アディポサイトカインと呼ばれている．脂肪組織由来の液性因子であるアディポサイトカインは，主に善玉と悪玉に大別される．善玉アディポサイトカインは血糖調節や代謝に有益に働くことから，抗糖尿病・抗肥満作用因子として認識されている．その一方，悪玉アディポサイトカインは，分泌量と生活習慣病リスクとに高い相関性があることから，生活習慣病の危険因子として認識されている．善玉アディポサイトカインに位置づけられているレプチンは中性脂肪の蓄積に伴い，その分泌量が促進し，満腹中枢が刺激され，食欲減退を促す．しかしながら，中性脂肪が過剰に蓄積すると，レプチンの分泌量が増えても満腹中枢が上手く作用せず食欲抑制が働かなくなり，結果的に肥満が生じる．このレプチン以外の善玉アディポサイトカインとしてアディポネクチンがあげられる．アディポネクチンは，骨格筋や肝臓に発現するアディポネクチン特異的受容体と結合し，骨格筋では受容体の下流に位置するアデノシン一リン酸（adenosine monophosphate：AMP）の増加，およびLKB1（liver-kinase B1）の活性化を介して，または細胞内Ca^{2+}濃度を増加させ，およびCaMKKの活性化を介して，AMPK（AMP-related kinase）を活性化させる．さらに，肝臓ではアディポネクチン受容体の下流に位置するPPARγを活性化することにより，脂質燃焼を促進させる．その結果，肝臓や骨格筋におけるインスリン抵抗性を改善するということが明らかにさ

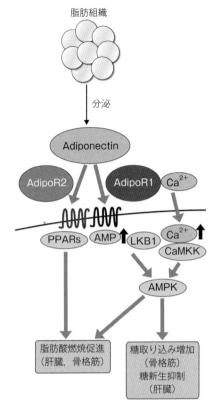

図7-3-2　脂肪組織から分泌されるアディポネクチンの細胞内情報伝達機構
（Iwabu et al., 2010 より引用改変）
アディポネクチンはアディポネクチン受容体を介して，AMPKの活性化およびPPARsの活性化によるインスリン感受性を亢進させる．

れている（Iwabu et al., 2010）．したがって，脂肪組織から分泌される善玉アディポサイトカインは中性脂肪蓄積の抑制や脂肪酸燃焼増加による中性脂肪含量の低下を生じさせることが示されている（図7-3-2）．

　一方，悪玉アディポサイトカインは，FFAやTNFαがあげられ，主に炎症性サイトカインとして認識されている．これは，脂肪組織の脂質貯蔵能の不足によって血中内に残存したFFAが骨格筋や肝臓に流入し，VLDL（very-low-density lipoprotein）や脂肪酸の代謝産物の合成を促して，脂質異常症などが惹起される．これまで，大型化した脂肪細胞から分泌される炎症性アディポサイトカインが肝臓や骨格筋内のインスリン情報伝達を障害させ，インスリン抵抗性を惹起

するというメカニズムが証明されている（Okuno et al., 1998；Yamauchi et al., 2001）．インスリンがインスリン受容体（insulin receptor）に結合すると，インスリン受容体は自己リン酸化し，IRS（Insulin Receptor Substrate）へのリン酸化シグナル伝達が生じ，骨格筋では IRS のチロシン残基のリン酸化を介し，それ以下のシグナル伝達の下流によるインスリン作用が発揮されることで骨格筋内への糖取り込みが生じる．しかしながら，過剰な FFA などによって，インスリン標的器官の骨格筋や肝臓に中性脂肪合成の基質である FA-CoA が蓄積し，骨格筋や肝臓の機能障害が生じることで，インスリン抵抗性が惹起される．そのメカニズムとして，細胞内に脂肪酸，中性脂肪が蓄積すると，相対的にジアシルグリセロールやセラミドの蓄積も高まる．増加したジアシルグリセロールやセラミドは JNK（c-Jun N-terminal kinase），IKK（Inhibitor of NF-κB kinase）とともに PKC（protein kinase C）を活性化する．これらのリン酸化酵素は，同様に IRS のセリン残基をリン酸化することにより，インスリンシグナル伝達の不全を引き起こし，インスリン抵抗性に結びつくと考えられている．また，別のメカニズムとして TNFα を介して核内で増加した NF-kB が直接 PPARγ に作用して，転写活性を不活性化することが脂肪細胞の分化抑制につながることが明らかにされている（Suzawa et al., 2003）．さらに，脂肪細胞の大型化や脂肪組織の炎症化が生じることで，TNFα などの悪玉アディポサイトカインの分泌が亢進し，インスリン抵抗性が惹起されるというメカニズムや FFA の過剰分泌およびアディポネクチンの分泌が低下することにより，インスリン抵抗性を惹起するという多数のメカニズムが存在する．

5．異所性脂肪蓄積とインスリン抵抗性

近年，脂肪組織を介したメタボリックシンドローム発症のメカニズム以外に肝臓や骨格筋が直接，インスリン抵抗性を惹起することが明らかにされつつある．FFA 自体が血中内で高まらなくとも，高脂肪食や高カロリー食，身体不活動状態が直接的に肝臓，骨格筋における組織内の脂肪蓄積を招く．この脂肪組織以外の臓器に蓄積した脂肪を異所性脂肪と呼び，その量が過剰になると，それぞれの臓器でインスリン抵抗性が惹起される．実際，肥満によりアディポネクチンの血中濃度は低下することで異所性脂肪蓄積を招くことが明らかにされている（Yamauchi and Kadowaki, 2013）．また肥満が伴わなくとも高脂肪食・高炭水化物食，身体不活動は，直接的に骨格筋，肝臓内の異所性脂肪蓄積を招くことが示唆されている．

約 15 年前から，ヒトを対象に 1H-MRS（proton magnetic resonance spectroscopy）法による細胞内脂質量の測定が可能となった．この手法を用いて，肥満者や FFA の点滴後に異所性脂肪の蓄積が生じ，これが全身的な肥満とは独立して，インスリン抵抗性が惹起することが明らかとなってきた．これまでに我々の施設では，2 型糖尿病患者における食事療法および運動療法の細胞内脂質蓄積に対する意義について検討しており，2 週間の糖尿病教育入院となった 2 型糖尿病患者 14 名を食事療法単独または，食事＋運動療法による加療を行う 2 群に分け，入院前後に 1H-MRS により骨格筋細胞内脂質（intramyocellular lipid：IMCL，脂肪筋），肝細胞内脂質（intrahepatic lipid：IHL，脂肪肝）を定量評価し，同時に高インスリン正常血糖クランプに経口糖負荷を組み合わせて，末梢インスリン感受性，肝糖取り込み率を測定した（Tamura et al., 2005）．IHL は，両群ともにほぼ同程度減少し，それに伴って肝糖取り込みは増加した．IMCL に関しては，食事療法単独では IMCL と末梢インスリン感受性は有意に変化しなかったが，食事＋運動療法群では IMCL が約 19％減少し，末梢インスリン感受性は約 57％増加した（図 7-3-3）．IMCL の変化率はメモリー付加速度計で測定した．身体活動度の

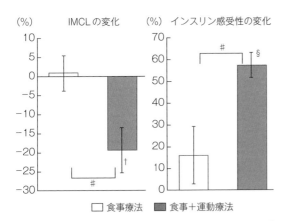

図7-3-3 食事・運動療法によるIMCLとインスリン感受性の変化
(Tamura et al., 2005より引用改変)
食事療法単体よりも運動療法の加療により，IMCLの減少およびインスリン感受性の亢進が生じる．
§$p<0.0001$, †$p<0.03$ (vs. baseline), #$p<0.03$ (diet alone vs. diet plus exercise)

変化率は負の相関を認め，IMCL減少は運動により細胞内脂質が消費された結果であることが推察された．これらのことより，2型糖尿病における食事療法は主に肝臓，運動療法は主に骨格筋における細胞内脂質量を減少させ，インスリン抵抗性を改善させることが示唆された．

このように，我々の2型糖尿病や肥満症（Sato et al., 2007）への介入結果から，食事療法によるエネルギー制限は体重減少が僅かであっても肝臓内の細胞内脂質を大幅に減少すると同時に，肝糖取り込みを改善することが示唆された．また，2型糖尿病において，運動療法は主に骨格筋の細胞内脂質を減少するとともに，骨格筋のインスリン抵抗性も改善することが示唆された．これらのことから，骨格筋，肝臓への異所性脂肪蓄積は生活習慣に直接影響を受け，肥満とは独立してインスリン抵抗性を規定している可能性が考えられる．つまり，内臓脂肪を減らすことは，エネルギー出納の結果としての1つの指標にすぎず，生活習慣改善による代謝機能改善は異所性脂肪の変化にもたらされているとも考えられる．

2型糖尿病および肥満症患者といったメタボリックシンドローム発症者による検討のほかに，

37名の非肥満男性に対して3日間の高脂肪食を負荷し，骨格筋細胞内脂質の変化やインスリン抵抗性の変化について観察も行った（Sakurai et al., 2011）．3日間の普通食摂取後に，3日間の高脂肪食（炭水化物20％，脂質60％，タンパク質20％）を摂取させ，それぞれの食事後に空腹時の条件下で骨格筋細胞内脂質を測定し，高インスリン正常血糖クランプにより骨格筋のインスリン感受性を測定した．その結果，ヒラメ筋，前脛骨筋における細胞内脂質は有意に約20～30％程度増加し，その一方で，骨格筋のインスリン感受性は減少傾向を認めた．次に，細胞内脂質の変化とインスリン感受性の変化の関連を検討したところ，ヒラメ筋において有意な負の相関が認められたr＝−0.41，$p<0.05$．そのため，全体的には3日間の高脂肪食により，IMCLが蓄積しやすい人ほどインスリン感受性が低下するという傾向があることが推察された．IMCLの蓄積程度を個人別で検討したところ，高分子型アディポネクチンの血中濃度が低い人ほど，IMCLが蓄積されやすいことが明らかとなった．さらに，被験者を普段週1回以上運動している群と，そうでない群の2群に分けて解析したところ，運動していない群では，骨格筋細胞内脂質の増加と日常身体活動量に強い負の相関があった（図7-3-4）．これらのことから，普段の歩行といった身体活動量の増加が脂質燃焼を介して骨格筋における脂質蓄積に抑制的に働いている結果であることが推察された．以上のことから，肥満による脂肪組織の過剰な蓄積に伴う形態変化や機能異常によってインスリン抵抗性を惹起し，疾患発症に結びつくというメカニズム以外にも骨格筋や肝臓における異所性脂肪の蓄積によるインスリン抵抗性が生じるというメカニズムが明らかにされつつあり，メタボリックシンドローム発症の新たな仮説として提唱されている（Coen and Goodpaster, 2012）（図7-3-5）．

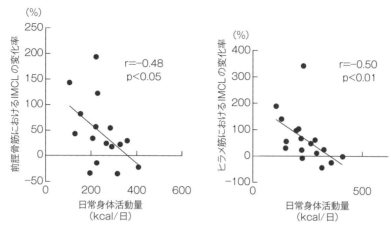

図7-3-4 日常身体活動量は脂肪筋のなりやすさと関連する（Sakurai et al., 2011 より引用改変）
日常身体活動量が高い被験者ほど骨格筋における細胞内脂質の減少率が高い．

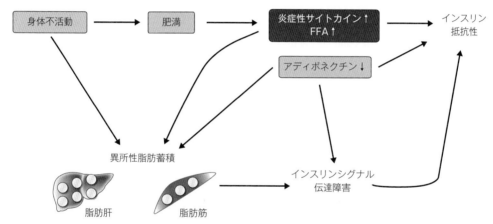

図7-3-5 身体不活動および身体活動量の増加が脂肪組織の特性変化をもたらす概略図
身体不活動は脂肪組織の過剰な蓄積による肥満を生じ，アディポサイトカインの機能異常，または異所性脂肪の蓄積によるインスリン抵抗性を惹起させる．一方，運動による身体活動量の増加は肥満発症を抑制させ，アディポサイトカインの正常分泌および異所性脂肪を減少させ，インスリン抵抗性を改善させる．

6．まとめと展望

　脂肪組織は単なるエネルギー貯蔵だけでなく，アディポサイトカインの分泌を促す内分泌機能も有する．しかしながら，身体不活動や肥満を呈した状態では，脂肪組織が過剰に蓄積し，アディポサイトカイン分泌の機能異常を介してメタボリックシンドロームの前兆であるインスリン抵抗性が惹起される．また，脂肪組織以外の臓器に蓄積した脂肪である異所性脂肪がインスリン抵抗性に起因している可能性が近年，明らかにされつつある．

　一方，運動などによる身体活動量の増加は脂肪燃焼を筆頭に善玉アディポサイトカインの分泌の促進や異所性脂肪そのものを減少させることが明らかにされており，身体活動量が脂肪組織の特性を変化させる規定因子として推察される．そのため，身体活動に伴う脂肪組織の特性変化のメカニズムを解明することやエビデンス構築のための基礎研究，臨床介入研究の発展が今後期待される．

文 献

Cao H (2014) Adipocytokines in obesity and metabolic disease. J Endocrinol, 220: T47-T59.

Coen PM and Goodpaster BH (2012) Role of intramyocellular lipids in human health. Trends Endocrinol Metab, 23: 391-398.

Iwabu M, Yamauchi T, Okada-Iwabu M et al.（2010）Adiponectin and AdipoR1 regulate PGC-1alpha and mitochondria by Ca（2+）and AMPK/SIRT1. Nature, 464: 1313-1319.

Okuno A, Tamemoto H, Tobe K et al.（1998）Troglitazone increases the number of small adipocytes without the change of white adipose tissue mass in obese Zucker rats. J Clin Invest, 101: 1354-1361.

Sakurai Y, Tamura Y, Takeno K et al.（2011）Determinants of intramyocellular lipid accumulation after dietary fat loading in non-obese men. J Diabetes Investig, 2: 310-317.

Sato F, Tamura Y, Watada H et al.（2007）Effects of diet-induced moderate weight reduction on intrahepatic and intramyocellular triglycerides and glucose metabolism in obese subjects. J Clin Endocrinol Metab, 92: 3326-3329.

Schoonjans K, Staels B, Auwerx J（1996）Role of the peroxisome proliferator-activated receptor（PPAR）in mediating the effects of fibrates and fatty acids on gene expression. J Lipid Res, 37: 907-925.

Shimomura I, Funahashi T, Takahashi M et al.（1996）Enhanced expression of PAI-1 in visceral fat: possible contributor to vascular disease in obesity. Nat Med, 2: 800-803.

Suzawa M, Takada I, Yanagisawa J et al.（2003）Cytokines suppress adipogenesis and PPAR-gamma function through the TAK1/TAB1/NIK cascade. Nat Cell Biol, 5: 224-230.

Tamura Y, Tanaka Y, Sato F et al.（2005）Effects of diet and exercise on muscle and liver intracellular lipid contents and insulin sensitivity in type 2 diabetic patients. J Clin Endocrinol Metab, 90: 3191-3196.

Yamauchi T and Kadowaki T（2013）Adiponectin receptor as a key player in healthy longevity and obesity-related diseases. Cell Metab, 17: 185-196.

Yamauchi T, Kamon J, Waki H et al.（2001）The mechanisms by which both heterozygous peroxisome proliferator-activated receptor gamma（PPARgamma）deficiency and PPARgamma agonist improve insulin resistance. J Biol Chem, 276: 41245-41254.

Zhang Y, Proenca R, Maffei M et al.（1994）Positional cloning of the mouse obese gene and its human homologue. Nature, 372: 425-432.

（江島弘晃，田村好史）

7-4　免疫機能

1．はじめに

　免疫機能は自己の構成成分ではない物質が皮膚や粘膜などのバリアを越えて侵入した場合に，それを「認識」し，排除あるいは無害化する機能である．なお自己細胞であっても変異が起こり通常とは異なるタンパク質などが細胞表面に表出すると免疫機能の認識の対象となる．一度認識した非自己の構造は「記憶」され，再遭遇時に迅速な反応が起こる．自己成分は原則として認識の対象にならないが，これは免疫系の成熟過程で自己認識する免疫細胞が排除されるからである．非自己である食事成分に対して反応が起こらないのは認識しても反応を起こさない「寛容」という機能があるからである．免疫系はこのような両極に相当する役割を，細胞間の接触や細胞間のサイトカインによる情報伝達を駆使して，繊細なバランスで制御している．

　本稿では免疫系の概略を紹介し，近年注目されている骨格筋など非免疫臓器から分泌される細胞間の情報伝達物質（サイトカイン）について紹介する．最後に免疫系と身体活動（Physical Activity）に焦点をあてた疫学研究について紹介する．

2．免疫応答の概要

　免疫に関係する細胞間の情報伝達には主として糖タンパク分子からなるサイトカインが「鍵と鍵穴」の関係にある特異性の高い細胞表面の受容体に結合する．情報伝達を担う分子は総称してリガンド（結合する物質）と呼ばれる．ただしリガンドと受容体の関係は1対1ではない場合もあるので注意を要する．サイトカインが受容体に結合すると転写調節因子の活性化などを通じて代謝酵素活性の調節，サイトカインや抗体関連タンパクの合

成・分泌，サイトカイン受容体の合成，細胞骨格の変化や細胞の増殖などさまざまな細胞の機能変化が起こる．

1）自己・非自己の認識と免疫応答

免疫系は，多様な物質に反応する．樹状細胞は感染症が起こったときに最初に反応する細胞である．微生物に遭遇したその構造の一部を結合した樹状細胞は脾臓やリンパ節などに移動し，自己細胞の目印である主要組織適合遺伝子複合体（Major Histocompatibility Complex：MHC）に結合した微生物成分に反応するリンパ球に接触し，次のステップの免疫応答を誘導する．マクロファージの一部も樹状細胞同様の機能をも持つ．

一方，微生物がなくても，筋損傷などの組織損傷が起こるとマクロファージなどの食細胞が損傷部位に集積し炎症が起こる．これは細胞損傷により細胞外に逸脱した核酸，プリン代謝産物，ATPやクロマチン関連蛋白（HMGB1など）などがこれらを認識する受容体に結合し炎症反応を起こすからである．微生物に対して起こるような二次免疫応答が起こることは少ない．

なお二次免疫応答を起こす前の段階までの免疫応答あるいはそれを支える免疫系を総称して「自然免疫系」という．樹状細胞に結合した微生物構造に接触したリンパ球は分裂増殖し，その構造のみに反応するリンパ球クローンが増加する．このときこの構造は「抗原」として認識されたことになる．樹状細胞とリンパ球の接触は「抗原受容体」であるリンパ球膜上にある免疫グロブリンあるいは免疫グロブリン様分子を介して行われる．樹状細胞による抗原提示を契機に起こる免疫応答は「獲得免疫あるいは適応免疫」と総称される．リンパ球には以下の種類がある．

2）免疫系の細胞群とサイトカイン・ケモカイン

Bリンパ球（B細胞）の抗原受容体は免疫グロブリン（immunoglobulin：Ig）である．Bリンパ球は分化して形質細胞となり，リンパ腺や脾臓において微生物抗原に対する抗体（＝抗原受容体）としてのIgを産生分泌する．Igは抗原に対する抗体でありIgM，IgG，IgA，IgE，IgDの5種類のアイソタイプがある．それぞれのアイソタイプは免疫応答の中で役割が異なる．B細胞表面の抗原受容体はIgMであり，初期に血中に分泌されるのもIgMである．時間が経過してくるとIgMにかわりIgGが産生されるようになる．二度目の同一病原体に対する曝露時にはIgGが産生される．IgGにはさらにサブクラスがありその一部には殺菌活性がある補体タンパクの結合部位があり，補体を介した殺菌を行うことができる．IgAは形質細胞で産生されるJ鎖で2つの分子が結合して2量体となり，さらに気道や腸管における外分泌腺において分泌成分（Secretory Component：SC）に結合して外分泌腺細胞に取り込まれ，気道や消化管粘液中に分泌される（分泌型IgA：sIgA）．唾液にも含まれ粘膜における感染防御に当たっている．ただし抗体なので，以前に曝露されたことがない病原性微生物の防御には役立たない．SCは消化管液に含まれるタンパク分解酵素からIgAを保護している．IgEは，肥満細胞（マスト細胞）に結合する部位を有しており，抗原に結合したIgEが肥満細胞に結合すると肥満細胞の顆粒に含まれるヒスタミンやロイコトリエンなどの炎症性メディエーターが放出され，血管内の白血球に含まれる炎症性細胞を免疫応答局所に動員する役割がある．一方，IgEの血中濃度はアレルギー疾患患者で高く，アレルギー疾患の指標となっている．

Tリンパ球はヘルパーT細胞（T helper cell：Th），細胞障害性T細胞（killer T cell, cytotoxic T lymphocyte：CTL），抑制性T細胞（T regulatory cell：T reg）に分類される．ヘルパーT細胞はさらにTh1, Th2などに分類され，Th1はCTLや食細胞を活性化し細胞の反応を中心とする細胞性免疫応答を誘導し，Th2はBリンパ球の抗体産生細胞への分化を促進する役割を担っている．Tリンパ球の標的の認識はT細胞受容

表 7-4-1 T細胞・NK細胞の種類と役割

T細胞・NK細胞の種類		主な役割
αβT細胞	Th1	細胞性免疫, 食細胞, CTLの活性化
	Th2	液性免疫, 抗体産生の促進
	T reg	T細胞による免疫応答の抑制・免疫寛容
細胞障害性T細胞(CTL)		ウイルス感染細胞などの排除
NK細胞		変異細胞の排除

体（TCR）という抗体と類似な構造を有する細胞表面受容体を介して抗原特異的に行われる．CTLは認識した抗原を細胞表面に有する細胞，主としてウイルス感染細胞などに接着して細胞破壊を行う．一度抗原に対して反応を起こしたT細胞はメモリー細胞として保存されるため，抗原の再侵入時には速やかに反応する．この「免疫記憶」のため，はしかや風疹など一部の感染症は罹りしない．

NK細胞はTCRを持たないCTLといってもよく，変異したMHCを標的として認識し，変異した細胞の早期排除に役立っていると考えられている．

T regは抗原特異的にThやCTLの活性を抑制する．T regの機能不全は自己免疫疾患やアレルギーに関連しているといわれている．最近，食事に含まれる成分が小腸において特異的なT regを誘導し，その成分に対する免疫応答を起こさないようにする免疫寛容を誘導していることが実験的に示されている（Kim et al., 2016）．

各種T細胞やNK細胞は抗原刺激などを契機として細胞間情報伝達物質である多様なサイトカインを分泌し，細胞表面の受容体にリガンドであるサイトカインが結合することによってそれぞれの特長に応じた多彩な調節と機能の実現が行われている（表7-4-1）．

抗原の認識から免疫応答までの免疫を担う細胞群，樹状細胞，食細胞，リンパ球などが起こす反応は，単に細胞同士の接着だけではなく分泌因子サイトカインによって調節されている．サイトカインは細胞で合成され，分泌された後，細胞間質液あるいは血液などの体液中に拡散し，近傍あるいは遠隔の標的細胞表面の特異的受容体に結合し，標的細胞を制御するタンパク（ペプチド）あるいは糖タンパクである．サイトカインの機能を理解するためには，どの細胞がどのような条件のときにどのサイトカインを分泌し，どこの細胞のどの受容体に結合し，結果どのような応答が起こるのかを理解する必要がある．詳細は免疫学の教科書に委ねるが，表7-4-2に主要なサイトカインとその機能をまとめた．すべての受容体がすべての細胞に発現しているわけではなく，発現する受容体によってその細胞の機能や役割が決まる．

なお1つの細胞がサイトカインを分泌し，他の細胞の受容体に結合すると，その細胞がまた別のサイトカインを産生し，別の細胞や組織に作用する．このようにサイトカインにはフィードフォワードあるいはフィードバック制御が重層的につながっており，サイトカインネットワークといわれている．均衡を保つための機構とも考えられており，ある時点のサイトカインの濃度を計測してもそれだけでネットワーク全体を評価するのは困難であり，時系列的な観察が必要である．

Tリンパ球，Bリンパ球，NK細胞，単球，好中球などはいずれも感染や細胞の変異，異物の侵入時に速やかにリンパ節や損傷部位に集積して免疫応答を起こす．その移動を制御しているサイトカインをケモカインと総称している．ケモカインの受容体は19種類が知られている．他のサイトカインと異なり，構造の近似性が近いためかリガンドと受容体は1対1ではない．ステロイドホルモンにはリンパ球上のCXCケモカイン受容体の発現量を増減させる作用があり循環リンパ球数の日内変動や運動時の増減に関与すると考えられている（Okutsu et al., 2005）．

3．非免疫細胞が分泌するサイトカイン

非免疫細胞である血管内皮細胞からサイトカインが分泌されることはすでに1974年には明らか

表7-4-2 サイトカインとその機能

サイトカイン	産生細胞	標的細胞（受容体発現細胞）とその役割
IL-1	マクロファージ，B細胞，NK細胞，好中球，線維芽細胞，表皮細胞	B細胞，T細胞の増殖，マクロファージ，NK細胞の活性化，サイトカインの産生誘導，発熱(中枢)，炎症反応の促進，骨吸収作用
IL-2	Th1, NK	T細胞の増殖と分化，NK細胞の活性化
IL-3	Th1	造血幹細胞の増殖・分化
IL-4	Th2, マスト細胞	B細胞の分化促進，IFNγによる細胞性免疫応答の抑制，マスト細胞の増殖，IgEへのクラススイッチ(Th2の主要サイトカイン)
IL-5	Th2, マスト細胞	B細胞刺激因子，IgG産生，IgAへのクラススイッチ
IL-6	Th2, マクロファージ，線維芽細胞，骨格筋など多数	B細胞刺激因子，炎症の誘導・抑制，その他多数(後述)
IL-7	T細胞	初期のB細胞の分化
IL-8	表皮細胞，血管内皮細胞，線維芽細胞，T細胞，マクロファージ	好中球，単球に対するケモカイン，T細胞・好中球の遊走
IL-10	Th2	Th1細胞のIFNγ産生抑制，マクロファージのサイトカイン産生抑制，B細胞活性化
IL-12	マクロファージ	NK細胞・Th1の活性化，IFNγ，TNFα産生誘導，細胞性免疫の調節
IL-13	T, NK, マスト細胞	IgE産生誘導，単球の炎症性サイトカイン分泌抑制
IL-18	マクロファージ	CTL, NKの殺細胞活性の増強
IFNα/β	好中球・マクロファージ，線維芽細胞	抗ウイルス活性，細胞増殖の抑制
IFNγ	Th1, NK細胞	細胞性免疫応答の活性化，CTL, マクロファージの活性化
TNFα	マクロファージなど	腫瘍細胞の破壊，炎症反応，発熱作用

になっていた．しかし食欲を調節するレプチンが脂肪細胞から分泌されることが明らかになって以降，免疫系の細胞以外からサイトカインの産生に注目が集まり，その生理機能の解明が進んだ．身体活動に関連する分野では，コペンハーゲン大学のPedersenらが骨格筋から分泌されるIL-6が損傷に伴う炎症がなくても，筋収縮時にその血中濃度が増加することを報告した．インターロイキン-6（IL-6）は炎症に関連するサイトカインと考えられていたため，当初，微小な損傷に伴う増加と解釈されていたが，健常人ボランティアを対象にさまざまな運動負荷を行う実験を通じて，炎症がなくても筋収縮に伴ってIL-6が分泌されることが明らかになった．このように筋収縮に伴って分泌されるIL-6などのサイトカインをマイオカインと定義した（Pedersen, 2011）．

現在では，IL-6以外にもMCP-1やTNFαなど多くのサイトカインが免疫や炎症とは関係なしに骨格筋から分泌されることが明らかにされている．機能的にも免疫とは関係ない代謝や再生分化などに関連している．IL-6は脂肪組織および肝臓に作用し，脂肪の利用を促進する．Irisinは骨格筋PGC1αを活性化する．Irisinは分泌臓器と標的臓器が同一であるautocrine様式で分泌され筋肉内脂肪の利用を促進している（Bostrom et al., 2012）．Irisinは遠隔組織である内臓脂肪の利用促進にも関与していると考えられ注目されている．TNFαは逆にインスリン抵抗性を誘導していると考えられている．IGF-1，FGF-2は筋組織から収縮に伴って分泌されるが，骨組織の強化に関

与している可能性が指摘されている．BDNFは運動に伴う海馬の体積変化と認知機能の改善に関連している可能性が1年間のヒトに対する速歩の介入試験により明らかになっている（Erickson et al., 2011）．動物実験ではあるが，運動に伴い骨格筋から分泌される Secreted Protein Acidic and Rich in Cysteine（SPARC）は発がん性物質による化学発がんに抑制的に作用していることが示されている（Aoi et al., 2013）．SPARC はヒトにおいても運動に伴う分泌が確認されている．

マイオカインの候補は100種類以上あるといわれている．分泌タンパクに特徴的な塩基配列をもつ mRNA の探索からさらに新たなマイオカイン候補が発見されつつある．主要なマイオカインは標的臓器が分泌臓器自身である autocrine，近傍の臓器である paracrine，また遠隔臓器に作用する可能性がある．1つのサイトカインが同時に近傍や遠隔の臓器を標的とする可能性も考えられる．今後マイオカインがどのようなネットワークで機能を発揮しているか，さらなる解析が必要である．ただし血中で計測されるサイトカインは運動の有無にかかわらず骨格筋由来ではないものも含まれるため解析・解釈には注意を要する．

非免疫臓器では骨格筋以外では脂肪組織から分泌されるアディポカインが機能的には最も解析が進んでおり，食欲の調節に関わるレプチンだけではなく，IL-6，MCP-1，PAI-1，TNFα，Adiponectin など，複数のサイトカインがエネルギー代謝，食欲の調節，体重の増減に関与し，内臓脂肪組織は内分泌器官として肥満，動脈硬化，インスリン抵抗性など慢性疾患に重要な役割を果たしている．Adiponectin はインスリン抵抗性の軽減に働く一方，握力や脚伸展筋力と逆相関し要介護件数の発生が多くなるような二面性があることが指摘されている（Huang et al., 2015）．

骨格筋や脂肪組織以外の臓器からもさまざまなサイトカインが分泌される．肝臓由来サイトカイン Hepatokine や神経組織が作る Neurokine などがその例である．

4．身体活動と免疫系関連指標のエビデンス

血中や唾液などの消化液中の微量なサイトカインは安定した測定が可能になったため，ヒトを対象とした介入研究や疫学研究の測定項目として取り上げられるようになった．同様に血中の免疫担当細胞も各種T細胞やNK細胞の測定が可能になり取り上げられるようになった．しかし上述したように免疫系は複雑なネットワークに依存しており，免疫応答の時系列が考慮されない横断的にみた状態の解釈は困難である．また最終的なアウトカムなしに演繹的に結論を導いた研究の解釈には慎重を要する．以下に，運動や身体活動に関連する免疫関連指標の現状を概説する．

1）NK細胞

NK細胞はMHCに変異をきたすようなウイルス感染細胞や変異細胞の排除を担当している．したがって，演繹的に考えるとNK細胞の数や活性が高ければウイルス感染や悪性腫瘍のリスクが低くなると期待される．実際3,000名を超える地域住民のコホート調査によりベースライン時点の血中NK活性に基づき低・中・高と3群に分けて10年あまり追跡した結果，統計的に有意な量反応関係はみられなかったものの低群では有意にがんの罹患率が高かった（Imai et al., 2000）．このことはNK活性が低いヒトはがんのリスクが高いことを意味している．一方，血中のNK細胞は身体運動に伴い一過性には増加する．運動の量や強度に依存して運動後に数時間から1〜2日の範囲で減少する．このことから運動後には一時的に上気道感染症やウイルス感染症や悪性腫瘍のリスクが高まると解釈されることがある．

しかし，この解釈は適切ではない．NK細胞欠損症患者においてウイルス感染症で問題になるのは一般の上気道感染症ではなく不顕性の持続感染を起こすサイトメガロウイルスやヘルペスウイルス感染の重症化や致死化である（Biron et al., 1989）．骨髄移植による治療が行われるため，発

生に長期間を要する悪性腫瘍のリスクは不明であるが，上述したコホート研究の結果から考えると欠損症患者のがんのリスクは高まる可能性が高い．コホート研究のNK活性が低い群にはNK細胞欠損あるいはそれに近いNK細胞の機能的な低下をきたす遺伝的な背景が関与している可能性が考えられる．

　身体運動に伴う血中NK細胞の増減やNK活性の変化は身体運動に伴うNK細胞の体内分布の移動が起こることによるものである．そのメカニズムとして考えられるのは身体運動に伴う血中カテコールアミン濃度の増減である．血中のNK細胞の多くは血管内皮にゆるく接着しているが，カテコールアミン濃度が増加すると血管内皮から離れ，循環するNK細胞数が増加する．カテコールアミン濃度が低下すれば血管内皮に再び接着するために減少が起こる．前値より一時的に少ない状態になる明確な理由は不明であるが，いずれにしても体内のNK細胞のプール自体の変化は起こらない．このことはNK細胞が常時分泌している不活性型の標的細胞攻撃因子グラニュライシンの濃度が運動前後で全く変化しないことから類推されている（Zhang et al., 2006）．

　したがって，身体運動に伴うNK活性の増減が健康状態に及ぼす影響は不明である．これは身体運動に限らずNK活性の増減に関連するといわれているサプリメントについても同様である．今後，NK細胞活性の低下あるいはNK細胞の分布に偏りを生ずるような遺伝子多型がこの問題の解決につながると考えられる．

2）分泌型IgA（sIgA）

　sIgAは消化管の粘液中に分泌される．検体採取の容易さゆえに唾液中のsIgAが測定されることが多い．sIgAは認識する標的病原因子に接着し，感染防御に関与することが期待される．唾液の分泌が交感神経・副交感神経系の両者により調節されていることから運動前後にsIgAの濃度や量が変化する．高強度・長時間の運動後には分泌量が減少することが知られている．sIgAの減少が演繹的に考えて上気道感染症のリスクを高めるのではないかとしてsIgAの分泌量をもって免疫抑制の指標とし，トレーニングやサプリメントによるsIgA低下の抑制が免疫機能の低下を防止していると解釈されることがある．しかし，以下に示す理由によりsIgAについてもNK細胞同様アウトカムにつながる免疫機能に及ぼす影響は明確になっていない．上気道感染症に関する報告はあるが，上気道感染症の感染因子は複数でありかつ特定が困難であること，医療機関で原因診断を行わないこと，投薬の影響，脱水，発声などの交絡因子を考慮した研究デザインを設定することが困難であることもエビデンスレベルの高い研究がない原因になっている．

　現在観察されているsIgAの運動による変動範囲が本当に疾患リスクにつながるのか，またIgAの抗原レパートリーが感染因子をカバーしていない場合，sIgAはいくら量があっても無効であることを考慮すると，sIgA量をもって身体運動による実質的な免疫機能の変動を説明する根拠にはならないと考えられる．最近ではsIgA分泌が自律神経系依存であることから，単にストレスマーカーとしての利用も推奨されている．

　sIgAに関して考慮するべきはIgA欠損症のコホート研究である．IgA欠損症は比較的有症率が高く，厚生労働省によれば，日本人では約2,000人に1人といわれている．欧米の白人では500人に1人よりも有症率が高く原発性免疫不全症の中で最も頻度が高い．ただし多くは無症候であり，明らかに感染リスクの増加を伴わないケースが多い．全死亡をアウトカムとしてIgA欠損症と健常人の感染症リスクや疾患リスクを比較したスウェーデンの20年以上のコホート研究では，死亡（全死亡）のハザード比は健常人と比較して1.8倍であること，また診断されるきっかけが感染症であることから初診から10年から15年の間の死亡リスクが高いことが報告されている．同じコホートにおいて10年間の全感染症の有症率は

健常人の 2.4 倍，呼吸器感染症 3.2 倍，消化器感染症 3.5 倍，皮膚感染症 1.9 倍，関節感染症 2 倍，敗血症 3.4 倍，髄膜炎 3.2 倍，尿路感染症 1.8 倍と報告されている (Ludvigsson et al., 2016).

欠損症のない健常人 639 名の高齢者を sIgA の分泌速度（対数値）別に追跡し，19 年間の死亡をアウトカムとしたコホート研究では (Phillips et al., 2015)，log（sIgA 分泌速度）とがん死亡との間に負の関連が認められ，sIgA 分泌速度（単位時間当たり分泌量）が高いほどがん死亡が少なくなることが報告されている．また sIgA 分泌速度が最も低い集団では呼吸器疾患のリスクが高いが，log 分泌速度との間に量反応関係がみられなかったことを報告している．運動による分泌速度の一時的な減少は多くても 50％前後であり，長期的な健康への影響の危険性が増すのが 90％以上の低下であることを考えると，激しい運動を行っても sIgA の減少が原因になり重大な健康被害につながることは考えにくい．

3）サイトカイン

さまざまな血中サイトカイン濃度を指標とした疫学研究では，冠血管疾患の発症をアウトカムとした 6～8 年の追跡研究では IL-6 濃度と発症リスクに有意な関連がみられたが，既知の循環器疾患危険因子で補正を行うと有意な関連は消失し，結論として炎症マーカーとして独立した関連がみられたのは血中 CRP 濃度であった (Pai et al., 2004)．質問紙による身体活動レベルと炎症マーカーの関連を平均 11.3 年間追跡したスコットランドの 4,289 名を対象とした Whitehall II コホート研究では，身体活動レベルが高いほど CRP あるいは IL-6 濃度が低いことが報告され，運動が加齢に伴う炎症に抑制的に作用していることを示唆している (Hamer et al., 2012)．この結果は身体活動が動脈硬化性疾患のリスクを軽減することと矛盾しない．IL-6 が身体活動と動脈硬化をどのように媒介するかは明らかではないが，おそらく動脈硬化の病巣で起こる炎症に伴う IL-6 が血中濃度と関連すると考えられている．したがってマイオカインとしての IL-6 の長期的な健康への関与は不明である．動物実験では IL-6 の欠損マウスは成長に伴い脂質代謝や糖質代謝の異常やレプチンに対する応答性が低下し，肥満になることが知られている (Wallenius et al., 2002)．IL-6 が生体において代謝に影響することは間違いないが，疫学研究の観点からは血中 IL-6 濃度は代謝系の指標ではなく炎症指標として取り扱う方が適切である．ただし，炎症指標としては血中 IL-6 よりも血中 CRP 濃度利用の外的妥当性が高く，利用しやすいことは否めない．

その他の疫学研究において炎症性サイトカインである TNFα やその分泌型受容体，あるいは炎症抑制的に働くと考えられるサイトカインなどが測定され，健康指標や疾患指標との関連が検討されているが，有意な関連はみられていない．CRP は IL-6 の作用により肝臓から分泌される．IL-6 自体には極めて多彩な作用があるため，炎症指標としては CRP の方が疫学研究には適していると考えられる．アウトカムなしに演繹的な解釈を付与することが適切さを欠くことを一連の研究は示している．

5．まとめと課題

本稿では，免疫機能の概略を紹介するとともに，当初免疫系のものと考えられていたサイトカインが非免疫臓器から分泌され，免疫応答とは関連のない役割を担っていることが解明されつつあることを紹介した．免疫応答そのものは必要な時以外は起こらない方がよく，感染など非自己の侵入が起こったときに速やかに必要最小限に起こることが重要である．したがって，量的に多いから良い，悪いという解釈は適切でない可能性が高い．微量タンパクや核酸の検出技術の信頼性や簡便性が高まるにつれ，さまざまなサイトカインに着目が集まり健常人の検体で測定が試みられているが，疫学的に外的妥当性の高い指標となるのは現時点で

C反応性タンパク（CRP）の血中濃度である．運動時には血中の白血球などの分布がカテコールアミンや自律神経系の作用により変化するが，このことと実際の免疫応答とを混同して解釈するのは危険である．また，非免疫臓器の免疫系に関連しないサイトカインが検出される可能性も考慮する必要がある．検出されるサイトカインを免疫応答由来と短絡的に解釈するのは適切ではない．「サイトカイン＝免疫系」という図式に拘らずに解釈していくことも重要である．新規の分泌因子にチャレンジしつつ，全体の生理学的あるいは病態生理学的なコンテクストの中で理解する試みを丹念に続けていくことが重要であろう．

文　献

Aoi W, Naito Y, Takagi T et al.（2013）A novel myokine, secreted protein acidic and rich in cysteine（SPARC）, suppresses colon tumorigenesis via regular exercise. Gut, 62: 882-889.

Biron CA Byron KS Sullivan JL（1989）Severe herpesvirus infections in an adolescent without natural killer cells. N Engl J Med, 320: 1731-1735.

Bostrom P, Wu J, Jedrychowski MP et al.（2012）A PGC1-alpha-dependent myokine that drives brown-fat-like development of white fat and thermogenesis. Nature, 481: 463-468.

Erickson KI, Voss, MW, Prakash RS et al.（2011）Exercise training increases size of hippocampus and improves memory. Proc Natl Acad Sci USA, 108: 3017-3022.

Hamer M, Sabia S, Batty GD et al.（2012）Physical activity and inflammatory markers over 10 years: follow-up in men and women from the Whitehall II cohort study. Circulation, 126: 928-933.

Huang C, Tomata Y, Kakizaki M et al.（2015）High circulating adiponectin levels predict decreased muscle strength among older adults aged 70 years and over: A prospective cohort study. Nutr Metab Cardiovasc Dis, 25: 594-601.

Imai K, Matsuyama S, Miyake S et al.（2000）Natural cytotoxic activity of peripheral-blood lymphocytes and cancer incidence: an 11-year follow-up study of a general population. Lancet, 356: 1795-1799.

Kim KS, Hong, SW, Han D et al.（2016）Dietary antigens limit mucosal immunity by inducing regulatory T cells in the small intestine. Science, 351: 858-863.

Ludvigsson JF, Neovius, M, Hammarstrom L（2016）Risk of Infections Among 2100 Individuals with IgA Deficiency: a Nationwide Cohort Study. J Clin Immunol, 36: 134-140.

Okutsu M, Ishii K, Niu KJ et al.（2005）Cortisol-induced CXCR4 augmentation mobilizes T lymphocytes after acute physical stress. Am J Physiol Regul Integr Comp Physiol, 288: R591-R599.

Pai JK., Pischon T, Ma J et al.（2004）Inflammatory markers and the risk of coronary heart disease in men and women. N Engl J Med, 351: 2599-2610.

Pedersen BK（2011）Muscles and their myokines. J Exp Biol, 214: 337-346.

Phillips AC, Carroll D, Drayson MT et al.（2015）Salivary Immunoglobulin A Secretion Rate Is Negatively Associated with Cancer Mortality: The West of Scotland Twenty-07 Study. PLoS One, 10: e0145083.

Wallenius V, Wallenius K, Ahren B et al.（2002）Interleukin-6-deficient mice develop mature-onset obesity. Nat Med, 8: 75-79.

Zhang X, Matsuo K, Farmawati A et al.（2006）Exhaustive exercise induces differential changes in serum granulysin and circulating number of natural killer cells. Tohoku J Exp Med, 210: 117-124.

〈永富良一〉

7-5　脳機能

1．はじめに

　加齢や生活習慣の乱れに伴う種々の疾患は，海馬が司る記憶・学習などの認知機能の低下をもたらすが，この予防・改善法として運動が注目されている．運動は，心肺機能の向上や骨格筋の肥大など末梢器官の機能・形態の適応のみならず，認知機能の向上や体積の増大など脳とりわけ海馬にも多様な効果を及ぼすことから，身体のみならず海馬の機能維持・増進に有効といえる．しかし，これらの効果を誘導する運動条件やその分子機構については未だ不明な点が多いため，それらの解明が海馬機能の維持・増進に必要不可欠である．近年の研究から，それらが徐々に明らかとなっている．本稿では，海馬の機能を高める運動効果と加齢や疾患に伴う認知機能障害に対する運動処方の可能性について，近年の研究から得られた知見を概説する．

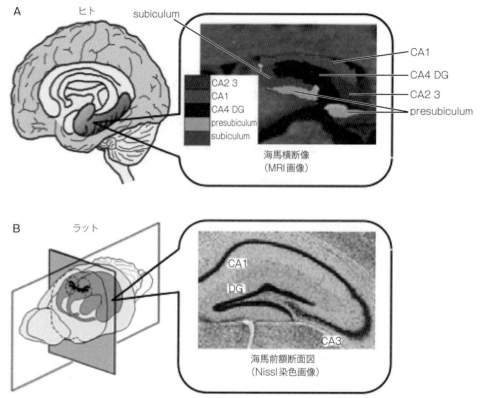

図7-5-1 ヒト（A）とラット（B）の海馬の構造（Van Leemput et al., 2009 より引用改変）
狭義において海馬とはアンモン角（CA）のことを指し，アンモン角と歯状回（DG）と海馬台を合わせて海馬体と呼ぶ．広義においては海馬体を海馬と呼ぶことから，本稿ではこれに従う．嗅内野から貫通線維を介して伝達された情報は，DGからCA3，CA1へと伝わる．海馬の神経新生はDGで生じる．

2．海馬が担う記憶・学習機能

海馬は，大脳皮質側頭葉の内側部に位置し，記憶や学習といった認知機能を担う脳部位で，CA1，CA2，CA3，歯状回（Dentate Gyrus：DG）から成り立つ（図7-5-1）．場所細胞[注1]を含んでおり，ナビゲーション機能としての空間記憶・学習といった認知機能を司る脳部位として知られている．海馬は，ストレスに脆弱な部位として知られているが，神経細胞が新たに生まれる（神経新生）部位で，脳内において可塑性に富んでいる．この海馬で生じる神経新生は認知機能と深く関連していることから，海馬の健康の維持・増進の背景として重要な事象だと考えられている（Saxe et al., 2006；Clelland et al., 2009）．また最近は糖代謝とりわけ乳酸利用の促進が認知機能の維持に重要である可能性も示唆されている（Suzuki et al., 2011；Newman et al., 2011）．

1）海馬機能を支える神経新生

1906年にノーベル医学・生理学賞を受賞したRamony Cajalが「成体の神経細胞は減少する一方で再生しない」と提唱したことから，これまで成体の脳では神経新生が生じないと考えられてきた．しかし近年，成熟したげっ歯類の海馬の歯状回や嗅球において神経新生が生じることや（Altman and Das et al., 1965；Kuhn et al., 1996），ヒトでも海馬の神経新生が日常的に生じていることが明らかとなったことから，この定説が覆され，神経新生に関する研究が盛んに行われている．現在までに，遺伝子改変やX線照射により神経細胞の増殖機能を失った動物は，空間認知機

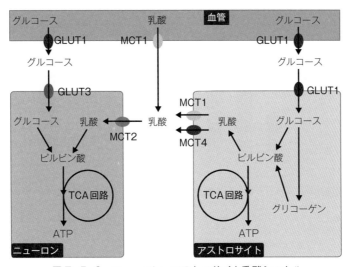

図7-5-2 ニューロン-アストロサイト乳酸シャトル
(Tsacopoulos and Magistretti, 1996；Benarroch, 2010より引用改変)
脳グリコーゲンはアストロサイト内で血液由来のグルコースから合成される．脳グリコーゲンは血液由来のグルコース供給が不足した場合(低血糖や虚血など)や脳内のエネルギー需要が急激に増加した場合(断眠，記憶試験，運動など)に，乳酸へと分解される．この乳酸はモノカルボン酸トランスポーター(MCT)を介してニューロンへ輸送され，神経活動のためのATPを産生する基となる．

力やDG特異的な機能であるパターン分離能(似て非なるものを見分ける力)が低下することが報告されている(Saxe et al., 2006；Clelland et al., 2009)．このことから，海馬の神経新生は認知機能の維持・増進，すなわち海馬機能の維持・増進に重要だとされる．

ヒトでは，海馬の神経細胞数を直接数えることはできないが，核磁気共鳴画像法(MRI)を用いて海馬の体積を定量することが可能である．興味深いことに，タクシードライバーの経験年数と海馬の体積は正の相関関係を示すことから(Maguire et al., 2000)，優れた空間記憶機能に海馬の肥大が関連することがうかがえる．

2) グリコーゲン由来の乳酸代謝と海馬機能

近年，「海馬におけるアストロサイト[注2]からニューロンへの乳酸の輸送が長期記憶の形成に不可欠」という報告がなされた(Suzuki et al., 2011)．これは，海馬内の糖代謝が認知機能に関与することを示す初めての知見で，非常に興味深い．

ヒトの脳は，体重のわずか2%程度であるにもかかわらず，基礎代謝におけるエネルギー消費量は全身の約20%を占める．この事実からも，ヒトの脳内代謝がどれほど重要であるかが理解できるだろう．脳のエネルギーは筋などの末梢組織とは異なり糖質が主である．従来，脳のエネルギー基質は血液由来のグルコースのみであると考えられてきたが，最近，「ニューロン-アストロサイト乳酸シャトル」という脳グリコーゲン[注3]を由来とする乳酸の代謝経路(図7-5-2)が，想定されるようになった(Tsacopoulos and Magistretti, 1996；Benarroch, 2010)．グリコーゲンは筋や肝臓に存在することは広く知られているが，実は脳にも存在している．脳内のアストロサイトに存在するグリコーゲンは，神経の活性化に伴うグルタミン酸やノルアドレナリンなどの興奮性神経伝達物質の分泌が亢進することで，乳酸へと代謝される．この乳酸は，モノカルボン酸トランスポーター1(MCT1)やMCT4を介して細胞外液に放出され，ニューロンのMCT2を介してニューロン内に取り込まれる．さらに，取

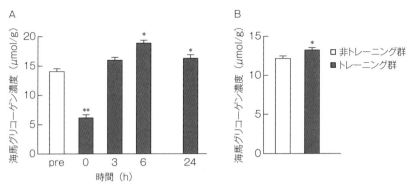

図7-5-3 一過性運動時の海馬グリコーゲン動態とトレーニングによる海馬グリコーゲン濃度の増加
（Matsui et al., 2011；2012より引用改変）
一過性の疲労困憊運動（分速20m）により海馬グリコーゲンは減少し，その後の休息に伴い6〜24時間後に運動前よりも高いレベルにまで回復（超回復）する（A）．さらに，4週間の走運動トレーニング（分速20m，60分/日，5日/週）は安静時の海馬グリコーゲン量を増加させた（B）．
A：* $p<0.05$ vs pre，** $p<0.01$ vs pre．B：* $p<0.05$ vs 非トレーニング群

り込まれた乳酸はピルビン酸に酸化され，ミトコンドリアでのアデノシン3リン酸（ATP）産生に利用される．すでに，グリコーゲン由来の乳酸供給が健康な海馬で阻害されると認知機能が低下することが報告されていることから（Suzuki et al., 2011；Newman et al., 2011），海馬機能を支える極めて重要な代謝経路だといえる．乳酸はエネルギー基質としてのみならず，脳内でneuro-modulatorとしても働き血管や神経の可塑性を高める役割を持つことも示唆されている（Suzuki et al., 2011；Lezi et al., 2013）．事実，MCTを介したアストロサイト-ニューロン間の乳酸輸送は，cAMP応答配列結合タンパク質（CREB）やCofilin[注4]のリン酸化やArc[注5]の発現を促すことが報告されている．これらの働きを経て，乳酸は神経細胞の生存にも寄与することから，神経新生と相補的に働き認知機能を高めるだけでなく，神経新生を促進する因子としても重要なのかもしれない．

3．運動で高まる認知機能

1）運動で高まる神経新生と認知機能

海馬の神経新生は，遊具や同居動物数の多さなどによる「豊かな環境」によって促進される．とりわけ，「運動」は神経新生を促進するのに有効であり（van Praag et al., 1999），運動による神経新生効果は海馬特異的に生じる（Brown et al., 2003）．これまで多くの研究者が，回転ホイールを用いた自発運動や体力を高める中強度運動の効果を検討しており，神経新生を高めるとともに，空間学習・記憶やDG特異的なパターン分離能を高めることを報告している（van Praag et al., 1999；Creer et al., 2010）．また，ヒトの研究においても，運動習慣のある者は海馬体積が大きいこと（Killgore et al., 2013），加えて，運動が認知機能を高めることが報告されており，ヒトでも運動が海馬神経新生を高めることで認知機能の向上に貢献している可能性が十分にある．

2）運動で高まる海馬グリコーゲン貯蔵

一過性運動により筋グリコーゲンが減少し，その後の休息に伴い超回復を生じること，加えて，習慣的な運動（トレーニング）によりグリコーゲン量が増加することは筋の持久力を高める代謝適応としてよく知られる．最近，Matsuiら（2011）は，筋グリコーゲンと同様に海馬グリコーゲンも長時間運動時に減少し，その後に運動前よりも高い水準までの回復（超回復）を生ずること，さらに，認知機能を高めるような4週間の中強度のトレー

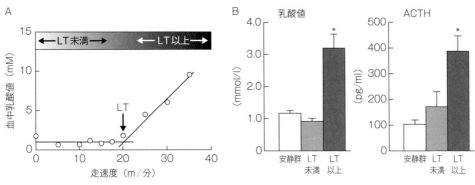

図7-5-4　ストレスフリーな乳酸性作業閾値未満の低強度運動（Ohiwa et al., 2007；Soya et al., 2007a より引用改変）
漸増負荷運動により得られた血中乳酸値から2本の回帰直線を用いた折れ線回帰分析により乳酸性作業閾値（LT）を算出すると，ラットのLTは分速約20mだと判明した（A）．LT以上の運動（22.5～25m/分，30分）は血中乳酸値および血漿ACTH濃度を増加させる一方，LT未満の運動（15m/分，30分）ではこれらの増加が観察されない（B）．＊p<0.05 vs 安静群．

ニングは海馬グリコーゲン量を増加させることを見出した（図7-5-3）（Matsui et al., 2012）．トレーニングによる海馬グリコーゲン量の増加は，おそらくトレーニングによって増加した海馬のエネルギー需要に対する適応だと考えられるが，それだけではなく，CREBやCofilinのリン酸化やArcの発現を促すために必要な乳酸を効率よく供給するための適応とも考えられる．

4．認知機能を高める運動条件と分子メカニズム

1）認知機能を高める低強度運動効果

これまで，多くの研究は回転ホイールを用いた自発運動や中強度運動による効果を検討したものであり，どのような運動条件が認知機能を高める上で最適なのかについては不明なままであった．この運動条件を検討するにあたり，まずは運動強度に着目する必要があった．なぜなら，運動はその強度によってはストレスとなり，神経新生はストレスにより抑制されてしまうからである．Ohiwaらはラットの乳酸作業閾値（LT：最大酸素摂取量の50～60％に相当）を決定し，それ未満とそれ以上の強度の運動時にストレスホルモンであるグルココルチコイドの分泌を促す副腎皮質刺激ホルモン（ACTH）の血中濃度，ならびに視床下部の活性度を細胞興奮マーカーであるc-fosタンパク質を用いて測定したところ，LTを超える強度の運動時にのみ視床下部が活性化し，血中ACTH濃度が増加することを明らかにした（図7-5-4）（Ohiwa et al., 2007）．このことから，LT以上の運動はストレスを伴う高強度運動，LT未満の運動はストレスフリーな低強度運動と捉えることができ（Soya et al., 2007a），運動強度の違いにより脳への影響が異なることが十分に考えられる．

そこで，LTを境とした低強度ならびに高強度で，2週間の運動トレーニングによる海馬の神経新生を比較したところ，ストレスフリーな低強度運動がそれを高めることが明らかとなった（Okamoto et al., 2012）．さらに，Inoueらは6週間の低強度運動トレーニングを課したラットの認知機能が，ストレスを伴う高強度運動群よりも向上することを，ラットの空間学習・記憶能力を評価するMorris水迷路テスト[注6]を用いて見出した（図7-5-5）（Inoue et al., 2015a；2015b）．

2）認知機能を高める高強度インターバル運動効果

最近，ストレスを伴う高強度運動でも，運動と休息を繰り返し，間欠的な運動様式（High-intensity Interval Training：HIT）にすることで認知機能が向上することが報告された．これは脳機

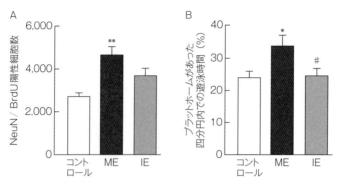

図7-5-5 LT未満の低強度運動による海馬神経新生の促進(Inoue et al., 2015a；2015b より引用改変)
新生神経細胞数（NeuN/BrdU 陽性細胞数）は高強度運動（IE）では変化せず，低強度運動（ME）で増加した（A）．このとき，MEでのみ認知機能が向上した（B）．
*$p<0.05$ vs コントロール，**$p<0.01$ vs コントロール，#$p<0.05$ vs ME

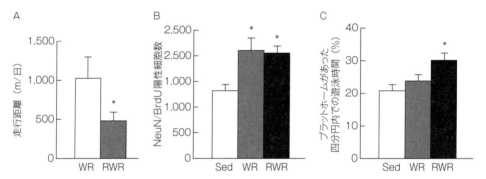

図7-5-6 高強度インターバル様式の自発運動による海馬神経新生の促進(Lee et al., 2012；2013 より引用改変)
高強度インターバル様式である負荷付きの自発運動群（RWR）の走行距離は，負荷の無い自発運動群（WR）よりも短い（A）．4週間のWRおよびRWR群の成熟した新生神経細胞数（NeuN/BrdU 陽性細胞数）は，運動無し群（Sed）に比べて有意に増加した（B）．この時，認知機能向上効果はRWR群で顕著に見られた（C）．
A：*$p<0.05$ vs WR，B：*$p<0.05$ vs Sed，C：*$p<0.05$ vs Sed

能を高める新たな運動様式として興味深い．

HITは，高容量（長い距離や時間）持久トレーニングと比較して低容量にもかかわらず，同等かそれ以上の体力向上効果をもたらすことから，費用対効果が高い運動様式として注目されている．Leeらは，輪回しの回転軸に負荷をかけることで，HIT様式の自発運動をラットに課すことに成功した（Lee et al., 2012）．この運動様式はストレス指標となる血漿中のコルチコステロン濃度を高めないことから，低強度運動と同様にストレスフリーな運動だといえる．HIT様式の自発運動群は，負荷のない自発運動群に比べて総走行距離が半分以下であるにもかかわらず，神経新生向上効果ならびに空間学習・記憶能力向上効果が得られた（図7-5-6）（Lee et al., 2012；2013）．このことから，HITは認知機能を高める運動様式として大いに期待される．

3）運動が認知機能を高める分子メカニズム

低強度運動やHITが海馬の担う認知機能を高める因子として，脳由来神経栄養因子（BDNF）やインスリン様成長因子-1（IGF-1）がある．BDNFは神経細胞の分化や生存，脳機能維持に関与する神経栄養因子であり，脳の神経活動の亢進により，その発現が高まる．脳の神経活動は，局所脳血流量の変化から測定できる．これは，神経活動が亢進するとエネルギー需要の増加を満たすために活性化部位の局所脳血流量が増加する

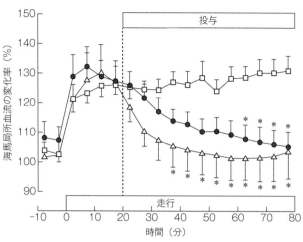

図 7-5-7　低強度運動時の海馬神経活動の活性化（Nishijima et al., 2012 より引用改変）
LT 未満の低強度運動（分速 10m）により海馬局所血流量は増加するが，溶媒（aCSF：人工脳脊髄液）投与に比べて，NMDA 受容体の阻害薬である MK-801 や NO 合成阻害薬である L-NAME の海馬局所投与により海馬局所血流量は低下する．
*$p<0.05$ vs aCSF

という神経−血管連関（Neurovascular coupling）の性質を利用したものである．Nishijimaらは，LT 未満の低強度運動で，グルタミン酸作動性の NMDA 受容体-NO（一酸化窒素）シグナル[注7]を介した海馬局所血流の増加を認めたことから，ストレスフリーな低強度運動でも海馬の神経が活性化することを明らかにした（図 7-5-7）（Nishijima et al., 2012）．さらに Soyaらは，低強度運動で，BDNF の遺伝子発現が高まり神経細胞保護的に作用することを明らかにした（Soya et al., 2007b）．また，HIT 様式の自発運動でも同様に BDNF の発現を高め CREB のリン酸化など下流のシグナルを高めることが報告されている（Lee et al., 2012）．神経保護効果を持つ IGF-1 は，神経−血管連関を通じた血管拡張を引き金として脳内に取り込まれることが見出されており（Nishijima et al., 2010），海馬の神経が活性化する低強度ならびに高強度運動時にも取り込みが生じていると想定される．さらに，Okamotoらは低強度運動時に海馬内で合成されるアンドロゲンが神経新生を促進することを明らかにした（Okamoto et al., 2012）．アンドロゲンは BDNF や IGF-1 の発現を調節することから（Louissaint et al., 2002），これらの統合因子として働いてい

るかもしれない．これらの機構を介して低強度運動や HIT は神経新生を高め，認知機能の向上に寄与すると考えられる．また最近，遺伝子改変マウスや（Yau et al., 2014；Kondo et al., 2015），マイクロアレイによる網羅的な遺伝子発現解析を用いて（Inoue et al., 2015b；Lee et al., 2014），運動が神経新生を高める新たな機構が同定されているが，今後さらなる検討が必要である．

　一方で，BDNF や IGF-1 を高める運動は，グリコーゲン由来の乳酸利用能をも高める可能性がある．Pellerin らのグループは，BDNF や IGF-1 が神経細胞への乳酸取り込みを担う MCT2 の発現を高めることを報告している（Robinet et al., 2010：2011：Chenal et al., 2008）．さらに，IGF-1 はグリコーゲン合成を高める働きをも有する（Muhič et al., 2015）．低強度運動や HIT は BDNF や IGF-1 を増加させることから，海馬の乳酸利用能を高めて認知機能の向上に貢献することが想定され，今後の検討が待たれる．

5．加齢や疾患で低下する認知機能と運動効果

1）加齢と運動

　超高齢社会となったわが国では，老化に伴う認

知機能低下は誰もが直面する問題となった．加齢が海馬に及ぼす影響はとりわけ DG でみられ，その萎縮や機能低下が生じる．この改善法として，運動が注目されている．Van Praag らは，回転ホイールを用いた自発運動が高齢マウスで低下した神経新生とともに，認知機能を改善することを報告した（van Praag et al., 2005）．さらに最近，ヒトの研究においても，習慣的な中強度以上の運動が高齢者の海馬の体積を増加させ，同時に空間記憶能を向上させることが報告されている（Erickson et al., 2011）．これらの結果から，運動は加齢に伴った認知機能の改善に有用だといえ，人々の健康寿命の延長に寄与し，高い QOL を実現するためのツールとなるだろう．低強度運動でも認知機能向上効果が十分に得られることから，この運動は体力レベルの低い高齢者のための最適な運動処方となるかもしれない．すでに，低強度運動トレーニング（フリフリグッパー体操[注8]）が，高齢者の記憶機能などを総合的に評価した認知機能成績を高めることを報告しており（Tamura et al., 2015），高齢者においても低強度運動が海馬の維持・増進に貢献する可能性が十分ある．

2）2型糖尿病と運動

2型糖尿病は，過食や運動不足などの生活習慣の乱れが細胞のインスリン抵抗性を引き起こすことで糖代謝に異常をきたす疾患であるが，発症すると認知機能の低下を合併する．この背景に，神経新生の低下が想定されており（Stranahan et al., 2008），動物のみならずヒトでも2型糖尿病による海馬の萎縮が確認されている（Gold et al., 2007）．また，海馬の糖代謝活性を示すグルタミン酸-グルタミン回路の活性が低下していることから（Sickmann et al., 2010），乳酸利用に関連した糖代謝の低下も認知機能の低下の要因として想定される．神経保護作用や MCT2 の発現を高める効果を持つ BDNF は，2型糖尿病動物の海馬で低下していることから（Stranahan et al., 2009），

認知機能低下の分子機構として BDNF の関与が想定される．もしかすると，BDNF 発現を高める低強度運動は，2型糖尿病の海馬における神経新生や乳酸利用を改善し，認知機能をも改善するかもしれないが，この仮説は実証に至っていない．また，HIT は，2型糖尿病患者の症状改善に有効であることが示唆されており（Gibala et al., 2012），認知機能改善効果も大いに期待されることから，今後，これらの実証が待たれる．

6．おわりに

本稿では認知機能を高める低強度運動ならびに HIT の効果について，海馬の神経新生と乳酸利用に関連した糖代謝に着目して概説した．今後，これらの運動がもたらす認知機能向上効果の分子メカニズムのさらなる解明を進めるとともに，動物からヒトへの橋渡し研究を通じて，健常者のみならず高齢者や有疾患者など脆弱者の海馬の健康を高める運動処方の開発を目指す必要がある．

注

注1）場所細胞：ある特定の場所を通過するときにのみ発火する神経細胞のこと．げっ歯類のみならずヒトの海馬にも存在することが示唆されている．

注2）アストロサイト：脳のグリア細胞の一種．主な機能としては，ニューロンへのエネルギー供給，血液脳関門の形成，局所脳血流量の調節などがあげられる．

注3）グリコーゲン：グルコースが $\alpha 1-4$ および $\alpha 1-6$ 結合により連なった動物における貯蔵糖質で，主に筋や肝臓に貯蔵されており，筋グリコーゲンは筋収縮のためのエネルギー産生に，肝グリコーゲンは血糖維持などに利用される．このグリコーゲンは脳にも存在しており，神経活動のためのエネルギー産生に利用される．

注4）Cofilin：リン酸化されることで活性が制御される．Cofilin の活性化が過剰に生じると，シナプス消失の原因となり認知障害を引き起こす．

注5）Arc：ニューロンで発現した Arc は活性の高いシナプスを避けて，活性の低いシナプスに集積し，意図しないシナプス増強を防ぐことで不要なシナプスの働きを抑える．

注6）Morris 水迷路テスト：円形プールの水面下に隠された固定式のプラットホームの場所を覚える

テスト．健常動物はすぐにプラットホームの位置を学習するが，老齢動物や糖尿病動物など認知機能が低下している動物はなかなか学習しない．

注7）NMDA受容体-NOシグナル：シナプス前ニューロンから放出されたグルタミン酸がシナプス後ニューロンに存在するNMDA受容体と結合すると，細胞内に細胞外液中のCa^{2+}が流入する．Ca^{2+}は一酸化窒素合成酵素を活性化し，一酸化窒素（NO）を産生する．NOは隣接する細胞間のシグナル分子として拡散し，血管平滑筋のグアニル酸シクラーゼ（GS）を活性化する．GSは強力な血管拡張作用のある環状グアノシン一リン酸（cGMP）を合成し，これにより血管が拡張し血流量が増加する．

注8）フリフリグッパー体操：筑波大学教授：征矢英昭の考案した低強度運動．いつでもどこでも誰でも簡単にできる軽運動であり，腰を左右に振る動作と腕を開閉する動作を組み合わせたシンプルでリズミカルな運動である．

文献

Altman J and Das GD (1965) Autoradiographic and histological evidence of postnatal hippocampal neurogenesis in rats. J Comp Neurol, 124: 319-335.

Benarroch EE (2010) Glycogen metabolism: metabolic coupling between astrocytes and neurons. Neurology, 74: 919-923.

Brown J, Cooper-Kuhn CM, Kempermann G et al. (2003) Enriched environment and physical activity stimulate hippocampal but not olfactory bulb neurogenesis. Eur J Neurosci, 17: 2042-2046.

Chenal J, Pierre K, Pellerin L et al. (2008) Insulin and IGF-1 enhance the expression of the neuronal monocarboxylate transporter MCT2 by translational activation via stimulation of the phosphoinositide 3-kinase-Akt-mammalian target of rapamycin pathway. Eur J Neurosci, 27: 53-65.

Clelland CD, Choi M, Romberg C et al. (2009) A functional role for adult hippocampal neurogenesis in spatial pattern separation. Science, 325: 210-213.

Creer DJ, Romberg C, Saksida LM et al. (2010) Running enhances spatial pattern separation in mice. Proc Natl Acad Sci USA, 107: 2367-2372.

Erickson KI, Voss MW, Prakash RS et al. (2011) Exercise training increases size of hippocampus and improves memory. Proc Natl Acad Sci USA, 108: 3017-3022.

Gibala MJ, Little JP, Macdonald MJ et al. (2012) Physiological adaptations to low-volume, high-intensity interval training in health and disease. J Physiol, 590: 1077-1084.

Gold SM, Dziobek I, Sweat V et al. (2007) Hippocampal damage and memory impairments as possible early brain complications of type 2 diabetes. Diabetologia, 50: 711-719.

Inoue K, Hanaoka Y, Nishijima T et al. (2015a) Long-term mild exercise training enhances hippocampus-dependent memory in rats. Int J Sports Med, 36: 280-285.

Inoue K, Okamoto M, Shibato J et al. (2015b) Long-term mild, rather than intense, exercise enhances adult hippocampal neurogenesis and greatly changes the transcriptomic profile of the hippocampus. PLoS One, 10: e0128720.

Killgore WD, Olson EA, Weber M (2013) Physical exercise habits correlate with gray matter volume of the hippocampus in healthy adult humans. Sci Rep, 3: 3457.

Kondo M, Nakamura Y, Ishida Y et al. (2015) The 5-HT3 receptor is essential for exercise-induced hippocampal neurogenesis and antidepressant effects. Mol Psychiatry, 20: 1428-1437.

Kuhn HG, Dickinson-Anson H, Gage FH et al. (1996) Neurogenesis in the dentate gyrus of the adult rat: age-related decrease of neuronal progenitor proliferation. J Neurosci, 16: 2027-2033.

Lee MC, Okamoto M, Liu YF et al. (2012) Voluntary resistance running with short distance enhances spatial memory related to hippocampal BDNF signaling. J Appl Physiol (1985), 113: 1260-1266.

Lee MC, Inoue K, Okamoto M et al. (2013) Voluntary resistance running induces increased hippocampal neurogenesis in rats comparable to load-free running. Neurosci Lett, 537: 6-10.

Lee MC, Rakwal R, Shibato et al. (2014) DNA microarray-based analysis of voluntary resistance wheel running reveals novel transcriptome leading robust hippocampal plasticity. Physiol Rep, 2 (11) pii: e12206.

Lezi E, Lu J, Selfridge JE et al. (2013) Lactate administration reproduces specific brain and liver exercise-related changes. J Neurochem, 127: 91-100.

Louissaint A Jr, Rao S, Leventhal C et al. (2002) Coordinated interaction of neurogenesis and angiogenesis in the adult songbird brain. Neuron, 34: 945-960.

Maguire EA, Gadian DG, Johnsrude IS et al. (2000) Navigation-related structural change in the hippocampi of taxi drivers. Proc Natl Acad Sci USA, 97: 4398-4403.

Matsui T, Soya S, Okamoto M et al. (2011) Brain glycogen decreases during prolonged exercise. J Physiol, 589 (Pt 13) 13: 3383-3393.

Matsui T, Ishikawa T, Ito H et al. (2012) Brain glycogen supercompensation following exhaustive exercise. J Physiol, 590: 607-616.

Muhič M, Vardjan N, Chowdhury HH et al. (2015) Insulin and insulin-like growth factor 1 (IGF-1) modulate cytoplasmic glucose and glycogen levels but not glucose transport across the membrane in astrocytes. J Biol Chem, 290: 11167-11176.

Newman LA, Korol DL, Gold PE et al. (2011) Lactate produced by glycogenolysis in astrocytes regulates memory processing. PLoS One, 6: e28427.

Nishijima T, Piriz J, Duflot S et al. (2010) Neuronal activity drives localized blood-brain-barrier transport of serum insulin-like growth factor-I into the CNS. Neuron, 67: 834-846.

Nishijima T, Okamoto M, Matsui T et al. (2012) Hippocampal functional hyperemia mediated by NMDA receptor/NO signaling in rats during mild exercise. J Appl Physiol (1985), 112: 197-203.

Ohiwa N, Chang H, Saito T et al. (2007) Possible inhibitory role of prolactin-releasing peptide for ACTH release associated with running stress. Am J Physiol Regul Integr Comp Physiol, 292: R497-R504.

Okamoto M, Hojo Y, Inoue K et al. (2012) Mild exercise increases dihydrotestosterone in hippocampus providing evidence for androgenic mediation of neurogenesis. Proc Natl Acad Sci USA, 109: 13100-13105.

Robinet C and Pellerin L (2010) Brain-derived neurotrophic factor enhances the expression of the monocarboxylate transporter 2 through translational activation in mouse cultured cortical neurons. J Cereb Blood Flow Metab, 30: 286-298.

Robinet C and Pellerin L (2011) Brain-derived neurotrophic factor enhances the hippocampal expression of key postsynaptic proteins in vivo including the monocarboxylate transporter MCT2. Neuroscience, 192: 155-163.

Saxe MD, Battaglia F, Wang JW et al. (2006) Ablation of hippocampal neurogenesis impairs contextual fear conditioning and synaptic plasticity in the dentate gyrus. Proc Natl Acad Sci USA 2006, 103: 17501-17506.

Sickmann HM, Waagepetersen HS, Schousboe A et al. (2010) Obesity and type 2 diabetes in rats are associated with altered brain glycogen and amino-acid homeostasis. J Cereb Blood Flow Metab, 30: 1527-1537.

Soya H, Mukai A, Deocaris CC et al. (2007a) Threshold-like pattern of neuronal activation in the hypothalamus during treadmill running: establishment of a minimum running stress (MRS) rat model. Neurosci Res, 58: 341-348.

Soya H, Nakamura T, Deocaris CC et al. (2007b) BDNF induction with mild exercise in the rat hippocampus. Biochem Biophys Res Commun, 358: 961-967.

Stranahan AM, Arumugam TV, Cutler RG et al. (2008) Diabetes impairs hippocampal function through glucocorticoid-mediated effects on new and mature neurons. Nat Neurosci, 11: 309-317.

Stranahan AM, Lee K, Martin B et al. (2009) Voluntary exercise and caloric restriction enhance hippocampal dendritic spine density and BDNF levels in diabetic mice. Hippocampus, 19: 951-961.

Suzuki A, Stern SA, Bozdagi O et al. (2011) Astrocyte-neuron lactate transport is required for long-term memory formation. Cell, 144: 810-823.

Tamura M, Nemoto K, Kawaguchi A et al. (2015) Long-term mild-intensity exercise regimen preserves prefrontal cortical volume against aging. Int J Geriatr Psychiatry, 30: 686-694.

Tsacopoulos M and Magistretti PJ (1996) Metabolic coupling between glia and neurons. J Neurosci, 16: 877-885.

Van Leemput K, Bakkour A, Benner T et al. (2009) Automated segmentation of hippocampal subfields from ultra-high resolution in vivo MRI. Hippocampus, 19: 549-557.

van Praag H, Christie BR, Sejnowski TJ et al. (1999) Running enhances neurogenesis, learning, and long-term potentiation in mice. Proc Natl Acad Sci USA, 96: 13427-13431.

van Praag H, Shubert T, Zhao C et al. (2005) Exercise enhances learning and hippocampal neurogenesis in aged mice. J Neurosci, 25: 8680-8685.

Yau SY, Li A, Hoo RL et al. (2014) Physical exercise-induced hippocampal neurogenesis and antidepressant effects are mediated by the adipocyte hormone adiponectin. Proc Natl Acad Sci USA, 111: 15810-15815.

（島　孟留，征矢英昭）

第8章 生活習慣病・介護予防のための運動メニュー

8-1 インターバル速歩トレーニング－生活習慣病・介護予防のための運動処方システム－

1. はじめに

我々は，過去10年以上にわたって「インターバル速歩トレーニング」によって，地域密着型個別運動処方を実施し成果を上げてきた．その特徴は，まず，個人の体力に合わせた個別運動処方を歩行系の運動トレーニングで達成したことである．それを例に，今後の中高年者を対象とした健康科学のあり方について述べたい．

2. 本トレーニングの開発に至った背景

1) 医療費の観点から

直面する社会問題の1つとしてわが国の少子高齢化がある．全人口に対する65歳以上の人口比率（高齢化率）は2012（平成24）年度には全国平均で24％だったが，わずか10年後の2023（平成35）年度には32％を突破する．一方，14歳以下の若年者人口は10％まで低下する．このような，少子高齢社会で最も問題になるのが高齢者医療費の高騰である．2012（平成24）年度には年間24兆円であったが，このままの医療体制では，2023（平成35）年度には56兆円になると予測されている．それはわが国の一般会計予算90兆円の60％に相当する．もう5年以上前になるが，厚生労働省のある課長が，「これからの高齢者は畳の上で死ねたら幸せ」といっていたが，彼の言いたかったことは，今後急増する高齢者を収容する施設を増設する財力が，もうわが国にはない，とい

うことである．現在でも，政府が介護保険料の自己負担率の増加などを提案しているが，上記の財政事情を考えれば当然のことなのである．では，経済的に余裕のある一部の高齢者ならまだしも，一般庶民はどうすればよいのか．答えは，簡単，「国に頼らず，自分の身は自分で守れ」である．そのために，私たちが最も推奨しているのが「インターバル速歩」をはじめとする運動トレーニングである．これからその根拠を述べる．

2) 体力低下の観点から

図8-1-1に加齢と生活活動度の関係を示す．生活活動度は「体力」を表していると考えてよい．我々の体力は20歳代をピークとし，30歳以降10歳加齢するごとに5～10％ずつ体力は低下する．そして，体力が20歳代の30％以下になると自立した生活ができなくなり要介護状態となる．この体力の低下は運動不足だけのためではなく，顔にしわがよったり，髪の毛が薄くなるのと同じメカニズムで筋肉の委縮が進行する（Haskell et al., 1998）．これを「加齢性筋肉減弱症（サルコペニア）」と呼ぶ．さて，ここで興味深いのはこの加

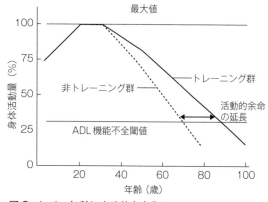

図8-1-1 加齢による体力変化（Haskell et al., 1998）

齢による体力の低下と医療費が非常によく相関することだ．すなわち，糖尿病をはじめとする生活習慣病の発症は，この筋萎縮による体力低下が根本原因になっている可能性が高い．

3）個別運動処方の重要性

そこで，私たちは1997（平成9）年度に，「運動処方によって体力が向上すれば生活習慣病の症状が改善し，医療費が抑制される」とい作業仮説をもとに，松本市の中高年者を対象に「熟年体育大学」事業を開始した．事業発足当初1997～2001（平成9～13）年度の5年間，厚生労働省が推奨する「1日1万歩を毎日歩こう」をスローガンに事業1,000人で実施した．しかし，1年間の定着率が50％以下で，さらに，たとえ1日1万歩，毎日歩いても，体力が向上せず，したがって生活習慣病の症状の改善が期待するほどではないことが明らかとなった（酒井ほか，2000）．

では，より効果の期待できる運動処方とはどのようなものなのか．当時から，米国スポーツ医学会は，体力向上，生活習慣病予防・治療のためには，まず「個人」の最大体力を測定し，その70％以上の負荷の運動を30分／日以上，4日／週以上，実施すれば，6カ月で体力が10％向上，生活習慣病の症状も10～20％改善することを保証している．この個別運動処方が現在の国際標準である（ACSM，2009）．すなわち，「一日一万歩」のスローガンには「運動強度（きつさ）」という概念が含まれておらず，したがって，いくらそれを実践しても効果が期待できない．ちなみに，「一日一万歩」時の運動強度は，個人の最大体力の40％に満たない．

しかし，この米国スポーツ医学会が提唱する運動指針の普及は十分とはいえない．たとえば，北米の成人を対象にした報告によると，全体の40％は運動習慣がないこと，さらに40％は健康維持のために運動を心がけているものの，その強度，頻度が，確実な健康増進効果を得るためには低すぎる，とされる（Rhodes et al., 1999）．また，わが国でも，成人の70％は運動習慣がなく，さらに，一定の効果が得られる中強度以上の運動を心がけている人は全体の12％に過ぎないことが報告されている（厚生労働省，2014）．原因は「費用がかかる」の一言につきる．すなわち，トレッドミル，自転車エルゴメーターなどのマシンの購入費，それを収容するための施設，それらのマシンを使いこなせるトレーナーの雇用費を考えれば，1人の参加者当たり年間20万円の費用が必要となり，一般市民には手が届かない．

3．インターバル速歩トレーニングの内容

体力向上のためにもっと現実的な運動処方を提案できないか．私たちは2001（平成13）年度より何時でも，何処でも，誰でも，安価に実施できる体力向上のための運動処方として個人の体力に合った個別運動処方「インターバル速歩トレーニング」を提案し，以降，それを軸に事業を展開してきた．詳細はNPO法人：熟年体育大学リサーチセンターのホームページ（http://www.jtrc.or.jp）を参照していただきたいが，特徴は，以下の3つである．

1）携帯型カロリー計（熟大メイト）

3軸の加速度計と気圧による高度計を内蔵し，それぞれ傾斜地（階段）歩行時の運動エネルギー，位置エネルギーを測定し，それらの和から歩行時の消費エネルギー量を正確に測定できる世界初のロジックを搭載している．この装置を腰に装着して，フィールドで3分間の最速歩行を実施すれば，体力に自信のない人（中高年者の90％以上，若年者の60％以上）であれば，個人の体力が正確に測定できる．すなわち，この装置の開発でマシンなしで個人の最大体力の測定と運動中のエネルギー消費量の測定が可能になった（Yamazaki et al., 2009）．

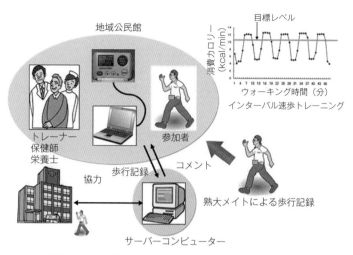

図8-1-2　インターバル速歩トレーニングのシステム
事業参加者は，日頃，自分のペースで自由にインターバル速歩を行い，2週間に一度，地域の公民館に行き，携帯型カロリー計の歩行記録をインターネット端末からサーバーコンピューターに転送する．すると，折り返し歩行記録のトレンドグラフが送り返されてくる．それに基づいて医療スタッフが各人であらかじめ設定された目標運動強度を参考に個別に運動処方を行う．（Nose et al., 2009）

2）インターバル速歩トレーニング

個人ごとに3分間の最速歩行で決定した最大体力の70％以上の速歩と40％以下のゆっくり歩きを3分間ずつ交互に5〜10セット/日，4日/週以上を目標に，5カ月間繰り返す方法である（Nemoto et al., 2007）．

3）遠隔型個別運動処方システム（e-HPS）

「熟大メイト」を装着して，各自，自由にインターバル速歩トレーニングを実施する．2週間に1回，近くの地域公民館から熟大メイトに記憶された歩行記録をPC端末からサーバーに転送する．すると，サーバーから折り返し，歩行中のカロリー消費量のトレンドグラフと，DBに基づいてe-HPSによって自動的に作成されたコメントが返信される．このグラフに基づき，トレーナー，栄養士，保健師が目標の達成度を確認し個別運動指導を行う（図8-1-2）（Nose et al., 2009）．

4．インターバル速歩の効果

1）継続率

5カ月間のインターバル速歩の継続率は95％以上である．一方，通常の1日1万歩を目標とした半年間の継続率が60％と報告されているので，格段に高い．その理由として，個人の「努力」がトレンドグラフで提供されること，そして指示通りにインターバル速歩を実施すれば，必ず，体力向上，生活習慣病指標の改善などの「効果」が得られ，それらがグラフ，数字で提供されるからであると考えられる．

2）体力

我々は，中高年者（平均年齢65歳）を対象に，5カ月間のインターバル速歩トレーニングと「1日1万歩」目標の従来の歩行トレーニングの効果を比較した．その結果，インターバル速歩トレーニング群では，膝伸展・屈曲筋力がそれぞれ13％，17％増加し，最高酸素摂取量も10％増加した．一方，1日1万歩ではこれらの効果は得られなかった．すなわち，1日1万歩のトレーニングでは運動強度が低すぎて，筋力が増加せず，したがって，最高酸素摂取量も増加しなかったと考えられる（図8-1-3）．

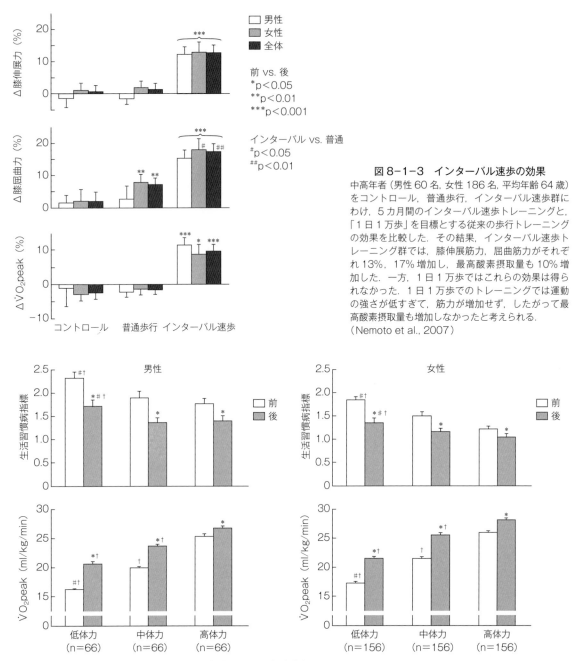

図8-1-3 インターバル速歩の効果

中高年者（男性60名，女性186名，平均年齢64歳）をコントロール，普通歩行，インターバル速歩群にわけ，5カ月間のインターバル速歩トレーニングと，「1日1万歩」を目標とする従来の歩行トレーニングの効果を比較した．その結果，インターバル速歩トレーニング群では，膝伸展筋力，屈曲筋力がそれぞれ13%，17%増加し，最高酸素摂取量も10%増加した．一方，1日1万歩ではこれらの効果は得られなかった．1日1万歩でのトレーニングでは運動の強さが低すぎて，筋力が増加せず，したがって最高酸素摂取量も増加しなかったと考えられる．
（Nemoto et al., 2007）

図8-1-4 体力と生活習慣病指標（Morikawa et al., 2011）
A：中高年女性468名を最高酸素消費量（$\dot{V}O_2peak$）別に156名ずつ3つの群にわけ，それぞれの生活習慣病指標をみると，低体力群で4点満点中平均2点，高体力群で1点であった（白棒グラフ）．一方，5カ月間のインターバル速歩トレーニング後には，$\dot{V}O_2peak$ が，低体力群では20%，高体力群では5%増加したが，その増加程度に比例して，生活習慣病指標が減少した（灰色棒グラフ）．
B：中高年男性でも同様の結果を認めた．
*：vs. トレーニング前，†：vs. 高体力群，#：vs. 中体力群（それぞれp<0.05）で表す．

3) 生活習慣病リスク指標

我々は，中高年（平均年齢66歳）を対象に，4カ月間のインターバル速歩トレーニングによる体力向上が生活習慣病指標に与える効果を検証した（Morikawa et al., 2011）．生活習慣病指標とは，①最高血圧≧130mmHg または最低血圧≧

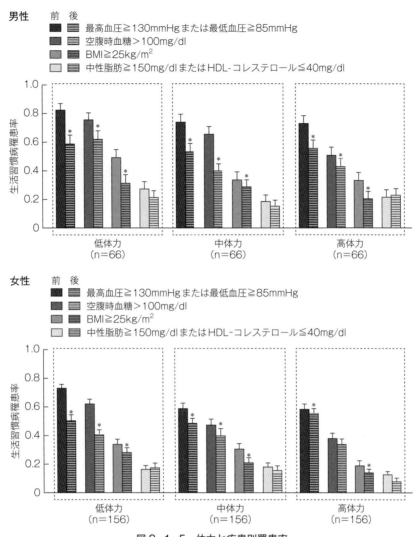

図8-1-5 体力と疾患別罹患率
A：中高年女性において，たとえば，トレーニング前，高血糖症の罹患率が，低体力群では60%，高体力群では40%と体力に比例して罹患率が低かった．高血圧症，肥満症でも同様の結果を得た．一方，5カ月間のインターバル速歩後には，低体力群では高血圧症，高血糖症の罹患率がそれぞれ20%低下した．そして，中体力群，高体力群でも程度は低いが，同様の結果を得た．B：中高年男性においても，ほぼ同様の結果を得た（Morikawa et al., 2011）．＊：vs. トレーニング前（p<0.05）で表す．

85mmHg，②空腹時血糖≧100mg/dl，③BMI≧25kg/m^2，④中性脂肪≧150mg/dlまたはHDLコレステロール≦40mg/dlの4項目の診断基準について，1つ該当すれば1点加算，したがって4項目すべて該当すれば4点満点とした診断基準である．解析にあたり，まず，被験者を初期体力に応じて被験者を男女別に，最高酸素摂取量をもとに，低体力，中体力，高体力の3群に等分し，トレーニング前に最高酸素摂取量と生活習慣病指標を比較した．次に，それらの値に対するトレーニング効果を比較した．その結果，図8-1-4で示すように，男女ともトレーニング前に体力が低い被験者ほど生活習慣病指標が高く，さらにトレーニング後に最高酸素摂取量が増加すると，その増加に比例して生活習慣病指標が改善した．

図8-1-5に体力別に各生活習慣病項目該当者数を全被験者に対する比率で表した．その結果，トレーニング前には，男女とも高血圧症の被験

者が全体の 60〜80％，高血糖が 50〜80％と高く，それに，肥満，異常脂質血症が続く．これら罹患率は低体力の被験者ほど高いことがわかる．ところが，トレーニング後には，それぞれの診断基準に該当する被験者数が，高血圧症で平均 40％，高血糖症で 35％，肥満症で 20％低下した．一方，高脂血症では顕著な改善を認めなかった．以上，トレーニングによる体力向上は，生活習慣病指標のうち，特に，高血圧，高血糖，肥満を改善することが明らかとなった．

4）抑うつ症状

インターバルトレーニングの心理的な効果についても検討した．700 名余りの中高年者を対象に CES-D（Center for Epidemilogic Studies Depression Scale）を用いて自己うつ評価尺度を調査した結果，トレーニング前は，全体の 25％が 60 点満点中 15 点以上の「うつ傾向あり」と判定され，平均値は 22 点であった．しかし，5 カ月間のトレーニング後には正常値の 13 点まで低下した．

5）安全性

このような高齢者を対象とした速歩トレーニングが，腰，膝などの慢性関節痛を悪化させる危険性はないか検討した．6 カ月間インターバル速歩トレーニングを実施した 606 名の中高年に対しアンケート調査を実施した．その結果，トレーニング前に比べこれらの関節痛が，「非常に改善した」が 24.4％，「少し良くなった」が 23.1％，「変化なし」が 49.0％，「少し悪化した」が 3.0％，「非常に悪くなった」が 0.4％と，全体の半分近くが改善し，悪化したのは 4％以下であった．

6）医療費

さらに我々は，インターバル速歩トレーニングの医療費削減効果を検証した．被験者の中で国民健康保険に加入する男性 85 名，女性 81 名に対して，対照群として年齢，性別が一致するように男性 1,205 名，女性 1,148 名を無作為に非参加者から選び，2005（平成 17）年の 1 年間のトレーニング期間中の医療費を検討した．その結果，トレーニング群では，対照群に比べ 6 カ月間で，医療費が 22,901 円（24％）と有意に低下した．

5．インターバル速歩トレーニング効果の背景と展望

1）分子生物学的機構

最近，生活習慣病の発症機序について，加齢，運動不足によって細胞内のミトコンドリア機能が劣化し，これによって全身性の慢性炎症が起こり，それが脂肪細胞で起きれば「糖尿病」，免疫細胞で起きれば「循環器疾患」，脳細胞でおきれば「認知症」，「うつ病」，がん抑制遺伝子に影響すれば「がん」になる．すなわち，それぞれ疾患の症状は違うが，根本原因は加齢・運動不足であるという考え方が世界の潮流になりつつある（Handschin et al., 2008）．最近，私たちは，5 カ月間のインターバル速歩の遺伝子修飾（メチル化）への効果をゲノムワイドで解析した．その結果，炎症促進遺伝子群のメチル化（不活性化），炎症抑制遺伝子の脱メチル化（活性化）が起きることを突き止めた（Nakajima et al., 2009；Zhang et al., 2015）．これらの結果に基づき炎症促進のキー遺伝子である NFκB2 のメチル化をより定量的に解析した結果，5 カ月間のインターバル速歩によって，同遺伝子がメチル化され，不活性化していることを明らかにした．さらに，遺伝子に関する 2,200 人の DB から，運動処方に特に反応する遺伝子多型の同定に成功し（Masuki et al., 2010），さらにその遺伝子が運動開始時の昇圧反応を介して（Masuki et al., 2013），運動習慣の定着にも関与していることを示唆する結果を得た（Masuki et al., 2015）．これらの結果は，学術的に興味深いだけでなく，この運動処方が再現性と確実性が高いことを意味している．

2) 普及の観点から

インターバル速歩は,「科学的証拠に基づく体力向上のための運動処方」として,国内では厚生労働省「エクササイズガイド2006」,文部科学省「平成22年度科学技術白書」に紹介され,国外では,Journal of Physiology（Nose et al., 2009）の表紙で未来型の運動処方として紹介された.それと並行してコペンハーゲン大学,米国イェール大学,メイヨークリニックで追試実験が行われ,インターバル速歩の有効性を支持する論文が発表された（Lalande et al., 2010；Karstoft et al., 2013；Karstoft et al., 2014）.

マスコミの取材も盛んで,インターバル速歩は,国外では2011（平成23）年4月15日にNew York Times Magazineで「What is the best single exercise?」のタイトルで,そして再度,2015（平成27）年2月22日に「Walk Hard. Walk Easy. Repeat.」のタイトルで紹介された.さらに,国内ではNHKなど多くのマスコミによって報道され,過去4年間の取材件数は200件以上になる.また,学会,自治体など各種団体からの講演依頼は100件以上にのぼる.

3) 機能性食品の効果判定のテストベッドとしての役割

薬剤の効果を検証するには病院というテストベッドがある.一方,機能性食品の効果を判定する施設はこれまで存在していなかった.その理由は,薬剤に比べ機能性食品では,その効果が顕著ではなく,その発現には時間がかかるため,それを検証するには,被験者の身体特性,日常の活動量,食事内容など,長期間の大規模な追跡調査を必要とするからである.私たちの「熟年体育大学」事業は,これらの課題を見事にクリアした.すなわち,事業に参加する際に,大勢の被験者に対し,体力測定,血液検査を実施し,さらに,e-Health Promotion Systemによって,日常の運動量を測定し,食事調査も遠隔で実施できる.これまで実施した研究の中で,特に,マスコミに注目されているのが,運動直後の糖質・乳製品摂取であ

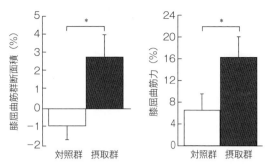

図8-1-6 インターバル速歩と乳製品摂取の併用
（Okazaki et al., 2013）

中高年女性を対象に5カ月間インターバル速歩トレーニングを行い,その間,糖質・タンパク質補助食品を摂取させた群の膝屈曲筋群断面積,等尺性膝屈曲筋力の変化量を対照群と比較した.その結果,補助食品群は対照群に比べ,それらの増加が亢進した.それぞれ17,18名の平均値と標準誤差で表す.
* : vs. 対照群（p＜0.05）で表す.

る.これを摂取することで,中高年者の筋力が向上し（図8-1-6）（Okazaki et al., 2013）,血液量が増加する（Okazaki et al., 2009a；Okazaki et al., 2009b；Kamijo et al., 2012）ことを明らかにした.筋力の向上は,上述のメカニズムから生活習慣病の予防につながる.また,血液量の増加は心臓への静脈還流量を増加させ,持久力,体温調節能を向上させることが期待できる（Kamijo et al., 2011）.

おことわり

本稿は,日本生理学雑誌,77（3）：35-41,2015.能勢 博「歩き方を変えれば人生が変わる!?－生活習慣病・介護予防のための新しい運動処方－」から引用改変したものである.

文献

American College of Sports Medicine（2009）ACSM's Guidelines for Exercise Testing and Prescription 8th edition. pp152-182, Lippincott Williams & Wilkins.

Handschin C and Spiegelman BM（2008）The role of exercise and PGC1alpha in inflammation and chronic disease. Nature, 454: 463-469.

Haskell WL and Phillips WR（1998）Effects of exercise training on health and physical functioning in older persons, In: Nose H, Nadel ER, Morimoto T eds, The 1997 Nagano Symposium on Sports Sciences, pp399-417, Cooper Publishing Group.

Kamijo Y, Okada Y, Ikegawa S et al.（2011）Skin

sympathetic nerve activity component synchronizing with cardiac cycle is involved in hypovolaemic suppression of cutaneous vasodilatation in hyperthermia. J Physiol, 589 (Pt 24): 6231-6242, 2011.

Kamijo Y, Ikegawa S, Okada Y et al. (2012) Enhanced renal Na$^+$ reabsorption by carbohydrate in beverages during restitution from thermal and exercise-induced dehydration in men. Am J Physiol Regul Integr Comp Physiol, 301: R824-R833.

Karstoft K, Winding K, Knudsen SH et al. (2013) The effects of free-living interval-walking training on glycemic control, body composition, and physical fitness in type 2 diabetic patients: a randomized, controlled trial. Diabetes Care, 36: 228-236.

Karstoft K, Winding K, Knudsen SH et al. (2014) Mechanisms behind the superior effects of interval vs continuous training on glycaemic control in individuals with type 2 diabetes: a randomised controlled trial. Diabetologia, 57: 2081-2093.

Lalande S, Okazaki K, Yamazaki T et al. (2010) Effects of interval walking on physical fitness in middle-aged individuals. J Prim Care Community Health, 1: 104-110.

Masuki S, Mori M, Tabara Y et al. (2010) Vasopressin V1a receptor polymorphism and interval walking training effects in middle-aged and older people. Hypertension, 55: 747-754.

Masuki S, Sumiyoshi E, Koshimizu TA et al. (2013) Voluntary locomotion linked with cerebral activation is mediated by vasopressin V1a receptors in free-moving mice, J Physiol, 591: 3651-3665.

Masuki S, Mori M, Tabara Y et al. (2015) The factors affecting adherence to a long-term interval walking training program in middle-aged and older people. J Appl Physiol (1985), 118: 595-603.

Morikawa M, Okazaki K, Masuki S et al. (2011) Physical fitness and indices of lifestyle-related diseases before and after interval walking training in middle-aged and older males and females. Br J Sports Med, 45: 216-224.

Nakajima K, Takeoka M, Mori M et al. (2009) Exercise effects on methylation of ASC gene. Int J Sports Med, 31: 671-675.

Nemoto K, Gen-no H, Masuki S et al. (2007) Effects of high-intensity interval walking training on physical fitness and blood pressure in middle-aged and older people. Mayo Clin Proc, 82: 803-811.

Nose H, Morikawa M, Yamazaki T et al. (2009) Beyond epidemiology: field studies and the physiology laboratory as the whole world. J Physiol, 587 (Pt 23): 5569-5575.

Okazaki K, Hayase H, Ichinose T et al. (2009a) Protein and carbohydrate supplementation after exercise increases plasma volume and albumin content in older and young men. J Appl Physiol (1985), 107: 770-779, 2009.

Okazaki K, Ichinose T, Mitono H et al. (2009b) Impact of protein and carbohydrate supplementation on plasma volume expansion and thermoregulatory adaptation by aerobic training in older men. J Appl Physiol (1985), 107: 725-733.

Okazaki K, Yazawa D, Goto M et al. (2013) Effects of macronutrient intake on thigh muscle mass during home-based walking training in middle-aged and older women. Scand J Med Sci Sports, 23: e286-e292.

Rhodes RE, Martin AD, Taunton JE et al. (1999) Factors associated with exercise adherence among older adults. An individual perspective. Sports Med 28, 397-411.

Yamazaki T, Gen-no H, Kamijo Y et al. (2009) A new device to estimate VO2 during incline walking by accelerometry and barometry. Med Sci Sports Exerc. 41: 2213-2219.

Zhang Y, Hashimoto S, Fujii C et al. (2015) NFkB2 gene as a novel candidate epigenetically responding to interval walking training, Int. J. Sports Med, 36: 769-775.

厚生労働省（2014）平成24年国民健康・栄養調査：第2部 身体状況調査の結果. http://www.mhlw.go.jp/bunya/kenkou/eiyou/dl/h24-houkoku.pdf（2016年3月17日アクセス）

酒井秋男, 寺沢宏次, 稲木光晴ほか（2000）「松本市熟年体育大学」実施による体力医学的効果. 信州医学雑誌, 48：89-96.

（能勢　博, 森川真悠子, 増木静江）

8-2　スロートレーニング

1．はじめに

　2014（平成26）年における日本人の平均寿命は男性80.5歳，女性86.8歳となっており，多くの日本人が80年以上自身の運動器とともに生活する時代に突入している．したがって，できるだけ長い期間，健康で自立した生活を送るためには，骨格筋をはじめとした運動器の機能を維持することが求められる．しかしながら，現代社会においては運動をしない，あるいはできない環境が原因で生じる健康問題が山積している．健康寿命の延伸には，一人ひとりが自身の健康のために運動す

るという視点を持つことが強く望まれる．

身体活動（Physical Activity）の基盤となる骨格筋量を増加させるために最も効果的な処方はレジスタンストレーニングである．一般的に筋肥大・筋力増強を目的とした場合，最大挙上重量（one-repetition maximum：1RM）の70％（70％1RM）以上の比較的高負荷を用いることが広く推奨されている．レジスタンストレーニングにおける負荷の重要性は高齢者にも当てはまるとされ，高齢者を対象とした多くの先行研究が70％1RM以上の高負荷を用いている．しかしながら，このような処方を幅広い人々へ普及させることは，安全性や設備の問題から現実的に不可能である．体力レベルや健康状態が異なる幅広い対象への普及を念頭においた場合，身体への負担を軽減しつつ筋機能の向上を図る工夫や特別な器具を必要としない利便性が条件となる．

最近10年あまりの研究から，軽い負荷であっても他の要因に工夫を加味することで十分なトレーニング効果を得られることがわかってきている．このようなトレーニング方法の中で，現在までにエビデンスが得られている手法は等尺性トレーニング（ヘティンガー，1970），血流制限レジスタンストレーニング（石井，2007；Takarada et al., 2000a, 2002；Abe et al., 2006），スロートレーニング（Tanimoto et al., 2006），低負荷超高回数レジスタンストレーニング（Holm et al., 2008）である．これらのトレーニング方法にはそれぞれ長所と短所があるが，ポピュレーションアプローチとしての展開を想定すると，スロートレーニングが最も現実的な方法と考えられる．

本稿では，スロートレーニングのうちTanimotoら（2006）による「筋発揮張力維持スロー法：Low-intensity resistance exercise with slow movement and tonic force generation（LST法）」の効果とメカニズム，その具体的な応用例について概説する．

2．筋発揮張力維持スロー法の動作様式

スロートレーニングは，負荷の挙上・下降の動作を低速度で行うトレーニング法の総称である．筋発揮張力維持スロー法（LST法）は，血流制限レジスタンストレーニングのメカニズムを参考に，動作様式を厳密に定義した手法である（Tanimoto et al., 2006）．血流制限法では，専用のベルトで四肢の基部を圧迫し，四肢の筋血流を制限することで，筋酸素化レベルの低下，運動単位動員の増強，血中乳酸濃度の上昇，成長ホルモンなどの内分泌系の活性化などが生じることが知られている（Tanimoto et al., 2005；Takarada et al., 2000b）．単回のエクササイズにより引き起こされるこれらの応答は，血流制限法の長期的な効果として生じる筋肥大に寄与していると考えられている．LST法は筋収縮に伴う筋内圧の上昇と筋血流の低下を利用し，専用のベルトで血流を制限した場合と同様の筋内環境を，外的な加圧なしで作りだすという発想で考案された．

持続的な筋力発揮に伴う筋血流の低下は20％MVC（Maximal Voluntary Contraction）程度から起き，40～50％MVC程度で強い血流制限が生じるとされている（Bonde-Petersen et al., 1975）．この筋力発揮水準は動的なトレーニングにおける約50％1RM負荷に相当する．

LST法では，挙上（短縮性筋活動）3秒程度，下降（伸張性筋活動）3秒程度で動作する（実験プロトコルは3秒下降，3秒挙上，1秒保持）．また，筋張力が消失する（脱力する）局面をつくらず常に主働筋の緊張を解かないこと，急な加減速（慣性）による筋力発揮低下を起こさないように滑らかに動作することが必要となる．50％1RM程度の負荷を用いて，上記の様式で動作することで，運動中を通じて40～50％MVC程度の筋張力が維持される．

図8-2-1にLST法（約50％1RM），高負荷通常法（約80％1RM），低負荷通常法（約50％1RM）のそれぞれでレッグエクステンション

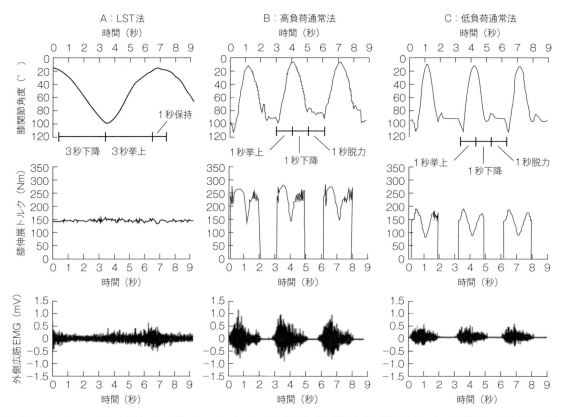

図8-2-1 3つの異なる方法でレッグエクステンションを実施した時の関節角度，膝伸展トルク，外側広筋の筋活動の変化
（Tanimoto et al., 2006）
負荷：AおよびCは約50%1RM，Bは約80%1RM
EMG：筋電図

を行った際の膝関節角度，膝伸展トルク，外側広筋の筋活動動態を示す．LST法は他の2つの通常法とは異なる様相を呈しており，滑らかな動作，一定の発揮トルク保持，持続的な筋活動動態が見てとれる．なお，LST法は動作中，急な加減速をする局面がないため，発揮トルクのピーク値は一般的な高負荷通常法だけでなく，低負荷通常法よりも小さく整形外科的な傷害のリスクが低いと考えられる．

運動中の外側広筋の筋酸素化レベルはLST法で最も低値を示しており，筋血流の抑制が最も強く起きていることが示唆される．また，運動後の筋酸素化レベルの上昇もLST法で最も高くなる（図8-2-2）．

3．血中乳酸ならびにホルモン応答

LST法により血流制限法に近い筋内環境を作りだせるとすると，運動直後から30分後にかけて，血中乳酸，アドレナリン，ノルアドレナリン，成長ホルモンなどの濃度上昇が起こると予測される．図8-2-3に若齢男性を対象としてLST法（約50%1RM），血流制限法，高負荷通常法（約80%1RM），アイソメトリック法（40%MVCでLST法と同様の筋力発揮時間）のそれぞれの方法でレッグエクステンションを3セット行った際の血中乳酸濃度と血中成長ホルモン濃度の変化を示す．アイソメトリック法を除く3つの条件で，同様の乳酸および成長ホルモンの応答が起きている．

一方，アイソメトリック法では，筋力発揮中にLST法の場合と同様の筋血流制限が起こるが，力

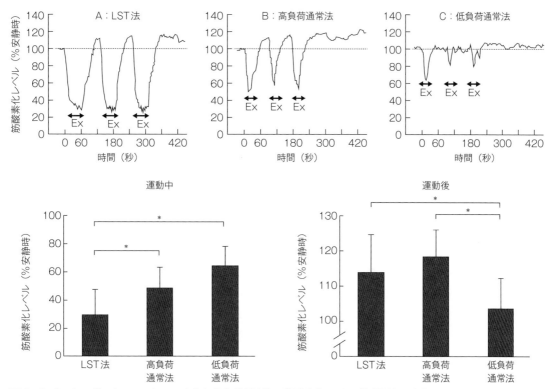

図8-2-2 レッグエクステンション実施に伴う外側広筋の筋酸素化レベル（相対値）の変化（Tanimoto et al., 2006）
Ex：各セット
上段：典型例，下段：運動中の最低筋酸素化レベルおよび運動後の最高筋酸素化レベル，＊：群間の有意差（p＜0.05）

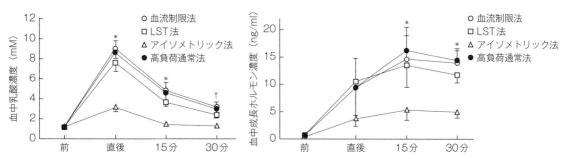

図8-2-3 レッグエクステンション（×3セット）実施に伴う血中乳酸濃度（左）ならびに血中成長ホルモン濃度（右）の変化（Tanimoto et al., 2005）
＊：アイソメトリック法とその他の方法の間での有意差（p＜0.05），†：高負荷通常法，血流制限法とアイソメトリック法の間での有意差（p＜0.05）

学的仕事と短縮熱の発生がなく，エネルギー消費が極めて小さいために，これらの変化が小さいものと考えられる．

4．トレーニングによる筋肥大・筋力増強効果

Tanimotoら（2006）は，若齢男性を対象にLST法（約50%1RM），高負荷通常法（約80%1RM），低負荷通常法（約50%1RM：総仕事量はLSTと同様）の長期的効果を比較した．それぞれの方法でレッグエクステンション（3セット）を週3回，12週間実施したところ，LST法では高負荷通常法と同程度の筋横断面積増加ならびに筋力増強が認められた（図8-2-4）．一方，低負荷通常法

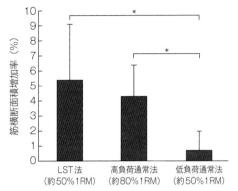

図8-2-4 LST法を用いたレッグエクステンションによる筋肥大効果
（Tanimoto et al., 2006より引用作成）
＊：群間の有意差（p<0.05）

では筋横断面積・筋力ともに有意な変化は観察されなかった．したがって，低負荷で筋肥大と筋力増強をもたらすLST法の効果は動作に特異的であると判断できる．

LST法は専用のトレーニングマシンを用いた多関節種目でも筋肥大・筋力増強に有効であることが示されている．若齢男性をLST群，高負荷通常群に分け，全身の5種目（レッグプレス，チェストプレス，ラットプルダウン，アブクランチ，バックエクステンション）を各3セットずつ行うプログラムを週2回，13週間実施した．その結果，LST法で高負荷通常法と同様の筋肥大・筋力増強効果が認められている（Tanimoto et al., 2008）．したがって，LST法は多くのトレーニング種目に適応できると考えられる．

他方，高齢者を対象としたLST法の効果検証も行われており，その効果が明らかになっている（Watanabe et al., 2013）．さらに，高齢者を対象とした最近の研究では，極めて軽い負荷（30%1RM）でも，筋肥大・筋力増強が生じることがわかっている（Watanabe et al., 2014）．高齢者をLST群および低負荷通常群（30%1RM：総仕事量はLST群と同様）の2群に分け，レッグエクステンション（13回×3セット）を週2回，12週間実施したところ，LST群においてのみ有意な筋横断面積の増加が確認された（図8-2-5）．なお，等尺性随意最大膝伸展トルクは両群ともに有意に増加した（図8-2-5）．低負荷通常群においても筋力増強が生じているが，このような筋力増強は高齢者ではよくみられ，筋肥大による形態的な変化の影響よりも神経系の改善による影響が大きいと考えられる．その一因として，高齢者の日常的な身体活動レベルは若齢者に比べ低く（Meijer et al., 2001），特に全力で動作する能力におけるトレーナビリティが高いためだと推察できる．

5．LST法が筋肥大をもたらすメカニズム

LST法が低負荷を用いながらも筋肥大をもたらすメカニズムは完全に解明されていないが，特殊な動作様式によって引き起こされる一連の生理応答が重要な役割を果たしていると推察される．

前述の通り，LST法では運動中の持続的な筋張力発揮により筋血流が低下し，主働筋の筋酸素化レベルが著しく低下する（図8-2-2）．筋が低酸素環境にさらされると，筋力発揮のために速筋線維が動員され，乳酸などの代謝産物が局所的に蓄積し，これが間脳視床下部を刺激して成長ホルモンなどの分泌を活性化させる（図8-2-3）．また，運動が終わると，筋内は再還流によって低酸素環境から一転高酸素環境となり，活性酸素種（Reactive Oxygen Species：ROS）が生成される．ROSは筋に微細な損傷をもたらす一方，サテライト細胞などを刺激して筋線維の増殖や肥大，血管の新生などを引き起こすと考えられている．

一方，Burdら（2012）は若齢男性を対象として，LST法と類似したプロトコル（30%1RM，6秒挙上，6秒下降）により，エクササイズ実施後，筋タンパク質合成が高まることを報告している．その要因として，低負荷でも総筋力発揮時間を増やすことで速筋線維を含むより多くの筋線維が動員されることを指摘している．筆者らの研究では，Burdらの仮説を支持する結果が得られている．高齢者を対象に30%1RM負荷でレッグエクステンションを行った際の血中乳酸濃度の変化を

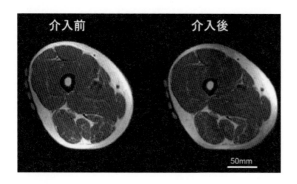

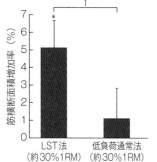
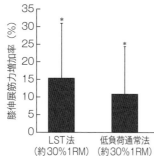

図8-2-5 高齢者を対象としたLST法の筋肥大・筋力増強効果
（Watanabe et al., 2014）
上段：大腿中央部のMRI横断画像（典型例），下段：膝伸展筋の筋横断面積増加率（左）と等尺性膝伸展トルクの増加率（右）
※下段はWatanabe et al., 2014より引用作成
＊：介入前との比較（p<0.05），†：群間の比較（p<0.05）

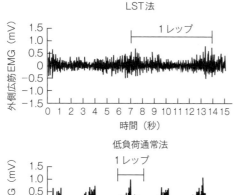
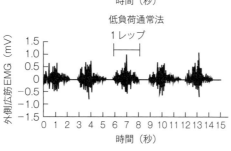
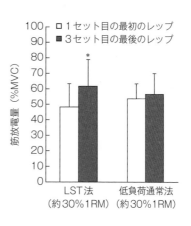

図8-2-6 LST法と通常法によるレッグエクステンション実施時のEMG典型例（左）と筋放電量の比較（右）
（Watanabe et al., 2014）
EMG：筋電図
＊：最初のレップと最後のレップの比較（p<0.05）
※筋放電量は得られたEMGの1レップごとの平均振幅をRMS（Root Mean Square）で評価し，膝関節角度60°での4秒間の最大随意収縮（MVC）に対する百分率で表した．

LST法と低負荷通常法で比較すると，血中乳酸濃度の増加はLST群で有意に高値を示している．さらに，エクササイズ中の主働筋の筋放電量の変化をみると，LST群では1セット目の最初のレップに対して3セット目の最終レップで筋放電量の増加が観察された（図8-2-6）．以上のことから，LST法では単回のエクササイズにおいて，速筋線維を含むより多くの筋線維が動員されてお

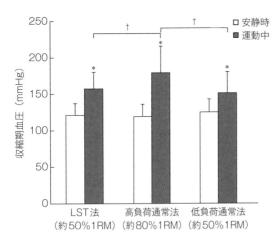

図8-2-7　高齢者のレッグエクステンション実施に伴う収縮期血圧の変化
（渡邊裕也, 谷本道哉, 石井直方：未発表データ）
*：安静時との比較（p<0.05）；†：群間の比較（p<0.05）

り，それに伴う筋タンパク質合成の増加が長期的な効果として筋肥大をもたらしたと解釈できる．

6．循環器系への影響

　血流制限法やLST法は筋内の循環抵抗を一時的に増加させるため，運動中の血圧上昇をもたらすことが懸念される．しかし，これらの方法を用いた運動中の血圧を測定してみると，筋肥大・筋力増強効果を得るために一般的に処方される高負荷通常法と比較して，収縮期血圧の上昇は明らかに低いことがわかった（Tanimoto et al., 2006）．なお，この傾向は高齢者においても当てはまる（図8-2-7）．したがって，高負荷で行う通常のレジスタンストレーニングによる血圧上昇は，体幹筋の収縮に伴う胸部内圧の上昇や，筋の強いポンプ作用によるものであると考えられる．高負荷通常法と比べ血圧の大幅な上昇が生じないLST法は，幅広い対象者に適応可能な処方の1つとして期待される．

　一方，LST法を用いた下肢筋力トレーニングが循環系に及ぼす長期効果として，安静時の下肢筋血流の増加が認められている（Tanimoto et al., 2009a）．このことはLST法が末梢循環の改善に効果的であることを示唆している．また，高負荷で行うレジスタンストレーニングによって引き起こされるとされる動脈コンプライアンスの低下も生じないようである．

7．筋活動パターンへの影響

　動作中にあえて筋張力を維持したまま行うLST法は，筋量を増やすという点では非常に効果的である一方，ダイナミックな動作における動作効率を向上させる効果はあまり期待できない．下肢筋のトレーニングをLST法で13週間行い，その前後で自転車ペダリング動作時の外側広筋の筋活動動態を評価したところ，トレーニング後に筋放電のパターンが緊張的（tonic）になり，ペダリングトルクも平坦になる傾向が確認された（Tanimoto et al., 2009b）（図8-2-8）．この結果はLST法を用いたトレーニングを続けることで，別種の動作における筋活動様式も，よりtonicになる可能性を示している．このような変化は動作のスピード，エネルギー効率，疲れやすさなどの観点からみれば，望ましくない影響といえよう．したがって，LST法はあくまでも筋機能改善の基礎的ステップとしてとらえ，動作改善につながる他の方法と組み合わせて行うのが理想的と考えられる．

8．スロートレーニング（LST法）を応用したプログラム

　幅広く運動による健康支援を展開するには，安全性や効果に加えて，汎用性が必須の条件となる．しかし，ここまで述べてきたLST法の効果はいずれも専用のトレーニングマシンを用いたマンツーマン指導による介入の結果であり，大規模な展開は現実的に難しい．LST法はスクワットなどの自体重エクササイズを集団指導で行うスタイルにも適応可能なのであろうか．

　筆者らのグループは，現場での運用を想定した

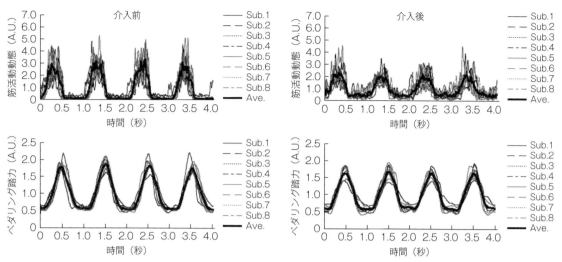

図8-2-8 LST法による介入が自転車ペダリング中の筋活動動態（外側広筋）に及ぼす影響（Tanimoto et al., 2009b）
介入前（左）の尖った形状の波形が介入後（右）丸みのある形状に変化した．また，介入後（右）遊脚期に脱力できていない様子が観察される．
A.U.：Arbitrary unit

プログラムを作成し，健康で活発な高齢者を対象に集団指導のスタイルで16週間，週3回（1回は運動教室，2回は自宅）実施した．このプログラムは自体重を利用するエクササイズ5種目（スクワット，スプリットスクワット，プッシュアップ，バックエクステンション，ニートゥーチェスト）と日常動作の改善を目的とした軽負荷プライオメトリクス4種目（反動壁プッシュアップ，反動椅子立ち上がり，反動起き上がり運動，ワイドステップ）を各1セットずつ（5〜15回）行う複合プログラムで，所要時間は約25分である．このプログラムが筋機能にもたらす長期的効果を，自体重エクササイズの動作様式（スローと通常）の違いで比較したところ，両群とも膝伸展ならびに肩水平屈曲の等尺性筋力，2ステップ値，脚伸展パワーは有意に増加し，筋機能の向上が認められた（Watanabe et al., 2015）．各種目1セットであっても，活発な高齢者の筋機能改善に効果的であることが明らかになった．しかし，参加者の介入前の体力レベルが高かったことが影響したせいか，筋量に有意な変化は認められなかった．なお，5種目のエクササイズをスローと通常の動作様式で行った際の血中乳酸濃度を測定したところ，両動作様式ともに実施後に有意な血中乳酸濃度の上昇が認められたが，その程度はスローで有意に高値を示した（図8-2-9）．自体重エクササイズにLST法を応用することで，速筋線維を含むより多くの筋線維の動員が起こることが明らかになり，ある程度の期間，適切に実施することで筋肥大効果が得られる可能性が示唆された．

一方，他の研究グループにおいても，運動習慣のない高齢者にLST法を応用したプログラムを実施している（Tsuzuku et al. 2007）．介入プログラムは自体重を負荷として利用するスクワット，ランジ，バックキック，プッシュアップ，シットアップの5種目と，ゴムチューブを用いたロープーリー，ショルダープレスの2種目で構成され，10回（4週間ごとに2回ずつ増加）×2セットを，週3回（1回は運動教室，2回は自宅）実施した．12週間の介入の結果，大腿前部の筋厚が有意に増加したことに加え，腹膜前および大腿前部の脂肪厚ならびにウエスト周囲径が有意に減少した．さらに，HDLコレステロールが有意に増加し，ヘモグロビンA1cが有意に減少した．

上記の2つの研究報告をまとめると，LST法を応用したプログラムが介護予防や生活習慣病予防

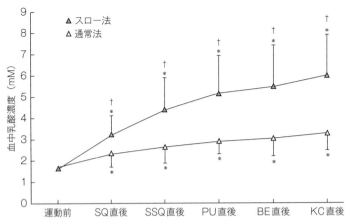

図8-2-9　高齢者を対象とした自体重エクササイズ実施に伴う血中乳酸濃度の変化
（渡邊裕也，谷本道哉，石井直方：未発表データ）

＊：安静時との比較（p＜0.05），†：群間の比較（p＜0.05）
SQ：スクワット，SSQ：スプリットスクワット，PU：プッシュアップ，BE：バックエクステンション，KC：ニートゥーチェスト
※この測定は，マンツーマンのスタイルで動作させているため，血中乳酸の応答が過大評価されている可能性が考えられる．

につながる可能性が期待できる．確かな筋肥大効果を得るには，トレーニングのボリュームが重要な要素と考えられる．ここでLST法を自体重エクササイズへ応用する際，特に注意が必要な点を指摘したい．スクワットやプッシュアップなどの多関節種目は，動作中に各筋の貢献度が変化するため，単関節種目に比べると主働筋の張力を維持したままで行いたいLST法にはあまり適していない．したがって，動作の切り返し（スクワットの立ち上がり局面や腰を下ろす局面）で特に丁寧で滑らかな動作を心掛けることが必要となる．多関節種目では，運動強度が実施者の動作の精度に依存するので，十分な効果を得るには適切な指導が求められる．

9．まとめと展望

以上のように，LST法は低負荷で筋肥大・筋力増強をもたらし，循環系や運動器への負担も少ないトレーニング法である．したがって，何らかの理由で高負荷を用いることができない場合に有効となる．また，LST法を汎用性の高い自体重エクササイズへ応用することで幅広い健康支援につながる可能性が期待できる．現在，筆者らの研究グループは，LST法を取り入れた介護予防プログラムの大規模介入試験に取り組んでいる．これまでに運動の意義や方法などの情報を提供し，プログラムの継続的な実施を促すスタイルにおいても筋肥大および運動機能改善を認める結果が得られており（渡邊ほか，2014），ポピュレーションアプローチとしてのLST法の有効性が明らかになりつつある．

文献

Abe T, Kearns CF, Sato Y (2006) Muscle size and strength are increased following walk training with restricted venous blood flow from the leg muscle, Kaatsu-walk training. J Appl Physiol (1985), 100: 1460-1466.

Bonde-Petersen F, Mork AL, Nielsen E (1975) Local muscle blood flow and sustained contractions of human arm and back muscles. Eur J Appl Physiol Occup Physiol, 34: 43-50.

Burd NA, Andrews RJ, West DW et al. (2012) Muscle time under tension during resistance exercise stimulates differential muscle protein sub-fractional synthetic responses in men. J Physiol, 590: 351-562.

Holm L, Reitelseder S, Pedersen TG et al. (2008) Changes in muscle size and MHC composition in response to resistance exercise with heavy and light loading intensity. J Appl Physiol (1985), 105: 1454-1461.

Meijer EP, Goris AH, Wouters L et al.（2001）Physical inactivity as a determinant of the physical activity level in the elderly. Int J Obes Relat Metab Disord, 25: 935-939.

Takarada Y, Takazawa H, Sato Y et al.（2000a）Effects of resistance exercise combined with moderate vascular occlusion on muscular function in humans. J Appl Physiol（1985）, 88: 2097-2106.

Takarada Y, Nakamura Y, Aruga S et al.（2000b）Rapid increase in plasma growth hormone after low-intensity resistance exercise with vascular occlusion. J Appl Physiol（1985）, 88: 61-65.

Takarada Y, Sato Y, Ishii N（2002）Effects of resistance exercise combined with vascular occlusion on muscle function in athletes. Eur J Appl Physiol, 86: 308-314.

Tanimoto M, Madarame H, Ishii N（2005）Muscle oxygenation and plasma growth hormone concentration during and after resistance exercise: comparison between "Kaatsu" and other types of regimen. Int J Kaatsu Training Res, 1: 51-56.

Tanimoto M and Ishii N（2006）Effects of low-intensity resistance exercise with slow movement and tonic force generation on muscular function in young men. J Appl Physiol（1985）, 100: 1150-1157.

Tanimoto M, Sanada K, Yamamoto K et al.（2008）Effects of whole-body low-intensity resistance training with slow movement and tonic force generation on muscular size and strength in young men. J Strength Cond Res, 22: 1926-1938.

Tanimoto M, Kawano H, Gando Y et al.（2009a）Low-intensity resistance training with slow movement and tonic force generation increases basal limb blood flow. Clin Physiol Funct Imaging, 29: 128-135.

Tanimoto M, Arakawa H, Sanada K et al.（2009b）Changes in muscle activation and force generation patterns during cycling movements because of low-intensity squat training with slow movement and tonic force generation. J Strength Cond Res, 23: 2367-2376.

Tsuzuku S, Kajioka T, Endo H et al.（2007）Favorable effects of non-instrumental resistance training on fat distribution and metabolic profiles in healthy elderly people. Eur J Appl Physiol, 99: 549-555.

Watanabe Y, Tanimoto M, Ohgane A et al.（2013）Increased muscle size and strength from slow-movement, low-intensity resistance exercise and tonic force generation. J Aging Phys Act, 21: 71-84.

Watanabe Y, Madarame H, Ogasawara R et al.（2014）Effect of very low-intensity resistance training with slow movement on muscle size and strength in healthy older adults. Clin Physiol Funct Imaging, 34: 463-470.

Watanabe Y, Tanimoto M, Oba N et al.（2015）Effect of resistance training using bodyweight in the elderly: Comparison of resistance exercise movement between slow and normal speed movement. Geriatr Gerontol Int, 15: 1270-1277.

石井直方（2007）骨格筋に対する効果とそのメカニズム．佐藤義昭，石井直方，中島敏明ほか編，加圧トレーニングの理論と実践，pp33-47，講談社．

ヘティンガー著，猪飼道夫，松井秀治訳（1970）アイソメトリックトレーニング：筋力トレーニングの理論と実際．大修館書店．

渡邊裕也，山田陽介，三宅基子ほか（2014）幅広い高齢者に適応可能なサルコペニア予防法（地域の介護予防現場で使える実践的方法の確立）．デサントスポーツ科学，35：78-86.

（渡邊裕也，石井直方）

8-3　スクエアステップエクササイズ

1．はじめに

　2000（平成12）年に施行された介護保険制度は，2006（平成18）年に予防を重視した地域支援事業（介護予防サービスを提供する事業の総称）が追加され，これまでにほとんどの自治体がこの地域支援事業の中で，一次・二次予防を必要とする高齢者を対象とした運動教室を開催してきた．ところが，2014（平成26）年の法改正によって，それまでは予防給付の対象であった要支援1～2（三次予防）の高齢者に対しても，（市町村が運営する）地域支援事業の中で介護予防サービスを実施することが義務づけられた．今後，一次～三次予防に対応した，地域において継続的に実践が可能な実効性の高い運動プログラムの開発が求められているが，安全性と効果，継続性（楽しさ）といった介護予防に求められる条件を兼ね備えたプログラムは非常に限られている．仮に，諸条件を満たす，優れた運動プログラムが開発されたとしても，従来通りの行政主導による専門家を中心としたプログラム提供（教授）方法では，人的・経済的資源が不足することは明らかである．今後は，地域住民が「互助」の価値観を共有しつつ，住民みずからが主導する，ボランティア活動をベースとし

た地域の隅々にまで行き届く新たな普及の仕組みづくりが必要である．

本稿では，超高齢社会の要請に応え得る新たな運動（スクエアステップエクササイズ）とその普及方法に関して，筆者がこれまで長年にわたり実践し，検討を重ねてきた実績を基に述べたいと思う．

2．スクエアステップエクササイズとは

スクエアステップエクササイズ（square-stepping exercise，以下，SSE とする）（写真8-3-1）は，主に高齢者をターゲットとした新しい介護予防（健康づくり）のためのエクササイズ（大藏ほか，2009）として1997（平成9）年に誕生した．25cm四方のマス目（スクエア）で区切られた1m×2.5mの濃緑色のマットの上を前後・左右・斜めのさまざまな方向に移動（ステップ）することが，その名前の由来である．特に高齢者の介護予防を目的とする場合，体力を維持・改善させるだけでなく，生活機能や心理社会機能の改善も重要となる．開発者である筆者はSSEを考案して以来，早くからこの点に着目し，SSEの改良を重ねてきた．その結果，高齢者にとって転倒予防だけでなく，認知機能の維持・改善，仲間作り（社会交流，閉じこもり防止），運動の継続促進など，多方面で大きなメリットが得られる包括的なエクササイズ・プログラムが誕生した．

SSEは，わかりやすくいうと，「脳トレしながら歩く」エクササイズ，すなわち"歩く脳トレ"と呼ぶことができる．同時に複数の課題を行うという点では「multiple-task」を具備する運動ともいえるだろう．SSEの基本は，まず指導者がお手本となるステップをやってみせ，それを参加者（高齢者）が模倣（真似）するという手順をとる（図8-3-1）．模倣するときには，ステップを忘れないよう記憶力や集中力を総動員しなければならない．そして，実施に際しては，記憶したステップを正確に（視空間認知能力），そして枠を踏まないよう「注意」して行う必要がある．これが"歩

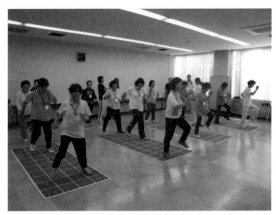

写真8-3-1　スクエアステップの実施風景

く脳トレ"運動もしくは「multiple-task」運動といわれる所以である．

3．SSEの開発の経緯

運動指導の現場に長年たずさわっている者であれば，「自分の指導法（プログラム）はマンネリ化してきているのではないか？」と不安に感じることが少なくないであろう．「参加者（受講者）は，自分の指導に退屈しているのでは…」という不安に陥ることもある．筆者は，これまで20年間以上にわたり運動指導（健康支援）の現場に立っているが，20代前半の頃はこのような悩みを持ち，葛藤することが多かった．参加者が退屈することなく，長期間にわたって楽しく取り組めて，効果と安全性を両立させることのできる運動プログラムはないものだろうかと日々，自問自答していた．1997（平成9）年のある日，当時大学院生だった筆者は筑波大学のトレーニング場で学生がラダートレーニング（ラダーとは，はしごのこと．縄やロープなどではしごの形を作り，敏捷性などのトレーニングに活用する）を行っているのを見ている時にあることに気づいた．「これに縦の境界線を加えて，小さな枠（マス目）で区切れば，無限に近いステップ・パターンが作れて面白いエクササイズになるのではないか」当初のイメージは，子供の頃，公園や道路で遊んだ「ケンパ」である．

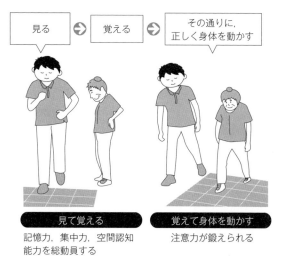

図8-3-1 "歩く脳トレ"スクエアステップが脳機能を高める理由

ケンパとは，地面にかかしなどの絵を描いて，境界線で仕切られた絵の上をケン（片足）・ケン（片足）・パッ（両足）・パッ（両足）と飛び跳ねていく遊びである．SSEの開発に際しては，安全性を考えて飛び跳ねる動作はなくしたが，境界線で仕切られた1つの枠の中に1つの足を置くという決まりは，そのまま踏襲した．

その後，筆者らはSSEの適正な普及と地域における健康づくりや介護予防の効果を最大化するために，2007年，特定非営利活動（NPO）法人スクエアステップ協会を設立した．協会の理事には，筆者のほかに，それまでSSEの普及や研究活動をともに行ってきた，三重大学の重松良祐准教授（当時）と長崎大学の中垣内真樹准教授（同）が加わった．3人の大学教員が理事を務めることから，スクエアステップ協会では，地域貢献や社会貢献といったNPO法人が通常兼ね備えている目的に加えて，研究活動に基づくエビデンス集積と研究成果の公開も重要な事業目的として掲げることにした（大藏ほか，2009）．

4．SSEの実施方法

SSEの実施には，安全性が十分に考慮された専用のSSEマットを使用することが望ましい．具体的な実施方法は，図8-3-2に示した通りである．全部で200以上あるステップ・パターンの中から，ここでは基本的な8つのパターン（図8-3-3）を記載するが，実施に際しては，万全な安全確保が求められる．パターンをもっと試したい場合は，スクエアステップ協会のホームページ（http://square-step.org/）にアクセスして無料ダウンロード版を入手する，専用マットを購入する，スクエアステップ・パターン集（大藏ほか，2007）を購入するなどの方法がある．

地域の高齢者を対象として公民館などで開催されるSSE教室の具体例（脳機能賦活プログラム）を紹介しよう（図8-3-4）．教室は，1回120分間，週1回，全部で11回を基本とする．最初と最後の各1回は体力測定や認知機能評価を行うので，実際には9回のトレーニング（SSE）を行う．標準的な教室は，①準備運動15分，②SSE40分，③手の運動10分，④足の運動10分，⑤筋力トレーニング&ストレッチ15分，⑥講話・座（雑談）30分の6つのプログラムから構成される．プログラム全体を通して，全身を偏りなくトレーニングすることを念頭においているが，特に②・③・④・⑥のプログラムが脳機能賦活に貢献すると考えている．⑥の講話・座（雑談）では，高齢者同士の交流も頻繁に行われ，この教室を通

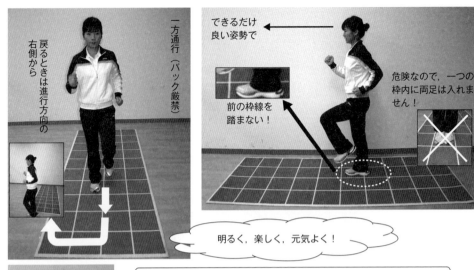

図8-3-2 スクエアステップの具体的な実施方法

じて新たに友人ができたという話をよく耳にする.

　高齢者の介護予防教室を行う場合,体力レベルが同水準の者ばかりが集まることはむしろ稀である.実際,筆者らの教室でも,87歳と65歳の親子が同じ教室に参加したというケースもある.介護予防の現場では,文字通り「年齢が親子ほども違う」多様な身体的特徴を持つ人たちに対して,効果と安全性を担保しながらも,一斉に指導できる対策(プログラム)が求められる.しかし,これは非常に難しいことである.そこで,筆者らは,SSEの進度に応じて「認定印」を押すやり方を考案した(図8-3-5).たとえば,高齢者25人が参加する教室の場合,SSEの練習用としてマットを5枚用意する.通常はそのマットでSSEの練習を行うが,図8-3-5に示したように,1ページ分(4つのステップ・パターン)ができるようになるたびに,別の場所に置いた試験用マットのところに移動してもらう.試験用マットにはスク

エアステップ指導員がおり,高齢者は認定を受けたいページをその指導員に伝える.指導員は,その中から1つか2つのステップ・パターンを選び,実際にステップするよう指示する.2回まではやり直しを認めるが,あくまでも試験という位置づけなので厳格に判定する.正しくスムーズにできた高齢者には認定印を押すが,上手くいかず不合格になった場合には,もう一度,練習用マットで練習し直すよう伝える.一見,厳しいように感じるかもしれないが,甘めに認定したかどうかは,高齢者本人が一番よくわかることなので,それでは達成感や自己効力感の向上にはつながらない.ある高齢者は,教室が終わった後も指導者とともに30分間も居残り練習をした後,やっと合格したことがある.その時,その高齢者から「今日のうれしさは,一生忘れないよ」といって頂いたが,このやり方が間違っていなかったことを改めて強く実感した瞬間でもあった.

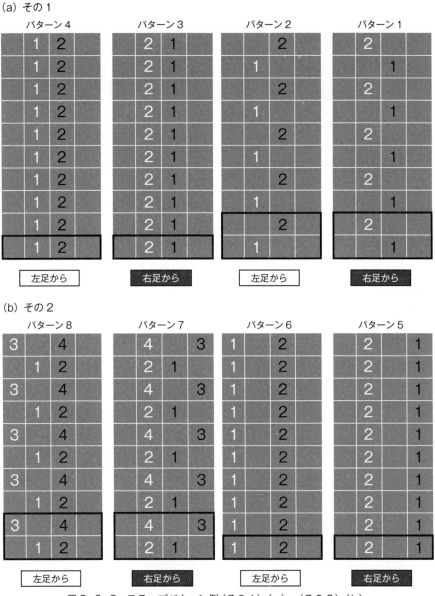

図8-3-3 ステップパターン例（その1）(a)，（その2）(b)

5．SSEの特長

　SSEは，一度に数十名の集団指導を可能としながらも，幅広い年齢（65〜90歳くらいまで）と多様な体力・身体機能レベル（健常・虚弱・要支援・要介護高齢者）に応じた，個別の対応を可能とする自由度と安全性が高いエクササイズである．以下に，SSEの特長（長所・メリット）をまとめた．

1）記憶力・集中力を高める

　SSEは，必ず最初に指導者（スクエアステップ指導員またはスクエアステップ・リーダー）がお手本を見せて，それを高齢者が覚えた後に同じ動き（ステップ・パターン）を真似するという手順をとる．この過程において，参加者の記憶力・集中力が研ぎ澄まされ，さらにはお手本を三次元空間における動作として捉える能力（視空間認知）も同時に鍛えられている可能性があると考えてい

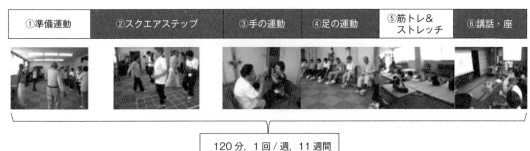

図8-3-4 脳機能賦活を企図したスクエアステップ教室のプログラム

る．

2) 注意力・調整力を高める

高齢者は，指導者から示されたお手本のステップ・パターンを忘れないうちに，模倣・実践する．その際，一辺の長さが25cmという小さな正方形の枠の中に足を収めなくてはならない上に，当然のことながら，「正しい位置（枠）に」という制限を伴う．その時，かなり高度な注意力と身体の調整力（コーディネーション）が必要となり，このような能力に対してトレーニング効果がもたらされる（注意力や調整力に改善がみられる）と筆者は考えている．

3) コミュニケーションがとりやすい

SSEは，専用マット1枚につき5〜6人で使用するのが理想である．それは，これくらいの人数で行うとステップ・パターンを一回やり終わったあと，次の順番が回ってくるのを一息つきながら待つのにちょうどよい時間間隔になるからである．待っている間に高齢者同士で会話を楽しむこともできるし，ステップ中の他人の動きをみて，アドバイスしたり，自分の動きを確認したりすることもできる．もちろん，指導者との交流を楽しむこともよい．一般に，集団（グループ）を対象とした運動指導というと指導者から参加者へ一方的に教えるだけの"一方通行"になりがちであるが，SSEは常にコミュニケーションがとりやすく，「笑顔が絶えない」エクササイズとなる．

4) 挑戦意欲と達成感を得る

SSEは，無理なく段階的に難易度を上げていくことができるので，挑戦意欲がかきたてられ，「よし，次もやってみよう！」という気持ちになりやすい．ステップ中は失敗しないよう，やや緊張しながら行うが，その緊張感がステップし終わった後の満足感や爽快感につながるし，教室全体を通して達成感を得やすくもなる．このような理由から，SSEは継続性に優れ，飽きにくいエクササイズだと考えられる．

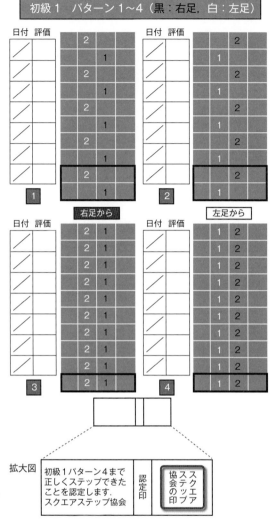

図8-3-5 高齢者自身のペースに合わせてスクエアステップを行える「認定印」法

キング」と同程度かそれらを上回る改善効果が得られている（Shigematsu et al., 2008）．図8-3-6に示すように，SSE教室（3カ月間，週2回）に参加した高齢者は，その後の1年間の転倒率（全対象およびつまずいた者に占める割合）が「筋力トレーニング＋バランストレーニング」教室参加者よりも有意に低くなることが明らかとなった．

2）認知機能への効果

人は年をとれば誰でも物忘れ（記憶力低下）が多くなったり，注意力が散漫になったりする．記憶力や注意力などの脳機能に関する能力のことを認知機能という．認知症というのは，認知機能が病的に低下したために，自立した日常生活をおくることができなくなった状態を指す．最近の研究によると，身体活動量が多く，体力を高いレベルで維持している高齢者では，認知機能の低下が少なく，認知症の予防効果が認められたとする報告がみられる．そこで，筆者らはSSEの継続的実践が認知機能に好影響を与え，長期継続すれば認知症予防につながるのではないかという仮説を立てて検証を行った．認知機能の評価には5つの認知機能要素（注意・記憶・視空間・言語・思考）を得点化することができるファイブコグ検査を用いた．図8-3-7は，3カ月間のSSE教室（週1回）に参加した高齢者と自主的にウォーキングを実践した高齢者を比較したものである（大藏ほか，2010）．SSE群の認知機能は65.2 ± 19.1点から73.4 ± 20.1点へと有意な増加がみられたのに対し，ウォーキング群では顕著な変化はみられなかった（60.9 ± 17.4点から63.9 ± 19.1点）．さらに，SSEを3年間にわたり継続した高齢者とほとんど運動を行なわなかった高齢者との比較を図8-3-8にまとめた（大藏，未発表資料）．SSE群の認知機能は，ベースライン時，1年後，2年後，3年後でそれぞれ，69.7 ± 14.4，82.8 ± 17.0，86.9 ± 16.6，85.0 ± 15.4と改善傾向を示した一方で，運動を行わなかった高齢者では統計的に有意な向上はみられなかった（同69.3 ± 15.6，75.7 ± 15.7，

6．SSEの効果

SSEの効果は学術論文や学会発表という形で数多く公表されているが，特に①転倒予防効果，②認知機能への好影響があげられる．

1）転倒予防効果

転倒予防に関しては，いくつかの国際誌にその効果が掲載されており，エビデンスとして集積しつつある．特に体力・身体機能面からは，「筋力トレーニング＋バランストレーニング」や「ウォー

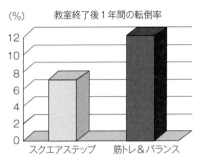
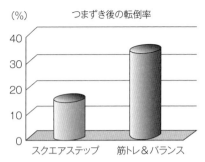

図8-3-6 転倒予防効果の比較

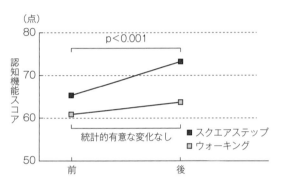

図8-3-7 3カ月間のスクエアステップとウォーキング実践が認知機能に与える影響

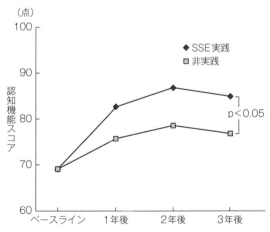

図8-3-8 3年間のスクエアステップ実践者と非実践者の認知機能変化の比較（大蔵，未発表資料）

78.7±16.4，77.0±15.1）．また，3年後には，両群の間で有意差が認められた．以上より，SSEの長期実践は高齢者の認知機能の改善効果をもたらす可能性が示された．

7．介護保険制度改正後を見据えたSSEの普及

スクエアステップ協会では，SSEの適正な普及と実践に伴う効果と安全性を確保する観点から，2つの指導資格（「SSE指導員」と「SSEリーダー」）の認定事業を行っている（詳細はスクエアステップ協会のホームページ（http://square-step.org/）を参照されたい．）．「SSE指導員」とは，単独でSSEの指導や普及活動ができる上位資格であり，「SSEリーダー」は，地域における介護予防サポーター（運動支援ボランティア）としての活躍が期待される資格である．SSEリーダーは行政単位で養成され，SSE指導員の指示の下，SSE教室や普及活動をサポートする役目を持つ．これからの地域社会には，①社会参加につながる高齢者運動支援ボランティア養成と②通いの場（運動サークル）の創出が求められており（厚生労働省，2012），まさにSSEリーダーは時代の要請に応え得る資格といえる．本稿の執筆（2015年）時点で既に全国各地（40カ所以上の自治体・地域）でSSEリーダー養成講習会を開催しているという事実がある．

8．SSEリーダーが地域にもたらす効果

多くの自治体では運動器機能の維持・改善を目的とした介護予防運動教室を開催しているが，SSEリーダーはそのサポート役として活躍して

いる．初めて教室に参加した高齢者は緊張するものだが，自身と同年代のSSEリーダーがいるおかげで緊張がほぐれやすくなるというメリットがある．また，よく問題にされることだが，数カ月間の期間限定の介護予防運動教室に参加して効果が得られても，その後継続しなければ効果は消失してしまう．そこで，SSEを導入している自治体では，SSE教室を卒業した高齢者が自主的にSSEを継続できるよう，受け皿として通いの場（SSEサークル）を設置している．SSEリーダーはこのSSEサークルの立上げや運営に関しても活躍する．SSEリーダー自身が地域の公民館の館長と交渉して，新たなSSEサークルを始めることも珍しくない．また，活動の原資となる補助金を得たり，市から事業受託したりすることも視野に入れて，リーダー会という任意団体を発足する動きもあり，当初，筆者が想定した以上のスピードで波及効果が出始めている．SSEリーダーは，みずから運動を継続するので身体面に好ましい効果が得られることはもちろんだが，それ以外にもSSEリーダーとしての役割意識や責任感，社会的活動に伴うソーシャルネットワークの構築，社会貢献しているという自信や満足感からくる自己効力感の向上を獲得するなどのさまざまな理由により，明らかに心理社会機能が賦活されていることを示すデータが揃いつつある（三ツ石ほか，2013）．そして何よりもSSEそのものが楽しく，効果を実感しやすいことがSSEリーダーとしての活動を継続する原動力になっている．本原稿執筆時点（2015年）で既に全国でSSE指導員が2,600名以上，SSEリーダーが1,700名以上輩出されている．今後は彼らのネットワークをさらに拡大することで地域の隅々にまでスクエアステップの輪を広げ，近い将来，日本が確実に乗り越えていかなければならない「虚弱（要介護）高齢者の急増の抑制と元気高齢者の増加」という超難問題の解決に対して，微力でも貢献できれば幸いである．

文　献

Shigematsu R, Okura T, Nakagaichi M et al.（2008）Square-stepping exercise and fall risk factors in older adults: a single-blind, randomized controlled trial. J Gerontol A Biol Sci Med Sci, 63: 76-82.

大藏倫博，重松良祐，中垣内真樹編著（2007）スクエアステップ・パターン集．pp1-118，スクエアステップ協会．

大藏倫博，重松良祐，中垣内真樹編著（2009）スクエアステップ指導員養成テキスト．pp1-3，スクエアステップ協会．

大藏倫博，尹智暎，真田育依ほか（2010）新転倒・認知症予防プログラムが地域在住高齢者の認知・身体機能に及ぼす影響－脳機能賦活を意図した「スクエアステップ」エクササイズの検討－．日本認知症ケア学会誌，9：519-530.

厚生労働省（2012）介護予防マニュアル（改訂版）．http://www.mhlw.go.jp/topics/2009/05/tp0501-1.html（2016年3月24日現在）

三ツ石泰大，角田憲治，甲斐裕子ほか（2013）：地域在住女性高齢者の運動指導ボランティアとしての活動が身体機能と認知機能に与える影響．体力科学，62：79-86.

（大藏倫博）

第9章 日本人の身体活動と体力の実態および加齢変化

9-1 日本人の身体活動量の実態と加齢変化

1. はじめに

本稿の主なテーマである身体活動（Physical Activity）に関連する社会的な背景や動向を概説した後，日本人の身体活動量の実態や，その加齢変化に関連するいくつかの調査報告を紹介し，最後にまとめと今後の課題について述べていきたい．

2. 身体活動に関する社会的背景および動向

身体活動とは，何かしらの筋活動によって安静の状態と比べてより多くのエネルギーを消費するすべての活動を指している（Caspersen et al., 1985）．日常生活においては，体力の維持やレクリエーションなどを目的として意図的・継続的に実施される運動に加え，労働や家事，通勤・通学などのいわゆる生活活動もこの身体活動に含まれる．

近年の国内外の研究においては，ある時点での日常生活における身体活動量の低下が，その後の糖尿病やメタボリックシンドローム，循環器疾患，がんといった生活習慣病の発症や，高齢者の要介護状態の原因となる認知症の発症，認知機能の低下，日常生活動作（Activities of Daily Living：ADL）の低下などと関連していることが多数報告されている（Eliassen et al., 2010；Fretts et al., 2009；Hamer et al., 2009；Hayashi et al., 1999；Rovio et al., 2005）．また，2010（平成22）年のWHOの調査報告では，世界の全死亡における約6％が身体不活動（physical inactivity）に起因しており，高血圧（約13％），喫煙（約9％），高血糖（約6％）に次いで，死亡に対する第4位の危険因子であることが報告されている（World Health Organization, 2010）．同様の実態は国内外の他の研究においても報告されており（Hallal et al., 2012；Ikeda et al., 2012），世代を越えた身体不活動の解消が，死亡を含む健康リスクの低減に向けた重要な課題であるとの考えが，既に世界的に浸透している．さらに，身体活動量の増加と健康リスク低減との間には，いわゆる量反応関係が存在し，その関係は標準的もしくは一般的に推奨される身体活動量を越えてもなお認められる．たとえば，図9-1-1は，身体活動量や肥満が慢性疾患の発症時期や，その割合にどのように影響しているのかを理論的推定値に基づき説明している（Handschin et al., 2008）．この図から，身体不活動は健康に対する危険因子であり，その解消（②太点線⇒③細点線）は慢性疾患の発症を年齢によらず抑制する一方で，身体活動量を推奨量以上に行う場合には（③細点線⇒④太実線），さらなる

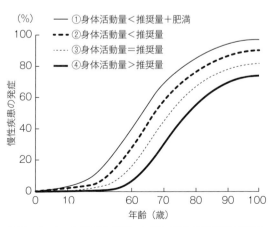

図9-1-1 身体活動量別の年齢と慢性疾患発症の関係
（Handschin et al., 2008 より引用作成）

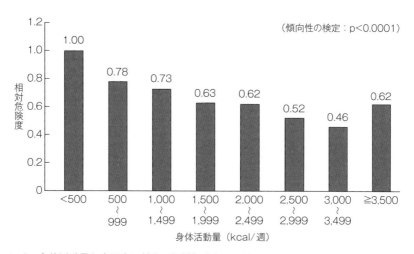

図9-1-2 身体活動量と全死亡に対する相対危険度の関係 (Paffenbarger et al., 1986 より引用作成)
「健康づくりのための身体活動基準2013」の基準値"23メッツ・時/週"を，仮に体重65kgの人に当てはめた場合の消費エネルギー量を推計すると1,495kcalとなる．

発症抑制がみられることがわかる．さらに，身体不活動に肥満などの他の危険因子が加わると，発症をさらに助長することも示されている（②太点線⇒①細実線）．

また図9-1-2は，ハーバード大学の卒業生16,936名を対象に実施された著名な運動疫学研究（Harvard Alumni Health Study）のデータで，調査開始から12～16年の追跡期間中の全死亡率（あらゆる原因による死亡率）を，調査開始時の身体活動量に基づき設定したグループ毎に算出し，身体活動量が最も少なかったグループ（500kcal/週未満）との相対値（すなわち相対危険度）として示したものである（Paffenbarger et al., 1986）．なお，身体活動量は質問票により調査され，1週間あたりの歩行量や階段上り歩数，各種スポーツの実施頻度・時間から消費エネルギー量として推定されている．この図においても，身体活動量と相対危険度の間に見られる負の量反応関係が，標準的な身体活動量を越えてもなお続いていることがわかる．

以上のように，近年では危険因子としての身体不活動の解消のみならず，保護因子としての（より活発な）身体活動の推奨にも大きな公衆衛生学的関心が寄せられており，身体活動量の増加は，健康状態の改善・維持・増進を目的とするあらゆる世代の公衆衛生施策において，有効な手段の1つであるとの認識は確固たるものとなりつつある．2013（平成25）年3月に厚生労働省が発表した「健康づくりのための身体活動基準2013」（厚生労働省，2013a）および「健康づくりのための身体活動指針（アクティブガイド）」（厚生労働省，2013b）では，身体活動量の基準として，18歳から64歳の健康な人は"3メッツ[注1]以上の強度の身体活動を23メッツ・時/週"，また65歳以上の健康な人は"強度を問わず身体活動を10メッツ・時/週"それぞれ実践することが推奨されている．さらに，この世代別の基準に加え，全世代に共通する身体活動量の方向性として，"例えば

注1) メッツ（Metabolic Equivalent：MET）とは，身体活動強度を表す指標の1つで，身体活動におけるエネルギー消費量を座位安静時のエネルギー消費量（酸素摂取量に換算するとおよそ3.5ml/kg/minに相当）で割った値である（厚生労働省，2013a）．1Lの酸素摂取量はおよそ5kcalのエネルギー消費に相当することから，1メッツ≒1.0kcal/kg/時と計算される．その結果，たとえば体重65kgの人が4メッツの身体活動を1時間実施する場合は，4×1.0×65×1＝260kcalのエネルギー消費量が推定される．

毎日10分多く歩くなど，身体活動量を今より少しでも増やす"ことが推奨されており，「＋10（プラス・テン）」というキャッチフレーズでキャンペーンが行われている．

このような身体活動をターゲットとした健康施策に対して，実際の効果や基準値の妥当性などを合理的に評価し，施策のさらなる改善を図っていくためには，国民の身体活動量の実態を基礎情報の1つとして，継続的にサーベイランスしていくことは極めて重要かつ有意義であると考えられる．

3.「国民健康・栄養調査」の歩数データから見る日本人の身体活動量

地域在住者など比較的大規模な集団を対象とする身体活動量の実態調査には，これまで質問票に代表される主観的な方法が広く用いられてきた．しかし，その結果は被検者の記憶や判断に左右される場合が多く，想起バイアスや報告バイアスといった誤差要因の影響を大きく受けるため，身体活動量の正確な実態把握にはあまり向かないと考えられてきた．このような背景から，厚生労働省が毎年実施する「国民健康・栄養調査」（平成14年までは「国民栄養調査」）では，国民の1日あたりの身体活動量を客観的に把握することを目的として，1989（平成元）年から歩数計を用いた歩数測定が行われている．なお，国民健康・栄養調査に関しては，「国民生活基礎調査」において設定された約11,000単位区から層化無作為抽出した300単位区内の全世帯における1歳以上の世帯員を対象としており，その調査報告は国民生活を反映する代表性のあるデータとして広く活用されている．

この国民健康・栄養調査の2013（平成25）年調査（厚生労働省，2015）によると，1日あたりの歩数の平均値は男性では7,099歩，女性では6,249歩となっており，どの年齢階級においても男性の方が女性よりも歩数が多いが，その差は30～39歳のグループで最も大きく（1,355歩），

表9-1-1　1日あたりの歩数：性・年齢階級別

年齢階級	男性		女性	
	人数	平均（標準偏差）	人数	平均（標準偏差）
総　数	2,812	7,099(4,499)	3,272	6,249(3,865)
20～29歳	261	8,261(4,853)	270	7,165(4,296)
30～39歳	347	8,274(5,091)	405	6,919(3,786)
40～49歳	417	8,216(4,648)	495	6,988(3,578)
50～59歳	436	7,586(4,204)	494	7,245(3,886)
60～69歳	613	6,887(4,075)	755	6,437(3,465)
70歳以上	738	5,393(3,922)	853	4,470(3,658)

（厚生労働省，2015のデータより引用作成）

また50～59歳のグループで最も小さくなっている（341歩）．さらに，年齢階級間の歩数を比較してみると，男女毎にやや異なる傾向が認められ，男性では年齢が高くなるにつれ歩数が少なくなるのに対して，女性では50～59歳のグループで歩数が最も多くなっているが，男女ともに70歳以上で歩数が急激に減少していることがわかる（表9-1-1）．なお，この日本人の平均歩数に関しては，米国の国民健康・栄養調査にあたる NHANES（National Health and Nutrition Examination Survey）（Tudor-Locke et al., 2009）で示された値よりも高いが，オーストラリアやベルギーの地域調査で示された値よりは低くなっている（McCormack et al., 2006；De Cocker et al., 2007；Tanaka et al., 2012）．

井上らは1995（平成7）年から2007（平成19）年の国民健康・栄養調査のデータを用いて，日本人の1日あたりの歩数について，その経年変化を調査した（Inoue et al., 2011）．高齢化に伴う年齢分布の変化を考慮するため，1995（平成7）年の分布を基準に歩数を年齢調整して比較した結果，2007（平成19）年における男性の歩数は，2000（平成12）年のピーク値よりも529歩減少しており，女性の歩数も平成10年のピーク値よりも857歩減少していた．このような経年の減少は最近10年間のデータにも認められ，高齢化だけでは説明のつかない日本人の身体活動量の減少傾向が示唆されている．

このように国民健康・栄養調査における歩数データは，日本人の身体活動量に関して，代表

性を有するある種の客観的情報を提供し，男女間，年代間，もしくは経年の比較などを可能としている．最近の研究では，前述したわが国の身体活動基準における基準値の1つである"3メッツ以上の強度の身体活動を23メッツ・時/週"に相当する歩数の検討が行われている．村上らは23～69歳の日本人1,837名を対象として，3次元加速度計を用いて3メッツ以上の強度の身体活動量と歩数の関係を調べた（村上ほか，2012）．その結果，基準値である23メッツ・時/週に相当する歩数はおよそ1日8,500～10,000歩で，対象者の47.8%が基準値を満たしていたと報告している．一方，大島らも同様の調査を行ったが，基準値相当の1日あたりの歩数は男性で6,543歩，女性で6,199歩と報告されており，村上らの示した数値をかなり下回る結果となっている（大島ほか，2012）．

この結果の乖離には，使用した測定機器の違いや異なる対象者特性など，いくつかの理由があると考えられるが，少なくとも一般性のある一貫した知見が得られていない現状においては，歩数のみを用いて身体活動基準に対する適合の有無を判断することは現実的ではなかろう．また同様に，現時点では身体活動基準の適合に関する日本人の実態を，国民健康・栄養調査の歩数データから正確に推し量ることは難しいと考えられる．なお，この歩数データに関しては，表9-1-1の数値からもわかるように標準偏差が非常に大きく，正規分布を大きく外れている．先行研究では度数分布が歩数の多い方に裾を引いており，外れ値も多く存在することが明らかになっており，平均値ではなく中央値を代表値とする方が適切だとの意見もある（松下ほか，2014）．

ちなみに国民健康・栄養調査の2013（平成25）年調査では，1回30分以上の運動を週2回以上実施し，1年以上継続している者を「運動習慣のある者」と定義し，その割合についても報告されているが，その加齢変化に関しては歩数とは異なる傾向がみてとれる（厚生労働省，2015）．具体的に運動習慣者の割合は全体で男性33.8%，女性27.2%となっているが，年齢階級別では，男女ともに30歳代でその割合が最も低く，また70歳以上で最も高くなっており，その間の階級では加齢に伴う割合の増加傾向が認められる．

4．三軸加速度センサー内蔵活動量計により得られたデータからみる日本人の身体活動量

近年の加速度センサーに対する技術的発展に伴い，さまざまな身体活動を高精度に評価できる三軸加速度センサー内蔵の活動量計が数多く開発され，高機能で操作が容易な機器をフィールド調査においても利用できる環境が整いつつある（熊谷ほか，2015）．歩数計は比較的安価で大規模調査にも導入しやすいのに対して，三軸加速度センサー内蔵活動量計はまだ高価ではあるが，歩行やそれ以外の生活活動に対して活動強度を定量的に推定できる点が最大の特徴である．現在のわが国の身体活動基準では，単に歩数もしくは運動時間などで示される身体活動量ではなく，活動強度を考慮した身体活動量（すなわちメッツ・時）によって基準値が規定されていることから，このような活動量計の利用は，基準値に対してより直接的なデータの取得を可能にするという点において意義が深い．また近年，健康に対する新たな危険因子として，"1.5メッツ以下の全ての覚醒行動"と定義される座位行動に注目が集まっているが，三軸加速度センサー内蔵の活動量計は，極めて低強度な身体活動を伴うこのような行動を検知するためのツールとしても期待されている．本稿では，最近発表された三軸加速度センサー内蔵活動量計によるわが国の身体活動量実態に関する調査報告をいくつか紹介したい．

1）久山町研究

熊谷らの研究グループは，福岡県糟屋郡久山町の住民を対象に，2009（平成21）年度と2012（平成24）年度に三軸加速度センサー内蔵の活動量

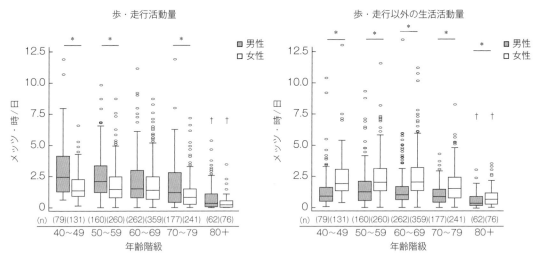

図 9-1-3 1日あたりの歩・走行活動量とそれ以外の生活活動量：性・年齢階級別（熊谷ほか, 2015 より引用作成）
この図はいわゆる「箱ひげ図」で中央値が代表値として用いられている. 箱ひげ図の解釈については, 別途統計の教科書などを参考にしてもらいたい. *は年齢階級内での有意な男女差を示し, †は男女それぞれでの加齢変化に対する有意な傾向性を示す.

計を用いた身体活動調査を実施した（熊谷ほか, 2015；岸本ほか, 2010）. 久山町は福岡市に隣接する人口約 8,400 人の町で, 同町住民は全国平均とほぼ同じ年齢・職業構成や栄養摂取状態を持っており, 偏りの小さい平均的な日本人集団であると考えられている（文献の九州大学大学院医学研究院環境医学分野ホームページ参照）. 同町の 2009（平成 21）年度の健診では, 受診した 40 歳以上の住民 2,322 名のうち 2,066 名が身体活動調査に参加し（参加率 89％）, このうち 1 日 10 時間以上の測定データが 3 日以上得られた 1,807 名（男性 740 名, 女性 1,067 名）が解析の対象となった（熊谷ほか, 2015）.

この調査では, 歩・走行活動と, 家事などを含むそれ以外の生活活動を判別して検知できる活動量計が用いられており, それぞれ 3 メッツ以上の活動について, 1 日あたりの活動量が性・年齢階級別にメッツ・時で示されている（図 9-1-3）. 歩・走行活動に関しては, 男女ともに年齢階級が上がるにつれ活動量が減少し, 40～49 歳, 50～59 歳, および 70～79 歳のグループでは, 男性の方が女性よりも活動量が高かった. また, 歩・走行以外の生活活動に関しては, 同様に男女とも年齢階級が上がるにつれ活動量が減少するが, すべての年齢階級で女性の方が男性よりも活動量が高かった. 歩・走行活動とそれ以外の生活活動を合計した総身体活動量に関しても, 男女とも加齢に伴う減少を示すが, 男女間に差は認められなかった. これらの結果から, 身体活動量に関しては男女とも同じような加齢変化を示すが, その内容（内訳）は男女間で大きく異なることがわかる. 加えて, この日本人を代表すると考えられる集団において, 40～69 歳のおよそ半数程度が, 現在のわが国の身体活動基準における基準値の 1 つである"3 メッツ以上の強度の身体活動を 23 メッツ・時/週"を満たしていたものと推測される.

この久山町の調査では, さらに 1 日あたりの座位時間と歩数に関する性・年齢階級別の実態も報告されており（図 9-1-4）, 座位時間に関しては, 男女とも年齢階級が上がるにつれて増加し, 50 歳代以上の年齢階級において男性の方が女性よりも長くなること, また歩数に関しては, 男女とも年齢階級が上がるにつれ減少し, いくつかの年齢階級で男性の方が女性よりも多いことがそれぞれ示されている.

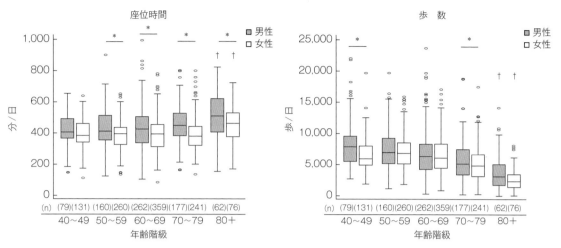

図9-1-4　1日あたりの座位時間と歩数：性・年齢階級別（熊谷ほか，2015より引用作成）
*は年齢階級内での有意な男女差を示し，†は男女それぞれの加齢変化に対する有意な傾向性を示す．

2）篠栗町研究

Chenらは，久山町に隣接する篠栗町に住む65歳以上の高齢者1,739名（男性660名，女性1,079名）を解析対象者として，三軸加速度センサー内蔵活動量計を用いた同様の身体活動調査を実施した（Chen et al., 2015）．この調査では，1日あたりの歩数に加え，1.5メッツ以下の強度を有する行動として定義される座位行動，1.6～2.9メッツの強度を有する低強度身体活動（low physical activity：LPA），3メッツ以上の強度を有する中高強度身体活動（moderate-to-vigorous physical activity：MVPA）のそれぞれについて，1日あたりの時間（分）が性・年齢階級別に示されている（表9-1-2）．この対象者全体では，1日の覚醒時間のうち平均で54.5％が座位行動，40.2％がLPA，5.4％がMVPAにそれぞれ費やされた．歩数を加えたすべての指標において年齢階級間に差が認められ，年齢階級が上がるにつれ，歩数，LPA時間，MVPA時間については値が減少し，座位時間については値が増加した．また，歩数を除く全指標で男女間に差が認められ，座位時間は男性の方が長く，LPA時間とMVPA時間については女性の方が長かった．この結果から，対象となった高齢者集団の身体活動量や座位行動を1日あたりの時間で評価すると，男女とも同じ方向の加齢変化を示すが，総じて男性よりも女性の方がアクティブで，1日のより長い時間を身体活動にあてていたことがわかる．

この篠栗町の調査では，さらに体格指数（body mass index：BMI）に注目して各指標に対する性・BMI別の実態も報告されており，BMIが高いグループ（BMI≧25）の方が低いグループ（BMI＜25）と比べて歩数が少なく，LPA時間やMVPA時間が短く，座位時間が長いことが示されている．

5．まとめと今後の課題

本稿では身体活動促進の意義や，そのために策定された「健康づくりのための身体活動基準2013」および「健康づくりのための身体活動指針（アクティブガイド）」の概要をふまえた上で，日本人の身体活動量の実態や，その加齢変化に関連するいくつかの調査報告を紹介してきた．国民健康・栄養調査における歩数データは，わが国の身体活動量の実態に関する，現時点で最も代表性の高い客観的データであると考えられるが，活動強度が考慮されている現在の身体活動基準との整合性は必ずしも高いとはいえない．一方，三軸加速度センサー内蔵の活動量計を用いた国内の実態報告はまださほど多くはないが，身体活動の実態に

表9-1-2 1日あたりの歩数，座位時間，LPA時間，MVPA時間：性・年齢階級別

指標	全体（1,739名）	男性（660名）	女性（1,079名）	p値
平均歩数（歩/日）	4,473（2,861～6,523）	4,615（2,987～6,900）	4,402（2,797～6,356）	0.3529
65～69歳	5,670（3,976～7,806）	5,767（4,179～8,021）	5,583（3,815～7,527）	<0.0001[b]
70～74歳	4,795（3,301～6,600）	4,550（3,229～6,538）	4,925（3,374～6,713）	
75～79歳	3,986（2,468～5,609）	4,174（2,655～6,101）	3,778（2,407～5,565）	
≧80歳	2,561（1,396～4,089）	2,986（1,694～4,716）	2,436（1,351～3,729）	
平均座位時間（分/日）	451.6（122.4）	485.4（129.6）	431.0（113.0）	<0.0001[a]
65～69歳	430.8（122.0）	458.5（132.6）	413.6（111.6）	<0.0001[b]
70～74歳	451.6（124.1）	492.6（137.0）	424.8（106.9）	
75～79歳	456.1（114.5）	493.8（111.6）	433.5（110.4）	
≧80歳	485.3（122.4）	516.7（122.4）	468.2（119.2）	
平均LPA時間（分/日）	332.5（98.1）	278.8（89.3）	365.3（88.3）	<0.0001[a]
65～69歳	350.8（96.3）	297.2（88.9）	384.2（85.1）	<0.0001[b]
70～74歳	334.8（99.4）	272.6（90.6）	375.4（82.6）	
75～79歳	326.5（90.5）	278.2（77.3）	355.4（85.6）	
≧80歳	301.5（100.1）	253.2（95.4）	327.8（92.6）	
平均MVPA時間（分/日）	37.8（19.0～60.7）	33.7（16.8～57.9）	40.0（20.2～63.3）	<0.0001[a]
65～69歳	54.2（33.6～78.1）	53.3（31.0～69.8）	54.9（35.6～83.8）	<0.0001[b]
70～74歳	39.7（23.3～58.8）	34.7（21.3～53.2）	40.8（26.8～66.0）	
75～79歳	31.0（14.6～50.6）	25.9（13.0～44.0）	33.3（15.9～55.1）	
≧80歳	16.8（7.6～34.5）	14.2（7.1～32.1）	18.5（7.7～34.8）	

データは平均値（標準偏差）もしくは中央値（四分位範囲）で示されている．
LPA（low physical activity，低強度身体活動），MVPA（moderate-to-vigorous physical activity，中高強度身体活動），[a]：性の主効果，[b]：年齢階級の主効果
（Chen et al., 2015より引用作成）

ついて活動強度を含むより詳細な客観的情報をもたらしている．今後，技術革新に伴う活動量計の低価格化などが後押しとなって，このような実態調査が国民を代表する大規模な集団に対して継続的に実施されることになれば，現在の身体活動基準とも一貫するより効果的な"身体活動サーベイランス"が，わが国でも実現するかもしれない．ちなみに米国のNHANESでは，2011（平成23）年から三軸加速度センサー内蔵活動量計を用いた身体活動調査がすでに行われている（笹井ほか，2015）．

文献

Caspersen CJ, Powell KE, Christenson GM (1985) Physical activity, exercise, and physical fitness: definitions and distinctions for health-related research. Public Health Rep, 100: 126-131.

Chen T, Narazaki K, Honda T et al. (2015) Tri-axial accelerometer-determined daily physical activity and sedentary behavior of suburban community-dwelling older Japanese adults. J Sports Sci Med, 14: 507-514.

De Cocker K, Cardon G, De Bourdeaudhuij I (2007) Pedometer-determined physical activity and its comparison with the International Physical Activity Questionnaire in a sample of Belgian adults. Res Q Exerc Sport, 78: 429-437.

Eliassen AH, Hankinson SE, Rosner B et al. (2010) Physical activity and risk of breast cancer among postmenopausal women. Arch Intern Med, 170: 1758-1764.

Fretts AM, Howard BV, Kriska AM et al. (2009) Physical activity and incident diabetes in American Indians: the Strong Heart Study. Am J Epidemiol, 170: 632-639.

Hallal PC, Andersen LB, Bull FC et al. (2012) Global physical activity levels: surveillance progress, pitfalls, and prospects. Lancet, 380: 247-257.

Hamer M and Stamatakis E (2009) Physical activity and risk of cardiovascular disease events: inflammatory and metabolic mechanisms. Med Sci Sports Exerc, 41: 1206-1211.

Handschin C and Spiegelman BM (2008) The role of exercise and PGC1alpha in inflammation and chronic disease. Nature, 454: 463-469.

Hayashi T, Tsumura K, Suematsu C et al. (1999) Walking to work and the risk for hypertension in men: the Osaka Health Survey. Ann Intern Med, 131: 21-26.

Ikeda N, Inoue M, Iso H et al. (2012) Adult mortality attributable to preventable risk factors for non-

communicable diseases and injuries in Japan: a comparative risk assessment. PLoS Med, 9: e1001160.
Inoue S, Ohya Y, Tudor-Locke C et al. (2011) Time trends for step-determined physical activity among Japanese adults. Med Sci Sports Exerc, 43: 1913-1919.
McCormack G, Giles-Corti B, Milligan R (2006) Demographic and individual correlates of achieving 10,000 steps/day: use of pedometers in a population-based study. Health Promot J Austr, 17: 43-47.
Paffenbarger RS Jr, Hyde RT, Wing AL et al. (1986) Physical activity, all-cause mortality, and longevity of college alumni. N Engl J Med, 314: 605-613.
Rovio S, Kåreholt I, Helkala EL et al. (2005) Leisure-time physical activity at midlife and the risk of dementia and Alzheimer's disease. Lancet Neurol, 4: 705-711.
Tanaka S (2012) Status of physical activity in the Japanese population. J Phys Fitness Sports Med, 1: 491-497.
Tudor-Locke C, Johnson WD, Katzmarzyk PT (2009) Accelerometer-determined steps per day in US adults. Med Sci Sports Exerc, 41: 1384-1391.
World Health Organization (2010) Global Recommendations on Physical Activity for Health. WHO.http://apps.who.int/iris/bitstream/10665/44399/1/9789241599979_eng.pdf (2016年3月25日現在)
大島秀武,引原有輝,大河原一憲ほか (2012) 加速度計で求めた「健康づくりのための運動基準2006」における身体活動の目標値 (23メッツ・時/週) に相当する歩数.体力科学, 61:193-199.
岸本裕代,大島秀武,野藤悠ほか (2010) 日本人地域一般住民における身体活動量の実態-久山町研究-. 健康科学, 32:97-102.
九州大学大学院医学研究院 環境医学分野ホームページ. http://www.envmed.med.kyushu-u.ac.jp/about/. (2016年3月31日現在)
熊谷秋三,田中茂穂,岸本裕歩ほか (2015) 三軸加速度センサー内蔵活動量計を用いた身体活動量,座位行動の調査と身体活動疫学研究への応用. 運動疫学研究, 17:90-103.
厚生労働省 (2013a) 健康づくりのための身体活動基準2013. http://www.mhlw.go.jp/stf/houdou/2r9852000002xple-att/2r9852000002xpqt.pdf (2016年3月30日現在)
厚生労働省 (2013b) 健康づくりのための身体活動指針 (アクティブガイド). http://www.mhlw.go.jp/stf/houdou/2r9852000002xple-att/2r9852000002xpr1.pdf (2016年3月30日現在)
厚生労働省 (2015) 平成25年国民健康・栄養調査報告. http://www.mhlw.go.jp/bunya/kenkou/eiyou/dl/h25-houkoku.pdf ((2016年3月30日現在)
笹井浩行,引原有輝,岡﨑勘造ほか (2015) 加速度計による活動量評価と身体活動増進介入への活用. 運動疫学研究, 17:6-18.
松下宗洋,澤田亨,中潟崇ほか (2014) 国民健康・栄養調査の歩数データの特性.日本公衆衛生雑誌, 61:686-692.
村上晴香,川上諒子,大森由実ほか (2012) 健康づくりのための運動基準2006における身体活動量の基準値-週23メッツ・時と1日あたりの歩数との関連-. 体力科学, 61:183-191.

（楢﨑兼司）

9-2 体力の定義・分類と測定方法の基本的な考え方

1. はじめに

アメリカスポーツ医学会 (American College of Sports Medicine：ACSM) の運動処方の指針第9版 (ACSM, 2013) では,健康関連体力要素 (health-related physical fitness components) として,呼吸循環系持久力,身体組成,筋力,筋持久力,柔軟性の5項目をあげている.加えて,スキル関連体力要素として,敏捷性,調整力,バランス能力,パワー,反応時間,スピードの6項目をあげている (**表9-2-1**).ACSMの運動処方の指針第7版 (2006) (ACSM, 2006) や,体力づくり・スポーツ・栄養に関する大統領諮問委員会

表9-2-1 アメリカスポーツ医学会 (ACSM) による体力 (physical fitness) の各要素

- ●健康関連体力要素 (health-related physical fitness components)
  - ・呼吸循環系持久力 (cardiorespiratory endurance)
  - ・身体組成 (body composition)
  - ・筋力 (muscular strength)
  - ・筋持久力 (muscular endurance)
  - ・柔軟性 (flexibility)
- ●スキル関連体力要素 (skill-related physical fitness components)
  - ・敏捷性 (agility)
  - ・調整力 (coordination)
  - ・バランス能力 (balance)
  - ・パワー (power)
  - ・反応時間 (reaction time)
  - ・スピード (speed)

(ACSM, 2013)

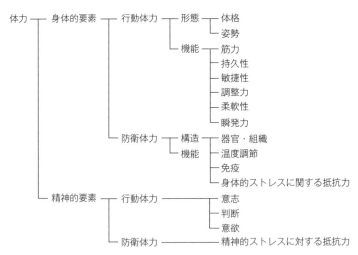

図9-2-1　日本における体力の構成要因（猪飼，1963より引用改変）

（The President's Council on Physical Fitness and Sports：PCFSN, 2000）では，それに加えて生理的体力として，代謝や形態，骨の健全性といった項目も掲げていた．わが国における体力の定義としては，旧学術研究会議の体力判定法委員会（1949）において，心身の構成（形態や柔軟性），状態（性格，体質，健康状態），知能，作業能，瞬発力（筋力），持久的な耐力などをあげている（名取，1950）．現在，日本では猪飼（1963）による体力の構成要因の分類が広く用いられている（図9-2-1）．猪飼による分類では，体力の身体的要素と精神的要素に分類し，さらにそれぞれに行動体力・防衛体力の副次要素分類がなされ，各要素が規定されている．猪飼の分類ではACSMの体力要素に加えて，温度調節・免疫・身体的・精神的ストレスに関する抵抗力，意志，判断，意欲なども体力の構成要因に含められている．

このように，体力の定義については，国ごとに多少異なるものの，たとえば，高齢者においては，ACSMが規定する健康関連体力要素がその後の生命予後や疾患・要介護の発生と関係しているのみならず，スキル関連体力要素も，転倒骨折のリスクを高めたり，移動機能や生活動作の自立と強く関係し，生命予後とも関連する（Cooper et al., 2010；Nakamoto et al., 2015；Shigematsu et al., 2008；Yamada et al., 2010；2011）ため，これら総合的な体力を適切に維持することが重要である．加えて，体力の精神的要素に分類される抑うつ状態，認知機能，主観的疲労感なども，行動体力・防衛体力や身体活動量と関連することが知られている（Chalé-Rush et al., 2010；Chen et al., 2015；Lee et al., 2008；Makizako et al., 2015；Takata et al., 2008；Tsutsumimoto et al., 2016；山縣ほか，2013）．

個人の体力要素には，遺伝的な要因も関係している（Fuku et al., 2012a；2012b；Yoshihara et al., 2009）ものの長期的な生活習慣が強く影響を及ぼしている．また，たとえば，通常，最大有酸素能は老化に伴って低下するため，同じ仕事（絶対値としてのメッツ（metabolic equivalents：METs）が同じ）であっても，相対的な運動強度（%$\dot{V}O_2max$）が高くなる（ACSM, 2013）ことも考慮する必要がある．Morrisら（1993）の研究によると，30歳男性の平均最大有酸素能は13.5メッツにあるのに対し，平均的な75歳男性では7.5メッツであり，活動的でない75歳男性では4.6メッツであるという．一般的な歩行を3.0メッツ（4km/時）とすると，30歳男性では相対的な運動強度は22%$\dot{V}O_2max$になるのに対し，平均的な

75歳男性で40%V̇O₂maxになり，活動的でない75歳男性では，65%V̇O₂maxになる．同時に，活動的でない高齢者では，筋力，柔軟性，バランス能力，スピードなども低下しており，最大歩行速度も低下している．つまり，高齢期になってくると，身体活動（Physical Activity）が体力を規定しているのみならず，体力が日常生活レベルの身体活動をも強く規定することになる．

このようなことから，身体活動を考える上で，体力の構成要因との関連をみることも非常に重要である．加齢による高齢者の体力低下については，古くは，たとえばMaster's two-stepテスト（階段昇降テスト）によって報告されている（Master and Oppenheimer, 1929）．運動介入による効果については，Barry（1966a；1966b）が，中高齢者の多様な体力要素を測定し，これらの指標が運動によって向上することを報告している．わが国では，文部科学省（旧：文部省）による体力テストは1999年までは60歳までを対象としており，2000年や2007年の東京都立大学（首都大学東京）体力標準値研究会策定の新・日本人の体力標準値（首都大学東京体力標準値研究会，2007）においても70歳以降はデータが掲載されていない．高齢者の体力を多数測定した研究の蓄積は比較的新しいが，超高齢社会の到来により，近年，高齢者の体力と身体活動について大規模に調べた研究も蓄積されつつある（河合ほか，2015；大須賀ほか，2015）．

体力は，老化のバイオマーカーとしても有用な指標となる．老化のバイオマーカーとしてふさわしい項目については，米国国立老化研究所（National Institute of Aging）のIngramら（2001）によって提唱された老化マーカーの定義（横断的に年齢と相関する，縦断的な変化が横断的な年齢との関係と一致する，測定の安定性が高い）に基づくことが重要で，縦断データの蓄積が大切である．日本人の各種体力要素の長期縦断的な変化を調べた研究としては，Kimuraら（2012）によるものがあげられる．この研究では，2002～2008年の7年間の縦断データから，開眼片足立ち，垂直跳び，握力，ファンクショナルリーチ，歩行速度の5項目が老化マーカーの定義に当てはまる指標となった．これらの測定項目は，サルコペニア，フレイル，ロコモティブシンドロームといった高齢期の身体機能低下の状態を評価する診断基準にも取り込まれており，高齢期におけるこれらの体力要素の重要性が強く示唆される結果となっている（サルコペニア・フレイルについては4章を参照）．体力や身体活動の測定方法については，それぞれ多様な誤差（系統誤差・偶然誤差）を有しており，本当に評価したいものに対する精確性が測定方法によって異なることを理解しながら，研究を実施したり結果を解釈する必要がある．

文　献

ACSM（2006）ACSM's Guidelines for Exercise Testing and Prescription 7th ed. LWW.

ACSM（2013）ACSM's Guidelines for Exercise Testing and Prescription 9th ed. LWW.

Barry AJ, Daly JW, Pruett ED et al.（1966a）The effects of physical conditioning on older individuals. I. Work capacity, circulatory-respiratory function, and work electrocardiogram. J Gerontol, 21: 182-191.

Barry AJ, Steinmetz JR, Page HF et al.（1966b）The effects of physical conditioning on older individuals. II. Motor performance and cognitive function. J Gerontol, 21: 192-199.

Chalé-Rush A, Guralnik JM, Walkup MP et al.（2010）Relationship between physical functioning and physical activity in the lifestyle interventions and independence for elders pilot. J Am Geriatr Soc, 58: 1918-1924.

Chen WL, Peng TC, Sun YS et al.（2015）Examining the Association Between Quadriceps Strength and Cognitive Performance in the Elderly. Medicine（Baltimore）, 94: e1335.

Cooper R, Kuh D, Hardy R（2010）Objectively measured physical capability levels and mortality: systematic review and meta-analysis. BMJ, 341: c4467.

Fuku N, Mori S, Murakami H et al.（2012a）Association of 29C ＞ T polymorphism in the transforming growth factor-beta1 gene with lean body mass in community-dwelling Japanese population. Geriatr Gerontol Int, 12: 292-297.

Fuku N, Murakami H, Iemitsu M et al.（2012b）Mitochondrial macrohaplogroup associated with muscle power in healthy adults. Int J Sport Med, 33: 410-414.

Ingram DK, Nakamura E, Smucny D et al. (2001) Strategy for identifying biomarkers of aging in long-lived species. Exp Gerontol, 36: 1025-1034.

Kimura M, Mizuta C, Yamada Y et al. (2012) Constructing an index of physical fitness age for Japanese elderly based on 7-year longitudinal data: sex differences in estimated physical fitness age. Age (Dordr), 34: 203-214.

Lee Y and Park K (2008) Does physical activity moderate the association between depressive symptoms and disability in older adults? Int J Geriatr Psychiatry, 23: 249-256.

Makizako H, Liu-Ambrose T, Shimada H et al. (2015) Moderate-intensity physical activity, hippocampal volume, and memory in older adults with mild cognitive impairment. J Gerontol A Biol Sci Med Sci, 70: 480-486.

Master AM and Oppenheimer ET (1929) A simple exercise tolerance test for circulatory efficiency with standard tables for normal individuals. Am J Med Sci, 177: 223-243.

Morris CK, Myers J, Froelicher VF et al. (1993) Nomogram based on metabolic equivalents and age for assessing aerobic exercise capacity in men. J Am Coll Cardiol, 22: 175-182.

Nakamoto M, Otsuka R, Yuki A et al. (2015) Higher gait speed and smaller sway area decrease the risk for decline in higher-level functional capacity among middle-aged and elderly women. Arch Gerontol Geriatr, 61: 429-436.

Shigematsu R, Okura T, Nakagaichi M et al. (2008) Square-stepping exercise and fall risk factors in older adults: a single-blind, randomized controlled trial. J Gerontol A Biol Sci Med Sci, 63: 76-82.

Takata Y, Ansai T, Soh I et al. (2008) Physical fitness and cognitive function in an 85-year-old community-dwelling population. Gerontology, 54: 354-360.

The President's Council on Physical Fitness and Sports (2000) Definitions: Health, Fitness, and Physical Activity. http://www.webharvest.gov/peth04/20041023064714/http://fitness.gov/digest_mar2000.htm.（2016年3月23日現在）.

Tsutsumimoto K, Doi T, Shimada H et al. (2016) Self-reported exhaustion associated with physical activity among older adults. Geriatr Gerontol Int, 16: 625-630.

Yamada M, Aoyama T, Arai H et al. (2011) Dual-task walk is a reliable predictor of falls in robust elderly adults. J Am Geriatr Soc, 59: 163-164.

Yamada M, Tanaka B, Nagai K et al. (2010) Trail-walking exercise and fall risk factors in community-dwelling older adults: preliminary results of a randomized controlled trial. J Am Geriatr Soc, 58: 1946-1951.

Yoshihara A, Tobina T, Yamaga T et al. (2009) Physical function is weakly associated with angiotensin-converting enzyme gene I/D polymorphism in elderly Japanese subjects. Gerontology, 55: 387-392.

猪飼道夫（1963）運動生理学入門．杏林書院．

大須賀洋祐，藪下典子，清野諭ほか（2015）高齢者の身体活動基準に相当する1日あたりの歩数．体力科学，64：243-250．

河合恒，清野諭，西真理子ほか（2015）大規模コホートデータによる地域高齢者の体力評価シートの作成．体力科学，64：261-271．

首都大学東京体力標準値研究会（2007）新・日本人の体力標準値2．不昧堂出版．

名取禮二（1950）最小限項目による體力判定法とその批判．体力科学，1：6-11．

山縣恵美，山田陽介，杉原百合子ほか（2013）地域在住の自立高齢女性における体力と抑うつ状態との関連．日本公衆衛生雑誌，60：231-240．

（山田陽介）

9-3 日本人の体力の実態と加齢変化

1．はじめに

"体力"は一般的にも汎用性の高い用語であるが，その定義や据え方はさまざまである．たとえば，猪飼（1963）は，体力を「人間の生存と活動の基礎をなす身体的および精神的能力」と定義している．しかし，他の多くの定義では，「人間の活動や生存の基礎となる身体的能力」（池上，1990）のように，身体的要素のみを指す用語として位置づけている．本稿では"体力"を行動体力として位置づけ，体力と健康との関係，日本人の体力の実態とその時代変遷，および加齢変化について概説する．

2．体力と健康：生涯を通した健康・体力づくり（ライフコースアプローチ）の重要性

体力要素の中でも，全身持久性体力（田中，2000）は健康予後と特に強く関連する．「健康づくりのための身体活動基準2013（厚生労働省，

2013)」では，性・年齢階級（18～39歳，40～59歳，60～69歳）別に全身持久性体力の基準が示されている．これらは，システマティックレビューで採択された44の研究をメタ解析した結果，日本人の性・年齢階級別平均値以上の全身持久性体力を有する群では，全身持久性体力が最も低い群よりも生活習慣病など（総死亡，生活習慣病，がん，認知症を含む）の発症リスクが約40%低かったことに基づいている（厚生労働省，2013）．近年では，短時間で効率よく全身持久性体力を高められるトレーニングプロトコル（Matsuo et al., 2014）が考案され，忙しい現代人への適用可能性も検討されている．また，たとえ高齢であっても，中強度以上の身体活動や，有酸素運動，レジスタンス運動の定期的な実践は，全身持久性体力だけでなく，筋力やその他の体力要素の維持・向上につながる．

一方，高齢期の体力低下は，その後の負の健康関連アウトカム（ADL障害や要介護認定，認知機能低下，入院，総死亡など）の発生リスクを有意に高める（Cooper et al., 2011a）．高齢期の障害発生パターンは，高齢前期に生じる（生活習慣病による影響やその後遺症などによって，体力や生活機能が短期間で急激に低下する）タイプと，高齢後期に生じる（生理的老化の影響を受けながら，体力や生活機能が比較的長期にわたって徐々に低下する）タイプとに大別できる．日本人高齢者5,715名を20年間追跡したデータ（秋山，2010）によると，前者は男性の約2割，女性の約1割を，後者は男性の約7割，女性の約9割を，それぞれ占める．このような高齢期の体力や生活機能の低下（特に高齢前期の低下）には，中年期やそれ以前のライフスタイルも影響すると考えられる．

イギリスのコホート研究（British Birth Cohort Study）では，1946（昭和21）年の3月に誕生した5,362名（男性2,547名，女性2,815名）を，彼らが53歳になるまでに22回にわたって追跡調査し（53歳時点の追跡人数3,035名），発育・発達とその後の健康に関するさまざまな知見を報告している．たとえば，幼少期から思春期までの発育・発達は，中年期（53歳時）の体力と有意に関連していた（Kuh et al., 2006）．また，成人期（36歳時，43歳時）の身体活動が活発であるほど中年期（53歳時）の体力が良好であったこと（Cooper et al., 2011b），さらには，中年期（53歳時）の体力が高いほど高齢初期（66歳時）の生存率が高かったこと（Cooper et al., 2014），などを明らかにしている．これら一連の知見は，幼少期からの活発な身体活動や良好なライフスタイルが，中高齢期の健康・体力づくりにつながることを示している．このようなライフコースアプローチの概念と重要性は，図9-3-1のようなモデルで表されている（Kuh et al., 2014）．

3．日本人の各世代における体力の変遷

わが国では，1964（昭和39）年（東京オリンピック開催年）以来，国民の健康・体力の保持増進と体育・スポーツ活動のさらなる普及・振興に資することを目的として，「体力・運動能力調査」が全国規模で行われてきた（文部科学省，2015）．この調査は承認統計として位置づけられており，2013（平成25）年度の調査で50回を数えている．調査対象は，小学生・中学生・高校生では公立学校の全学年，大学生では国立大学の第1,2学年の男女としており，対象に偏りが生じないよう抽出方法も明確に定められているため，わが国の青少年の体力的特徴を反映する代表性の高いデータであると考えられる．一方，成年（20～64歳）や高齢者では，調査対象が特定の年齢，性，職業などに偏らないよう配慮されてはいるものの，実際には対象者集団の特徴が不明であること（対象者抽出に偏りがある可能性）も考慮し，結果を解釈する必要があるだろう．しかしながら，50年以上にわたって国民の体力を継続的に調査したデータは世界的にみても極めて希有であり，日本人の体力変遷を概ね世代ごとに知ることができる．こ

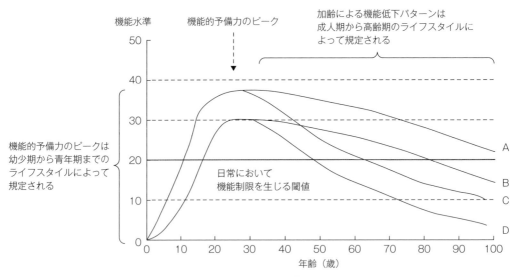

図9-3-1 生涯における機能推移の概念図とライフコースアプローチの重要性（Kuh et al., 2014 より引用改変）
パターンA：通常の発達と自然老化，パターンB：機能的予備力のピークが低い発達と自然老化，パターンC：通常の発達と促進された老化，パターンD：機能的予備力のピークが低い発達と促進された老化

こでは，各世代で共通に測定されている握力の推移に主に着目し，本調査結果に基づく日本人の各世代の体力変遷の特徴を述べる．

1）青少年（6～19歳）

図9-3-2は，1964（昭和39）年（成年は1967（昭和42）年）から2013（平成25）年までの50年間の握力の推移を，1964（昭和39）年（25歳以降は1967（昭和42）年）の各世代の平均値を100とした相対値で表したものである．

小学生（11歳），中学生（13歳），高校生（16歳）の推移に着目すると，小学生では1985（昭和60）年ごろ，中学生・高校生では昭和50年代の後半にそれぞれピークがある．それ以降では，握力はいずれの年代でも減少傾向に転じている．1999（平成11）年度以降，女子では概ね横ばいに推移しているものの，男子ではさらに低下する傾向にある．また，高校生女子の握力は，近年では1964（昭和39）年時点よりも低い水準で推移している．種目によって推移の傾向が異なることや，最近16年間の新体力テスト合計点の推移（緩やかに向上傾向）（文部科学省，2015）を加味すると，一概に体力全般が低下傾向にあるとはいえな

い．しかし，1985（昭和60）年時に比べて体格（身長，体重）が顕著に増大しているにもかかわらず，握力やボール投げなどが低下傾向や低水準にある状況は，楽観視できるものではないと考えられる．スポーツ基本計画（文部科学省，2012）では，子どもの体力向上が政策目標の柱の1つとして位置づけられている．子どもや青少年の体力・運動能力の向上と健全なライフスタイルの確立は，先述したライフコースアプローチの観点からも極めて重要な課題である．

2）成年（20～64歳）

25～29歳，35～39歳，45～49歳の握力は，ほぼ同様に推移している（図9-3-2）．いずれも1985（昭和60）年ごろまでは男女とも向上傾向を示し，その後1997（平成9）年頃までは低下に転じている．新体力テストが導入された頃（1999（平成11）年度）は一時的に高値を示したが，その後今日まで男女とも低下し続けている．特に25～29歳および35～39歳女性では，高校生同様，1964（昭和39）年時点よりも低水準となっている．この世代では，反復横とびが男女とも年々向上傾向にあるものの，男性の急歩は1964（昭和

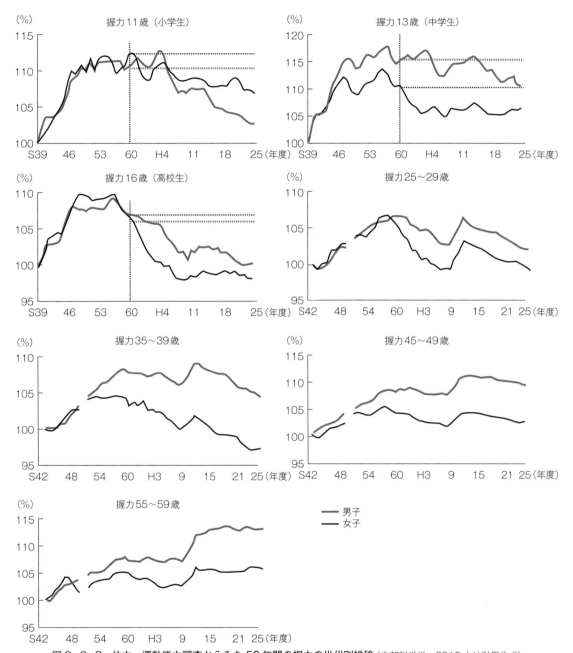

図9-3-2 体力・運動能力調査からみた50年間の握力の世代別推移（文部科学省，2015より引用作成）

39）年時点よりも低水準で推移している（文部科学省，2015）．これらから，この世代では男性の全身持久性体力，女性の筋力向上が課題としてあげられる．

一方，55～59歳の男女の握力は，概ね向上傾向にある（図9-3-2）．その他の種目においても，男性の急歩では1964（昭和39）年時点よりも低水準で推移しているものの，反復横とびでは男女とも顕著に向上しており，他の年代とは推移が異なる（文部科学省，2015）．週1回以上の運動・スポーツ実施率は，1977（昭和52）年度以降，55～59歳で男女とも顕著に向上しており，このような状況が体力・運動能力の結果にも好影響を及ぼしているのかもしれない．

3）高齢者（65歳以上）

新体力テストが導入され，高齢者を対象とした調査が行われるようになった1998（平成10）年度（注：正式には11年度から開始．10年度は移行期間として行われている．）以降17年間の結果に着目すると，高齢者では握力だけでなく総合得点も含めたほぼすべての種目において右肩上がりに向上している（文部科学省，2015）．鈴木ら（2006）は，1992（平成4）年と2002（平成14）年に秋田県南外村（現：大仙市南外地区）で，65歳以上の全住民を対象とした調査を行った．それぞれ748名（男性300名，女性448名）と1,327名（男性549名，女性778名）のデータを比較した結果，握力や通常歩行速度は，1992年コホートよりも2002年コホートで有意に高値を示した．特に，通常歩行速度には両コホート間で11歳分の分布のずれが認められ，高齢者の体力は10年間で顕著に若返っていることが報告されている．

これらの両データを鑑みると，わが国の高齢者の体力は，1990年代から継続的に向上している可能性が高い．果たしてこの高齢者の体力向上傾向はいつまで続くだろうか．団塊の世代全員が75歳以上となる2025年以降では，後期高齢者人口は漸増していく一方，前期高齢者人口は，少子化や生産年齢人口減少の影響を受けて，概ね横ばいに推移すると推計されている（国立社会保障・人口問題研究所，2013）．このような人口構造の変化に加え，青少年期の発育・発達が中年期以降の体力に影響すること，1985（昭和60）年以降に小学生・中学生・高校生の体力が低下に転じていること，を踏まえると，将来的に高齢者の体力が低下に転じる可能性も考えられよう．今後，体育学分野では，より多くの人が早期から運動を楽しみながら習慣化し，心身機能を維持・向上できるような具体策を構築していかなければならない．

4．日本人の体力の加齢変化

加齢に伴って，体力要素全般が低下する．垂直跳びや脚筋力，全身持久性体力（最大酸素摂取量）は，20歳以降，10年ごとに10%程度ずつ低下していき，70歳時では20歳時の約半分ほどになる（池上，1995）．柔軟性は，20〜30歳代で大きく低下するものの，その後，中高齢期では大きな低下がみられず，この傾向は女性でより顕著である．逆に，閉眼片足立ちのようなバランス能力は，男女とも加齢に伴って最も急激に低下しやすい体力要素といえる．握力は，女性よりも男性の方が強いが，その分，加齢に伴う低下率も男性でより大きくなる．

体力・運動能力調査では，すべての年齢層で握力，上体起こし，長座体前屈の3項目が共通項目として位置づけられており，文部科学省のホームページで6〜79歳までの加齢変化やその年の年齢階級別平均値，標準偏差が毎年報告されている（文部科学省，2015）．また，首都大学東京体力標準値研究会（2007）は，日本人のさまざまな体力測定項目における3〜70歳までの標準値を示している．これらは青少年や成年の体力測定結果を評価する際の比較対象として有用である．一方で，地域在住高齢者に対しては，これらを広く適用するに当たっていくつか限界を有する．具体的には，体力・運動能力調査に参加する高齢者の機能レベルが相対的に高水準にあること，80歳以上のデータが含まれていないこと，などである．また，評価項目は，高齢期の健康予後との関連がより強いものであることが望ましい．

このような背景から，東京都健康長寿医療センター研究所では，わが国の地域在住高齢者に広く適用できる体力基準値を提案するため，2000（平成12）年以降に実施してきた6つのコホート研究のデータを統合し，体力6項目（握力，開眼片足立ち，通常・最大歩行速度，通常・最大歩行歩幅）の性・年齢階級別の5段階評価基準を示している（表9-3-1）（Seino et al., 2014）．これらの基準値の特長は，データ収集が最近約10年間に行われたこと，都市部と農村部のフィールドを含んでいること，悉皆または無作為抽出に

表9-3-1 性・年齢階級別の体力項目の5分位

項目	5分位レベル	男性 65歳以上全体	男性 65-69歳	男性 70-74歳	男性 75-79歳	男性 80-84歳	男性 85歳以上	女性 65歳以上全体	女性 65-69歳	女性 70-74歳	女性 75-79歳	女性 80-84歳	女性 85歳以上
握力(kg)	5(高)	38.0≦	40.0≦	39.0≦	35.0≦	32.0≦	27.0≦	24.0≦	26.0≦	25.0≦	23.0≦	21.0≦	20.0≦
	4	34.0-37.9	37.0-39.9	35.0-38.9	32.0-34.9	29.0-31.9	25.0-26.9	22.0-23.9	24.0-25.9	23.0-24.9	20.0-22.9	19.0-20.9	16.0-19.9
	3	30.0-33.9	34.0-36.9	31.0-34.9	29.0-31.9	26.0-28.9	22.0-24.9	19.0-21.9	22.0-23.9	20.0-22.9	18.0-19.9	17.0-18.9	14.0-15.9
	2	26.0-29.9	31.0-33.9	27.0-30.9	25.0-28.9	23.0-25.9	19.0-21.9	16.0-18.9	19.1-21.9	18.0-19.9	15.0-17.9	14.0-16.9	11.0-13.9
	1(低)	<26.0	<31.0	<27.0	<25.0	<23.0	<19.0	<16.0	<19.0	<18.0	<15.0	<14.0	<11.0
開眼片足立ち(秒)	5(高)	60.0≦	60.0≦	60.0≦	60.0≦	60.0≦	56.0≦	60.0≦	60.0≦	60.0≦	60.0≦	39.0≦	17.0≦
	4	60.0≦	60.0≦	60.0≦	42.0-59.9	28.0-59.9	15.0-55.9	60.0≦	60.0≦	60.0≦	30.0-59.9	17.0-38.9	5.0-16.9
	3	33.0-59.9	60.0≦	40.0-59.9	22.0-41.9	12.0-27.9	5.0-14.9	26.0-59.9	60.0≦	31.0-59.9	14.0-29.9	8.0-16.9	3.0- 4.9
	2	10.0-32.9	25.0-59.9	15.0-39.9	7.0-21.9	4.0-11.9	3.0- 4.9	9.0-25.9	29.0-59.9	12.0-30.9	6.0-13.9	3.0-7.9	2.0- 2.9
	1(低)	<10.0	<25.0	<15.0	<7.0	<4.0	<3.0	<9.0	<29.0	<12.0	<6.0	<3.0	<2.0
通常歩行速度(m/秒)	5(高)	1.49≦	1.56≦	1.52≦	1.47≦	1.36≦	1.31≦	1.47≦	1.55≦	1.52≦	1.39≦	1.28≦	1.15≦
	4	1.35-1.48	1.43-1.55	1.39-1.51	1.32-1.46	1.25-1.35	1.15-1.30	1.32-1.46	1.43-1.54	1.39-1.51	1.25-1.38	1.14-1.27	0.94-1.14
	3	1.25-1.34	1.35-1.42	1.28-1.38	1.20-1.31	1.11-1.24	1.08-1.14	1.20-1.31	1.34-1.42	1.27-1.38	1.14-1.24	1.00-1.13	0.83-0.93
	2	1.11-1.24	1.22-1.34	1.16-1.27	1.10-1.19	0.96-1.10	0.90-1.07	1.05-1.19	1.22-1.33	1.14-1.26	0.98-1.13	0.80-0.99	0.70-0.82
	1(低)	<1.11	<1.22	<1.16	<1.10	<0.96	<0.90	<1.05	<1.22	<1.14	<0.98	<0.80	<0.70
通常歩行歩幅(cm)	5(高)	76.0≦	78.0≦	76.0≦	73.0≦	68.0≦	66.0≦	69.0≦	71.0≦	70.0≦	66.0≦	63.0≦	56.0≦
	4	71.0-75.9	73.0-77.9	71.0-75.9	69.0-72.9	64.0-67.9	61.0-65.9	64.0-68.9	67.0-70.9	66.0-69.9	61.0-65.9	57.0-62.9	50.0-55.9
	3	66.0-70.9	70.0-72.9	68.0-70.9	64.0-68.9	59.0-63.9	54.0-60.9	60.0-63.9	64.0-66.9	62.0-65.9	57.0-60.9	51.0-56.9	45.0-49.9
	2	60.0-65.9	65.0-69.9	63.0-67.9	58.0-63.9	52.0-58.9	48.0-53.9	53.0-59.9	60.0-63.9	57.0-61.9	51.0-56.9	46.0-50.9	40.0-44.9
	1(低)	<60.0	<65.0	<63.0	<58.0	<52.0	<48.0	<53.0	<60.0	<57.0	<51.0	<46.0	<40.0
最大歩行速度(m/秒)	5(高)	2.27≦	2.38≦	2.27≦	2.17≦	2.00≦	1.91≦	2.00≦	2.13≦	2.04≦	1.89≦	1.79≦	1.66≦
	4	2.00-2.26	2.17-2.37	2.08-2.26	1.92-2.16	1.85-1.99	1.80-1.90	1.85-1.99	2.00-2.12	1.85-2.03	1.72-1.88	1.61-1.78	1.40-1.65
	3	1.85-1.99	2.00-2.16	1.92-2.07	1.80-1.91	1.67-1.84	1.61-1.79	1.67-1.84	1.85-1.99	1.72-1.84	1.59-1.71	1.39-1.60	1.20-1.39
	2	1.68-1.84	1.86-1.99	1.72-1.91	1.61-1.79	1.45-1.66	1.32-1.60	1.47-1.66	1.72-1.84	1.56-1.71	1.39-1.58	1.21-1.38	0.96-1.19
	1(低)	<1.68	<1.86	<1.72	<1.61	<1.45	<1.32	<1.47	<1.72	<1.56	<1.39	<1.21	<0.96
最大歩行歩幅(cm)	5(高)	91.0≦	93.0≦	93.0≦	88.0≦	83.0≦	81.0≦	78.0≦	81.0≦	79.0≦	75.0≦	72.0≦	67.0≦
	4	85.0-90.9	88.0-92.9	87.0-92.9	83.0-87.9	78.0-82.9	73.0-80.9	73.0-77.9	76.0-80.9	74.0-78.9	70.0-74.9	65.0-71.9	59.0-66.9
	3	81.0-84.9	85.0-87.9	82.0-86.9	78.0-82.9	72.0-77.9	68.0-72.9	69.0-72.9	73.0-75.9	70.0-73.9	65.0-69.9	59.0-64.9	54.0-58.9
	2	75.0-80.9	80.0-84.9	78.0-81.9	71.0-77.9	63.0-71.9	62.0-67.9	62.0-68.9	70.0-72.9	65.0-69.9	60.0-64.9	53.0-58.9	47.0-53.9
	1(低)	<75.0	<80.0	<78.0	<71.0	<63.0	<62.0	<62.0	<70.0	<65.0	<60.0	<53.0	<47.0

(Seino et al., 2014；河合ほか, 2015 より引用改変)

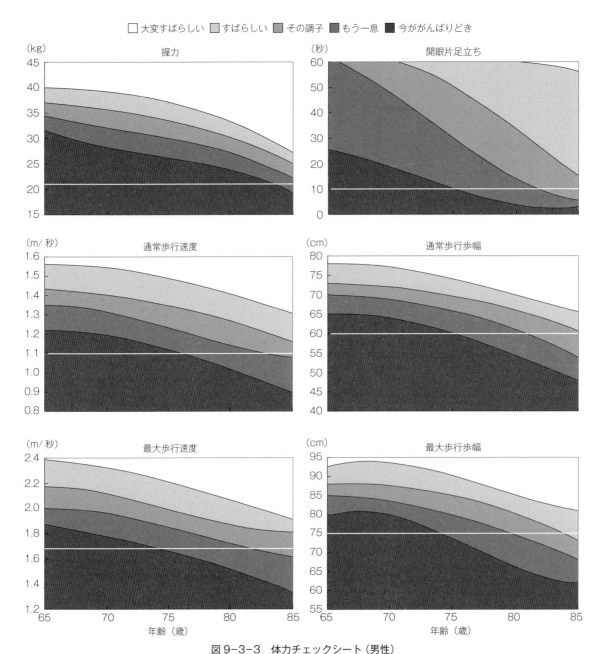

図9-3-3 体力チェックシート（男性）
各曲線は上から80，60，40，20パーセンタイル値を示す．白線は65歳以上全体の下位20パーセンタイル値を示す．

より対象者をリクルートし，80歳以上のデータも多く含まれていることなどである（河合ほか，2015）．

このデータをもとに70歳以降の体力低下を検討すると，70歳から80歳までの10年間で，握力では約15％，開眼片足立ちでは約40％もの低下がみられる．通常歩行時の歩幅も10％程度狭くなり，歩調もやや遅くなることから，歩行速度にも15％ほどの遅延がみられるようになる．このように，70～80歳の10年間は，それ以前の10年間よりも，体力の低下が加速することが示唆される．

図9-3-3，図9-3-4は，横軸に年齢，縦軸に測定値をとり，表9-3-1で示した5分位

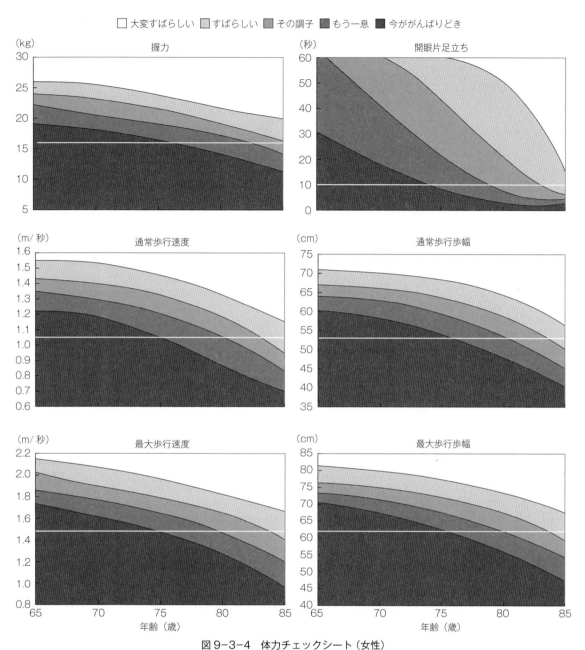

図 9-3-4 体力チェックシート（女性）
各曲線は上から 80，60，40，20 パーセンタイル値を示す．白線は 65 歳以上全体の下位 20 パーセンタイル値を示す．

の各パーセンタイルライン（相対評価基準）と 65 歳以上全体の下位 20 パーセンタイルラインをプロットした体力チェックシートである．介護予防や健康予後に対するリスク評価の観点では，年齢にかかわらずある一定水準の機能を保持することが重要であるため，65 歳以上で一律の基準（絶対基準）が用いられることが多い．そのため，健康関連アウトカムに基づいた基準も併示できることが望ましいと考えられる．我々の未発表データによると，65 歳以上全体の下位 20 パーセンタイルとほぼ同等の値になると，重いものを持ち上げる動作や歩行に困難感を有する割合が高くなるため，それらの目安としても活用できる．一方，たとえ ADL 障害がなく運動習慣を有する者であっ

ても，加齢に伴って体力は不可避的に低下する．特に，80歳を超えると多くの者が絶対基準（図9-3-3，図9-3-4の下位20パーセンタイル値）を下回る場合が多い．また必ずしも体力の向上が期待できない場合もあるため，定期的に体力をチェックする中で，"数年後も今の体力を維持すること"，"急に，大きく低下しないこと"を目標の1つとして位置づけるとよいだろう．今後，後期高齢者数がさらに増大する中で，いつまで体力を測定すべきか，あるいは標準値を作成することの是非などの議論も必要となるだろうが，年齢を加味した相対基準を併示することで，両者を活用してより効果的なフィードバックができるのではないかと考えられる．

5．まとめと展望

本稿では，体力と健康との関連，日本人の体力の変遷と加齢変化について述べた．ライフコースアプローチの観点では，可能な限り早期からの健康・体力づくりが重要である一方で，90歳や100歳を超えてもなお現役選手として競技大会に出場する高齢者の中には，65歳以降にその競技を始めた者も多く存在する．高齢になるほど体力だけでなく生き方そのものの個人差も拡大する．本稿では，高齢期の体力基準やチェックシートについてもふれたが，体力の実態や加齢変化を把握する上では，集団の値を参考にしつつも，個人の値にも耳を傾けることを忘れてはならないだろう．

文献

Cooper R, Kuh D, Cooper C et al.（2011a）Objective measures of physical capability and subsequent health: a systematic review. Age Ageing, 40: 14-23.

Cooper R, Mishra GD, Kuh D（2011b）Physical activity across adulthood and physical performance in midlife: findings from a British birth cohort. Am J Prev Med, 41: 376-384.

Cooper R, Strand BH, Hardy R et al.（2014）Physical capability in mid-life and survival over 13 years of follow-up: British birth cohort study. BMJ, 348: g2219.

Kuh D, Hardy R, Butterworth S et al.（2006）Developmental origins of midlife physical performance: evidence from a british birth cohort. Am J Epidemiol, 164: 110-121.

Kuh D, Karunananthan S, Bergman H et al.（2014）A life-course approach to healthy ageing: maintaining physical capability. Proc Nutr Soc, 73: 237-248.

Matsuo T, Saotome K, Seino S et al.（2014）Effects of a low-volume aerobic-type interval exercise on VO2max and cardiac mass. Med Sci Sports Exerc, 46: 42-50.

Seino S, Shinkai S, Fujiwara Y et al.（2014）Reference values and age and sex differences in physical performance measures for community-dwelling older Japanese: a pooled analysis of six cohort studies. PLoS One, 9: e99487.

秋山弘子（2010）長寿時代の科学と社会の構想．科学，80：59-64.

猪飼道夫（1963）運動生理学入門．杏林書院．

池上晴夫（1990）新版 運動処方-理論と実際-．朝倉書店．

池上晴夫（1995）運動生理学．朝倉書店．

河合恒，清野諭，西真理子ほか（2015）大規模コホートデータによる地域高齢者の体力評価シートの作成．体力科学，64：261-271.

厚生労働省（2013）健康づくりのための身体活動基準2013. http://www.mhlw.go.jp/stf/houdou/2r9852000002xple-att/2r9852000002xpqt.pdf（2016年3月31日現在）

国立社会保障・人口問題研究所（2013）日本の地域別将来推計人口（平成25（2013）年3月推計）．http://www.ipss.go.jp/pp-shicyoson/j/shicyoson13/6houkoku/houkoku.asp（2016年3月31日現在）

首都大学東京体力標準値研究会（2007）新・日本人の体力標準値2．不昧堂出版．

鈴木隆雄，權珍嬉（2006）日本人高齢者における身体機能の縦断的・横断的変化に関する研究-高齢者は若返っているか？-．厚生の指標，53：1-10.

田中喜代次（2000）全身持久性体力の測定．体育学研究，45：679-694.

文部科学省（2012）スポーツ基本計画. http://www.mext.go.jp/component/a_menu/sports/detail/__icsFiles/afieldfile/2012/04/02/1319359_3_1.pdf（2016年3月31日現在）

文部科学省（2015）体力・運動能力調査-結果の概要．http://www.mext.go.jp/b_menu/toukei/chousa04/tairyoku/kekka/1261311.htm（2016年3月31日現在）

（清野　諭）

9-4 高齢者の身体活動と体力との関連

1. 日本人高齢者の客観的な身体活動マーカーと体力との関連（横断研究）

　日本人高齢者を対象として客観的な身体活動（Physical Activity）と体力との関連を調査した原著論文が出版されはじめたのは比較的最近になってからである．たとえば，柳本ら（1997）は，1994年に兵庫県内に新規に開設された高齢ケアハウス入居者53名（78.9±0.9（SE）歳）を対象に，歩数計（カロリーカウンター select 2，スズケン社製）を1週間起床時～夕食時までの約12時間装着し，体力との関係を検討した．ケアハウスは，自立維持を続ける高齢者，あるいは老人保健施設および特別養護老人ホームで家庭復帰を目指す準備段階の高齢者に対して，その環境的援助や橋渡し的役割を担う「ケア付き住宅」である．歩数は，65～74歳で6,176歩/日，75～84歳で4,547歩/日，85歳以上で2,328歩/日であった．年齢や主観的健康感と独立して，15段（1段17cm）の階段上りの通常所要時間（秒）と歩数との間に有意な関係が認められた（$R^2=0.167$）．この高齢ケアハウスでは，食事や入浴の提供のほか，生きがい活動の助言，支援を行っているが，生活自体の活動は入居者の意志によって決めることができ，平均して1週間に約2.5回外出しており，その外出先の約40％が近くの大型店舗ストアーで，全員徒歩で移動していた．この結果は，同一生活環境において，自立高齢者において，階段昇降能力と身体活動が関連している例を示したものである．

　永山ら（2008）は，新潟市在住の同一年齢（71歳）の高齢者394名を対象に，歩数計（YAMASA社製 EC-200）と，体格，老研式活動能力指標（TMIG-IC），日常生活動作遂行能力のうち階段昇降動作および椅子からの立ち上がり動作遂行能力，握力，膝関節伸展筋力，脚伸展パワー，座位ステッピング，最大歩行速度，開眼片足立ちとの関連を調べた．歩数は，体力測定を実施した時期と同時期に1週間連続して測定し，対象者の平均歩数は男性で6,561歩/日，女性で6,329歩/日であり，国民健康・栄養調査の歩数と比べほぼ同等であったと述べている．男女とも階段昇降動作・椅子立ち上がり動作遂行能力と膝関節伸展筋力と歩数の間に弱い正の有意な相関（Spearmanの順位相関）を認めている（$p=0.161$～0.245）．また，女性ではBMIや体脂肪率と弱い負の相関を認めている（$p=-0.178$～-0.233）．

　Aoyagiら（2009）は，1軸加速度計内蔵活動量計（Kenz Lifecorder 4秒版，スズケン社製）を2002年7月～2003年6月の1年間，群馬県中之条市在住の65～84歳の男性76名と女性94名に装着してもらい，年間の身体活動量を測定した．その結果，通常歩行速度，最大歩行速度と歩数・中高強度身体活動時間との間に有意な相関を認め，線形よりも指数曲線的な関係がみられたとしている．加えて，女性では膝関節伸展筋力と歩数・中高強度身体活動時間との間に有意な相関を認めた．後期高齢者では膝関節伸展筋力およびファンクショナルリーチと歩数・中高強度身体活動時間との間に有意な相関を認めた．指数曲線的な関係から，1日あたり7,000～8,000歩または15～20分の中高強度身体活動時間がカットオフになるのではないかと述べている．Parkら（2007）は同じ参加者を対象に，踵骨超音波骨密度測定装置（AOS-100, ALOKA社製）を用い，音速と周波数特性で評価した音響的骨評価値（OSI, osteosonic index）が，歩数・中高強度身体活動時間と相関することを示し，1日あたり7,000歩以上または15分以上の中高強度身体活動時間を推奨している．Parkら（2010）は，二重エネルギーX線吸収法（Dual Energy X-Ray Absorptiometry：DXA法）で調べた四肢除脂肪量が，中高強度身体活動時間と有意な関連を有することを示している．Aoyagiら（2010）では，男性89名，女性109名を対象に，血圧脈波検査装置（BP-203RPE，オムロン

コーリン社製)を用い,上腕−足首間脈波伝播速度(brachial-ankle pulse wave velocity：baPWV)がLifecorderの歩数・中高強度身体活動時間と有意な関連を有することを示している.Ayabeら(2015)は,脈波伝播速度と,歩数・中高強度身体活動時間および5m最大歩行速度との関係を調べ,歩行速度よりも身体活動が脈波伝播速度と関連していることを報告している.

Gandoら(2010)は,3軸加速度計内蔵活動量計(Panasonic社製)を用い若齢・中年・高齢の日本人計538名の調査を行い,動脈壁の硬化との関連を調べている.その結果,脈波伝播速度は,中年層では,中〜高強度身体活動時間と有意な負の相関が認められたのに対し,高齢者では低〜中強度身体活動時間と有意な負の相関($r=-0.39$, -0.31)が認められ,不活動時間と正の相関($r=0.44$)が認められた.Gandoら(2014)では807名の日本人でインスリン抵抗性をHOMA-Rで評価し,活動量との関係を調べたところ,中強度身体活動時間とHOMA-Rとの間に有意な関連を認めたことに加え,低強度身体活動時間との間にも有意な関連を認めた.HOMA-Rと低強度身体活動時間との間の関係は,特に有酸素能の低い高齢女性で強い傾向が認められたとしている.

Ikenagaら(2014)は,福岡県那珂川町の地域在住の自立した高齢者70歳代男性178名($73.7±2.6$(SD)歳)の身体活動を3軸加速度計(Actimarker,Panasonic社製)で10日間調べた.被験者は地域在住高齢者に直接郵便で参加を呼びかけた対象であった.膝関節伸展筋力は,歩数および中強度身体活動時間と有意な関連があり,加えて最大歩行速度と歩数および中強度身体活動時間との間に有意な関連が認められた.低強度身体活動時間や高強度身体活動時間と,歩数や膝関節伸展筋力との間に有意な関連は認められなかった.膝関節伸展筋力や最大歩行速度と,歩数や中強度身体活動時間との間には,線形ではなく指数曲線的な関係があり,身体活動量が低い集団では筋力や歩行速度と身体活動がより強く関連するが,身体活動量が高い集団では関連性はみられなかった.

このように,横断研究では,日本人高齢者において,身体活動と階段昇降動作・下肢筋力・歩行速度あるいは,身体組成,インスリン抵抗性,動脈壁硬化などとの間に関係があることが報告されている.ただし,高齢者においては,対象とする集団特性・性差・社会的要因も関連しているため,それらを考慮した多様な研究が望まれる.

2. 日本人高齢者の客観的な身体活動マーカーと認知機能障害

Makizakoら(2015)は,5,104名の地域在住高齢者のうち,310名の軽度認知障害(Mild Cognitive Impairment：MCI)の高齢者($71.3±4.4$(SD)歳)において,3軸加速度計(modified HJA-350IT, Active style Pro, オムロンヘルスケア社製)で2週間測定した中強度身体活動時間($22.6±18.3$分/日)が,年齢調整後に海馬容積と有意な関係が認められた($β=0.167$, $p=0.003$)ことを報告している.一方で,低強度身体活動時間($370.1±101.1$分/日)とは,有意な関係が認められず($β=-0.021$, $p=0.713$),総活動時間とも関連がなかった.構造方程式モデリングの結果,中強度活動時間は,記憶力と直接的な関係はなく,海馬容積を介在して記憶力と関連している可能性が示唆されたとしている.Kishimotoら(2016)は,久山研究において803名の地域在住の高齢者を17年追跡調査し,余暇活動として週1回以上の運動をしている人がアルツハイマー型認知症の発症リスクが低いことを示した.その他のタイプの認知症発症リスクと運動習慣とは関連はなかった.日本人高齢者を対象とした身体活動と脳・神経系の解剖・機能的研究については,さらなるエビデンスの蓄積が必要であろう.

3. 高齢者の体力と外出の機会（閉じこもり）との関連（横断研究）

　高齢者においては外出の機会が身体活動を大きく規定する．外出の機会については，生活空間評価（Life-Space Assessment：LSA）という質問紙によって，1カ月間における個人の通常の移動パターンを調べることで評価することができる．あるいは，厚生労働省の介護予防のための「基本チェックリスト」から，閉じこもりに関する2項目（「週に1回以上は外出していますか」，「昨年と比べて外出の回数が減っていますか」）でも評価が可能である．

　Uemuraら（2013）は，愛知県大府市の1,543名の地域在住高齢者のうち69名のMCIの高齢者（75.4±6.9（SD）歳）を調べ，LSAによって調べた1カ月間における個人の通常の移動パターンが，転倒不安感，性別，身体機能，Wechsler成人知能検査の処理速度を評価するDigit Symbol-Codingおよび手段的日常生活動作（IADL）と相関していたことを報告している．この研究では，ステップワイズ重回帰分析の結果，転倒不安感，処理速度，IADLがLSAと関連していた．Makizakoら（2013）は20名の高齢者を対象に言語流暢性課題（Verbal Fluency Task：VFT）遂行中の近赤外線分光法（Near-Infrared Spectroscopy：NIRS）で測定した前頭葉下前頭回活動が，LSAで評価した外出機会が毎日ある人では，そうでない人と比べて高いことを示した．Haradaら（2015）は，4,450名の65歳以上高齢者を調べ，自己申告による身体機能障害を有する人において，基本チェックリストによる週1回以上の外出の有無が，認知機能（Mini-Mental State Examination：MMSEによる）と関連することを報告しており，身体機能障害がある人において，外出の機会を促すことの重要性を説明している．Tsutsumimotoら（2014）は，356名のMCIの高齢者（71.6±0.3（SE）歳）において，LSAが，年齢，性，BMI，薬剤数，認知機能と独立して，主観的疲労感と関連していることを示している．さらに，Tsutsumimotoら（2016）は，重度認知機能障害者を除いた4,607名の高齢者において，主観的疲労感が，他の身体機能と独立して，国際標準化身体活動質問票（IPAQ）による一日あたりの歩行時間と，関連していることを示した．

　山縣ら（2014）は，1,328名の地域在住自立高齢者を対象に体力測定と基本チェックリストによる閉じこもり評価を行い，両者の関連を調べている．その結果，基本チェックリストによる週1回以上の外出の有無が，男性で，BMI，ファンクショナルリーチ，膝関節伸展筋力，歩行速度，座位ステッピング，タイムドアップアンドゴーテスト（Timed up-and-go：TUG），および椅子立ち上がりテストと関連し，外出の機会がない集団では低値を示した．一方，女性では，歩行速度，TUG，および椅子立ち上がりテストと関連していたが，筋力やバランス能力，柔軟性といった指標との関連は認められなかったとしている．

　このように，高齢者における外出の機会の減少は，体力低下，転倒不安感，主観的疲労感，IADLと関連し，さらに，認知機能と関連しているため，閉じこもり予防は重要な課題といえる．

4. 縦断研究による高齢者の身体活動と体力との関連

　日本人高齢者を対象とした身体活動と体力との関連に関する縦断的な研究は少ないが，中之条研究ではLifecorderで測定した身体活動とその後5年間の除脂肪量の低下との関連を調べている（Shephard et al., 2013）．この研究では468名の高齢者を対象に生体電気インピーダンス法（MC-190，タニタ社製）で四肢除脂肪量を5年間測定し，その低下と身体活動との関係を調べている．その結果，上位25パーセント群（男性で>9,000歩/日，女性で>8,400歩/日）に比べて，下位50パーセント群（男性で<6,700歩/日，女性で<6,800歩/日）の集団において，男性で2.3倍，女

性で3.0倍，筋量によるサルコペニアになりやすいということを報告している．

海外の研究として，Dalyら（2008）は，50～80歳の男女358名を対象に仕事と余暇活動による身体活動を質問紙法で調べ，日常の身体活動量とその変化が10年間の体力の低下に与える影響を検討している．その結果として，日常の身体活動量およびその変化は，バランス能力や骨密度には好影響を与えるものの，握力と歩行速度には関係しなかったことを報告している．Maniniら（2006）は二重標識水法によって高齢者の日常生活における身体活動によるエネルギー消費量（Activity Energy Expenditure：AEE，またはPhysical Activity Level：PAL）を測定し，平均6.15年の追跡結果から，AEEやPALが死亡率と関連することを報告したが，DXA法による体組成の変化を検討した平均4.9年間の追跡（2009）では，AEEは除脂肪量の変化に影響を与えていなかった．高齢者におけるAEEまたはPALの決定因子は主に低～中強度の身体活動で，特に3～4メッツ未満の低～中強度身体活動の多寡がPALに反映される（Yamada et al., 2013；2009）．したがって，この結果は，低～中強度身体活動の運動では除脂肪量の低下を抑制するには不十分である可能性を示しており，筋量の維持には中強度以上のより積極的な運動の必要性を示唆している．Savelaら（2013）は，1974年にフィンランドのヘルシンキのビジネスマン研究に参加した人514名に対して，余暇の身体活動を調べ，26年後（平均年齢74歳）におけるフレイルの発症率を調べている．その結果，3群に分けた場合，余暇の身体活動が多かった人のほうが，低かった人に比べて，他の要因で調整後において，フレイルになるリスクが80%も低値を示していた．この研究の特徴は，社会経済状況が比較的均一なコホートで，中年期の余暇身体活動が高齢期のフレイルと関係することを示したことにある．

5．高齢者における身体活動・運動・トレーニングの介入と体力改善

高齢者の運動介入による効果については，Barryら（1966a；1966b）が，中高齢者の多様な体力要素を測定し，これらの指標が自転車運動やコンディショニングを含む複合運動によって向上することを報告している．高齢者に対する筋力トレーニングの効果としては，MoritaniとdeVries（1980）は，若齢者と高齢者に対して，ダンベルによる肘関節屈曲の漸増負荷筋力トレーニング（Progressive Resistance Strength Training：PRT）による介入（66.6%1RM，10回×2セット，週3回，8週間）を行い，力（Force）－筋電図活動（IEMG）関係と，キャリパーによる皮下脂肪厚と周径囲測定による推定筋断面積を測定し，トレーニング介入効果を調べた．その結果，高齢者でも筋力増強は認められた（22.6%増）が，主に神経系要因が関与しており，若齢者と異なり高齢者では有意な筋肥大は認められなかったとしている．しかし，現在，MRIやCTなどを用いたより正確な測定によって，高齢者でも男女問わず筋力トレーニングによる筋肥大が生じることが報告されつつある（Leenders et al., 2013；Watanabe et al., 2014）．1990年代以降は，高齢者に対するPRTの効果を検証した研究が数多く行われており，LiuとLatham（2009）は，PRTの効果が英語で執筆された121研究6,700名のランダム化比較試験（Randomized Controlled Trial：RCT）のシステマティックレビューをまとめている．68研究はアメリカ合衆国，13研究はカナダ，9研究はオーストラリアまたはニュージーランド，31研究はヨーロッパ諸国によって実施された研究であった．下肢の伸展筋群の増加は，効果量（d）を標準化した平均値の差（d＝[M_{end}－M_{pre}]/SD）で評価した場合，変量効果モデルで0.84（95%信頼区間（CI）0.67～1.00），固定効果モデルで0.53（0.46～0.61）と中または大きな効果が認められた．高強度のPRTと低～中強度のPRT

ではどちらも筋力向上に効果があると考えられるものの，高強度の筋力トレーニングでより大きな効果が認められた．筋力向上の度合いに介入期間の長さは影響を与えていなかった．高齢者においてはPRTによって有酸素能も有意に向上しており（d＝0.61（95%CI：0.09～0.53），$\dot{V}O_2max$で平均1.5ml/kg/min（95%CI：0.49～2.51）），6分間歩行で52.37m（17.38～87.37m）の増加が認められた．PRTはバランス能力には有意な効果をもたらしていなかった（d＝0.12（95%CI：0.00～0.25）．PRTは歩行速度に対しては中程度の効果を有しており，平均で0.08m/s（95%CI：0.04～0.12）の増加がみられた．TUGテストや椅子立ち上がりテスト，階段昇り時間などに対しても効果的であった．この他に，高強度運動は，身体機能だけでなく，骨密度に対しても有用である（Borer, 2005）．さらに，うつ症状（Singh et al., 2005）やQoL（Katula et al., 2008）など，猪飼（1963）による体力構成要因の精神的要素に分類されるような指標に対しても改善効果のあることが報告されている．

有酸素運動は，適切に実施すれば，有酸素能を改善させ，皮下脂肪と内臓脂肪の両方を減少させる（O'Leary et al., 2006）．さらに，近年では，有酸素運動でも大腿四頭筋筋量，脚伸展パワーや筋力なども改善するという報告がある（Harber et al., 2009；2012；Konopka et al., 2011）．乳酸閾値強度の有酸素運動は，血圧（Kiyonaga et al., 1985），耐糖能（Nishida et al., 2001；Sakamoto et al., 1999），脂質代謝を正常にする（Sunami et al., 1999）．さらに，骨格筋内のさまざまな遺伝子発現を惹起する（Nishida et al., 2010；Tobina et al., 2011）．また，高齢者の脚伸展パワーに加えバランス能力を改善させる（Mori et al., 2006）．したがって，筋力トレーニングに限らず，さまざまな身体活動の介入が高齢者の体力向上へのアプローチとして考えられる．

体力レベルの低いフレイル高齢者（4章4-3参照）においては，3メッツの運動でも高強度に相当するため，必ずしも高強度の筋力トレーニングを行う必要がない可能性もある．Talbotら（2003）は高齢膝関節症患者を対象に歩数を4週間ごとに10%ずつ，平均で3,519歩から4,337歩まで約23%増加させたプログラムを12週間実施したところ，筋力や歩行能力の改善に至ったことを報告している（d＝0.2～0.3程度）．Yamadaら（2012）は，要支援・要介護認定を受けたフレイル高齢者に対して，同様なプログラムを24週間実施したところ，歩数は2,031歩から3,726歩まで約83%増加し，下肢骨格筋量の増加や歩行能力の改善に至ったことを報告している（d＝0.2～0.3程度）．

高齢者におけるその他の有用なトレーニング・エクササイズの例としては，第8章に詳細が記述されているので，参照されたい．

6．まとめと展望

高齢期においては転倒骨折や寝たきり，歩行機能低下および精神的要素も大きく健康にかかわることから，健康と関連する体力はアメリカスポーツ医学会ガイドラインの健康関連体力要素に限らない．その意味では，たとえば，猪飼（1963）による体力の構成要因のような考え方を改めて見つめることは有用であろう．フレイルやサルコペニアといった新しい用語の中核にも，体力が深くかかわっている．横断的な体力と身体活動量との関係は，中年期ではそれほど関連しない可能性があるが，高齢期では有意な相関が認められ，それは身体活動量が少ない，あるいは体力が低下したフレイルの高齢者，80歳以上の高齢者で顕著である．高齢者における身体活動と体力との関係は，縦断的にもあるいは介入研究でも認められることから，高齢期であっても適切な身体活動増加あるいは外出の機会増加が認知機能も含めた体力の多様な要素を向上させることにつながると考えられる．

文 献

Aoyagi Y, Park H, Watanabe E et al.（2009）Habitual physical activity and physical fitness in older Japanese adults: the Nakanojo Study. Gerontology, 55: 523–531.

Aoyagi Y, Park H, Kakiyama T et al.（2010）Yearlong physical activity and regional stiffness of arteries in older adults: the Nakanojo Study. Eur J Appl Physiol, 109: 455–464.

Ayabe M, Park S, Shephard RJ et al.（2015）Associations of activity monitor output and an estimate of aerobic fitness with pulse wave velocities: the Nakanojo study. J Phys Act Health, 12: 139–144.

Barry AJ, Daly JW, Pruett ED et al.（1966a）The effects of physical conditioning on older individuals. I. Work capacity, circulatory-respiratory function, and work electrocardiogram. J Gerontol, 21: 182–191.

Barry AJ, Steinmetz JR, Page HF et al.（1966b）The effects of physical conditioning on older individuals. II. Motor performance and cognitive function. J Gerontol, 21: 192–199.

Borer KT（2005）Physical activity in the prevention and amelioration of osteoporosis in women : interaction of mechanical, hormonal and dietary factors. Sports Med（Auckland, NZ）, 35: 779–830.

Daly RM, Ahlborg HG, Ringsberg K et al.（2008）Association between changes in habitual physical activity and changes in bone density, muscle strength, and functional performance in elderly men and women. J Am Geriatr Soc, 56: 2252–2260.

Gando Y, Yamamoto K, Murakami H et al.（2010）Longer time spent in light physical activity is associated with reduced arterial stiffness in older adults. Hypertension, 56: 540–546.

Gando Y, Murakami H, Kawakami R et al.（2014）Light-intensity physical activity is associated with insulin resistance in elderly Japanese women independent of moderate-to vigorous-intensity physical activity. J Phys Act Health, 11: 266–271.

Harada K, Lee S, Park H et al.（2015）Going outdoors and cognitive function among community-dwelling older adults: Moderating role of physical function. Geriatr Gerontol Int, doi: 10.1111/ggi.12437.

Harber MP, Konopka AR, Douglass MD et al.（2009）Aerobic exercise training improves whole muscle and single myofiber size and function in older women. Am J Physiol Regul Integr Comp Physiol, 297: R1452–R1459.

Harber MP, Konopka AR, Undem MK et al.（2012）Aerobic exercise training induces skeletal muscle hypertrophy and age-dependent adaptations in myofiber function in young and older men. J Appl Physiol（1985）, 113: 1495–1504.

Ikenaga M, Yamada Y, Takeda N et al.（2014）Dynapenia, gait speed and daily physical activity measured using triaxial accelerometer in older Japanese men. J Phys Fitness Sports Med, 3: 147–154.

Katula JA, Rejeski WJ, Marsh AP（2008）Enhancing quality of life in older adults: a comparison of muscular strength and power training. Health Qual Life Outcomes, 6: 45.

Kishimoto H, Ohara T, Hata J et al.（2016）The long-term association between physical activity and risk of dementia in the community: the Hisayama Study. Eur J Epidemiol, 31: 267–274.

Kiyonaga A, Arakawa K, Tanaka H et al.（1985）Blood pressure and hormonal responses to aerobic exercise. Hypertension, 7: 125–131.

Konopka AR, Trappe TA, Jemiolo B et al.（2011）Myosin heavy chain plasticity in aging skeletal muscle with aerobic exercise training. J Gerontol A Biol Sci Med Sci, 66: 835–841.

Leenders M, Verdijk LB, van der Hoeven L et al.（2013）Elderly men and women benefit equally from prolonged resistance-type exercise training. J Gerontol A Biol Sci Med Sci, 68: 769–779.

Liu CJ and Latham NK（2009）Progressive resistance strength training for improving physical function in older adults. Cochrane Database Syst Rev, CD002759.

Makizako H, Doi T, Shimada H et al.（2013）Relationship between going outdoors daily and activation of the prefrontal cortex during verbal fluency tasks（VFTs）among older adults: a near-infrared spectroscopy study. Arch Gerontol Geriatr, 56: 118–123.

Makizako H, Liu-Ambrose T, Shimada H et al.（2015）Moderate-intensity physical activity, hippocampal volume, and memory in older adults with mild cognitive impairment. J Gerontol A Biol Sci Med Sci, 70: 480–486.

Manini TM, Everhart JE, Patel KV et al.（2006）Daily activity energy expenditure and mortality among older adults. JAMA, 296: 171–179.

Manini TM, Everhart JE, Anton SD et al.（2009）Activity energy expenditure and change in body composition in late life. Am J Clin Nutr, 90: 1336–1342.

Mori Y, Ayabe M, Yahiro T et al.（2006）The effects of home-based bench step exercise on aerobic capacity, lower extremity power and static balance in older dults. Int J Sport Health Sci, 4: 570–576.

Moritani T, deVries HA（1980）Potential for gross muscle hypertrophy in older men. J Gerontol, 35: 672–682.

Nishida Y, Higaki Y, Tokuyama K et al.（2001）Effect of mild exercise training on glucose effectiveness in healthy men. Diabetes Care, 24: 1008–1013.

Nishida Y, Tanaka H, Tobina T et al.（2010）Regulation of muscle genes by moderate exercise. Int J Sports Med, 31: 656-670.

O'Leary VB, Marchetti CM, Krishnan RK et al.（2006）Exercise-induced reversal of insulin resistance in obese elderly is associated with reduced visceral fat. J Appl Physiol（1985）, 100: 1584-1589.

Park H, Togo F, Watanabe E et al.（2007）Relationship of bone health to yearlong physical activity in older Japanese adults: cross-sectional data from the Nakanojo Study. Osteoporos Int, 18: 285-293.

Park H, Park S, Shephard RJ et al.（2010）Yearlong physical activity and sarcopenia in older adults: the Nakanojo Study. Eur J Appl Physiol, 109: 953-961.

Sakamoto M, Higaki Y, Nishida Y et al.（1999）Influence of mild exercise at the lactate threshold on glucose effectiveness. J Appl Physiol（1985）, 87: 2305-2310.

Savela SL, Koistinen P, Stenholm S et al.（2013）Leisure-time physical activity in midlife is related to old age frailty. J Gerontol A Biol Sci Med Sci, 68: 1433-1438.

Shephard RJ, Park H, Park S et al.（2013）Objectively measured physical activity and progressive loss of lean tissue in older Japanese adults: longitudinal data from the Nakanojo study. J Am Geriatr Soc, 61: 1887-1893.

Singh NA, Stavrinos TM, Scarbek Y et al.（2005）A randomized controlled trial of high versus low intensity weight training versus general practitioner care for clinical depression in older adults. J Gerontol A Biol Sci Med Sci, 60: 768-776.

Sunami Y, Motoyama M, Kinoshita F et al.（1999）Effects of low-intensity aerobic training on the high-density lipoprotein cholesterol concentration in healthy elderly subjects. Metabolism, 48: 984-988.

Talbot LA, Gaines JM, Huynh TN et al.（2003）A home-based pedometer-driven walking program to increase physical activity in older adults with osteoarthritis of the knee: a preliminary study. J Am Geriatr Soc, 51: 387-392.

Tobina T, Yoshioka K, Hirata A et al.（2011）Peroxisomal proliferator-activated receptor gamma co-activator-1 alpha gene expression increases above the lactate threshold in human skeletal muscle. J Sports Med Phys Fitness, 51: 683-688.

Tsutsumimoto K, Doi T, Shimada H et al.（2014）Self-reported Exhaustion is Associated with Small Life Space in Older Adults with Mild Cognitive Impairment. J Phys Ther Sci, 26: 1979-1983.

Tsutsumimoto K, Doi T, Shimada H et al.（2016）Self-reported exhaustion associated with physical activity among older adults. Geriatr Gerontol Int, 16: 625-630.

Uemura K, Shimada H, Makizako H et al.（2013）Factors associated with life-space in older adults with amnestic mild cognitive impairment. Geriatr Gerontol Int, 13: 161-166.

Watanabe Y, Madarame H, Ogasawara R et al.（2014）Effect of very low-intensity resistance training with slow movement on muscle size and strength in healthy older adults. Clin Physiol Funct Imaging, 34: 463-470.

Yamada M, Mori S, Nishiguchi S et al.（2012）Pedometer-based behavioral change program can improve dependency in sedentary older adults a randomized controlled trial. J Frailty Aging, 1: 39-44.

Yamada Y, Yokoyama K, Noriyasu R et al.（2009）Light-intensity activities are important for estimating physical activity energy expenditure using uniaxial and triaxial accelerometers. Eur J Appl Physiol, 105: 141-152. Erratum in 116: 1279-1280.

Yamada Y, Noriyasu R, Yokoyama K et al.（2013）Association between lifestyle and physical activity level in the elderly: a study using doubly labeled water and simplified physical activity record. Eur J Appl Physiol, 113: 2461-2471. Erratum in 116: 1279-1280.

猪飼道夫（1963）運動生理学入門．杏林書院．

永山寛，木村靖夫，島田美恵子ほか（2008）地方都市在住高齢者における日常生活での歩数と体力との関係．体力科学，57：151-162.

山縣恵美，木村みさか，三宅基子ほか（2014）地域に在住する自立高齢者における閉じこもりリスクの実態と体力との関連．日本公衆衛生雑誌，61：671-678.

柳本有二，戎利光，波多野義郎ほか（1997）女性高齢ケアハウス入居者における日常歩行活動の構成要素．体力科学，46：489-499.

（山田陽介）

索 引

和文索引

あ

アイリシン　174
悪性腫瘍死亡リスク　55
握力　53, 91
アディポサイトカイン　180
アディポネクチン　167
アデノシン三リン酸　146
アポトーシス　174
アポリポ蛋白E　125
アミロイドβ　87
アルツハイマー病　84

異所性脂肪　178, 181
遺伝素因　125
遺伝的素因　32
入口付きアクセスモデル　26
イリシン　174
因果関係　1
因果の逆転　10
インスリン　164
　──感受性　165
　──抵抗性　178, 181
インスリン分泌　168
インスリン様成長因子　75
インスリン様成長因子-1　87, 172, 196
インターバル速歩トレーニング　201, 202
インターロイキン-6　151, 172

ウェアラブル端末　46
うつ病　114
　──改善効果　116
うつ症状予防　114
運動　5, 6, 14
運動介入効果　96
運動介入・プログラム　131
運動機能　84
運動効果　197
運動処方　198

運動耐容能　60
運動療法　60

え

エビデンスレベル　9
炎症性サイトカイン　172
エンドポイント　1, 54

お

横断研究　10, 247
オートファジー経路　149
オッズ比　91

か

介護認定　108
　──状況　106
介護予防　110, 201
　──サポーター　110, 224
海馬　192
　──グリコーゲン　194
介護予防　218
学習機能　192
加速度計　8, 20, 36
　──法　17
活性酸素種　212
活動量計　20
カットオフ値　91
加齢　240
　──変化　236
がん　71, 74
環境要因　33
関連因子　29

記憶　192
記憶力　221
危険因子　84
希死念慮　135
規定要因　29
基本チェックリスト　110
基本的ADL　106
虚血性心疾患死亡リスク　54
居住環境　136

筋萎縮　146
　　——促進経路　149
筋活動　214
筋発揮張力維持スロー法　209
筋肥大　146
　　——促進経路　148
筋力トレーニング　52

クラスターランダム化比較試験　3
グルコーストランスポーター4　141

軽度認知障害　85
健康関連 QoL　132
健康関連体力要素　233
健康事象　1
健康寿命　163
健康・体力づくり　236
健康長寿の三本柱　111
健康づくりのための身体活動基準2013
　　121, 227
健康づくりのための身体活動指針　227
健康の社会的決定要因　29
健康予後　243
健康余命　107
健康利益　8

高強度インターバル運動効果　195
行動科学理論　3
行動統制感　33
行動変容理論　44
高齢者医療費　201
高齢者の運動　61
呼吸代謝測定機器　46
国際疾病分類　114
国民健康・栄養調査　228
コクランライブラリー　34
個人内要因　31
骨格筋　163
骨格筋細胞内脂質　182
骨格筋の内分泌　168
個別運動処方　202
コホート研究　1, 11
コホートコンソーシアム　23
コミュニケーション　222

さ

座位行動　4, 14, 78, 130, 137
　　——の疫学　79
　　——の関連要因　38
　　——の規定要因　35
　　——の中断頻度　41
　　——の定義
　　——の評価法　36
座位時間　57, 80
最大酸素摂取量　6
サイトカイン　186
サルコペニア　90
　　——の危険因子　91
サルコペニア肥満　102
サルコペニア予防　93, 96
サルコリピン　171
産後のうつ症状　119
三軸加速度センサー内蔵活動量計　229

死因別死亡　51
自己効力感　33
自殺　135
　　——の危険因子　135
自殺率　136
脂質代謝　166
システマティックレビュー　31
実行可能性　12
質問紙　36
　　——法　18
脂肪細胞の内分泌　167
脂肪組織　178
死亡率　79
社会的認知理論　44
集団寄与危険割合　8
縦断研究　247
縦断的研究　29
集中力　221
主観的幸福感　129
主観的疲労感　247
手段的ADL　106
循環器疾患死亡リスク　52
情報通信技術　43
症例対照研究　10, 72
新オレンジプラン　83

神経新生　192, 194
心血管系疾患　80
心疾患　57
身体活動　5, 14
身体活動疫学コホート　22
　　——のマネジメント　24
身体活動疫学研究　1, 8
身体活動の規定要因　29
身体活動マーカー　245
身体活動の実態　226
身体不活動　4, 66, 116, 140, 226
　　——の動物モデル　156
　　——の蔓延　29
心肺機能　62
心拍数法　17
心理社会的要因　33
心理的健康　127

スクエアステップエクササイズ　217, 218
スクリーンタイム　38, 80
ストレッチング　52
スロートレーニング　176, 208, 209

生活活動記録法　17
生活機能　106
生活習慣病予防　201
生活習慣病リスク　78
生理的老化　237
全身持久力　53, 73, 74
全身性の慢性炎症　206
選択バイアス　13
全地球測位システム　44
全般的 QoL　132

総エネルギー消費量　15
総死亡　51
　　——リスク　51
早発性障害　107
組成データ解析　81
速筋線維　213

た
大規模前向き追跡研究　54
代謝恒常性　170

第二種の過誤　73
体力　5, 6, 131
体力・運動能力調査　240
体力の実態　226, 236
体力の定義　233
体力の分類　233
体力モデル　109
脱共役タンパク質　171
単群試験　11

地域介入研究　110
遅発性障害　107
注意力　222
中高強度活動　15
中高強度身体活動　231
調整力　222

低強度運動　196
低強度身体活動　231
データ共有　24
テレビ視聴時間　80
転写因子　144
転写活性化補助因子　144
転倒予防　223

糖代謝　163
閉じこもり　247

な
二重エネルギーX線吸収法　245
二重標識水法　16
乳酸作業閾値　195
乳酸代謝　193
認知機能　194
　　——障害　84, 246
　　——低下　85, 120
認知症　83
認知症施策推進総合戦略　83

熱産生　170

脳機能　191
脳機能賦活プログラム　219
脳血管疾患　65

脳卒中　65
脳卒中死亡リスク　54
脳卒中予防ガイドライン　66
脳由来神経栄養因子　86, 151, 172, 196

は

廃用性筋萎縮　155
バウト数　41
ハザード比　74, 110
バランストレーニング　58

非感染性疾患　4
肥満　80, 178
非免疫細胞　186
非ランダム化比較試験　13

分泌型 IgA　189
フレイル　58, 100
フレイルティ　100
分子細胞生物学　144

米国国立衛生研究所　2
ヘルシンキ宣言　12
変形性股関節症　61

防御因子　51
保護因子　84
歩行速度　124, 247
歩数計　245
ポピュレーションアプローチ　209
ホルモン応答　210

ま

マイオカイン　143, 172
慢性疾患　226

ミトコンドリア生合成　148
ミニメンタルステート検査　123

メカノバイオロジー　143
メタ解析　51
メタボリックシンドローム　80
メッツ　16, 227
免疫応答　184

免疫系関連指標　188

や

有酸素運動　52
ユビキチン－プロテアソーム経路　149

余暇の身体活動　5
抑うつ　116
　　──状態　114

ら

ランダム化比較試験　3, 13

量反応関係　138

レジスタンストレーニング　209
レプチン　167

老研式活動能力指標　245

欧文索引

Aerobics Center Longitudinal Study　3
AMPキナーゼ　141
Ancillary研究　26
ApoE　125
ApoE ε 4　125
ATP　146
　——再合成　147

BADL　106
Basic ADL　106
BDNF　86, 151, 172, 196
Brain-Derived Neurotrophic Factyor　86, 151, 172

case-control stduy　72
cluster Randomized Controlled Trial　3
Compositional data analysis　81
correlates　29
Cox比例ハザードモデル　110
cRCT　3

determinant　29
Diagnostic and Statistical Manual of Mental Disorders　114
DLW法　16
Doubly Labeled Water　16
DSM-V　114
Dual Energy X-Ray Absorptiometry　245
DXA法　245

e-health　43, 48
evidence-based health promotion　10
exercise　5, 6

feasibility　12

Global Physical Activity Questionnaire　18
Global Positioning System　44
GLUT4　141
GPAQ　18
GPS　44

High-intensity Interval Training　195
HIT　195, 196

IADL　106
ICD　114
ICT　43
IGF　75
IGF-1　87, 172, 196
IL-6　151, 172
Information and Communication Technology　43
Instrumental ADL　106
Insulin-like Growth Factor-1　75, 87, 172
intention to treat分析　86
interleukin-6　151
IPAQ　18
irisin　174
Isotemporal Substitution Analysis　81

leisure-time physical activity　5
Low-intensity resistance exercise with slow movement and tonic force generation　209
low physical activity　231
LPA　231
LST法　209
LT　195

mammalian target of rapamycin　174
MCI　85
MET　16, 227
Metabolic Equivalent　16, 227
Mild Cognitive Impairment　85
Mini-Mental State Examination　123
MMSE　123
moderate-to-vigorous physical activity　15, 231
mRNA発現　149
mTORシグナル伝達系　174
MVPA　15, 231
myostatin　146, 152

NCD　4
NEAT　15
NIH　2
NK細胞　188

Non-communicable Disease 4
Non-Exercise Activity Thermogenesis 15
non-RCT 13
nternational Physical Activity Questionnaire 18

obesity paradox 62
odds ratio 91
OR 91

Perceived Behavioral Control 33
peroxisome proliferator activated receptor γ 179
PGC-1α 142
── アイソフォーム 166
physical activity 5
physical fitness 5, 6
physical inactivity 4, 226
PI3-K-Akt-mTORC1 経路 148
PPAR γ 179

QoL 127
quality of life 127

Randomized Controlled Trial 3
RCT 3, 13
Reactive Oxygen Species 212
ROS 212

Secreted Protein Acidic and Rich in Cysteine 151, 152
Sedentary Behavior 4, 78, 137
sedentary time 57
self-efficacy 33
sIgA 189
SLN 171
SPARC 151, 152
square-stepping exercise 218

The Harvard Alumni Health Study 2
TMIG-IC 245
TNF-α 168

UCP 171

数字等

2型糖尿病 80, 198
βエラー 73

2016年9月20日　第1版第1刷発行

身体活動・座位行動の科学～疫学・分子生物学から探る健康～
定価（本体3,100円＋税）　　　　　　　　　　　　　　　　検印省略

編　者	熊谷秋三©, 田中茂穂©, 藤井宣晴©
発行者	太田　康平
発行所	株式会社　杏林書院
	〒113-0034　東京都文京区湯島4-2-1
	Tel　03-3811-4887（代）
	Fax　03-3811-9148
S.Kumagai, S.Tanaka, N.fujii	http://www.kyorin-shoin.co.jp

ISBN 978-4-7644-1176-0　C3047　　　　　　　　三報社印刷／川島製本所
Printed in Japan
乱丁・落丁の場合はお取り替えいたします．

・本書の複製権・翻訳権・上映権・譲渡権・公衆送信権（送信可能化権を含む）は株式会社杏林書院が保有します．
・JCOPY＜（一社）出版者著作権管理機構 委託出版物＞
　本書の無断複製は著作権法上での例外を除き禁じられています．複製される場合は，そのつど事前に，（一社）出版者著作権管理機構（電話 03-3513-6969，FAX 03-3513-6979，e-mail：info@jcopy.or.jp）の許諾を得てください．